国家出版基金项目
NATIONAL PUBLICATION FOUNDATION

"十三五"
国家重点出版物出版规划项目

航天医学与生命科学研究及应用丛书

着陆冲击生物力学

Biomechanics of Landing Impact

马红磊 刘炳坤 编著

北京理工大学出版社
BEIJING INSTITUTE OF TECHNOLOGY PRESS

图书在版编目（CIP）数据

着陆冲击生物力学 / 马红磊，刘炳坤编著. —北京：北京理工大学出版社，2020.9

（国之重器出版工程. 航天医学与生命科学研究及应用丛书）

国家出版基金项目“十三五”国家重点出版物出版规划项目

ISBN 978-7-5682-9120-0

Ⅰ. ①着… Ⅱ. ①马… ②刘… Ⅲ. ①航天器着陆-生物力学 Ⅳ. ①R852.21

中国版本图书馆 CIP 数据核字（2020）第 188534 号

出 版 / 北京理工大学出版社有限责任公司
社 址 / 北京市海淀区中关村南大街 5 号
邮 编 / 100081
电 话 /（010）68914775（总编室）
（010）82562903（教材售后服务热线）
（010）68944723（其他图书服务热线）
网 址 / http://www.bitpress.com.cn
经 销 / 全国各地新华书店
印 刷 / 北京捷迅佳彩印刷有限公司
开 本 / 710 毫米×1000 毫米 1/16
印 张 / 26.75
彩 插 / 10
字 数 / 457 千字
版 次 / 2020 年 9 月第 1 版 2020 年 9 月第 1 次印刷
定 价 / 128.00 元

丛书总策划 / 李炳泉
策划编辑 / 刘 派
邓雪飞
李颖颖
责任编辑 / 王玲玲
文案编辑 / 王玲玲
责任校对 / 周瑞红
责任印制 / 李志强

《着陆冲击生物力学》编委会

序

近日欣闻由航天员科研训练中心马红磊、刘炳坤两位同志编著的国家出版基金资助项目《着陆冲击生物力学》即将出版，感到由衷的高兴。这是一部科学性和实用性都很强的书籍，是对我国几十年来航空航天医学与工程领域相关工作的一次深刻总结，凝聚了很多航天科技工作者的心血和智慧。当两位主编邀请我为该书做序时，我欣然同意，乐见其成。

我从一名战斗机飞行员成长为一名航天员，并驾乘神舟五号飞船圆满完成了我国首次载人航天飞行任务，亲眼见证并亲身感受到了我国航空航天医学与工程领域的显著进步。着陆冲击是航空和航天飞行中必然会遇到的动力学因素之一，它对飞行员或航天员的安全具有不利影响。因此，世界各国都非常重视载人飞行着陆安全问题的研究，并研发出切实可行的措施。例如，我国的神舟飞船在返回段采取主降落伞减速措施，接近地面时，返回舱底部的缓冲发动机启动，进一步减小落地速度。为了进一步减小返回舱落地时对航天员的冲击，在航天员的座椅下方专门安装了缓冲装置。回顾前苏联和美国载人航天的历史，可以看出载人航天的返回段也是事故多发的阶段，因此，利用现代最新科技加强防护措施的研究和开发具有重要意义。

当我通览全书后，深刻体会到该书汇集了国内外学者在这一领域的最新研究成果，由浅入深、图文并茂的介绍了基本概念、基本理论和实用技术。全书系统的阐明了飞行器着陆过程中机体对冲击力作用的响应规律、耐受限度以及应采取的防护措施等。这些研究成果将为防护装备的研制及生理鉴定提供重要依据。虽然本书主要阐述的是航空航天着陆冲击问题，但是这些问题在交通事故、腾空落地的体育运动、高空坠落等事故中均普遍存在，因此本书介绍的理论和方法也适用于上述领域。

本书的编著者是长期从事航空航天医学与工程领域研究和实践的一线专家，他们的理论水平和实践经验为本书的科学性、严谨性提供了重要保证。该书从医学、生理学和力学等多学科交叉融合的角度，全面地总结了编著者研究与实践的最新成果，系统地梳理了当前和今后一个时期该领域的前沿和热点问题。该书可作为航空航天医学工程研究人员的理论参考书和工具书，也可作为相关领域高年级本科生和研究生的教材。

星空浩瀚无比，探索永无止境。我国正在大力发展航空航天事业，载人月球探测和以火星为目标的深空探测活动将逐步推进，同时将对我国航空航天医学和工程技术人员提出更新、更大的挑战。加强科技基础研究、培育创新人才和增强自主创新能力是应对这些挑战的重要举措。借此机会，期望我国的航空航天医学和工程技术人员始终发扬载人航天精神，再接再厉，不断创新，不断刷新中国高度，不断创造新辉煌。也期望众多有志青年投入到我国的航空航天事业中来，为建设航空航天强国，实现中华民族的“飞天梦”和“强国梦”而努力奋斗！

杨利伟

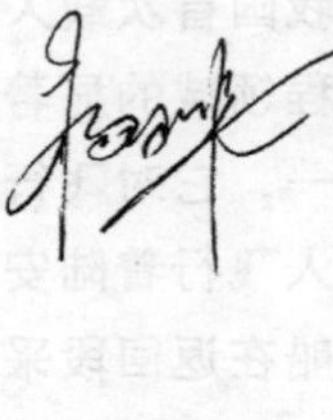

前 言

在航空航天飞行过程中，飞行人员会遇到各种特殊的力学环境，着陆冲击就是其中必须给予特别重视的力学环境。在这种环境下作用于人体的冲击力，对乘员的安全影响极大，着陆安全已是决定航空航天飞行是否成功的主要环节之一。在正常情况下，飞船乘降落伞的最优着地速度是 6～8 m/s，设计上要求一般不超过 10 m/s，着水速度可高达 20 ~ 30 m/s，目前的缓冲技术尚能够保证乘员的安全。但在应急情况下，如降落伞或缓冲火箭发动机出现故障、民航飞机发生意外时，则后果就比较严重。比如苏联“联盟 1 号”飞船于 1967 年 4 月 24 日升上太空，24 h 后，因为返回地球过程中主伞没有打开，航天员弗拉基米尔·科马罗夫遇难身亡。又如 2014 年 10 月 31 日，维珍银河公司商业宇宙飞船“宇宙飞船二号”在美国加利福尼亚州的沙漠地带坠毁，一人死亡，另一人受伤。40 年来，全球共发生了 9 次重大航天事故，死亡人数约 600 人，其中包括 22 名航天员。飞机发生坠地更是时有发生，仅 2018 年前三个月，全球就发生 3 起严重飞机坠毁事件，2 月 11 日，俄罗斯一架安–148 飞机坠毁，机上 71 人全部遇难；2 月 18 日，伊朗一架 ATR–72 双涡轮螺旋桨客机坠毁，机上 65 人全部遇难；3 月 12 日，孟加拉国一架客机在尼泊尔加德满都特里布万国际机场降落时坠毁，49 人遇难。我国自 1982 年至 2004 年发生了 17 次空难，最严重的一次是 2002 年 5 月 25 日，台湾“中华航空公司”C1611 班机在澎湖附近海域坠机，机上乘客和机组人员共 225 人全部遇难。着陆冲击力就其力的作用特点来说，作用时间短，一般小于 1 s，但其量值却可以很大。具有这一特点的作用力在跳伞、车辆碰撞和高空坠落等事故中均普遍存在。全球发生的交通死亡人数无法统计，单就我国来说，据 2015 年 5 月世界卫生组织表示，每年的交通事故死亡人数超过 20 万。其他在建筑业的“三大伤害”——高处坠落、坍塌和物体打击中，冲击力造成的伤害所占比例在 80%以上。所以，研究冲击力对人体造成的伤害，不仅是保障飞行人员的着陆安全，也是减少或减轻社会各种冲击力伤害的迫切需要。

飞行器坠地时，由于运动速度突然消失，人体承受着较大的冲击过载，造成人员损伤的危险极大。人是空中飞行活动的核心，为保证着陆过程中人员的健康和安全，人们开展了广泛的研究，所涉及的基础研究包括冲击损伤机理、人体器官和组织的力学响应、人体动力学模型和人体冲击耐受性等；应用研究包括医学评价与防护、损伤防止、控制和治疗、人体代用品等。本书汇集了国内外学者在这方面的最新研究成果，虽然本书主要阐述的是航空航天着陆冲击问题，但是这些问题在交通事故或其他腾空落地的运动、高空坠落等事故中均普遍存在，因此，本书介绍的理论和方法具有广泛的适用性。本书编写的宗旨是强调科学性、实用性和新颖性，主要目的是阐明在飞行器着陆过程中，机体对冲击力作用的响应规律、耐受限度及应采取的防护措施，为防护装备的研制及生理鉴定提供重要依据。

全书共分为 8 章。第 1 章主要阐述着陆冲击生物力学的概念、研究内容和方法、历史渊源，以及目前国内外的研究进展；第 2 章主要介绍力学基本概念、人体骨骼肌肉系统解剖和生物力学基础知识；第 3～6 章分别介绍着陆冲击的生物学响应、冲击损伤机制、人体冲击耐限、防护技术；第 7 章介绍常用测量技术；第 8 章介绍试验技术及仿真分析。在附录中，给出 NASA 3001 标准中有关加速度部分的内容。本书内容全面、层次清楚，是一部学术性、原创性和可读性均较强的著作，可作为从事航空、航天事业及相关的生命科学、工程专业技术人员和高等院校师生的参考书。

本书在编写过程中得到了中国航天员科研训练中心各级领导的大力支持，得到中心老一辈专家王玉兰、成自龙等教授的悉心指导和帮助。本书除了介绍作者自己多年的研究成果外，还汇集了许多国内外专家和学者们公开发表的教学和科研成果，在此一并致谢。在编写过程中，尽管我们力求严谨、细致和全面，并对内容多次进行修改和审核，但也难免存在不少缺点和不足，诚恳希望读者、专家与同行不吝指正，以臻完善。

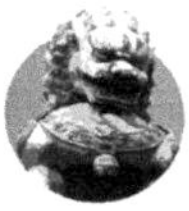

目 录

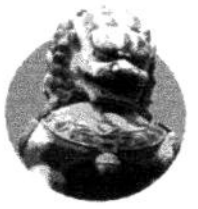

第一章

概　论

第一节　定　　义

随着现代航空航天技术的迅速发展，空中和宇宙飞行活动日益频繁，着陆安全已引起人们的格外关注。在飞行器着陆过程中，飞行人员所遇到的是极其强大而又迅速发生的、作用时间很短的力学环境。在这种力学环境下，人体将承受较大的冲击过载值，如果在非正常情况下着陆，则承受的冲击过载值就会更大。为保证人的着陆安全和健康，着陆冲击生物力学应运而生。着陆冲击生物力学主要研究着陆冲击载荷作用下机体的生理效应、耐受限度及防护措施等，其研究的范畴既属于生物力学，又属于航空航天医学，是航空航天医学与生物力学相互交叉，并且应用性和实践性极强的一门学科。

着陆冲击载荷的特点是峰值高（有时高达几十个吉（G）值），作用时间很短（通常小于 1 s）。对人体作用的主要表现形式是机械力的影响，当这种机械力超过一定限度时，可引起器质性损伤，如骨折、脏器挫伤撕裂、出血、外伤性休克等。避免这种伤害或把影响限定在可耐受范围内，是航空航天工程和医学的重要研究课题。研究在飞行器着陆过程中冲击过载对机体的生理效应、耐受限度及相应的防护措施，确保生命安全，提高人体耐力，是本门学科的根本任务。

第二节 研究内容

着陆冲击生物力学的研究内容大致划分为五个方面：损伤机理、生物力学响应、人体冲击耐力、人体冲击代用品和损伤防护。

损伤机理是探究人体解剖和功能损害的力学因素，它是着陆冲击生物力学研究的基础。目前研究认为，损伤的机理是由于静止或运动着的人体突然受到外力的作用，迫使其瞬间由静态转为动态，或由动态转为静态而产生作用于人体上的力，当这个力的作用超过组织、器官的耐受限度时，机体便受伤害。损伤机理的研究内容涉及力学、解剖学和生理学等。

人体冲击响应指载荷作用引起的人体组织器官形状改变或位置变化、加速度、作用力等物理参数随时间的变化历程。冲击响应的测量与分析是建立数学模型和模拟试验的前提，也是制定损伤评定标准的基础。通过对整个着陆过程中可能遇到的冲击环境进行测量，然后进行地面模拟试验，才能对人体的冲击响应做出全面的分析。除了进行试验研究外，还可以通过建立人体–座椅系统–周围结构的数学模型，采用仿真分析来获得人体冲击响应。

人体冲击耐力是指人体能够耐受的冲击载荷的最大极限值。国际上关于人体的冲击耐力并无统一的规定，各国学者只是根据冲击造成的疼痛、意识丧失、各类损伤和死亡的事实，做了大量的工作，提出各自的主张。有人提出以产生疼痛反应时的过载值或力作为耐力的指标；有人则主张以产生不可逆性损伤为最大耐限；也有人以出现少量性休克或休克的前期症状，如面色苍白、出冷汗、血压下降、脉搏减慢等作为耐力指标。虽然最理想的指标是疼痛，当疼痛不能忍受时，说明机体便开始产生损伤，但疼痛是人的主观感觉，因人而异，差别很大，需找到反映疼痛的客观指标才行。我国学者成自龙和王玉兰等用体感诱发电位（SEP）的变化作为疼痛的客观指标，认为 SEP 的某些特点在一定程度上可以反映人的疼痛主观感觉，并且个体差异小，图形重复性好。

人体冲击耐力可因年龄、性别和体质的不同而有差别，因此所说的人体耐力实际上指的是发生特定损伤的概率所对应的过载或加速度水平。需要开展大量的损伤生物力学研究，才能获得人体重要组织、器官的冲击耐力。

着陆冲击损伤生物力学研究的最大困难在于，不能对活人进行有损伤性的试验研究。因此，必须借助于其他手段进行研究，包括人尸体试验、假人试验、动物试验和数学模型分析等。就代用品而言，假人是进行系统动力学环境评价，以及防护性能评价的理想代用品。人代用品的另一种形式就是数学模型，数学模型可以从理论上预测损伤事件的可能性，减少复杂试验次数并节省经费。具有高仿真度的生物力学假人的研发及虚拟假人（又称为仿真数字假人）的研究是代用品方向的重要内容。

保护人体在着陆冲击环境下不受伤害或把伤害降到最低限度，是着陆冲击生物力学研究的最终目的。为了保护乘员在冲击环境下不受伤害或降低伤害的程度，必须采取有效的防护措施。冲击过载防护设计的一般原则是：应能有效地分散或吸收冲击载荷或冲击能量；防护装置本身作用于人体的应力应尽可能小，并且不影响乘员的正常操作及舒适性。

着陆冲击力与其他情况下发生的冲击、碰撞、跌落产生的力的生理效应本质上无甚区别，只不过是着陆冲击情况下所造成的损伤，更多的是下肢、骨盆、脊柱、头颈和胸背的损伤，并且造成损伤的情况更易于使用典型试验模拟并进行定量分析。需要注意的是，除跳伞者和飞行员乘降落伞着陆外，飞船返回舱着陆和飞机坠机时，作用于乘员身上的力与作用于飞船或飞机结构上的力不一定相同。一般情况下，前者比后者小很多。以直升机为例，在坠机过程中，其动能的耗散过程实际上分三个阶段：第一阶段，直升机与地面碰撞初期，变形主要集中在起落架上；第二阶段，起落架变形直至破坏，机身触地，部分能量由机身下部的吸能结构吸收，机身发生大变形和破坏；第三阶段，座椅等附件的吸能装置吸收剩余能量。可见，由于在碰撞时乘员周围的结构被压塌或破坏，飞机的部分动能被吸收，所以，在力到达乘员身上之前，其猛烈程度已经衰减。因此，通过合理设计，使结构可有控制地逐渐变形或破坏，这样乘员身上只受到较小的减速力作用，从而能增加飞行事故时的生存机会。

有时乘员受到的力也可以大大超过周围结构受到的力，例如椅盆底部和飞机（飞船）底板之间若存在一定间隙，变形的座椅与它下面的底板相撞就会产生相对速度。此时，坠机时的座椅和飞机地板的速度曲线可能相似，椅盆上将产生具有极高峰值的减速力，并可传递给座椅上的乘员。当乘员的固定带过松时，也可出现类似情况。因此，在制定防护措施时，除了采用吸能装置和优化座椅结构外，还要对乘员进行适当的约束（背带或气囊），一方面限制乘员的运动，另一方面防止乘员和周围结构发生碰撞损伤。乘员着陆冲击防护除了被动防护外，还要大力发展主动防护技术，例如飞船“软着陆”技术、主动避免碰撞的智能技术等。

第三节 研究方法

着陆冲击生物力学所涉及的内容范围独特，学科跨度大，研究工作往往受到一些条件的限制，而这些限制在其他技术和生命科学领域中是不常发生或完全没有的。首先，在人体上施加一个可能导致损伤的载荷条件是不允许的。其次，把动物的损伤情况按比例放大或缩小至人体也是不行的。国外使用猪、犬、猴子和狒狒进行创伤试验，国内也有人使用犬、猴子做了些冲击损伤试验，得到了一些有价值的结论。由于日益提升的公众伦理意识，现在很少开展动物冲击损伤试验，这些试验也只是在极特定的情况下进行。着陆冲击生物力学的研究离不开大型试验设备，如冲击塔、火箭滑车、激波风洞和激波管等。下面首先简要介绍这些大型试验设备，然后再阐明着陆冲击生物力学的研究方法。

一、大型设备

1. 冲击塔

冲击塔一般由十几米到三四十米直立的钢塔架、平台、提升系统、水刹车系统和控制记录系统组成。可以模拟飞船返回地球时的着陆冲击环境，训练航天员的抗冲击耐力（图 1–1），帮助科研人员研究多种防护措施。冲击试验数据以加速度最大值（g）、增长率（g/s）和作用时间（ms）表示。人体冲击用的冲击塔性能指标为加速度值（15～60）g、增长率（500～3 500）g/s、作用时间 30～150 ms。

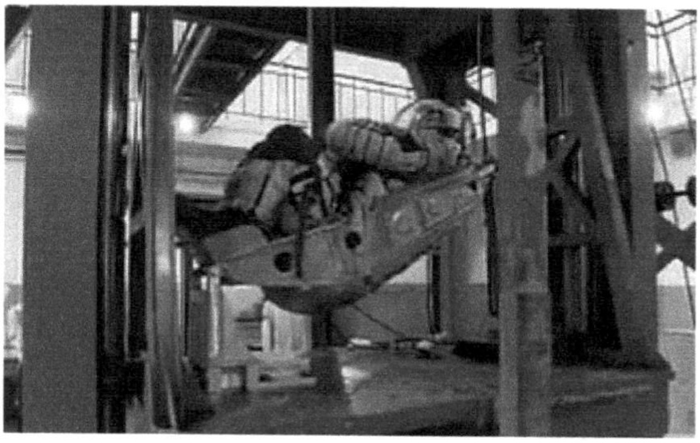

图 1–1 航天员在冲击塔上着陆冲击体验

2. 火箭滑车

火箭滑车试验是利用火箭发动车（或喷气发动机）推动一个特制的滑车，沿地面滑轨高速运动，以模拟飞行情况。火箭车的滑轨铺设在钢筋水泥的路基上，轨道宽度在0.9～2.2 m范围内，轨道长度则由试验要求而定，长的可达10 km以上，短的则只有150 m。英国马丁·贝克公司的滑轨长1 828 m，美国霍洛曼高速试验滑轨长 15.5 km。我国研制的火箭橇试验滑轨为双轨，两轨内侧间距1.435 m，其直线度优于美国霍洛曼滑轨的直线度，是世界上直线度最高的火箭橇试验滑轨。该轨道全长3 132 m，火箭橇运行速度可达413 m/s。火箭车本身的尺寸和形状则取决于它的试验任务。做气动力试验的火箭车应使试验对象置于被扰动的气流之外。火箭车一般使用固体火箭作为动力，大型火箭车也可用技术复杂而经济性好的液体火箭发动机。火箭车试验一般经过三个工作阶段，即启动加速段、稳定段和制动段。启动加速段是为了获得必要的试验速度。达到试验速度后，应使火箭车速度稳定在一定范围内，此即稳定段，一般试验便在此稳定段进行。试验完毕后，火箭车进入制动段，刹车减速直到完全停下来。在制动段可进行减速试验。在火箭车上可以进行气流吹袭试验、座椅弹射试验（图 1–2）、降落伞试验、座舱盖抛放试验、制动过载和座椅稳定性试验等。在试验中为了测量和记录试验结果，使用了各种记录仪、遥测设备和自动摄影设备。这些设备有的安装在火箭车上或被试验的对象上，有的设在地面。它们能精确测出火箭车的速度、运动轨迹及姿态。进行生物试验时，还可以测量有关的生理参数。

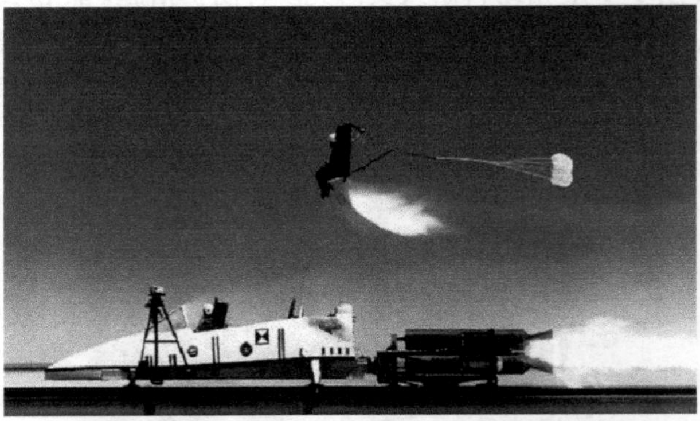

图 1–2　火箭车座椅上弹射试验

3. 激波风洞和激波管

激波风洞和激波管在冲击生物学研究中主要是用来研究爆炸气浪对人体造

成的伤害，飞行器在非正常着陆时，往往就会产生这种爆炸气浪。二者的作用原理是一样的，都是产生激波并利用激波压缩试验气体，以模拟所要求的工作条件。它通常是一根两端封闭的柱形长管，中间有一个膜片把长管隔成两段，分别充以能满足试验模拟要求的高压驱动气体（此段称作驱动段）和低压被驱动气体（此段称作被驱动段）。膜片在高压作用下破裂后，驱动气体膨胀，产生向被驱动气体中快速运动的激波（称主激波），同时产生向驱动段传播的膨胀波（称泰勒稀疏波）。由于激波的压缩作用，试验气体的参数（如压力、温度等）会发生相应的变化，从而得到符合模拟要求的工作条件。由于激波等波系的运动相当迅速，激波压缩后形成的试验气体工作状态只能在短暂时间（一般是毫秒即到微秒级）内保持不变。当需要在试验气流中放置模型时，一般采用激波风洞。激波风洞是在激波管的被驱动段后面接上喷管、试验段和真空段等风洞部件，并且在激波管和喷管之间再增加一个膜片（称为第二膜片）。其工作过程是：风洞启动时，主膜片先破开，在试验气体中产生激波；当激波运动到喷管入口时，第二膜片被冲开，被激波压缩后的高温高压试验气体进入喷管被膨胀加速，再流入试验段供试验使用。激波风洞的名称是赫兹伯格于 1951 年提出的，它的发展与中远程导弹和航天器的发展紧密相关。早期的激波风洞采用“直通型”运行模式，即入射激波在喷管入口处不反射而直接通过喷管，因而试验时间非常短，甚至不到 1 ms。由于直通型激波风洞难以应用，人们又发展了反射型激波风洞（参见图 1–3），只要适当选择运行条件，通常可以获得 5～25 ms 的试验时间。

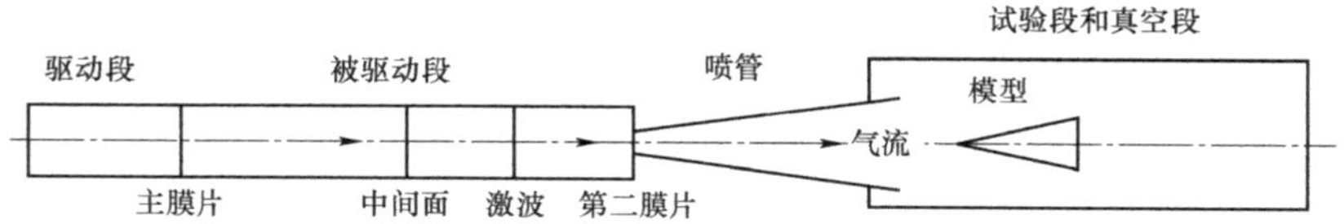
试验段和真空段
驱动段
被驱动段
喷管
模型
气流
主膜片
中间面
激波
第二膜片
图 1–3 反射型激波风洞工作原理示意图

二、研究方法

研究方法大体可分为事故调查研究、环境重现模拟研究和数字化仿真研究。

1. 事故调查研究

事故调查研究是着陆冲击生物力学研究的重要基础，同时也是最古老的研究方法。对损伤的确定和事故原因的分析主要是根据事故现场的证据，而这些证据又是研制防护措施和预防事故、减少伤害的依据。在收集、分类和解释事故数据时，必须仔细考虑取样方法，因为在大多数情况下，事故数据的采集并不详尽，而是受限于选择性的样本收集。研究者应十分清楚，怎样收集数据和应该收集什么样的数据决定着统计评价结果的可靠性。与在特定条件下进行的试验相比，真实事故的数据存在很多不确定性，许多重要参数难以被检测，当事人或现场证人对事故的回忆可能和实际情况有所出入。当事故数据的收集和分析不是由专业人员来进行时，由于收集和分析的方法不统一，其中还可能含有重大错误。

2. 环境重现模拟研究

为了研究着陆冲击力对人体的影响和耐受限度，以及评价防护装备的防护效果及性能指标，必须在地面通过模拟设备重现着陆冲击的环境。由于此时模拟再现的是真实环境，只有当其载荷较小时，才可以进行志愿者试验。志愿者试验是研究人体耐限的准备试验，不能超过一定的生理负荷，要远低于可能造成损伤的水平，通常把感到疼痛的那个值作为加载力的上限。虽然志愿者试验的最大优点是解剖学和生理状态的真实，然而要将测试设备例如力传感器放到我们感兴趣的地方，如大脑重心位置、第一节胸椎位置等是不可能的，甚至在外部进行刚性固定也是困难的。这样，要获取人体更大负荷的数据，特别是某一部位不同等级的损伤耐限，以及验证有关防护装备的防护性能，就不能用活体真人做试验，需采用假人、尸体或动物进行替代试验。冲击生物力学试验的假人多为结构假人，这种假人可以模拟人体组织结构和生物力学特性。假人需最大限度地与真人相似，特别是体态特征、伤害指标必须能够准确反映出真人的情况。但假人仅仅近似于真人，对研究内脏的影响目前所提供的数据还非常粗糙。尸体试验的数据虽较好一些，但也不一定就非常满意。因为尸体没有肺和血管压力、缺乏肌肉紧张和不同的处理技术，都会影响其生物力学响应。新鲜尸体是研究骨折、血管撕裂和皮肤破裂的很好模型，但不能用于研究生理学响应，例如疼痛和心电图等。即使研究尸体某一部分的受力响应，也必须解决被测部位与其他部位连接的模拟。加上一具尸体不能重复使用，来源也十分有限，因此尸体试验的受限性很大。动物试验对人体冲击生物力学研究的作用也是有限的，不过经过麻醉的动物是唯一可以用于研究在大载荷作用下的生理学反应。动物试验可以将活组织和死组织进行比较，从而为解释尸体试验结果提供重要数据。但是，由于解剖学和生理学的差异，将动物试验的损伤耐限推广到人体的价值是有限的。

3. 数字化仿真研究

计算机仿真技术的实质是使用多刚体动力学方法或有限元方法，按相应的常微分方程或偏微分方程构建合理的、计算机语言符号描述的力学模型，根据所研究的环境系统或模拟人体器官工作情况的参数，给出该方程的解析解、数值解或近似解。这种力学模型大体有两类，即拟人化测试装置和数学模型。代表拟人化测试装置的模型有冲击试验假人和环境再现模型，代表数学模型的有数字化仿真人体模型和数字化虚拟人体模型。所有这些模型也就是另一类假人，都是为了代替真人参加试验的，同样要求最大限度地与真人相似，特别是体态特征、伤害指标必须能够准确反映出真人的情况。假人是用来模拟真人的，好与不好关键就是看它“像不像人”，为此，提出了生物仿真度的概念。生物仿真度越高，说明“假人”越像人，仿真度 7.6 级一般就认为达到优良，更像真人了。拟人化测试装置除了有大量翔实而准确的人体数据外，还需要采用多种材料来模拟人体的不同部位，内部还要装有大量的传感器来采集冲击的一刹那间，假人头、胸、四肢等各部位的受伤数据。由于冲击的持续时间很短，这就要求传感器的反应要十分迅速并相当准确。研究人员借助这些数据和材料的力学特性来解方程，得出真人的反应和受伤程度。实际上，这是一台集人体工程学、统计学、工程力学、材料力学、生物学为一体的精密测试仪器。数学模型与之不同之处是要模拟包括环境系统和人体性能在内的所有数据和参数，它的好坏是看能够模拟的数据和参数有多少、模拟的数据和参数的仿真度是否高。当然，这些数据和参数的确定，是要靠大量的试验、统计和测量才能取得的。数字化仿真研究的计算结果是否可靠，需和试验结果或真实事件进行分析、对比才可得出。

由于着陆冲击生物力学的研究方法都是间接性的，所以较为合理、可靠的结论需要对不同试验获得的结果进行综合分析才能得到。

第四节 常用数学模型

一、集中参数模型

人体集中参数模型一般用弹簧–阻尼–质量等结构参数来描述系统，不要求具备具体的解剖意义，一般来说，描述系统的参数与具体的生理和解剖参数不具有等同性。系统参数表现的意义与工程结构相关参数类似，反映了组织、器官、人体对外界负荷反应的整体结构特性。利用集中参数模型，可以研究冲击过程中人体的动态响应，以及确定人体的运动和人体系统内、外的作用力。

研究人体冲击响应，国内、外所采用的方法通常是响应试验和系统辨识，以体现各组织器官的响应特点，以及质量、阻尼、刚度等系统参数。集中参数模型的应用取决于冲击力频率范围，人体受到小幅度冲击时看作是线性系统；受到大幅度冲击时响应中的系统质量、阻尼、刚度是时变的，不是常数，要用非线性系统辨识方法。

在线性系统分析中，常用的数学工具是：在时域分析中用常微分方程，在频域分析中用传递函数法。传递函数法是线性系统辨识的经典方法，它是将冲击负荷作为输入，系统的响应作为输出，对输入/输出信号做傅里叶变换，求出系统的传递函数。根据传递函数的频谱特性，研究系统的共振频率、峰值增益等结构参数。国内用这两种方法对飞行员跳伞、航天员着陆冲击损伤研究较为深入。

汪方子等用冲击塔对真人进行了冲击负荷试验，被试者端坐于固定在冲击塔平台上的座椅中，研究人体头、颈、胸、腰等部位的冲击响应，设计了 3*g*、5*g*、10*g* 三种冲击强度，用线性系统的传递函数法来确定人体的共振频率。在系统分析中，将冲击加速度信号作为输入，各部位的加速度信号作为输出，对采集到的输入/输出信号进行傅里叶变换，求出系统的传递函数。根据传递函数的幅频特性，确定出了人体系统的共振频率。发现人体不同部位的共振频率相同，说明人体作为一个整体可近似为弹簧阻尼体，并且随冲击强度增加，共振频率左移，表现出非线性。

王玉兰等在国内外研究的基础上，对胸–背向冲击作用下生理与病理反应的特点和耐力，以及对影响冲击耐力的因素如冲击角度、椅垫特性和束缚结构系统做了分析。人体对冲击过载的耐受以胸–背向最高，其次为头–盆向，再其次是侧向，耐受力最低的是盆–头向。结论是航天员着陆取仰卧姿势为佳。

成自龙等研究了不同束缚系统对人体冲击的影响。他们采用新的信号分析方法——冲击响应谱（Shock Response Spectrum）分析人体对冲击的最大响应。通过对系统传递函数的频域分析，找出系统的共振频率及放大系数，比较了不同束缚系统的特性参数，为束缚系统的设计和选择提供了参考依据。

试验模态分析技术是研究复杂结构动力学的有效方法，也可以用来分析人体的冲击响应。它是将线性结构振动系统物理坐标下的运动方程变为模态参数模型，将若干个耦合的二阶微分方程变为一组相互独立的模态参数方程，每个模态方程只含有一个模态坐标，把原来每个物理坐标下的运动方程的 *n* 自由度变为每个模态方程下的单自由度，从而求解大为简化。根据试验获得的传递函数，用最小二乘法拟合逼近结构的固有频率、阻尼系数、模态质量、模态刚度、模态阻尼和固有振型。王玉兰等为研究着陆冲击时的人体动态响应，应用冲击法进行了模态参数识别，拟合求出 5 名受试者的固有频率、阻尼比、模态质量、模态阻尼、模态刚度等参数。

在组织冲击响应研究中，欧阳均等研究了人体腰椎松质骨对冲击载荷的响应。使用高应变率的压缩试验来模拟冲击载荷对离体松质骨的作用，测试了松质骨的应力响应，建立了腰椎松质骨的 Voigt 模型。其实，这本身就是一个弹簧–阻尼–质量构成的线性系统，是研究生物组织黏弹性的一种常用模型。

在人体冲击响应的研究中是否可以使用线性系统的研究方法，这取决于冲击载荷的频谱宽度和幅度。冲击是复杂的瞬间物理作用过程，机体是黏弹性体，冲击加速度低，人体不同部位的响应一致，表明冲击时人体是以一个整体响应的，可近似为线性系统。高加速度下，共振频率发生迁移，表明外力的作用使人体力学特性发生改变，这表明人体的非线性特征，反映在试验中就是系统的传递函数随冲击载荷变化，不具有一致性。另外，生物系统的传递函数还具有时变性，即在相同载荷下不同时间的传递函数并不一致。还有，在分析冲击对人体的影响时，将人体作为线性系统，为简化，常把人体作为一个黏弹性系统，只取一个有代表性的固有频率和阻尼系数。而实际上人体结构非常复杂，主要骨架由近似刚体的骨骼组成，肌肉是黏弹性体，各脏器的弹性不同，又以不同的方式悬挂于体腔内，各部位有其固有频率和阻尼系数。因此，用集中参数模型分析人体的动态反应特征时，模型设计应与生理功能和解剖结构尽量一致，实际应用中再根据所研究问题的性质进行简化。人体系统和工程结构系统不同，研究中将人体系统近似作为线性系统，得到的结果只能作为参考。

振动过程在载荷性质上与冲击载荷不同，但用集中参数模型研究振动载荷响应和研究冲击载荷响应在方法上是相同的，即时域研究用微分方程，频域研究用传递函数。姚为民等用人体的集中参数模型研究了人体的卧姿振动响应，所设计的人体卧姿模型为头部、胸部、腹部，其他部位分别用质量块、单自由度弹簧阻尼系统或两自由度串联的弹簧阻尼系统、质量块来简化，即将人体各分系统作为线性系统处理。真人测试时，在上述几个部位放置加速度传感器，记录振动试验中的加速度值，作为分系统输出，然后对输入、输出振动信号做频域变换，求出各分系统的传递函数的幅频曲线，并用优化方法对系统参数进行拟合，建立了人体卧姿的垂直振动系统模型。

二、多刚体动力学模型

多刚体动力学模型是建立在牛顿力学基础上的。构建生物力学模型有两种方法基础：机械模型基础和解剖模型基础。机械模型又称为现象模型，也是多刚体动力学模型采用的方法。它是将人体环节简化为刚体，环节之间采用刚性铰连接，它不能描述解剖结构的相互作用和精确力值。解剖模型是在解剖学基础上考虑生物组织力学效应及运动约束，结合经典力学方程进行研究的。这种方法的基础是建立在对解剖结构精确的数学描述上的，因此研究模拟的结果更符合人体运动的实际。无论是多刚体动力学模型还是解剖基础上的力学模型，都有其特定的研究范畴和分析问题的角度，都有应用的价值。

多刚体模型方法的关键是建立人体运动的力学模型，用这些模型来描述运动。张金芝等将人体脊柱作为变形体连接的多体系统，用凯恩方程中的休斯敦方法建立运动控制方程。同时使用真人在冲击塔进行 3 种载荷形式的冲击试验，测量人体有关部位的加速度。其加速度的测量值与计算的模拟值进行比较，以检验模型的正确性。最后用测试数据拟合腰椎的刚度和阻尼系数，真人的几何和物理参数取自相关文献和 X 光测试。冯文树等利用多刚体系统中质心的运动方程来研究伞兵不同跳伞姿势下地面着陆冲击载荷的影响，使用影片解析法分析伞兵半蹲着陆和侧滚着陆时人体质心与环节质心的加速度值，据此计算出地面的冲击反作用力及身体节段所承受的合外力。所采用的平台高度为 1.0 m 和 1.5 m，着陆速度模拟伞降时的着陆速度。试验表明，在两个跳台上半蹲式着陆垂直反作用力都大于侧滚式，并且每个身体节段的过载在垂直方向、水平方向也都大于侧滚式的，这说明从减小冲击因素来说，侧滚式着陆优于半蹲式。这种方法的缺点是，首先要确定人体的模型及几何与惯性参数，再用影像解析方法确定质心坐标，通过一阶差分和二阶差分求质心加速度，因此加速度值存在误差。

杜汇良等采用 Hybrid Ⅲ型假人来模仿研究航天器返回舱在高 G 值复合作用下的人体响应。试验的冲击强度为（6～30）g，在头、颈、胸、颈椎放置三维加速度传感器，并用高速摄像机记录运动姿态的变化。头部损伤的评价采用线加速度峰值、头部伤害指标（Head Injury Criterion，HIC）、角加速度峰值指标；颈部损伤的评价采用角速度和角加速度值指标；胸部的损伤评价用合成线加速度峰值；脊椎的损伤评价采用线加速度峰值和相位差。研究发现，随着输入加速度的增加，人体头、颈、胸、脊椎损伤因子和评价指标呈现二次函数增长规律；在中低 G 值的加速度情况下，头和脊椎损伤风险较大。

王西十等在解剖结构基础上建立了人体下肢的生物力学模型，髋关节用黏弹性铰简化，膝关节韧带用非线性弹簧模拟，并具体分析了髋关节黏弹性铰的刚度系数无限大的退化模型（相当于股骨固定）中，矢状面小腿在胫骨质心处受冲击载荷时的动态响应。采用经典方法建立刚体平面运动动力学方程，并根据关节面运动的协调性建立运动的几何约束方程。所有模型的参数包括关节韧带的本构方程、关节面曲线方程及惯量参数、初始解剖几何位置都来自文献。胫骨质心的冲击负荷设计有两种形式，即矩形指数衰减形和正弦形，采用 Runge–Kutta 法数值求解。

三、有限元模型

有限元模型在工程、材料等领域应用广泛，是用来计算物体内部应力、应变的一种数值方法，也被用来研究人体冲击载荷作用下组织器官中的应力、应变响应。例如，张美超等根据中国数字化人体男 1 号计算机三维重建数据，建立股骨–胫骨复合体的有限元模型，模拟人体单腿着地时受自身体重冲击负荷作用下的动态响应及复合体有限元模型中的应力分布。模拟冲击载荷作用于股骨上端，为渐增载荷，大小 800 N，持续时间 0.3 s，同时固定胫骨下端。研究结果表明，关节面软骨对冲击载荷有缓冲作用，以及在冲击载荷下关节有明显前伸。

第五节　研究历史与发展趋势

一、研究历史

着陆冲击力与其他情况下发生的冲击、碰撞、跌落产生创伤的力的生理效应本质上无甚区别，人们在这方面的研究其实很早就开始了。最早系统、科学地研究创伤生物力学的人是德国慕尼黑的解剖学家 O.梅塞雷尔（Otto Messerer），他在 1880 年出版了《人体骨骼的弹性与强度》一书，书中汇集了他一生的研究成果。

虽说冲击、碰撞、跌落产生损伤的事件随时都会发生，但只是道路交通安全很早引起人们的重视，并进行了以交通伤为主的研究。然而在 1924 年召开的第一届美国国家街道和公路安全会议中，涉及的内容却是以简单实用的内容为主，冲击生物力学并没有受到关注。冲击生物力学的发展还是起源于航空业。

由于飞行人员在训练、飞行中会承受极大的载荷，难免会产生冲击性创伤。冲击生物力学的研究无疑就成了保证飞行安全的一项重要内容，而超声速飞行的发展和弹射座椅的研究则又推动了这项研究。

随着航空技术的迅速发展，空中飞行活动特别是军事飞行活动日益增多，坠机事故不断发生。坠机事故中的冲击载荷对飞行员的生命安全影响很大，引起各国研究者的高度重视。为了拯救飞机处于不可挽回情况下飞行员的生命，德国在 20 世纪 40 年代初期首先研制了弹射座椅，到目前为止，弹射座椅已成功挽救了成千上万名飞行员的生命。国外的专家学者们对脊柱的冲击耐力、评价方法和防护措施等方面开展了大量的研究。例如美国空军使用动态响应指数（DRI）评估弹射期间飞行员的脊柱损伤。从 20 世纪 30 年代以来，直升机技术得到持续发展，应用领域不断扩展，到现在为止，已经进入第四代。直升机事故调查表明，头部受伤是致死的主要原因。直升机坠机伤亡中，30%以上的死亡是由于头部损伤造成的。这是因为在直升机机动飞行和起降时，尽管抗坠毁座椅的约束系统能够对乘员身体实现有效约束，但对头部约束有限，难免会发生与设备碰撞事件。通过大量的研究，为减少身体与设备碰撞事件的发生，降低乘员因冲击载荷过大而造成损伤，美国的军用标准和民航标准都对此进行了相应的规定。

在航空冲击生物力学领域中，最著名的开拓者是 J. P. 斯塔普上校，他以其试验工作而著名。在 1947 年，由诺斯罗普飞机公司与美国空军的航空医学研究室合作开展的一项代号为 MX981 的高速火箭滑车试验项目，旨在测试人体在瞬间减速时承受冲击的能力极限，约翰 · 斯塔普博士作为项目负责人，冒着生命危险亲自作为受试者在“Gee Whiz”火箭滑车上进行测试（图 1–4、图 1–5）。在后续超声速的“Sonic Wind No.1”火箭车人体制动试验中，斯塔普承受的水平冲击峰值达到了 46.2g。创下陆地速度和水平加速度纪录的斯塔普被媒体称为“地面上速度最快的人”和“空军中最勇敢的人”。除了用火箭车开展了系列关于航空水平加速度人体耐力问题，斯塔普根据工业发展的需求方向，将研究拓展到汽车工业的安全领域。斯塔普创建了每年一次的“Stapp 汽车碰撞会议”，如今这个会议仍然是讨论冲击生物力学问题的世界顶级平台。斯塔普去世于 1999 年，享年 89 岁。与斯塔普同时代的韦恩州立大学教授劳伦兹 · 帕特里克也对冲击生物力学做出了重要贡献。他乘坐火箭撬 400 多次，让人将重物品放置到他的胸口或者脸上来模拟车祸时的碰撞，体现出了对科学研究的无畏和奉献精神。

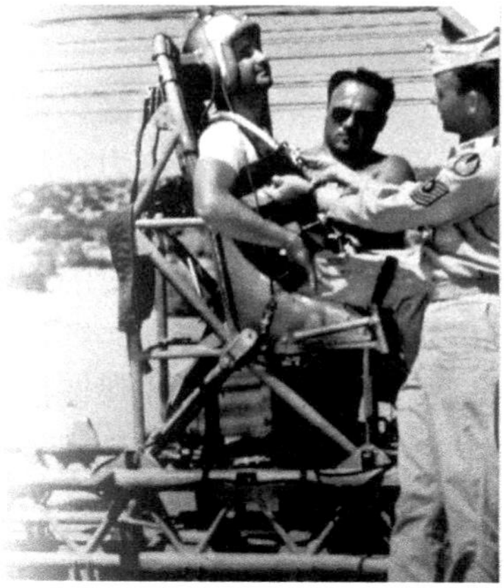

图 1-4 为火箭车上的斯塔普安装传感器

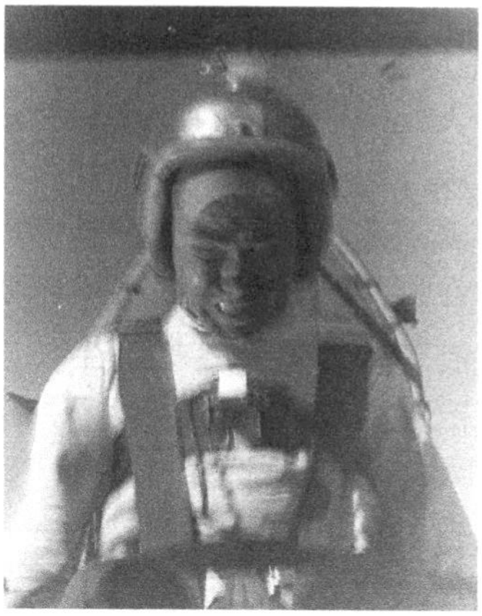

图 1-5 火箭滑车冲击过程人体响应

20 世纪 60 年代初，苏联和美国均实现了载人航天。在飞船发射、入轨运行和再入返回地球过程中，航天员必然要承受多种动力学因素的作用，例如超重、冲击振动、失重、开伞冲击和着陆冲击等。着陆冲击力因飞船触地面瞬间突然减速而产生，对航天员的安全造成不利影响。尤其在非正常着陆的情况下，过大的着陆冲击载荷会造成航天员损伤，甚至威胁其生命。因此，苏联和美国均开展了大量的模拟飞船着陆冲击试验，确定了人体冲击耐限标准，采取了有效的防护措施和“软着陆”技术，为航天员安全返回提供了根本保障。例如，Brown 利用 Daisy 线性减速器模拟着陆冲击，研究“阿波罗”（Apollo）返回舱着陆时可能遇到的应急着陆条件，挑选 79 名男性军人，模拟 24 种撞击方式，共做了 288 人次冲击试验。近年来，美国正着手研发新的深空探测飞船（“猎户座”飞船），使用先进的仿真技术，利用数字人体模型开展着陆冲击模拟研究，评估航天员在不同着陆工况下的损伤情况，从而为改进飞船的设计提供依据。苏联在“联盟号”飞船研制期间，也曾利用假人和志愿者开展了飞船返回舱在不同工况下的着陆冲击试验，验证了飞船正常和非正常着陆下乘员的冲击安全性及防护措施的有效性和可靠性。最近发生的飞船发射失败事件也证明了“联盟号”飞船的可靠性。2018 年 10 月 11 日，俄罗斯“联盟号”火箭（Soyuz-FG）发射几分钟后出现故障，偏离既定轨道，飞船启动紧急逃生系统，俄、美两名航天员安全着陆。此外，俄罗斯还把“联盟号”飞船成熟的软着陆技术应用到空降战车上，使其人车一体化空降技术处于世界领先水平。

我国是在 20 世纪 60 年代初才开始研究着陆冲击生物力学问题的。那时的研究首先是从航空事故调查中分析飞行员跳伞损伤的原因。假如飞行员体重为70 kg，根据经验公式推算，允许飞行员的垂直着陆速度可为9.9～10.7 m/s。但这个推算结果要在十分理想的条件下才行，而实际的跳伞情况却不是这样。弹射跳伞飞行员一般对着陆地点和天气无法选择。着陆地点如在山区，可能会遇到向上或向下的气流，不但使着陆困难，而且无法保证着陆冲击力控制在人体耐受的范围内。着陆在坚硬地面时，缓冲距离短，速度衰减快，冲击力增大；而着陆在松软地面上时，缓冲距离长，冲击力减小。再加上飞行员的着陆姿态也会影响缓冲距离，这些都会使冲击力不能确定。如在夜间着陆，则很难看清地面情况，如着陆时遇上大风，又会被大风拖曳，这就更加不能保证把冲击力控制在人体耐受的范围内。为了确定跳伞着陆的安全速度及防护措施，我国研究者最初进行了有限的事故调查研究，以后王玉兰和汪芳子又在1973年进行了较为广泛的事故调查研究。事故调查资料虽十分珍贵，但常常缺乏详尽的现场记录，即使有现场记录，描述也不太准确。用这种方法研究损伤机理有较大价值，但对耐限的研究仅可作参考。我国对着陆冲击生物力学进行系统、深入的研究，是从钟国隆、王玉兰等在1962年开展弹射救生中跳伞着陆冲击对人体影响的研究开始的。在1978年建成冲击塔设备后，我国学者王玉兰、成自龙等在航空航天着陆冲击对人体的影响、人的耐力和防护措施等方面开展了深入研究，得到了大量的试验数据，包括动物损伤试验、志愿者模拟冲击试验、假人模拟着陆冲击试验等。1992年在我国载人航天工程启动后，结合“神舟”飞船实际情况，刘炳坤、马红磊等针对仰卧姿的航天员体位在冲击塔上开展了一系列的试验研究，揭示了人体对冲击力响应的特征和规律，探讨了人体损伤的机理，提出了人体对冲击的耐受限度。同时，结合我国“神舟”飞船研制进展，使用假人开展了座椅系统缓冲性能试验、不同着陆工况下返回舱跌落试验、综合空投试验等研究，验证了神舟飞船返回舱着陆缓冲系统的性能，并对不同着陆工况下的乘员冲击安全性进行了评估。随着我国载人航天事业的发展，长期空间驻留和深空探测成为未来的发展方向，将为着陆冲击生物力学的发展提供新的契机。

二、发展趋势

人体所受冲击力具有瞬态特性，但冲击对生理系统的影响广泛。着陆冲击生物力学研究根据力学刺激对人体影响水平应该涵盖亚细胞、细胞、组织、器官、整体五个层面。受试验手段和方法的限制，目前的研究大多集中在后三个层面。其一是人体的整体反应性，其二是组织器官及整体水平上，无论是试验方法还是理论方法，都较为可靠。随着科学和工程技术的发展，为人体细胞和亚细胞水平冲击影响机制和损伤机理的研究创造了条件，也是基础和应用研究的新领域。同时，研究冲击对组织、器官、整体影响的三种模型方法——集中参数模型法、多刚体动力学模型法和有限元方法都需要在新的理论知识和实践认识的基础上得到完善。例如，经过多年的研究，人们对颅脑、脊柱、胸腹部及四肢的冲击损伤机理已有所认识，但对冲击引起的神经损伤、内脏器官损伤及关节损伤的机理有待进一步研究。过去的研究主要集中在单方向冲击载荷作用下人体的耐受性，而在实际的冲击环境中，冲击矢量与人体体轴的夹角可能是任意值，即人体会受到复合力矢量的作用，在这种情况下是否仍可用单一方向人体的耐受性来评价，值得探讨。以多刚体动力学和有限元方法为基础，建立人体动力学模型，结合计算机虚拟现实技术和多媒体技术的应用，研制出应用于冲击环境中人的动态响应特性及安全性理论分析的计算机软件，始终是一个重要的研究方向。此外，防护技术的研究有利于降低人体损伤的程度和概率，未来防护技术的重点在于头颈部综合防护。

冲击生物力学研究的主要任务是探索人体对各种冲击载荷的动态响应规律和人体的耐限，为防护装备的研制及生理鉴定提供依据与手段。现代冲击生物力学发展建立的诸如生物力学建模与仿真技术（肌骨系统的三维有限元建模与仿真、血液–心肺系统的血流动力学及呼吸力学建模与仿真技术）、新的生物力学测试技术、细胞力学都将为着陆冲击生物力学的研究提供了新的研究手段。着陆冲击生物力学的理论和技术不仅应用于航空航天、军事领域，还在高空坠落防护、高空跳台、汽车碰撞安全防护等民用领域也具有重要应用价值，社会经济效益会越来越明显。

参考文献

[1] 沈羡云．航天重力生理学与医学［M］．北京：国防工业出版社，2001.

[2] 孙喜庆，姜世忠．航空航天生物动力学［M］．西安：第四军医大学出版社，2013.

[3] 杨国甫．直升机防护救生系统技术与发展［M］．北京：航空技术出版社，2013.

[4] 凯–乌韦施密特，彼得 F. 尼德雷尔，马库斯 H. 穆塞耳，等．汽车与运动损伤生物力学［M］．曹立波，白中浩，蒋彬辉，等译．北京：机械工业出版社，2012.

[5] 陆惠良，费伊．航空救生学［M］．北京：国防工业出版社，2006.

[6] 钟国隆，王玉兰，兰文波，等．着陆冲击负荷对狗机体的影响病理损伤的

观察[C]. 航天医学工程研究所论文汇编，第一辑，1962—1978：107-116.
[7] 王红岩，芮强. 空投装备回收系统建模与分析[M]. 北京：国防出版社，2014.
[8] 王玉兰，成自龙，韩延方，等. 人体对胸背向（$+G_x$）着陆冲击反应特点的研究[J]. 航天医学与医学工程，1992，5（2）：96-100.
[9] 刘炳坤. 冲击损伤生物力学研究进展[J]. 航天医学与医学工程，1999，12（1）：62-66.
[10] 刘炳坤，王宪民，王玉兰，等. 人体对模拟着陆冲击动态响应特性研究[J]. 航空学报，1999（20）：68-70.
[11] 成自龙，韩延方，曾文艺，等. 人体坐姿着陆冲击（$+G_z$）耐限区间的研究[J]. 航天医学与医学工程，1997，10（5）：340-343.
[12] Alan M Nahum，John W Melvin. Accidental Injury：Biomechanics and Prevention [M]. Second Edition. NewYork：Springer，2002.
[13] Liu B K, Ma H L, Jiang S Z, et al. Simulation analysis of human neck injury risk under high level landing imPact [J]. Inter J Crashworthiness，2009，14（6）：585-590.
[14] Liu B K，Ma H L，Jiang S Z，et al. Dynamic responses to landing imPact at different key segments in selected body positions [J]. Aerosp Sci Technol，2008，12（4）：331-336.
[15] Ma H L，Liu B K，Jiang S Z，et al. Simulation analysis for the safety protection of cervical vertebra under unusual landing imPact [J]. Inter J Crashworthiness，2011，16（5）：469-473.

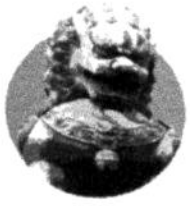

第二章

基础知识

第一节　人体骨骼解剖学

一、人体头颈部功能解剖

人体头颅是由头皮、头骨、脑膜、内层组织神经系统依次由外而内组成的一个多层结构。头皮层一般有 5～7 mm 厚，由生长毛发的皮肤层、皮下结缔组织和肌肉筋膜层组成。头皮以下是疏松的结缔组织和覆盖头骨的骨膜，是一种由纤维组成的薄膜。

颅骨位于脊柱上方，由 23 块形状和大小不同的扁骨及不规则骨组成（图 2-1）。颅的后上部诸骨围成颅腔，容纳脑，称为脑颅。颅腔前下部为面部支架，称面颅。通常以经过眶上缘和外耳门上缘的连线为分界线，线以上为脑颅，线以下为面颅。颅腔内表面是由不规则的骨板组成基底的凹腔。基底板上有几个小孔，动脉、静脉及神经由此进入大脑。在枕骨的下面中央有一个大孔，叫枕骨大孔，脑和脊髓在此处相续。颅骨之间多借由骨缝和软骨直接连接，连接极为牢固。因此，各颅骨之间不可能发生活动，除了下颌骨外，面颅以同样的方式紧密结合。颅盖前面由一块额骨、两块顶骨相连，后面是一块枕骨。枕骨构成颅底的一部分，额骨的水平部构成眼眶的顶部。眼眶内含有眼球及其有关的肌肉、神经、血管，在颅腔与鼻之间的颅底是筛骨。颞骨的一部分构成枕骨与蝶骨之间颅底的侧壁，颅盖骨与颅底骨向两侧延续，形成颅腔的侧壁。颞骨在外耳道区域构成颅腔的侧壁，颞骨含有中耳腔及部分复杂的内耳。

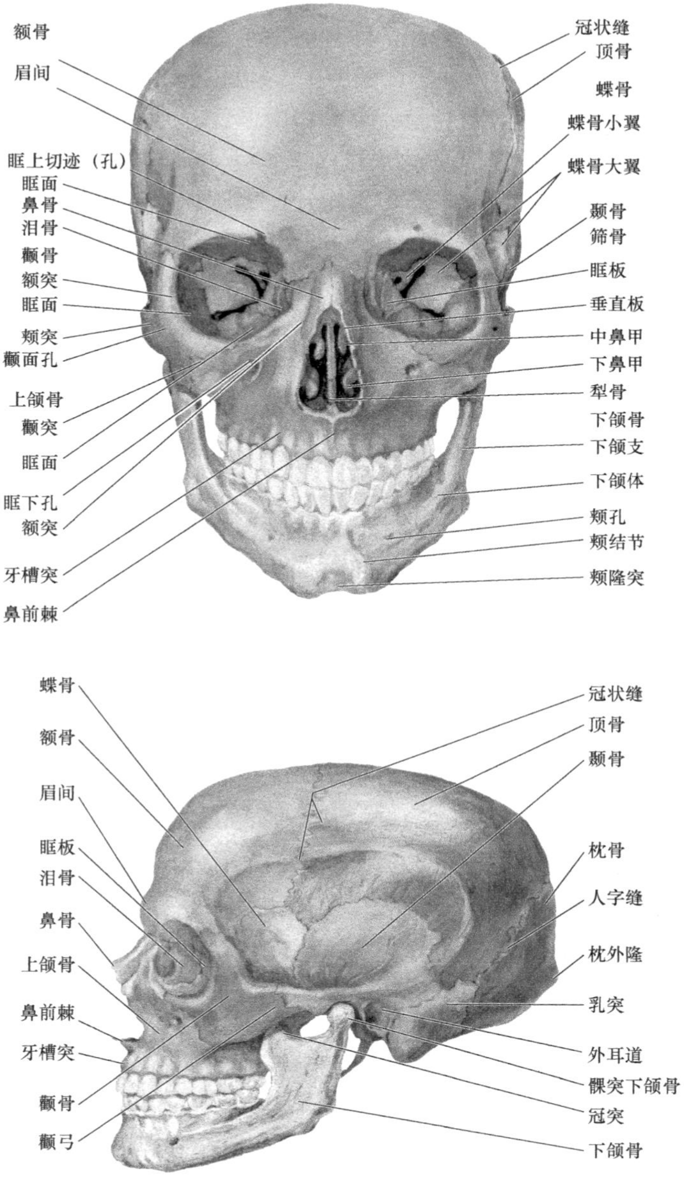
额骨
眉间
眶上切迹（孔）
眶面
鼻骨
泪骨
颧骨
额突
眶面
颊突
颧面孔
上颌骨
颧突
眶面
眶下孔
额突
牙槽突
鼻前棘
冠状缝
顶骨
蝶骨
蝶骨小翼
蝶骨大翼
颞骨
筛骨
眶板
垂直板
中鼻甲
下鼻甲
犁骨
下颌骨
下颌支
下颌体
颏孔
颏结节
颏隆突
蝶骨
额骨
眉间
眶板
泪骨
鼻骨
上颌骨
鼻前棘
牙槽突
颧骨
颧弓
冠状缝
顶骨
颞骨
枕骨
人字缝
枕外隆
乳突
外耳道
髁突下颌骨
冠突
下颌骨

图 2-1　头部解剖图（见彩插）

重要的成对面骨包括颧骨、鼻骨、上颌骨和颧骨，形成颧骨隆突，该隆突与颞骨的隆突相结合，形成颧弓。鼻骨也称鼻梁骨；上颌骨带有牙齿，上颌骨的突起形成硬腭，把鼻腔的前部与口腔的前部相隔开。在颅骨的其余小骨中，筛骨最为重要，构成眼眶内壁。因此，也就构成了鼻腔的外壁，其中筛骨还形成了一个隔，把两个鼻道彼此隔开。筛骨的上半部形成鼻腔的顶，嗅神经通过其到达颅腔。筛骨是一块脆骨，有许多腔隙（即筛窦），其内充满空气，它与鼻腔相通，还有一些鼻旁窦位于额骨、蝶骨和上颌骨，分别称为额窦、蝶窦和上颌窦，所有鼻旁窦都与鼻腔相通。

下颌骨是一块整骨，它由体部和两侧升支部所组成，这两个支与颞骨相连而形成颞下颌关节，颞下颌关节是滑液关节，关节囊内有纤维软骨构成的关节盘，盘的周缘附着于关节囊，将关节腔分隔成上、下两个关节腔，在这个关节中，关节面由纤维软骨覆盖。下颌骨与关节盘之间为轴枢，下颌的前伸与后缩动作发生在关节盘与颞骨之间。关节囊前后松弛，其外侧有从颞弓根部至下颌颈的外侧韧带予以加强。关节囊的前部较薄弱，因此，下颌关节易向前脱位。下颌关节的关节面形态属椭圆关节，但由于两侧下颌关节须同时运动，所以它们是联合关节。下颌骨可进行上提、向前、向后及侧方的运动。

脑膜有三层结构，从外到里依次为硬脑膜、蛛网膜和软脑膜，它能很好地保护和支撑脊髓和大脑，同时也能够将它们与周围的骨骼隔离开。硬脑膜由硬纤维组成，蛛网膜类似于蜘蛛网，二者之间是狭小的硬脑膜下腔。蛛网膜和软脑膜是蛛网膜下腔，软脑膜覆盖整个大脑表面，并深入脑缝中。蛛网膜下腔和脑室中充满脑脊液，对大脑和脊髓受到震荡时起缓冲作用。脑脊液在脑周围不断循环，起到缓冲器的作用，又帮助支撑大脑。脑和脊髓组成的中枢神经系统位于头颅中央位置，从结构和功能上划分为大脑、小脑、中脑、脑桥和延髓五部分。

颈部由第 1～7 的椎体构成。颈椎的椎体较小，横断面呈椭圆形（图 2-2）。第一颈椎又名寰椎呈环状，无椎体、棘突和关节突；第二颈椎为枢椎；第七颈椎又名隆椎，棘突较长，活体易于触及，常作为计数椎骨序数的标志。颈椎的关节属平面关节，两椎体之间可做轻微运动，称为关节突关节。在颈部，颈椎关节突的关节面为倾斜的平面，椎间盘较厚，故可做屈、伸、侧屈、旋转和环转运动，运动幅度也较大。由于颈部的活动较灵活，结构稳定性差，故损伤多见于颈部。

颈部的寰椎关节为枕髁与寰椎侧块的上关节凹构成的椭圆关节，两侧关节同时活动，使头部做俯仰和侧屈运动。此关节有寰枕前膜和寰枕后膜韧带增强其稳固性。寰枕前膜是前纵韧带的最上部分，寰枕后膜连接于枕骨大孔后缘与寰椎后弓之间。

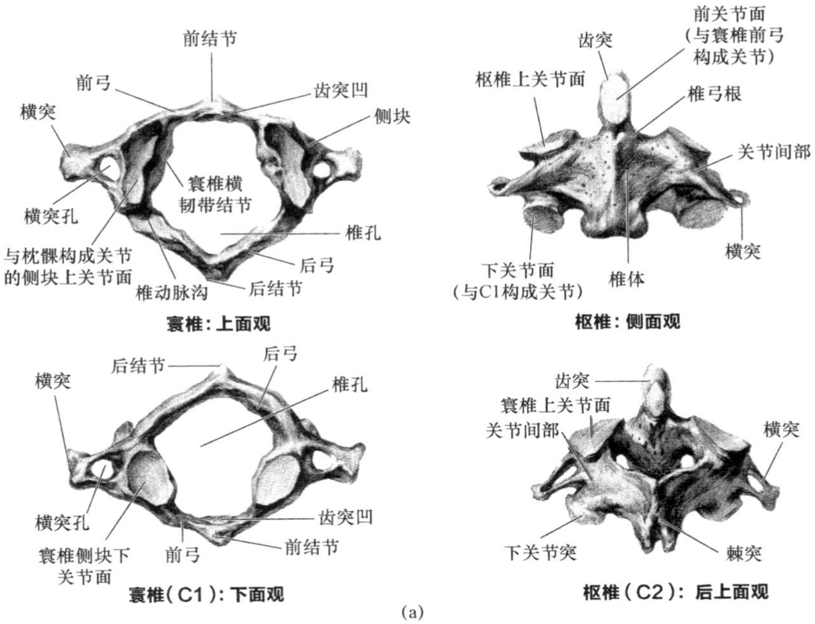
前结节
前弓
齿突凹
横突
侧块
寰椎横
韧带结节
横突孔
椎孔
与枕髁构成关节
的侧块上关节面
后弓
椎动脉沟
后结节
寰椎：上面观
齿突
前关节面
（与寰椎前弓
构成关节）
枢椎上关节面
椎弓根
关节间部
横突
下关节面
（与C1构成关节）
椎体
枢椎：侧面观
后结节
后弓
横突
椎孔
横突孔
齿突凹
寰椎侧块下
关节面
前弓
前结节
寰椎（C1）：下面观
齿突
寰椎上关节面
关节间部
横突
下关节突
棘突
枢椎（C2）：后上面观

(a)

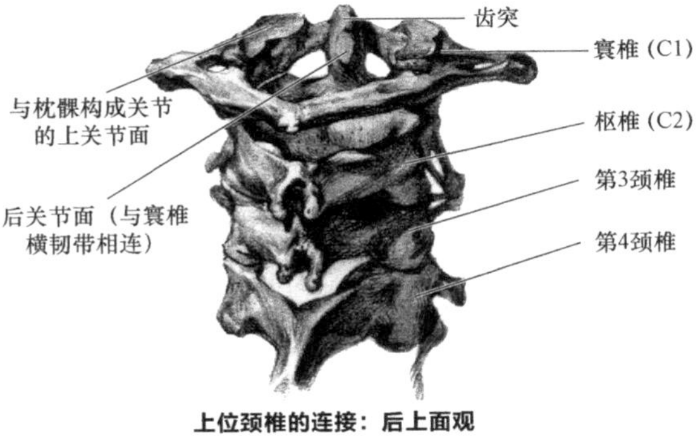
齿突
寰椎 (C1)
与枕髁构成关节
的上关节面
枢椎 (C2)
第3颈椎
后关节面（与寰椎
横韧带相连）
第4颈椎
上位颈椎的连接：后上面观

(b)

图 2–2　颈部解剖图（见彩插）

颈部的寰枢关节包括三个关节，即由寰椎侧块的下关节面与枢椎上关节面构成的两个寰枢外侧关节，以及由齿突与寰椎前弓后面的关节面和寰椎横韧带构成的寰枢正中关节。寰枢关节只能做一种运动，其运动轴垂直通过齿突，寰椎绕此轴向左右旋转，每侧约 40°。下列韧带有增强寰椎关节稳固性的作用：齿突尖韧带，由齿突尖延至枕骨大孔前缘；翼状韧带，由齿突尖向外上方延至枕髁的内侧；寰锥十字韧带，由连接寰椎两侧块的寰椎横韧带和寰椎体后面延至枕骨大孔前缘的纵束构成；覆膜，是后纵韧带向上的延续，覆盖于上述韧带的后面，经枕骨大孔入颅腔附于枕骨斜坡。

颈肌是最大的背肌肌肉向上的延续部，位于斜方肌和菱形肌的深面有两块肌肉，由于它们的纤维走向而形成一种特殊的肌群，这两块肌肉是头夹肌和颈夹肌。一侧肌肉收缩，就会使头与颈椎转向同侧，当两侧肌肉同时收缩时，则伸直头颅。除该肌及斜方肌外，胸锁乳突肌是颈部的主要肌肉，肌肉腱头起于胸骨柄，肌纤维起于锁骨内 1/3，均止于耳后的乳突，由第十一对颅神经即副神经所支配。两侧的胸锁乳突肌可做有力的屈颈，一侧收缩使头颈转向一侧，同时使颜面转向对侧。

颈部的基本生理学运动主要有前弯曲、后弯曲、侧向弯曲、轴向旋转及合成运动，这些运动都是通过不同的关节来实现的。除了使头部旋转的寰枢关节外，椎间关节特别是椎间盘，通过其纤维环及黏性核来传递力和力矩。另外，每个椎骨的两副面关节，也叫椎骨关节突，也对这些生理学运动起引导作用。

二、肩关节的功能解剖

肩关节的解剖图如图 2–3 所示。肩关节由肩胛骨的关节盂和肱骨头构成，属球窝关节。关节盂周缘有纤维软骨环构成的盂缘附着，加深了关节窝。肱骨头的关节面较大，关节盂的面积仅为关节头的 1/3 或 1/4，因此，肱骨头的运动幅度较大。关节囊薄而松弛，下壁尤甚，附着于关节盂的周缘，上方将盂上结节包于囊内，下方附着于肱骨的解剖颈。关节囊的滑膜层包被肱二头肌长头腱，并随同该肌腱一起突出于纤维层外，位于结节间沟内，形成肱二头肌长头腱腱鞘。肩关节周围的韧带少且弱，在肩关节的上方，有喙肱韧带连接于喙突与肱骨头大结节之间。盂肱韧带自关节盂周缘连接于肱骨小结节及解剖颈的下方。

肩关节为全身最灵活的球窝关节，可做三轴运动，即冠状轴上做屈伸，矢状轴上做收、展，垂直轴上做旋内、旋外及环转运动，臂外展超过 40°～60°继续抬高时，常伴随着胸锁与肩锁关节的运动。肩胛骨关节盂转向上、肩胛骨下角转向外侧及脊柱的侧屈，这样臂才可以继续抬高至 180°。

肩关节周围有大量肌肉通过，这些肌肉对维护肩关节的稳固性有重要意义，同时关节的前下方肌肉较少，关节囊又最松弛，导致关节的稳定性下降。当上肢处于外展、外旋位向后跌倒时，手掌或肘部着地，易发生肩关节的前脱位。

肩关节的骨端结构：肩关节由肱骨头和肩胛骨的关节盂构成，两关节面均覆盖一层关节软骨。肱骨头较大，关节盂浅小，呈椭圆形；周围有纤维软骨形成的盂唇使关节盂稍加深加大，但仅能容纳关节头的 1/4～1/3。因此，肩关节的运动范围较大，稳固性较差，临床上易发生肩关节脱位。

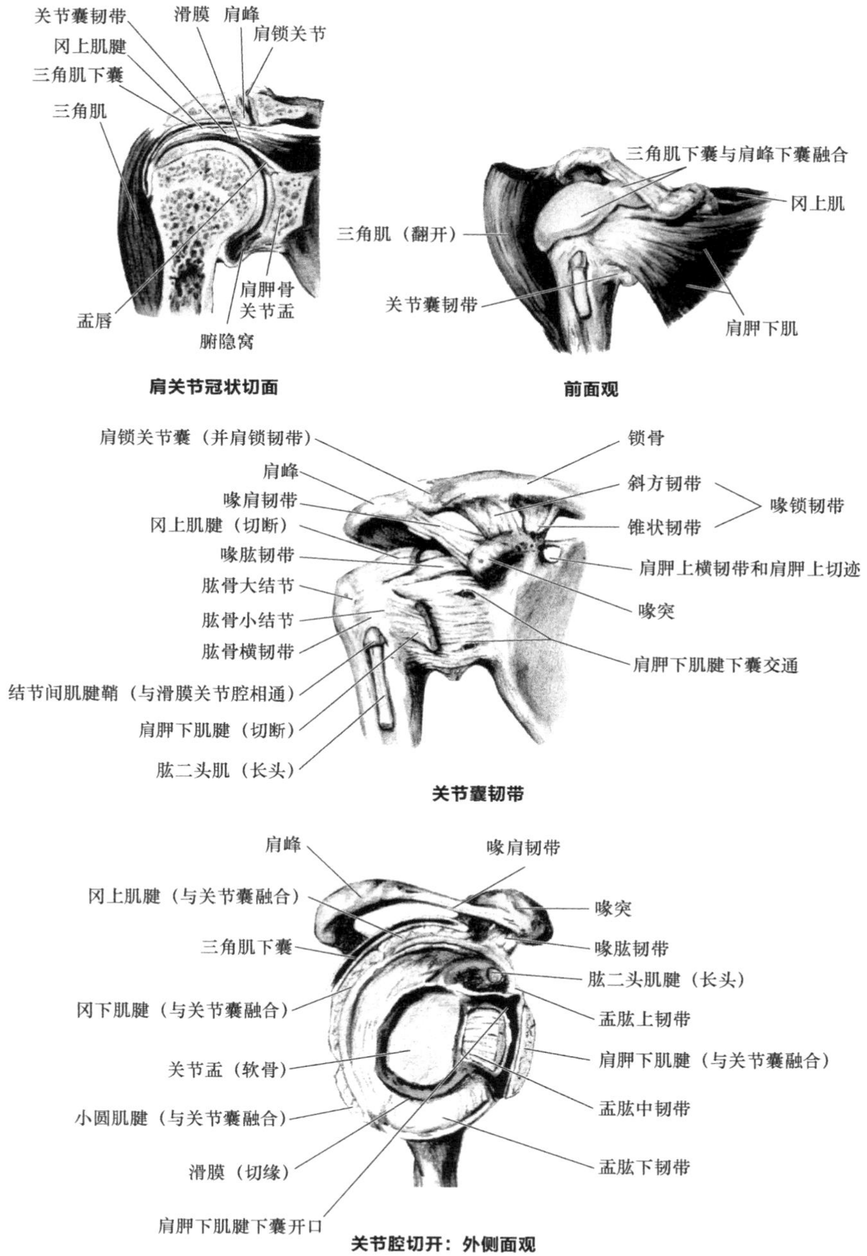
关节囊韧带
滑膜
肩峰
肩锁关节
冈上肌腱
三角肌下囊
三角肌
盂唇
肩胛骨
关节盂
腑隐窝
肩关节冠状切面
三角肌下囊与肩峰下囊融合
冈上肌
三角肌（翻开）
关节囊韧带
肩胛下肌
前面观
肩锁关节囊（并肩锁韧带）
肩峰
喙肩韧带
冈上肌腱（切断）
喙肱韧带
肱骨大结节
肱骨小结节
肱骨横韧带
结节间肌腱鞘（与滑膜关节腔相通）
肩胛下肌腱（切断）
肱二头肌（长头）
锁骨
斜方韧带
锥状韧带
喙锁韧带
肩胛上横韧带和肩胛上切迹
喙突
肩胛下肌腱下囊交通
关节囊韧带
肩峰
喙肩韧带
冈上肌腱（与关节囊融合）
喙突
三角肌下囊
喙肱韧带
肱二头肌腱（长头）
冈下肌腱（与关节囊融合）
盂肱上韧带
关节盂（软骨）
肩胛下肌腱（与关节囊融合）
小圆肌腱（与关节囊融合）
盂肱中韧带
滑膜（切缘）
盂肱下韧带
肩胛下肌腱下囊开口
关节腔切开：外侧面观

图 2-3　肩关节解剖图（见彩插）

肩关节的关节囊和韧带：关节囊薄而松弛，于肩胛骨处附着于关节盂的周缘、喙突根部和肩胛骨颈；在肱骨则包绕解剖颈，内侧可达外科颈。纤维层被下列腱纤维加强：上、下部分别由冈上肌肌腱及肱三头肌长头腱；前、后部分别由肩胛下肌腱、冈下肌腱和小圆肌。关节囊下壁最为薄弱，肩关节脱位时，肱骨头常从下壁脱出。关节囊内有肱二头肌长头腱通过。肩关节的韧带主要有盂肱韧带，位于关节囊前壁内面，有加强关节囊前壁的作用。喙肱韧带，自喙突根部的外侧缘斜向外下方，达肱骨大结节的前面。此韧带加强关节囊上部，并且有限制肱骨向外侧旋转和防止肱骨头向上方脱位的作用。在肩关节上方，喙肩韧带与喙突、肩峰共同形成一弓状骨韧带结构，称为喙肩弓，可防止肱骨头向上脱位。

由以上可知，肩关节的结构特点是肱骨头大而关节盂小、关节囊松弛，这些因素有利于肩关节的活动。肩关节是全身活动性最大的关节，关节囊的前下方特别松弛，并且这些部分没有肌肉和韧带的加强。因此，这里是关节的薄弱点。由于肩关节的活动度大，稳固性差，特别是关节的前下方是薄弱点，所以当上臂外展，或者稳定伞展开前座椅有偏航时，肱骨大关节抵住肩峰，这时肩峰起着支点的作用，将上肢的侧向外展力转变成作用在肱骨上向内的作用力。这个力与稳定伞的展开引起座椅迅速偏转的惯性力结合在一起，在肱骨头上产生一个作用方向正好是关节前下方的合力。由于这里是肩关节的薄弱点，所以很容易使肩关节产生脱位，撕破关节下囊，并可伴有关节盂边缘的骨折。另外，座椅的迅速转动会使肩胛骨与座椅结构相撞而导致肩胛骨骨折。

三、肘关节的功能解剖

肘关节的解剖图如图 2–4 所示。肘关节由肱骨下端与桡骨、尺骨上端连接而成的复关节，包括三个关节：① 肱尺关节，由肱骨滑车和尺骨滑车切迹构成；② 肱桡关节，由肱骨小头和桡骨关节凹构成；③ 桡尺近侧关节，由桡骨环状关节面和尺骨桡切迹构成。此外，在桡骨环状关节面的周围还有桡骨环状韧带，附着于尺骨桡切迹的前、后缘，共同构成一个上口大、下口小的骨纤维环，容纳桡骨头在环内旋转而不易脱出。

上述 3 个关节共同包裹在一个关节囊内，囊的近侧分别附着于肱骨冠状窝、桡窝和鹰嘴窝的上缘及肱骨滑车小头外侧；囊的远侧附着于尺骨滑车切迹关节面的周缘和桡骨环状韧带。肘关节囊的前、后壁薄且松弛，两侧壁厚而紧张，并有韧带加强。在桡侧有桡侧副韧带，由肱骨外上髁向下扩展，附着于桡骨环状韧带；在尺侧有尺侧副韧带，由肱骨内上髁向下扩展，附着于尺骨滑车切迹内侧缘。肘关节囊的后壁最薄弱，故常见桡尺二骨向后脱位。肱尺关节属滑车关节，可在冠状轴上做屈伸运动，屈、伸范围为 0°～140°。肱桡关节形态上属球窝关节，但因受肱尺关节的限制，故只能屈、伸和做旋前、旋后运动。桡尺近侧属于车轴关节，只能做旋转运动。

肱骨内、外上髁和尺骨鹰嘴都易在体表摸到。正常人体肘关节处于伸时，此三点处于一条横线上，肘关节屈至 90° 时，此三点的连线构成一个等腰三角形。肘关节后脱位时，鹰嘴向后移位，三点的位置关系就发生改变。

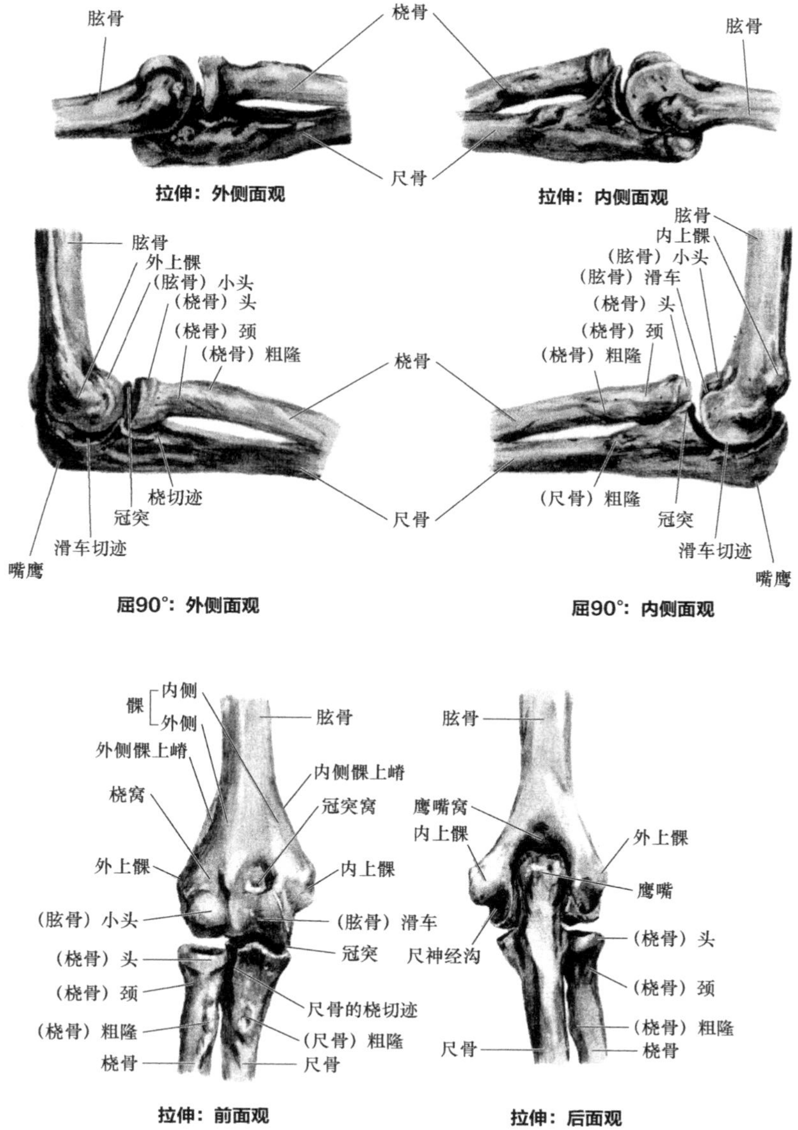
肱骨
桡骨
肱骨
尺骨
拉伸：外侧面观
拉伸：内侧面观
肱骨
外上髁
（肱骨）小头
（桡骨）头
（桡骨）颈
（桡骨）粗隆
桡骨
桡切迹
冠突
滑车切迹
嘴鹰
尺骨
肱骨
内上髁
（肱骨）小头
（肱骨）滑车
（桡骨）头
（桡骨）颈
（桡骨）粗隆
（尺骨）粗隆
冠突
滑车切迹
嘴鹰
屈90°：外侧面观
屈90°：内侧面观
髁 内侧
外侧
外侧髁上嵴
桡窝
外上髁
（肱骨）小头
（桡骨）头
（桡骨）颈
（桡骨）粗隆
桡骨
肱骨
内侧髁上嵴
冠突窝
内上髁
（肱骨）滑车
冠突
尺骨的桡切迹
（尺骨）粗隆
尺骨
肱骨
鹰嘴窝
内上髁
尺神经沟
尺骨
外上髁
鹰嘴
（桡骨）头
（桡骨）颈
（桡骨）粗隆
桡骨
拉伸：前面观
拉伸：后面观

图 2-4　肘关节解剖图（见彩插）

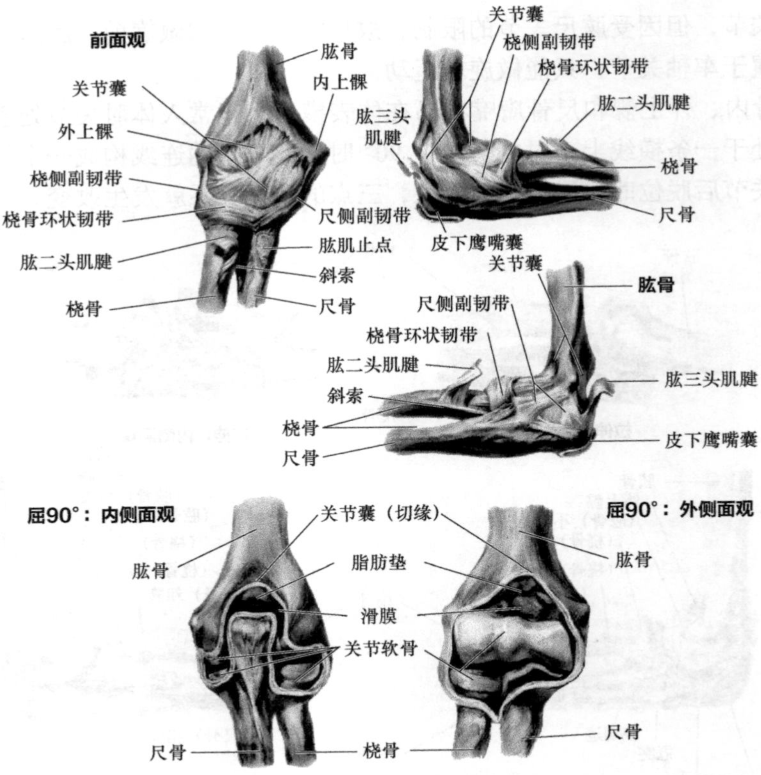
前面观
肱骨
内上髁
关节囊
外上髁
桡侧副韧带
桡骨环状韧带
尺侧副韧带
肱肌止点
肱二头肌腱
斜索
桡骨
尺骨
关节囊
桡侧副韧带
桡骨环状韧带
肱二头肌腱
肱三头
肌腱
桡骨
尺骨
皮下鹰嘴囊
关节囊
肱骨
尺侧副韧带
桡骨环状韧带
肱二头肌腱
肱三头肌腱
斜索
桡骨
尺骨
皮下鹰嘴囊
屈90°：内侧面观
屈90°：外侧面观
关节囊（切缘）
肱骨
脂肪垫
肱骨
滑膜
关节软骨
尺骨
桡骨
尺骨

图 2–4 肘关节解剖图（续）（见彩插）

肱尺关节运动的方向与肱骨滑车的结构有关，由于滑车的内侧唇角与外侧唇更为向前向下突出，故屈伸运动是围绕倾向下内的斜轴左运动。因此，在前臂屈曲时，手将抵达胸前而非与臂叠折；当伸前臂时，前臂与臂之间形成一开向外侧的角度，称为提携角（男性约为 160°，女性约为 155°）。

由以上可知，肘关节由肱骨下端与桡骨、尺骨上端连接而成，外面有关节囊包围着。肘关节囊的前后壁薄且松弛，内外侧有副韧带来增强关节的结实程度。肘关节的稳固性主要依靠肱骨滑车和尺骨半月切迹之间的紧密连接，以及关节前后的强大侧韧带和肌腱来保护。但是，比较起来，肘关节最易于产生向前和向后脱位。当前臂伸直时，尺骨臼口朝前，关节的后韧带松弛，对尺骨向后脱位的阻力很小；当肘弯曲时，尺骨的臼口朝后，关节的前韧带松弛，对尺骨的向前脱位的阻力很小。这样一来，弯曲着的肘关节当肱骨上作用着向后的力、沿尺骨轴向作用着向前的力时，就易于发生前脱位；而伸直的肘关节，当肱骨上作用着向前的力、尺骨上作用着向后的力时，就易于发生后脱位。根据这一分析，有人认为肘关节的前脱位应是飞行员弹射时常见的损伤。但实际上并非如此，因为弹射时，手部所能承受的拉力并不像人们想象的那么大，加上肘关节将要脱位的紧急时刻的正常神经反应，都会使手从手柄上脱落，从而减少了肘关节脱位的可能性。但是，上述分析在手臂的防护装置设计中要加以考虑，务必不使防护装置对上肢施加的约束力有利于肘关节的脱位。

四、髋关节的功能解剖

髋关节的解剖如图 2–5 所示。髋关节由髋臼与股骨头构成，髋臼的周缘有纤维软骨构成的髋臼唇，加深髋臼的深度。髋臼唇在髋臼切迹处失去软骨成分，构成髋臼横韧带横架于切迹，其下通过血管和神经。股骨头的关节面约为球形的 2/3，几乎全部纳入髋臼内，与髋臼的月状面接触。髋臼窝内充满脂肪组织。

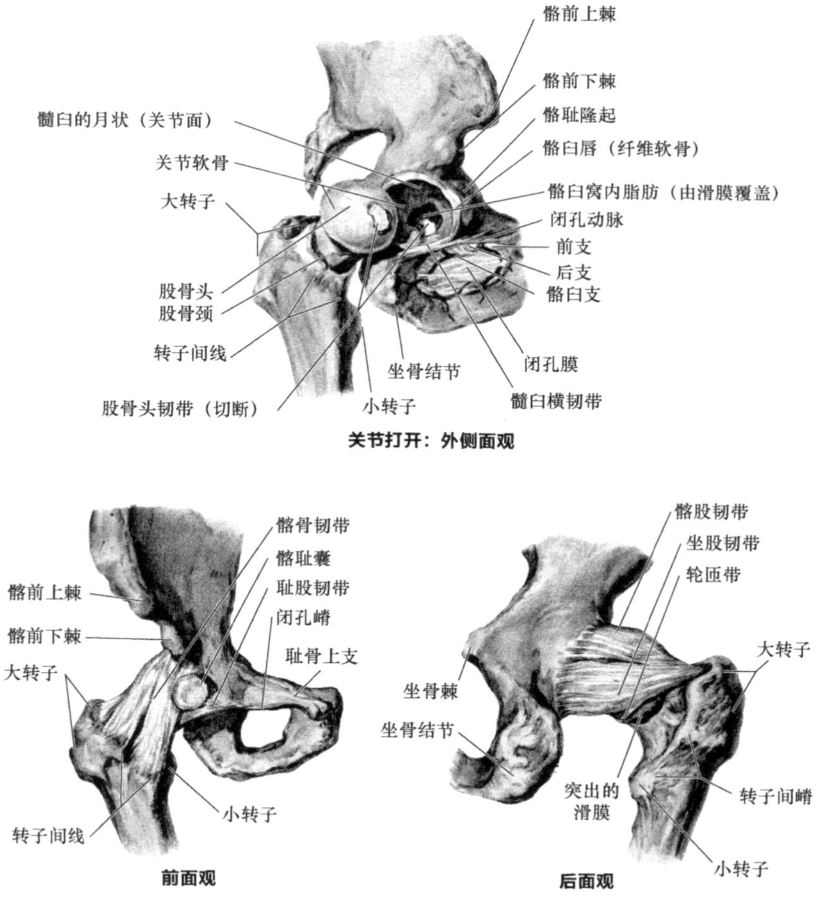

髂前上棘
髂前下棘
髓臼的月状（关节面）
髂耻隆起
髂臼唇（纤维软骨）
关节软骨
髂臼窝内脂肪（由滑膜覆盖）
大转子
闭孔动脉
前支
后支
髂臼支
股骨头
股骨颈
转子间线
闭孔膜
坐骨结节
髓臼横韧带
股骨头韧带（切断）
小转子
关节打开：外侧面观
髂骨韧带
髂耻囊
髂前上棘
耻股韧带
闭孔嵴
髂前下棘
耻骨上支
大转子
小转子
转子间线
前面观
髂股韧带
坐股韧带
轮匝带
大转子
坐骨棘
坐骨结节
突出的
滑膜
转子间嵴
小转子
后面观

图 2–5　髋关节解剖图（见彩插）

关节囊很坚韧，上方附着于髋臼的边缘，向下附着于股骨颈，在前面到达转子间线，在后面紧包围颈的内侧 2/3，故股骨颈骨折有囊内、囊外骨折之分。关节囊的纤维层增厚形成韧带，其中最重要的是前方的髂股韧带，其呈人字形，上方附着于髂前下棘，向下分为两束，附着于转子间线，它除增强关节囊外，还可限制大腿过伸，对维持人体直立姿势有多方面作用。关节囊后下壁很薄弱，髋关节脱位时，股骨头容易从下方脱位。关节囊内有股骨头韧带，连接于股骨头和髋臼横韧带之间，内含营养股骨头的血管。

髋关节是典型的杵臼关节，可做多轴的运动，但由于关节头深藏于髋臼中，关节囊较紧张，又受韧带的限制，故髋关节的运动幅度远比肩关节的小，但它具有较大的稳固性，以利于支持体重和行走。

臼窝接纳球形的股骨头构成髋关节，它是人体球窝关节的典型例子。这种结构限制了肩关节的活动幅度，使其不能进行较大范围的运动。同时，这一结构能够保证下肢在任何位置都有很大的稳固性，以便在下肢活动的许多时候都必须行使它的持重功能。

髋关节运动由屈曲、伸展、外展、内收、环转、内旋和外旋组成。髋关节屈曲是大腿向前、向上接触腹部的运动。伸展是大腿伸向后方的活动。外展是一侧肢体向外侧拉并离开另一侧肢体。内收是使两肢体靠拢。当然，环转整个是这四种运动的组合。内旋是肢体使得膝盖指向内侧的一种旋转。外旋是肢体向反的运动，使得膝盖指向外侧面。因为股骨头和股骨颈不在肢体的长轴上，“旋转”实际上是在股骨头上的摆动，正如一扇大门在轴枢上来回转动一样。

五、膝关节的功能解剖

膝关节的解剖图如图 2–6 所示。膝关节为人体最大、最复杂的关节，由股骨下端、胫骨上端和髌骨构成。关节囊附着于股骨、胫骨及髌骨的关节面周缘。关节囊的周围均有韧带加强。关节囊的前臂有股四头肌腱和髌骨，以及起于髌骨下缘、止于胫骨粗隆的髌韧带。关节囊外侧有索状的腓侧副韧带，关节囊内侧有胫侧副韧带，囊的后壁有腘斜韧带。

关节囊内还有由滑膜衬覆的膝交叉韧带，分为前十字（交叉）韧带和后十字（交叉）韧带。股骨和胫骨通过交叉韧带相连，可防止胫骨沿股骨向前后移位。前交叉韧带限制胫骨向前移位，后交叉韧带限制胫骨向后移位。

股骨与胫骨关节面之间，垫有两块纤维软骨板，分别称为内侧半月板和外侧板半月板。每块半月板都是周缘厚、内缘薄；下面平、上面凹陷；两端借韧带附着于胫骨髁间隆突。内侧半月板较大，呈 C 形，前端窄后份宽，其外缘中份与胫侧副韧带紧密相连。外侧半月板较小，近似 O 形；腘肌腱位于外侧半月板、关节囊和腓侧副韧带之间。半月板一方面加深了关节窝的深度，加强了膝关节的稳固性；另一方面，半月板可以同股骨髁一起对胫骨髁做旋转运动，因而也增加了膝关节运动的灵活性。

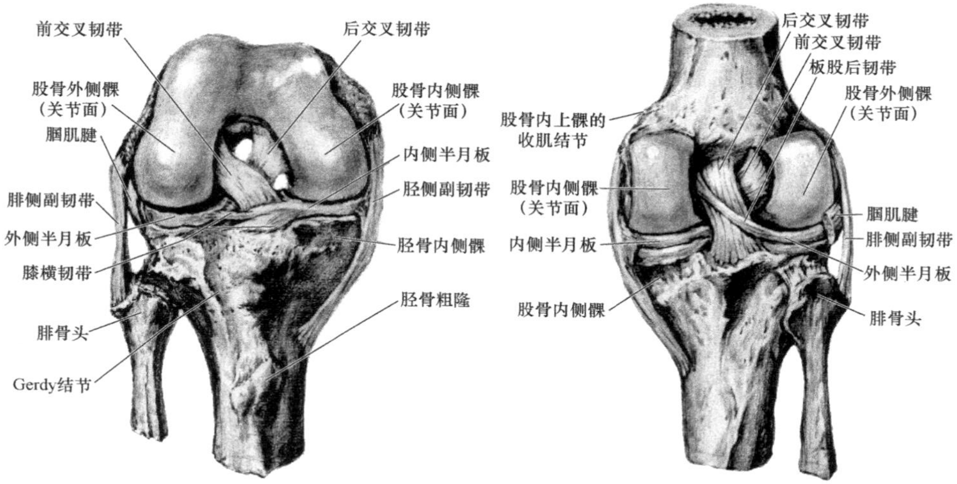
前交叉韧带
后交叉韧带
股骨外侧髁
（关节面）
股骨内侧髁
（关节面）
腘肌腱
内侧半月板
腓侧副韧带
胫侧副韧带
外侧半月板
胫骨内侧髁
膝横韧带
胫骨粗隆
腓骨头
Gerdy结节
后交叉韧带
前交叉韧带
板股后韧带
股骨外侧髁
（关节面）
股骨内上髁的
收肌结节
股骨内侧髁
（关节面）
腘肌腱
腓侧副韧带
内侧半月板
外侧半月板
股骨内侧髁
腓骨头

右侧膝关节屈位：前面观　　**右侧膝关节伸位：后面观**

图 2–6　膝关节解剖图（见彩插）

膝关节是由胫股关节和髌股关节所组成的双关节结构，关节活动同时发生在三个平面内，其中胫股关节面的活动范围较大，构成了关节活动的大部。膝关节属屈戌关节，主要做屈、伸运动。膝在半屈位时，小腿还可以做旋转运动。旋转运动是胫骨髁沿垂直轴对半月板和股骨髁所做的运动。半月板的形状和位置随膝关节的运动而改变。屈膝时，半月板滑向后方；伸膝时，滑向前方；旋转时，则一侧半月板滑向前，另一侧滑向后。例如，伸小腿时，胫骨两髁的关节面由后向前滑动。由于股骨两髁关节面后部的屈度较下部的大，所以伸展关节的过程中，股骨两髁与胫骨两髁的接触面积逐渐增大，与此对应，两半月板也逐渐向前方滑动。因此，当快速地伸小腿并强有力地旋转时（如踢足球），半月板退让不及，可发生半月板挤伤或破裂。膝关节周围肌肉构成了关节屈伸时的静力平衡，其中股四头肌产生的作用力起主要作用。正常的膝关节腔是人体最大的一个关节腔，其内容物是组成膝关节的主要结构，既可承受体重力，也可缓减关节间的冲击力，保证了膝关节活动和静止时的稳定。

六、胸廓的功能解剖

胸廓的解剖图如图 2–7 所示。胸部由胸廓和其内部的软组织器官组成，从颈部下端一直延伸到位于胸部下方分隔胸腔和腹腔的横隔膜。胸壁包括前面的胸骨、后面的脊柱和肋骨及在肋与肋之间的肌肉，在胸廓内，由隔肌将胸与腹隔开。胸骨由三部分组成：胸骨柄、胸骨体和剑突。胸骨柄与胸骨体相连处形成胸骨角，第二肋连接于此。锁骨和上七肋软骨与胸骨相连。

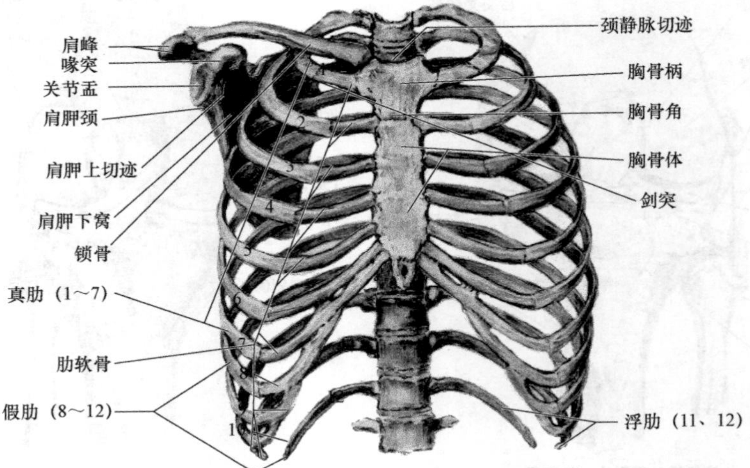
肩峰
喙突
关节盂
肩胛颈
肩胛上切迹
肩胛下窝
锁骨
真肋（1～7）
肋软骨
假肋（8～12）
颈静脉切迹
胸骨柄
胸骨角
胸骨体
剑突
浮肋（11、12）

胸廓（前面观）

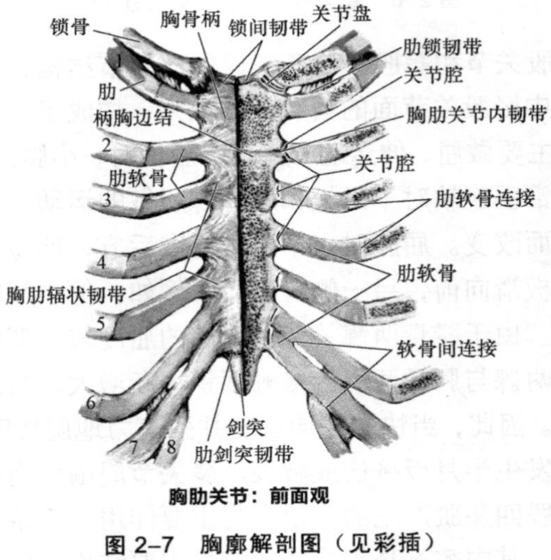
锁骨
胸骨柄
锁间韧带
关节盘
肋锁韧带
关节腔
肋
柄胸边结
胸肋关节内韧带
关节腔
肋软骨
肋软骨连接
肋软骨
胸肋辐状韧带
软骨间连接
剑突
肋剑突韧带

胸肋关节：前面观

图 2-7　胸廓解剖图（见彩插）

胸廓由 12 个胸椎、12 对肋骨、胸骨和它们之间的连接共同构成。大部分的肋骨与相应的椎骨及椎骨的横突形成关节。椎骨与肋骨之间有活动的关节。8～12 肋骨称假肋，因为它们没有直接连接胸骨。8、9、10 肋骨通过肋软骨彼此相连，然后再与第 7 肋相连而构成肋弓。11、12 肋骨的肋软骨则游离并有肌肉附着，称为浮肋。胸廓具有一定的弹性和活动性，起着支持、保护胸腹器官的作用，并参与呼吸运动。

肋骨与椎骨的连接：肋的后端与胸椎连接，称为肋椎关节。此关节可以分为：肋头关节，由肋头的关节面与相应的胸椎体的肋凹构成，属于平面关节；肋横突关节，由肋结节关节面与相应的横突肋凹构成，属平面关节。这两个关节在功能上是联合关节，运动轴为肋头至肋结节的连线。运动时，肋颈围绕此轴转动，能使肋的前端升降，也使肋骨下内翻和外翻。

胸廓的整体观及其运动：成人胸廓近似圆锥形，前后径较横径短，上部窄而下部宽。胸廓有上、下两口，胸廓上口较小，由胸骨柄上缘、第 1 肋和第 1 胸椎体围成。上口的平面与第 1 肋的方向一致，即向前下倾斜，故胸骨柄上缘平对第 2、3 胸椎体之间的椎间盘。胸廓下口，宽阔而不整齐，由第 12 胸椎、第 12 对肋、第 11 对肋前端、肋弓和剑突围成。两侧肋弓在中线构成向下开放的胸骨下角。角的尖部有剑突，可在体表摸到。胸廓前面短，后面较长，外侧面最长。相邻两肋间的间隙称为肋间隙。

胸廓的运动功能：主要为呼吸运动。吸气时，在肋肌作用下，肋的前部分提高，肋体向外扩展，并伴以胸骨上升，从而加大胸廓的前后径和横径，使胸廓的容积增大。呼气时，在重力和肌力的作用下，胸廓做相反的运动，使胸廓的容积减小。肋软骨富于弹性，在抢救心跳或呼吸骤停的病人时，可进行体外心脏按压或人工呼吸。

胸腔：由胸廓和隔肌围成。上界为胸廓上口，可与颈部连通，下界借隔与腹腔分隔。胸腔中部为纵隔，两侧部容纳左、右肺。心脏位于胸腔的中纵隔内，前方平对胸骨体和第 2～6 肋软骨，后方平对第 5～8 胸椎，约 2/3 位于身体正中线的左侧，1/3 在正中线的右侧。但心脏的位置可因体型、呼吸运动中隔肌的升降，或坐、立、卧位置的不同而有所改变。胸腔左边的肺脏由两片肺叶构成，右边的肺脏由三片肺叶构成。肺部周围围绕着两层隔膜：脏层胸膜，它包围肺脏的组织；壁胸膜，它覆盖了整个胸廓内部，包括横隔膜上侧和脊椎。脏层胸膜和壁胸膜两者相互不连接，但形成了一个小的封闭空间，叫作胸膜腔。为了保持肺能处于膨胀状态，胸膜腔需一直保持负压。如不能保持负压状态，比如因肺部穿孔形成的非负压状态，则当肺收缩时，空气就会进入胸膜腔，形成气胸。为了进行呼吸，横隔膜、胸廓和肋间肌像泵一样工作，吸气把空气抽进肺，呼气排出肺里的空气。吸气时，通过提高胸廓和降低横隔膜以使肺部扩张，扩大胸腔容积，空气被吸入。呼气时，气体排出，正常情况下胸腔结构和横隔膜都处于放松状态。胸腔纵隔位于两个肺、胸椎和胸骨之间。胸腔纵隔内的大血管包括大动脉、腔静脉、肺动脉和静脉。由于胸腔纵隔内的空间有限，故胸廓前部的压迫极易造成内部结构的损伤。

七、骨盆的功能解剖

骨盆与下肢及脊柱相连，是把人体躯干重量传给地面的唯一载荷通道，因此，它的结构非常稳定。它的结构是由骶骨、尾骨和左右两块髋骨及其韧带连接而成，前壁和侧壁由左、右髋骨形成，后壁由骶骨和尾骨形成（图 2-8）。

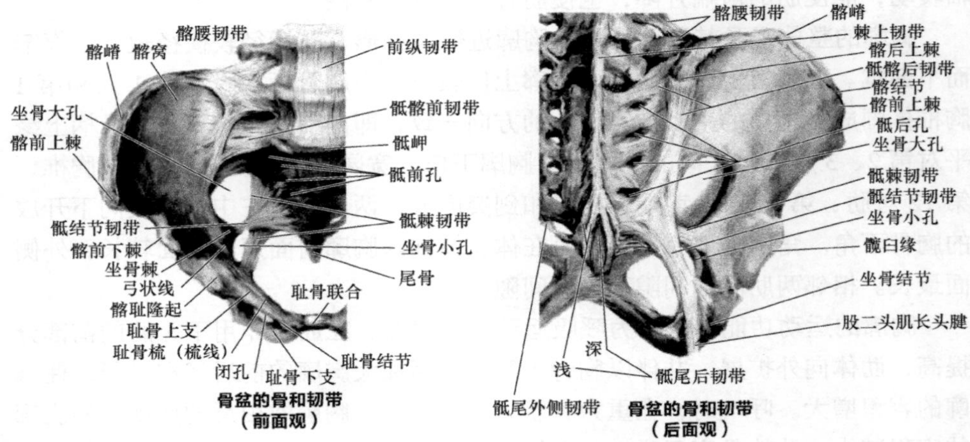
髂腰韧带
髂嵴
髂窝
前纵韧带
坐骨大孔
骶髂前韧带
髂前上棘
骶岬
骶前孔
骶结节韧带
骶棘韧带
髂前下棘
坐骨小孔
坐骨棘
尾骨
弓状线
耻骨联合
髂耻隆起
耻骨上支
耻骨梳（梳线）
耻骨结节
闭孔
耻骨下支
骨盆的骨和韧带
（前面观）
髂腰韧带
髂嵴
棘上韧带
髂后上棘
骶髂后韧带
骼结节
髂前上棘
骶后孔
坐骨大孔
骶棘韧带
骶结节韧带
坐骨小孔
髋臼缘
坐骨结节
股二头肌长头腱
深
浅
骶尾后韧带
骶尾外侧韧带
骨盆的骨和韧带
（后面观）

图 2-8　骨盆解剖图（见彩插）

骨盆被斜形的界线（后方起于骶骨岬，经髂骨弓状线、髂耻隆起、耻骨梳、耻骨结节、耻骨嵴到耻骨联合上缘连线）分为两部分：界线以上叫大骨盆，又称假骨盆，其骨腔是腹腔的髂窝部；大骨盆参与腹腔的组成。界线以下叫小骨盆，又称真骨盆，其内腔即盆腔，前界为耻骨和耻骨联合，后界为骶、尾骨的前面，两侧为髋骨的内面、闭孔膜及韧带，侧壁上有坐骨大、小孔。盆部是指界线以下的小骨盆部分，它包括盆壁、盆隔和盆腔器官等，盆腔上口由界线围成，下口封以盆隔。盆隔以下的软组织称为会阴。

小骨盆有上、下两口，上口又称为入口，由界线围线；下口又称为出口，高低不平，呈菱形，其周界由后向前为尾骨尖、骶结节韧带、坐骨结节、坐骨下支、耻骨下支、耻骨联合下缘。两侧耻骨下支在耻骨联合下缘所形成的夹角叫耻骨角，男性为 70°～75°，女性角度较大，为 90°～100°。假骨盆与产道、性功能无直接关系。真骨盆容纳子宫、卵巢、输卵管、阴道及邻近的输尿管、膀胱、尿道、直肠等器官。人体直立时，骨盆上口平面向前下倾斜，女性的倾斜度比男性的稍大。女性骨盆是胎儿分娩出的产道，所以男性、女性骨盆结构有着明显的差异。

八、脊柱的功能解剖

脊柱为人体的中轴，共 33 节，其中颈椎 7 节、胸椎 12 节、腰椎 5 节、骶椎 5 节、尾椎 4 节，骶椎和尾椎呈融合状，故实际参与活动的仅 26 个椎骨（图 2–9）。此 26 节借助周围肌群、椎间连接和关节囊构成一个活动自如，并且有强大支撑力的链条状结构。脊柱主要功能是作为躯干的支架，向骨盆传导头部及躯干的重力；维持躯体在三维空间内的生理运动，如伸、屈、轴向旋转；保护脊髓免受可能的暴力及创伤性运动的危害；维持人体活动和承载负荷。

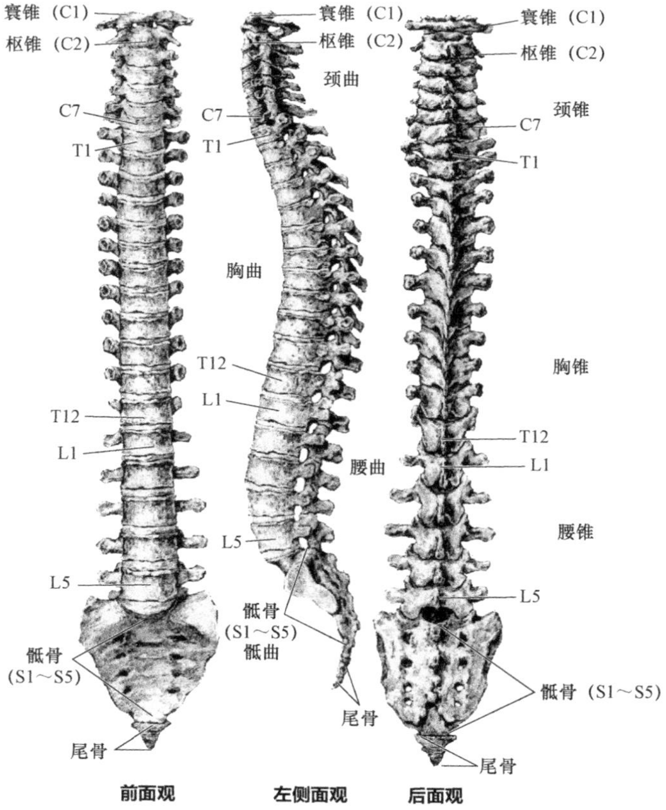
寰锥（C1）
枢锥（C2）
C7
T1
T12
L1
L5
骶骨
(S1～S5)
尾骨
寰锥（C1）
枢锥（C2）
颈曲
C7
T1
胸曲
T12
L1
腰曲
L5
骶骨
(S1～S5)
骶曲
尾骨
寰锥（C1）
枢锥（C2）
颈锥
C7
T1
胸锥
T12
L1
腰锥
L5
骶骨（S1～S5）
尾骨
前面观
左侧面观
后面观

图 2–9　脊柱（见彩插）

1. 颈椎

（1）寰椎

由一对侧块、一对横突和前后两弓组成，上接枕骨、下接枢椎构成关节（图

2–2）。侧块上面上关节凹与枕骨髁构成寰枕关节，下面有一圆形微凹的下关节面，与枢椎的上关节面构成寰枢关节。侧块的内侧面为一粗糙结节，为寰椎横韧带附着部。侧块的前方有头直前肌附着。侧块两侧为三角形横突，基底部为横突孔。前弓正中的隆突称为前结节，有颈前肌和前纵韧带附着，后方正中有圆形的齿状突关节面，与枢椎的齿状突构成寰齿前关节。前弓上、下两缘分别有寰枕前膜和前纵韧带附着。后弓正中部为粗糙的后结节，有项韧带和头后小肌附着。后弓上方前外侧有斜形的椎动脉沟，手术切除寰椎后弓减压或穿绕钢丝固定时，切勿伤及此沟，以免误伤椎动脉而引起无法控制的大出血。后弓上缘有寰枕后膜附着，下面近侧块处有一浅沟，与枢椎椎弓根上缘浅沟构成椎间孔。

（2）枢椎

枢椎齿状突长 1.5 cm 左右，外观呈乳头状，前后分别有椭圆形关节面，前者与寰椎前弓后面齿状突关节面构成寰齿前关节，后者与寰椎横韧带构成寰齿后关节（图 2–2（a））。齿突前上有齿突韧带，两侧有翼状韧带附着。椎体前方中部两侧微凹，为颈长肌附着部。枢椎椎弓根下方关节突与第 3 颈椎的上关节突构成关节。枢椎棘突粗而大、无分叉，术中可作为椎节定位标志。

（3）下颈椎

下颈椎指第 3～7 颈椎，均由椎体、椎弓和关节突三部分组成（图 2–10）。椎体横径大于矢状径，两侧偏后方各有一钩状突起，称为钩突，其与上一椎体下面对应斜坡相咬合而构成钩椎关节，又称 Luschka 关节。钩突因退行性变出现增生、肥大，可直接刺激与压迫椎动脉和脊神经。该关节属滑膜关节，关节内侧为致密的纤维环，前内侧为坚韧的前纵韧带，前外侧为血管丰富的颈长肌，后内缘与后纵韧带延续，后外侧有钩椎韧带，以加强关节的稳定性。椎体后方中央有数个小孔，供血管通过。

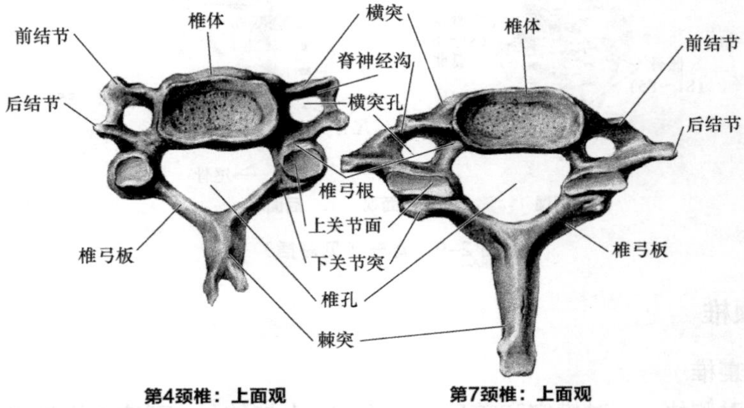
椎体
前结节
后结节
横突
脊神经沟
横突孔
椎体
前结节
后结节
椎弓根
上关节面
下关节突
椎弓板
椎弓板
椎孔
棘突
第4颈椎：上面观
第7颈椎：上面观

图 2–10　下颈椎上面及侧面观（见彩插）

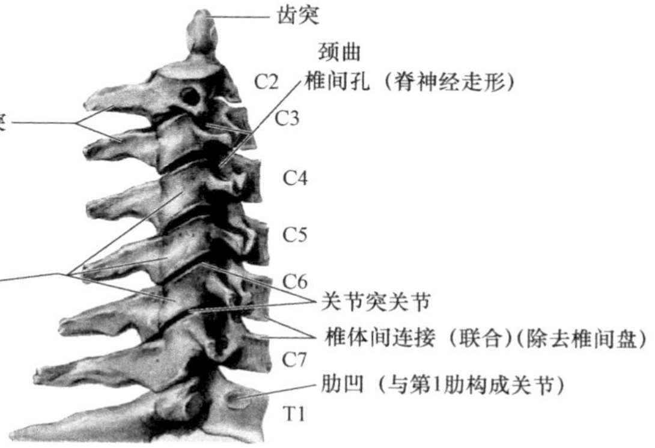
齿突
颈曲
C2
椎间孔（脊神经走形）
棘突
C3
C4
C5
关节柱（由关节突
和关节间部构成）
C6
关节突关节
椎体间连接（联合）(除去椎间盘)
C7
肋凹（与第1肋构成关节）
T1

第2颈椎至第1胸椎：右外侧面观

图 2–10　下颈椎上面及侧面观（续）（见彩插）

椎弓由两侧椎弓根和椎板组成。椎弓根短而细，上、下缘各有一较狭窄的凹陷，为颈椎椎骨上切迹和椎骨下切迹，相邻颈椎上、下切迹之间形成椎间孔，有脊神经和伴行血管通过。由于椎弓根短而使椎间孔较为狭窄，易因各种因素遭受挤压。椎板侧面观呈斜坡状，上缘水平的矢状径略小，下缘前面有黄韧带附着，止于下一椎节椎板的上缘，当其肥厚或松弛时，可突向椎管压迫脊髓，尤以后伸时明显。

颈椎横突短而宽，中央部有横突孔，通过椎动、静脉。横突孔的横径较前后径对椎动脉受压更重要，因此，在减压时应以扩大横径为主。紧贴横突孔的后方有一自内上至外下的斜形深沟，即脊神经沟，脊神经沟的终端分成前、后两个结节，行颈椎侧前方手术时，切勿超过前结节，否则易误伤脊神经根和伴行血管。颈 6 前结节较为隆起，正好位于颈动脉后方，故称颈动脉结节。颈椎关节突与椎体纵轴呈 45° 角，因此易受外力作用而引起脱位。关节突处增生、肿胀或松动时，易压迫脊神经。颈 3～5 棘突多呈分叉突向下后方，增加项韧带和肌肉附着面积。

颈 7 棘突长而粗大、无分叉、无横突孔，前结节小或缺如，因明显隆起于颈项部皮下，故又名隆椎，也常作为椎骨定位标志。

2. 胸椎

如图 2–11 所示，胸椎椎体体积界于颈椎和腰椎之间，前缘高度略小于后缘，从而形成了胸段脊柱的生理后凸。椎体矢状径大于横径，在其后部左、右各有一肋凹与相应的肋骨头构成肋椎关节。其上关节突朝向后外，下关节突朝向前内，关节面与冠状面呈 20°、与水平面呈 60°，因此稳定性较颈椎的好。胸椎两侧横突各有一横突肋凹，与肋骨结节构成关节，从而加强了胸段稳定性。其椎弓根和椎板均较短，并且较腰椎扁薄，形成的椎孔呈圆形，较狭小，故胸椎和内固定均易引起损伤。

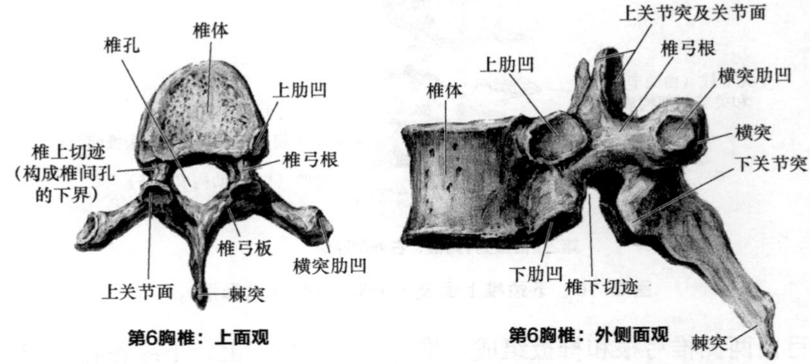
椎体
椎孔
上肋凹
椎上切迹
（构成椎间孔
的下界）
椎弓根
椎弓板
横突肋凹
上关节面
棘突
上关节突及关节面
椎弓根
上肋凹
横突肋凹
椎体
横突
下关节突
下肋凹
椎下切迹
棘突

第6胸椎：上面观　　**第6胸椎：外侧面观**

图 2–11　胸椎（见彩插）

3. 腰椎

如图 2–12 所示，腰椎整个椎体横径大于矢状径，形成肾形，椎体前缘高度由上而下递增，而后缘则递减，形成腰椎的生理前凸。椎弓根较腰椎明显粗，自腰 1 开始，由上、下切迹所组成的椎间孔逐渐减小，而神经根却越往下越粗，这是腰神经根易受压迫的解剖学基础。腰椎关节突呈矢状位，上关节面朝向后内，下关节突朝向前外，关节与水平面呈 90°、与冠状面呈 45°。因此，该关节伸屈活动自如，侧屈次之，而其他活动受限。关节突发育畸形及内聚易引起

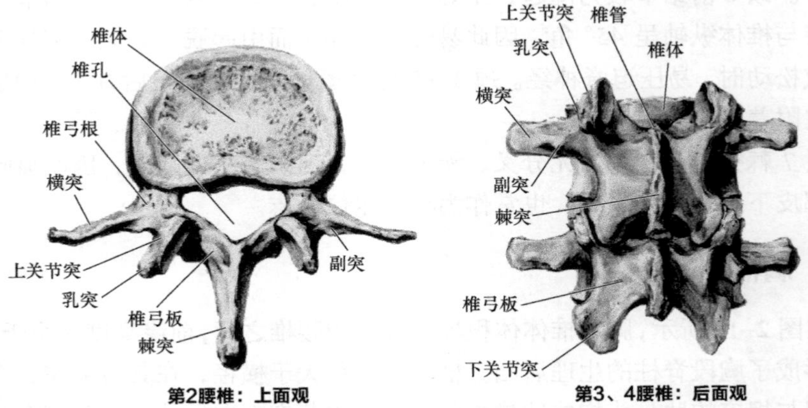
椎体
椎孔
椎弓根
横突
上关节突
乳突
椎弓板
棘突
副突
上关节突
椎管
乳突
椎体
横突
副突
棘突
椎弓板
下关节突

第2腰椎：上面观　　**第3、4腰椎：后面观**

图 2–12　腰椎（见彩插）

椎管和神经根管狭窄。腰椎椎板也较胸椎明显厚，一般为 6～7 mm，超过 8 mm 可视为增厚，为构成椎管狭窄的原因之一。双侧椎板夹角如小于 90°，也可引起椎管狭窄。腰椎横突厚薄不一，一般以腰 3 横突最大，横突根部后下方为上、下关节突之间的峡部，此处可因应力作用而引起断裂。

4. 骶尾椎

（1）骶椎

如图 2-13 所示，成年后融合成一个三角形块状结构，远端与尾椎相连；近端为一个与腰椎外形相似的关节面，与第 5 腰椎下方相咬合形成腰骶关节。其左、右呈耳状面，与髂骨的耳状面及周围韧带构成骶髂关节。骶骨前方为较平滑的凹状面，后方呈嵴状，后方中央为由棘突相连骶正中嵴，其两侧则为关节突相互融合构成的骶中间嵴，骶中间嵴的外侧各有 4 个骶后孔，通过骶神经后支。骶后孔的外侧则为骶外侧嵴。骶管与腰椎椎管相连续。

（2）尾椎

由 4 节组成，呈上宽下尖的三角形（图 2-13）。

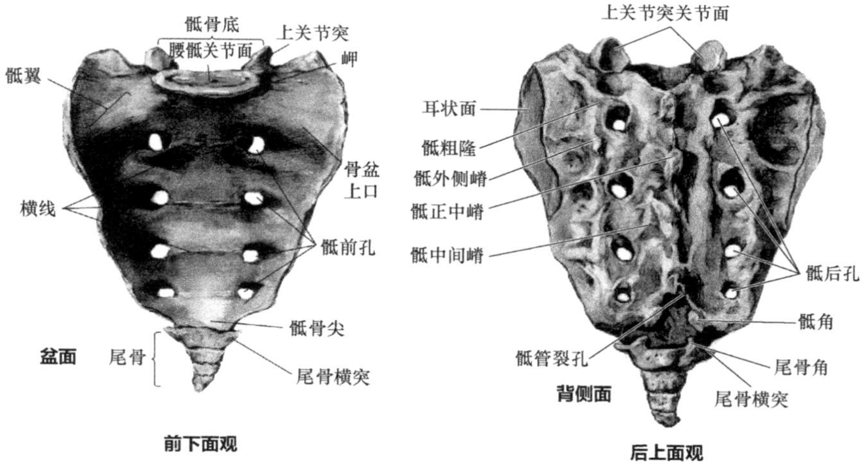
骶骨底
腰骶关节面
上关节突
岬
骶翼
骨盆上口
横线
骶前孔
骶骨尖
盆面
尾骨
尾骨横突
前下面观
上关节突关节面
耳状面
骶粗隆
骶外侧嵴
骶正中嵴
骶中间嵴
骶后孔
骶角
骶管裂孔
尾骨角
背侧面
尾骨横突
后上面观

图 2-13　骶骨和尾骨（见彩插）

5. 椎骨的连接（图 2-14）

（1）椎间盘

由纤维环和髓核构成。纤维环为椎间盘周边部的纤维软骨组织，质地坚韧而富有弹性，将上、下两个椎体紧密连接。横切面上呈同心圆排列，从切线位观察则呈正反交错的走行。此结构对增加椎间盘弹性、扭曲和旋转等有利。髓核为富有水分、白色，类似于黏蛋白物。随着年龄增长，水分递减，这种水分使髓核犹如一个水囊，可调节椎间盘内压力，减轻和缓冲外力对脊柱和颅脑的震荡，并参与颈椎的活动和增加运动幅度。

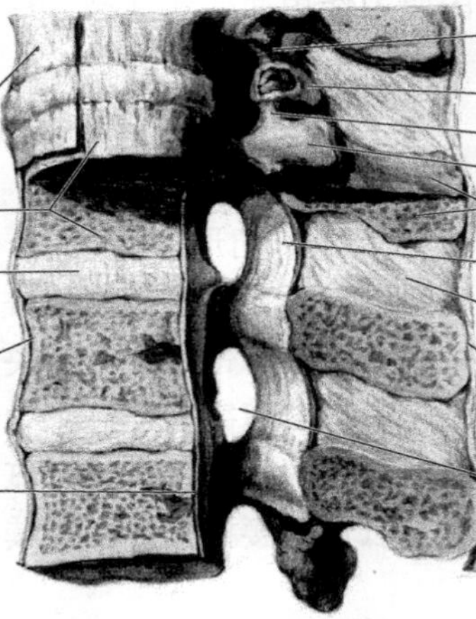
下关节突
关节突关节囊
（切除部分关节囊）
上关节突
横突
棘突
黄韧带
棘间韧带
棘上韧带
椎间孔
前纵韧带
腰椎椎体
椎间盘
前纵韧带
后纵韧带

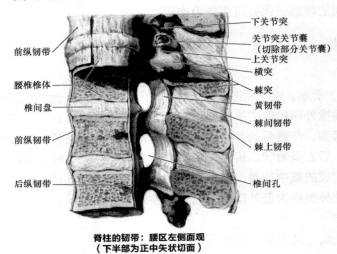

脊柱的韧带：腰区左侧面观
（下半部为正中矢状切面）

图 2–14 椎骨间连接（见彩插）

（2）韧带

前纵韧带是人体中最长而又坚韧的韧带，起于枕骨咽结节，经椎体前面抵于骶 1 或骶 2 前面。共分 3 层，深层纤维跨越椎间盘，将上、下椎体缘和椎间盘紧密连接在一起；中层跨越 2～3 个椎体；浅层跨越 3～5 个椎体。其作用主要是限制脊柱过度后伸。后纵韧带起自颈 2，沿椎体后面抵于骶管，其颈部较宽，椎间盘部稍厚而坚韧，向下逐渐狭窄呈细长状。其深层纤维连接于两个椎体之间，浅层纤维可跨越 3～4 个椎体。黄韧带由黄色弹性纤维组织组成，上方起自上位脊椎椎板下缘的前面，下缘止于下位椎板上缘和后面，十分坚韧。其作用是限制脊椎过度前屈及参与维持骨的正常对位。棘间韧带自棘突根部至尖部呈薄片状，前方与黄韧带连续，后方移行于棘上韧带或项韧带。棘上韧带和横突间韧带颈部不发达，主要作用是限制脊柱过度前屈。项韧带是颈部强有力的韧带，主要维持头颈部的直立体位。

九、关节软骨的功能解剖

关节软骨承受着人一生中几十年的静态、周期的、反复的高负荷。它是由胶原纤维、蛋白多糖和其他分子组成的强大、耐疲劳、坚韧的固体基质，承受着负重时组织中产生的高压力和高张力。这种固体基质是一种充满液体的、多孔的、可渗透的、非常柔软的组织。水分占正常关节软骨总质量的65%～80%。在微小的孔中，水分可以因压力梯度或基质挤压而在这种多孔渗透性的固体基质中流动。因此，只有把它看作是一种由液相和固相组成的材料时，才能充分理解其力学特性，这是关节软骨水合软组织的双相变形性质所致。

软骨和骨骼在材料成分上的差别在于它不含无机盐，很柔软，易变形。它与其他软组织的区别在于，它不仅能承受拉伸载荷，而且在一定程度还能承受压缩、弯曲和剪切载荷，在自重下基本能维持本身的几何形状。根据所含纤维的种类，软骨分为透明软骨、弹性软骨和纤维软骨三类。

软骨的力学功能包括：维持某些器官的外形，避免因骨骼与骨骼之间的局部硬接触而产生应力集中；在冲击载荷作用下利用自身变形吸收一部分冲击能量；在关节部位产生很好的润滑作用；在椎间盘上承受脊椎上的载荷，它有弹性，使脊椎骨柔顺；在肋骨端，它给予肋骨所需要的机动性；在长骨端，它提供关节的表面润滑，对冲击载荷起缓冲作用，并在正常功能中作为载荷承载面。

第二节　软组织的功能解剖

软组织是指人体的皮肤、皮下组织、肌肉、肌腱、韧带、关节囊、滑膜囊、神经、血管等。其中的皮下组织又称为“皮下脂肪组织”，位于真皮下方，与真皮无明显的界限，解剖学上称为浅筋膜，临床上称为蜂窝组织。皮下脂肪组织是一层比较疏松的组织，它是一个天然的缓冲垫，能缓冲外来压力，同时，它还是热的绝缘体，能够储存能量。除脂肪外，皮下脂肪组织也含有丰富的血管、淋巴管、神经、汗腺和毛囊。

肌肉是构成人体最大的组织，它可分为骨骼肌、平滑肌和心肌三大类，其基本结构相似。骨骼肌是可以看到和感觉到的肌肉类型，它附着在骨骼上且成对出现，一块肌肉朝一个方向移动骨头，另外一块朝相反方向移动骨头。这些肌肉通常随意志收缩，意味着想要收缩它们时，神经系统会指示它们这样做。平滑肌存在于消化系统、血管、膀胱、呼吸道和女性的子宫中。平滑肌能够长时间拉紧和维持张力。这种肌肉不随意志收缩，意味着神经系统会自动控制它们，而无须人为考虑。例如，胃和肠中的肌肉每天都在执行任务，但人们一般都不会察觉到。心肌只存在于心脏，它最大的特征是耐力和坚固。它可以像平滑肌那样有限地伸展，也可以用像骨骼肌那样的力量来收缩，它只是一种颤搐肌肉，并且不随意志收缩。

一块典型的肌肉，可分为中间部的肌腹和两端的肌腱。肌腹是肌的主体部分，由横纹肌纤维组成的肌束聚集构成，色红、柔软，有收缩能力。肌腱呈索条或扁带状，由平行的胶原纤维束构成，色白、有光泽，但无收缩能力。腱附着于骨处，与骨膜牢固地编织在一起。肌肉的基本功能是收缩。躯体运动，包括体育活动中各式各样的运动动作，都是由骨骼肌的收缩活动来实现的，而内脏器官的活动，如胃肠道的运动和心脏的收缩与舒张，则分别由平滑肌和心肌的收缩活动来完成。在完整机体内，肌肉的收缩活动是在中枢神经系统的控制下，通过神经–肌肉的兴奋传递和肌细胞收缩与舒张来实现的。

滑膜囊为一密闭的结缔组织小扁囊，壁薄，内有滑液，多位于腱与骨面相接触处，以减小两者之间的摩擦。有的在关节附近和关节腔相通，有的则独立存在。其大小由直径几毫米至几厘米，囊腔内含少量滑液，多存在于皮肤、肌肉、肌腱、韧带与骨面之间，其作用为增加滑润、减小摩擦、促进运动的灵活性。

一、骨骼肌的结构

骨骼肌是体内最多的组织，收缩中牵引骨产生运动，是运动系统的动力部分，由肌肉细胞、神经血管网和细胞外结缔组织基质构成，有巨大的适应性、变异性和可靠性，占体重的 40%～45%，共有 600 余块。每块骨骼肌不论大小如何，都具有一定的形态、结构、位置，并有丰富的血管和淋巴管分布，受一定的神经支配。因此，每块骨骼肌都可以看作是一个器官。在骨和关节的配合下，通过骨骼肌的收缩和舒张，完成人和高等动物的各种躯体运动。骨骼肌由大量成束的肌纤维组成，每条肌纤维就是一个肌细胞。成人肌纤维呈细长圆柱形，直径约 60 μm，长可达数毫米乃至数十厘米。在大多数肌肉中，肌束和肌纤维都呈平行排列，它们两端都和由结缔组织构成的腱相融合，后者附着在骨上，通常四肢的骨骼肌在附着点之间至少要跨过一个关节，通过肌肉的收缩和舒张，就可能引起肢体的屈曲和伸直。我们的生产劳动、各种体力活动等，都是许多骨骼肌相互配合的活动的结果。每个骨骼肌纤维都是一个独立的功能和结构单位，它们至少接受一个运动神经末梢的支配，并且在体骨骼肌纤维只有在支配它们的神经纤维有神经冲动传来时，才能进行收缩。因此，人体所有的骨骼肌活动，是在中枢神经系统的控制下完成的。

肌细胞膜是包绕单个肌纤维的结缔组织，许多肌纤维为肌束膜所包绕，形成了肉眼可见的纤维束。肌纤维束由结缔组织包绕组成，这种结构使肌束中的纤维同步收缩。整个肌肉周围包有的结缔组织称为肌外膜。肌外膜宽松地包绕在肌表面，因而肌肉长度能够变化，供应肌纤维营养的血管同样也在结缔组织中有足够的长度来满足肌肉收缩舒张时的长度变化。

除了在显微水平呈现高度有条理的结构形式外，肌纤维的排列也很有序，并且与其功能特征和收缩性相配合。当肌纤维缩短时，假定肌肉的体积不变，此时肌腱沿长轴线被牵拉。而肌纤维排列变得更呈羽状，因此，肌纤维和肌腱收缩不是同直线的。虽然肌纤维的羽状结构减少了肌纤维收缩时传向肌腱的力，使肌纤维收缩力传向肌腱呈降低结果，但是这种结构可以使一很小的羽状结构横切面中排列大量的肌纤维。

肌纤维产生的最大收缩力通常是与它的横截面积成正比的，但肌肉收缩时缩短的总长度和速度是与肌纤维本身的长度成比例的。如果肌肉收缩以产生收缩力为主，则它的结构以较多的短肌纤维排列成羽状为特点；如果肌肉收缩以产生速度为主而产生较小力量时，肌肉结构则是由数量少而长度较长的肌纤维组成。一般来说，各个肌肉中肌纤维的结构排列与该肌肉的功能相适应是完成其功能的结构基础之一。

骨骼肌的功能单位是运动单位，包括单一的运动神经元及其所支配的所有肌纤维。这是肌肉内的最小部分，可独立收缩，当受到刺激时，运动单位内的所有肌纤维一致行动。运动单位的纤维对刺激表现为全反应或无反应，即要么有最大的收缩，要么毫无收缩。不同的肌纤维在收缩速率、强力的产生和易疲性上都有不同的表现。

骨骼肌一般分为三种类型，即Ⅰ型、ⅡA 型和ⅡB 型。Ⅰ型纤维比其他类型纤维的收缩和舒张时间长，比较抗疲劳，结构上有较多的线粒体和毛细血管。ⅡB 型或快酵解纤维具有最快的收缩时间和最小的抗疲劳能力。ⅡA 型或快速氧化酵解型运动单位位于Ⅰ型和ⅡB 型之间，它的收缩时间快于Ⅰ型纤维但慢于ⅡB 型纤维，它的抗疲劳性也介于Ⅰ型和ⅡB 型纤维运动单位之间。在ⅡA 型运动单位中，氧化和酵解代谢系统均具备且完善。神经轴突的直径和每一运动单位中肌纤维的数量也介于Ⅰ型和ⅡB 型运动单位之间。ⅡA 型和ⅡB 型之间的生理学、组织化学和生物化学特征不很明显，不像这两种类型纤维与Ⅰ型纤维之间有那么明显的差别。与其生理特性相一致，这种类型的纤维具有完善的酵解能力和不完善的氧化系统。ⅡB 型纤维有每运动单位最多的肌纤维数目、最大的轴突和最大的细胞体。从生物化学的角度观察，不同肌纤维在肌小节的结构蛋白上也存有差异。肌球蛋白、原肌球蛋白和肌原蛋白随着肌纤维类型的不同而有结构上的大小差异。

二、韧带的组织结构

韧带附着于骨的部分是从一种组织到另一种组织的过渡部分，较为复杂。韧带的附着区通常可分为两类，即直接附着区和间接附着区，而后一种较为常见。直接附着区包含四种形态上完全不同的区域，称为韧带、纤维软骨区、钙化纤维软骨区和骨区。间接附着区中的表浅层直接与骨膜相连，而深层通过骨纤维与骨相连接。同时有两种连接方式的韧带有膝关节内侧副韧带，它在股骨侧的连接处为直接连接，而在髌骨处的连接为间接连接。

韧带属于致密结缔组织，也是连接骨组织及支持内脏的短而紧，但又柔韧的束状连接组织。主要可分为两类：弹性结缔组织和胶原纤维彼此交织成的不规则的致密结缔组织。弹性结缔组织是以弹性纤维为主的致密结缔组织。粗大的弹性纤维或平行排列成束，如项韧带和黄韧带。韧带白色带状的结缔组织，质坚韧、有弹性，能把骨骼连接在一起，并能固定某些脏器如肝、脾、肾等的位置。韧带也称铰合韧带。

韧带是可弯曲、纤维样的致密结缔组织。它附着于骨骼的可活动部分，但限制其活动范围，以免损伤。韧带连接骨与骨，相对肌腱连接的是骨和肌肉。韧带来自胶原。若韧带超过其生理范围地被弯曲（如扭伤），可以导致韧带的延长或断裂。在生物学中，贝壳类动物连接两片壳的组织也被称为韧带。

韧带多位于关节周围（囊外韧带）或关节腔内（囊内韧带），其走向平行，抗拉伸力强，并具有一定的弹性。位于关节囊外的韧带或与关节囊分开，或为其局部纤维的增厚，或为肌腱附着的延续。位于关节囊内的韧带均有滑膜包绕。韧带的功能为加强关节，维护关节在运动中的稳定，并限制其超越生理范围的活动。当遭受暴力，产生非生理性活动，韧带被牵拉而超过其耐受力时，即会发生损伤。韧带部分损伤而未造成关节脱位趋势者称为捩伤。韧带本身完全断裂，也可将其附着部位的骨质撕脱，从而形成潜在的关节脱位、半脱位乃至完全脱位。

膝关节内韧带有前、后交叉韧带。关节内侧的囊外韧带为内侧副韧带、内侧关节囊韧带，韧带内侧副韧带最长最宽，也最紧致，呈三角形。后 1/3 形成后斜韧带加强后内角。膝关节外侧有外侧副韧带，在后外有弓形韧带复合结构，加强后外角。后侧有腘斜韧带加强后关节囊。膝关节囊内中部，有两条交叉排列的韧带。

交叉韧带起于胫骨髁间胫骨棘前部，向上后外止于股骨外髁窝侧面凹陷部，可限制胫骨髁的前移。后交叉韧带起于胫骨棘后部，向前上内止于股骨内髁窝侧面凹陷部，可限制胫骨髁的后移。由这些韧带形成的韧带关节囊网，构成了维持膝关节稳定的基本条件。它既限制膝关节的活动范围，又引导膝关节依照一定的规律进行运动，这称为制导。① 限制作用：韧带内有无髓神经纤维，运动时韧带受到张力，感觉由神经传入，即反射性地引起相应肌肉的收缩，以限制膝关节的活动，保持关节的稳定，称为韧带肌肉反射。如果肌肉控制失效，则只有韧带的机械性限制作用。韧带的限制作用是协同的，既与有关肌肉协同，韧带组合之间也相互协同。② 制导作用：交叉韧带与半月板之间，以及内、外侧半月板之间均有韧带纤维紧密组织相连，在膝关节内形成一个“8”字形结构，共同维持膝关节在三个轴向的运动稳定。同时，前、后交叉韧带相互交叉，位于关节中心，和骨性结构的解剖特点相辅相成，共同制导膝关节按照一定的方向、一定的规律运动。

与周围组织相比，韧带缺乏血管，只有从附着处分支而来的许多类似的小血管遍布其中。韧带中有许多特殊的神经末梢，椎间关节韧带中有疼痛纤维，膝关节内侧副韧带和前交叉韧带中有大量的神经支配现象，它们在整体感觉和痛觉中起着重要作用。

三、肌腱的组织结构

肌腱的功能是使肌肉附着于骨或筋膜，并将拉伸载荷从肌肉传递给骨或筋膜，以产生关节运动。肌腱有两种构造形式，即腱鞘肌腱和无腱鞘肌腱。腱鞘由纤维层和滑膜壁层组成，滑膜细胞产生的滑液有利于腱的滑动。肌腱承受摩擦力特别大的部位有腱鞘，如手背部、手指、腕关节等；受力较小的部位，肌腱没腱鞘，由腱周围疏松的结缔组织包裹。

肌腱位于肌腹的两端，与环绕肌腹的结缔组织同属于黏弹性结构，由致密结缔组织构成，在四肢多呈索状，在躯干多呈薄板状，又称腱膜。腱纤维借肌内膜连接肌纤维的两端或贯穿于肌腹中，腱不能收缩，但有很强的韧性和张力，不易疲劳。其纤维伸入骨膜和骨质中，使肌肉牢固附着于骨上。肌肉收缩产生的力传导到肌腱部位才能实现肢体的活动和人体运动。肌肉和肌腱的结合部位实现肌肉收缩力量的传递。肌与腱连接是高度重叠的膜结构，这种重叠使它的表面面积增加 10～20 倍。自力与施加的力成正比且同接触面积成反比，因此，肌与腱连接的面积增加越多，受力就越少。此外，由于肌与腱连接的膜结构几乎与肌腱轴平行排列，自力会由张力转变为切力。

肌腱是关节中控制运动和分担负荷的重要而复杂的组织结构，它主要包括胶原纤维和周围的蛋白多糖基质，以及数量较少的细胞。它的细胞主要类型是成纤维细胞，夹杂于平行排列的胶原纤维中。在显微镜下纵切面可见细胞为杆状或棱形，纵向排列；横切面可见肌腱细胞深染，呈星形夹杂于胶原纤维细胞束之间。

肌腱内部主要是Ⅰ型胶原组织，胶原内质量分数较高的成分有甘氨酸、脯氨酸和羟氨酸，胶原肽链中一级结构几乎 2/3 是由这三种胶原肽链绞合成的胶原分子，四级结构由氨基酸和连接分子之间构成稳定的低能量生物单元，通过连接的胶原分子，电负荷相异的氨基酸排成列，要破坏这一稳定的结构，需要一定的外力。

四、腹部的功能解剖

如图 2–15 所示，腹腔上部是横隔膜，下部是骨盆及附于其上的肌肉。腰椎一般不被看作是腹部的一部分，它和骶骨及骨盆组成腹部的后边界。上腹部的前面和侧面是下肋骨腔，下腹部的前面和侧面由肌肉组织包围。因为有肋骨，上腹部区域有时也被称为“硬胸腔”，它的冲击响应和耐受限度与下腹部有不同的特性。下肋骨虽没有直接与胸骨相连，但在后碰撞和侧碰撞中影响较大。在正面碰撞，又称前碰撞中，脊椎前面的器官相比脊骨侧面的器官受压缩的风险更大。

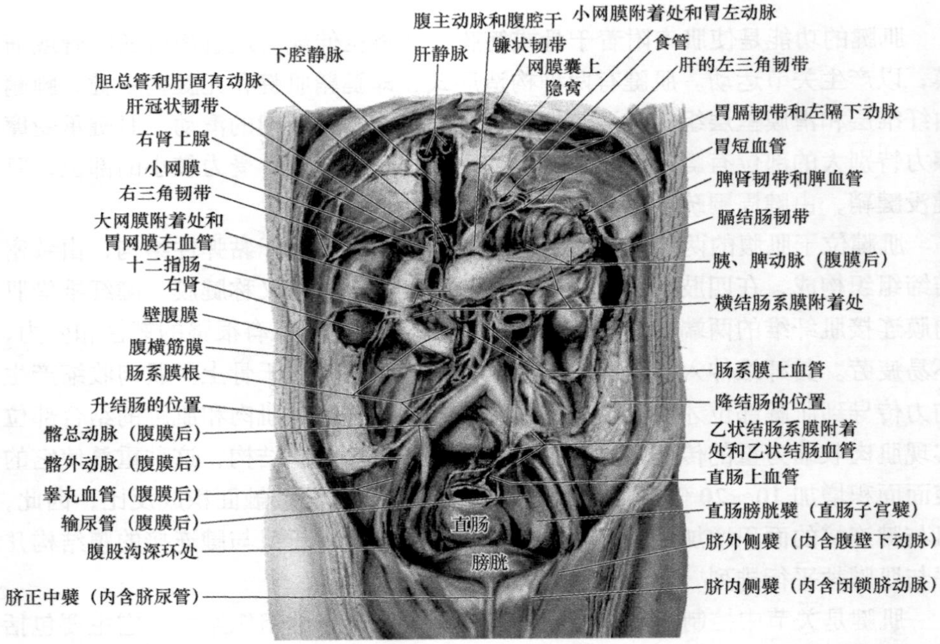

腹主动脉和腹腔干
小网膜附着处和胃左动脉
下腔静脉
肝静脉
镰状韧带
食管
网膜囊上
隐窝
肝的左三角韧带
胆总管和肝固有动脉
肝冠状韧带
右肾上腺
小网膜
右三角韧带
大网膜附着处和
胃网膜右血管
十二指肠
右肾
壁腹膜
腹横筋膜
肠系膜根
升结肠的位置
髂总动脉（腹膜后）
髂外动脉（腹膜后）
睾丸血管（腹膜后）
输尿管（腹膜后）
腹股沟深环处
脐正中襞（内含脐尿管）
胃膈韧带和左隔下动脉
胃短血管
脾肾韧带和脾血管
膈结肠韧带
胰、脾动脉（腹膜后）
横结肠系膜附着处
肠系膜上血管
降结肠的位置
乙状结肠系膜附着
处和乙状结肠血管
直肠上血管
直肠膀胱襞（直肠子宫襞）
脐外侧襞（内含腹壁下动脉）
脐内侧襞（内含闭锁脐动脉）
直肠
膀胱

图 2–15　腹部解剖图（见彩插）

腹腔中的器官根据其总体密度（不是组织的密度），大致分为实心的和中空的两类。实心器官，比如肝、脾、胰腺、肾、卵巢和肾上腺，其密度比胃、大肠、小肠、膀胱、子宫等这些中空的器官要大。中空的器官空腔相对较大，腔内填充的是气体和消化物质。实心的器官包含着充满液体的血管，因此密度大。

腹部的主要血管有腹部大动脉、下腔静脉、臀动脉，即骼总动脉和臀静脉，即骼总静脉。腹部大动脉和腔静脉是从腹腔顶部通过横隔膜上分离的开口进入腹部的。腹腔内的器官既没有刚性固定，也没有相互固定，具有相对高的移动性。它们有的包裹在脂肪中，例如肾；有的被腹膜的皱褶围着，例如肠。腹膜是一浆状的隔膜，它覆盖了内部的腹壁，包围了各个器官。腹膜平滑、湿润，起润滑剂的作用，增加了各器官的移动性，使腹部器官能通过调整来适应不同的姿势，比如站立、坐下；肝能够随横隔膜一起运动，改变位置。腹腔内器官的这种移动性对受力响应的影响很大。

第三节　骨的力学性质

骨主要由骨密质与骨松质组成。骨密质是一种由骨单位、骨间质系统和有机的黏弹性的连接物质共同构成的复合材料；骨松质则是由许多针状和片状的骨小梁相交织成网格形的蜂窝状固体。构成骨松质的网格壁的材料可以认为与构成骨密质的材料相同，但由于二者的结构完全不同，其性质也截然不同。

一、载荷–变形曲线与骨结构力学特征

骨的结构力学特性是指整个结构的力学性能，不但与骨的材料特性有关，而且受骨的几何特性，即形状、尺寸等影响。载荷–变形曲线可反映骨的结构力学特性。将骨的标准试件置于试验机的夹具中加载至破坏，获得相应的载荷、变形值，即可画出载荷–变形曲线。从载荷–变形曲线可确定骨在破坏前所能承受的载荷、能承受的变形及所能吸收的能量等。在力学试验中，随骨标本所承受的载荷值增加，骨标本弯曲、缩短或延长，其中发生弹性变形的最大值称为屈服点，在屈服点处可将该曲线分为弹性变形区和塑性变形区。在弹性区应变随着力的增加而呈线性比例增加，如撤销力作用，变形的骨组织可恢复到受力前的状态，这即弹性状态的可逆变形。超过屈服点，骨组织即发生结构上的破坏而产生永久性的变形，称为塑性变形。其主要原因是骨的微结构发生了器质性变化。根据载荷–变形曲线，可测量如下反映骨结构力学特性的指标：① 骨

结构韧性，指载荷–变形曲线下的面积，代表引起骨结构断裂所需的能量。随着年龄的增长，骨的韧性降低，老年人容易骨折与此有很大关系。② 骨结构硬度，指载荷–变形曲线中弹性变形区的斜率，它是指抵抗骨标本变形的能力。③ 最大载荷，指骨断裂前所承受的最大载荷，即载荷–变形曲线最高点处的载荷。④ 弹性载荷，骨在弹性范围所能承受的最大载荷。⑤ 最大挠度，指骨断裂前所承受的最大变形长度。⑥ 弹性挠度，指骨在弹性范围所能承受的最大变形长度。

二、应力–应变曲线与骨材料力学特性

1. 应力–应变曲线

将负载荷转变为应力，将形变转变为应变，即可画出表示应力与应变关系的应力–应变曲线。该曲线可反映骨的材料力学特性。骨组织受外力作用而产生的内部阻抗力称为应力，其大小等于单位面积骨所承受的外力。根据载荷作用方式和作用效果的不同，可将应力分为压缩应力、张应力和剪切应力。当载荷作用在标本骨的轴向，使标本在长度上发生缩短时，产生的应力即为压缩应力；若作用于标本的轴向，使标本在轴向发生长度的延伸时，则产生张应力；当载荷作用于标本的横向，使骨标本的一个平面相对于邻近平面滑动时，产生剪切应力。在实际力学试验中，上述三种应力一般同时存在。而骨应变指在载荷作用下，骨标本缩短或延伸的长度与其初始长度的比值。一般情况下，皮质骨应变超过 2%即可发生骨折，而松质骨应变有时超过 7%也不发生骨折，因此松质骨的抗应变能力强于皮质骨。在外力的作用下，骨的应变随应力变化而变化。在应力–应变曲线中，它们的关系可分为弹性阶段和塑性阶段。由图 2–24（其中 α 为应力，ε 为应变）可见，当应变小于 0.5%时，骨具有线弹性特性。当然，精确测得的骨骼 α–ε 曲线的弹性部分不是直线，但曲度很小，因为骨组织是一种非匀质材料，并不具备完好的弹性。当骨骼在弹性区受载时，可发生一些屈服变形。骨骼的屈服是由于骨单位的分离和微细骨折。图中 *A* 为骨的屈服点，对应的应力称为屈服应力（屈服极限），对应的应变称为屈服应变。*B* 为断裂点，对应的应力称为强度极限，对应的应变称为极限应变（或延伸率、压缩率）。

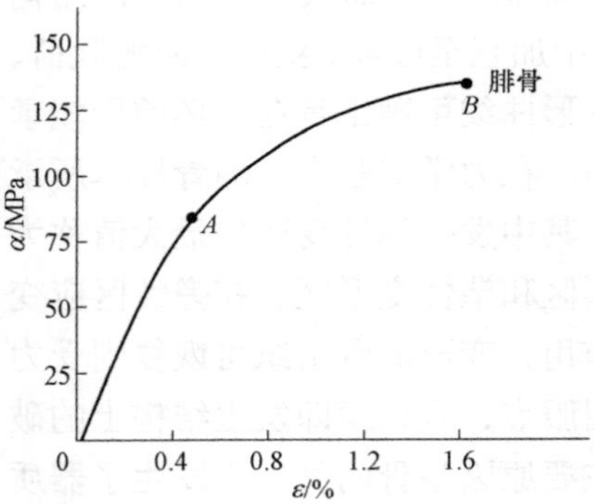

150
125
100
75
50
25
0
α/MPa
0.4
0.8
1.2
1.6
ε/%
A
B
腓骨

图 2–16　成人湿润腓骨试件的 α–ε 曲线

2. 骨材料力学特性

骨的材料力学特性是指骨组织本身的力学性能，与骨的几何形状无关。骨和软骨从其组成成分看，都可看作由固相和液相组成的二相非匀质材料。可根据试验建立反映骨应力与应变关系的本构方程。最简单的可采用理想线弹性体模型,相应的本构关系就是广义胡克定律，较准确的是把骨和软骨看作黏弹性材料处理，得到相应的本构关系。骨材料力学特性的主要指标如下。

（1）骨截面惯性矩

骨截面惯性矩是测定骨材料力学特性首先要计算的一个参数，它反映围绕骨中性轴的骨量分布状态。因为骨截面形状并不规则，计算它的方法较多，通常把骨横截面看作如图 2–17 所示的椭圆形，则骨的截面惯性矩为

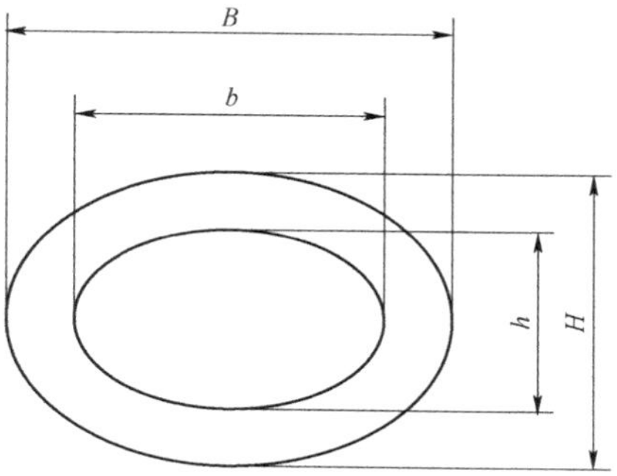
B
b
h
H
图 2–17　长骨椭圆形横截面

$$J=\pi(BH^3-bh^3)/64 \quad (2\text{–}1)$$

（2）骨的韧度

应力–应变下的区域面积的大小反映了骨折产生过程中消耗的总能量。韧度大的骨对骨折的抵抗力大，但对屈服的抵抗力小。某些韧度大的材料可能较易达到屈服点，却不产生骨折，例如儿童期常见的青枝骨折。

（3）骨强度

骨强度是指骨的内在特性。在工程力学上，强度以应力表示，而在生命科学研究中，目前的表示方法尚不统一。有用载荷值表示的，有用单位长度内单位矿盐含量所承受载荷值来表示的，也有用应力表示的。骨强度分为弹性强度、最大强度和断裂强度。密质骨的强度因外力作用的方向而异，如股骨的纵向极限拉伸强度是 135 MPa，横向极限拉伸强度则只有 53 MPa，而松质骨的强度在很大程度上取决于小梁骨的密度和走向，不同部位的强度差别可达 20 倍。

（4）弹性模量

弹性模量又称为内在硬度，是应力–应变曲线上弹性阶段曲线的斜率。与骨结构的外在硬度不同，它不受骨尺寸大小的影响，主要反映骨组织的材料特性。例如由于骨量相差悬殊，相扑运动员的骨强度比体操运动员大得多，而二者间的弹性模量几乎相同。成人松质骨的弹性模量为 3.2～7.8 GPa，皮质骨弹性模量为 17～20 GPa。

（5）骨的疲劳特性

在小于骨屈服点的外力的重复作用下，骨组织的力学强度和弹性模量随时间的延长而逐渐下降，这种下降现象称为骨的疲劳。但骨又有别于通常的人工材料，骨是有生命的，并且在一定的范围内能够通过骨组织再生并修复损伤的，只有当疲劳损伤太大、太快或损伤积累超过了骨自身的修复能力时，骨才会发生疲劳断裂，使已经疲劳的骨组织产生骨折所需的外力比使正常骨组织产生骨折所需的外力要小得多。

（6）泊松比

当骨标本在载荷作用下发生长度改变时，其宽度也发生改变。在载荷作用下，骨标本宽度应变与长度应变的比值叫泊松比。皮质骨泊松比为 0.28～0.45，即当骨在受力方向应变是 1%时，与其垂直方向的应变是 0.28%～0.45%。

三、不同载荷下骨密质的特性

1. 拉伸

拉伸载荷是物体表面向外施加大小相等、方向相反的载荷。人体在做各种悬垂动作和手提重物时，骨干都要承受拉伸载荷。人股骨和肱骨的拉伸载荷相近，约 $125\times10^6\ N/m^2$。骨组织在拉伸载荷下变长变细，断裂的机理主要是结合线的分离和骨单位的脱离。骨骼在受到沿纵轴拉伸时，拉力在骨截面上均匀分布，产生拉应力。骨骼作为黏弹性材料，在弹性应变期间符合胡克定律，即

$$E=\frac{\sigma}{\varepsilon},\varepsilon=\frac{\Delta l}{l} \tag{2-2}$$

式中，σ 为拉应力；ε 为比例常数，它等于受拉力作用后的骨骼伸长 Δl 与原长度 l 的比值，即相对伸长；E 为弹性模量，骨干部分的延伸率低，E 较高。拉伸初始阶段，骨骼材料受力后处于弹性变形阶段，随着载荷增大，达到屈服极限。变形进入屈服阶段，此时应力不变而应变增加，变形属塑性形变，外力卸载后无法复原。

2. 压缩

压缩载荷为向内加于物体表面的大小相等、方向相反的载荷。在人们的日常活动中，骨干最经常承受的载荷就是压缩载荷，并且它能刺激新生骨的生长，促进骨折愈合。人股骨承受的最大压缩强度为 $170\times10^6\ N/m^2$，比拉伸强度大 36%左右。骨骼承受压缩载荷时的应力–应变性质与承受拉伸载荷时的相

似，在弹性阶段符合胡克定律，也有屈服点和极限强度，但在弹性阶段，相对于受拉，表现出更强的抗压性，具有更大的弹性模量，承压能力更强，此时的骨变粗变短。

3. 弯曲

使物体沿其轴线发生弯曲的载荷称为弯曲载荷。骨承受弯曲载荷时，同时受到拉伸和压缩。在骨的中性轴，凹侧的骨受压缩应力，凸侧的骨受拉伸应力，中性轴上无应力。应力的大小与至骨干中性轴的距离成正比，距离越远，应力越大。由于骨不对称，故拉伸应力与压缩应力可不相等。骨受外力而弯曲往往是造成骨伤和骨折原因，尤其是冲击弯曲影响更大。

整骨试验测得的人湿骨弯曲力学特性见表 2–1。由表中可见，弯曲破坏载荷和弹性模量股骨最高；强度极限尺、桡骨最高。最大挠度的大小顺序是腓、尺、桡、肱、股和胫骨。

表 2–1　湿、干股骨密质骨弯曲力学性质比较

骨		弯曲强度极限/MPa	弹性模量/GPa
湿骨	—	189	16.9
在空气中干燥时间/min	15	199	15.4
	30	207	15.5
	45	217	15.3
	60	230	15.2

4. 剪切

剪切载荷作用时，载荷施加方向与骨表面平行或垂直，并且在骨内部产生剪切应力和剪应变。剪应力可看作许多小的内力作用于载荷平行的平面上。骨受剪切载荷作用时，其内部角变形。骨的剪切试验结果表明，骨密质的剪切强度要大于骨松质的剪切强度，垂直于骨纤维方向的剪切强度要明显大于顺纤维方向的剪切强度。比如，当剪切载荷垂直于长轴，即骨纤维方向时，股骨的剪切强度平均值为 1 186 kg/cm^2，而平行于长轴方向加载时，剪切强度平均值为 504 kg/cm^2。表 2–2 给出新鲜人密质骨沿垂直于骨长轴方向的剪切性质。股骨剪切强度最大，剪切极限变形最小。

表 2–2　人体密质骨剪切力学性质

骨	剪切强度极限/MPa	剪切极限变形/（°）
肱骨	75 ± 2.7	0.64 ± 0.012
桡骨	72 ± 0.8	0.68 ± 0.040
尺骨	83 ± 1.8	0.71 ± 0.030

骨试件的剪切强度受到各种因素的影响，从成人股骨、胫骨和腓骨不同局部解剖位置区试件沿垂直于长轴方向得到的剪切强度差异（表 2–3）可以看出，股骨和腓骨都是在中间 1/3 处的剪切强度较大。

表 2–3　成人防腐湿密质骨剪切强度极限局部差异　MPa

骨	肱骨	胫骨	腓骨
近端 1/3	70.3 ± 11.2	77.4 ± 7.3	79.3 ± 11.1
中间 1/3	74.8 ± 10.2	83.1 ± 6.9	81.7 ± 9.6
远端 1/3	70.6 ± 10.6	81.3 ± 11.4	68.8 ± 22.4
前侧	70.1 ± 12.5	78.8 ± 10.5	
外侧	73.2 ± 9.9	82.0 ± 8.8	
内侧	72.3 ± 9.6	82.5 ± 7.4	
后侧	72.0 ± 11.2	79.4 ± 8.9	

5. 扭转

载荷加于物体上使其沿轴线产生扭曲时，即形成扭转。当骨受到扭转载荷时，将沿其轴线产生扭曲，整个骨都有剪应力分布，并且剪应力的量值与其距中性轴的距离成正比，距中性轴越远，剪应力越大。Evans 试验了 415 根成人防腐股骨密质骨试件，工作长度 L=0.8 mm，直径 2.3 mm，测得扭转剪切强度极限均值 45 MPa，剪切弹性模量 6 GPa。表 2–4 给出了人体不同骨骼扭转断裂时的极限扭矩和扭转角。

表 2–4　人体骨骼扭转试验结果

骨	极限扭矩/（N·m）	极限扭转角/（°）
股骨	140	1.5
胫骨	100	3.4

续表

骨	极限扭矩/（N·m）	极限扭转角/（°）
腓骨	12	35.7
肱骨	60	5.9
桡骨	20	15.4
尺骨	20	15.2

6. 骨受冲击载荷的特点

骨在冲击载荷作用下产生损伤的程度和损伤形式，一方面取决于冲击载荷具有的能量大小，另一方面取决于冲击载荷的作用时间。骨承受的冲击力大小与骨的结构密切相关，试验发现，颅骨耐受的冲击耐力要比长骨高 40%左右。其原因在于颅骨为一扁骨，内外表面是密质骨骨板，中间有一层海绵骨，有吸收冲击能量的作用，再加上颅骨呈薄壳状结构，具有良好的承受外部载荷的能力。

四、骨力学特性的影响因素

1. 年龄的影响

研究发现，随着年龄的增长，骨强度、韧性、截面惯性矩、延伸率等都有明显的降低。

2. 加载速率的影响

加载速率低于塑性变形的传播速率时，加载速率对测定材料的屈服极限并无影响；超过时，则因材料对塑性变形的抵抗力提高而显示出影响。试验发现，提高加载速率可显著提高诸如最大载荷、弹性挠度、弹性载荷等结构力学特性，而对材料力学特性无明显影响。

3. 含水量的影响

研究表明，拉伸和压缩时，干骨的强度、弹性模量及硬度均高于湿骨，但极限应变小于湿骨。

4. 湿度的影响

测试骨的力学特性较适的温度是 37 ℃（体温），而最常用的测试温度是

23 ℃（室温）。室温中测得的骨的弹性模量比体温下测得的值提高 2%～4%，而疲劳特性受温度影响最敏感，在室温中疲劳性骨折所需的施压周期会比体温下增加 1 倍。骨的力学特性还受到诸如试件形状、尺寸、性别、职业、遗传和营养状况等因素影响，即使同一个人的不同部位，骨的力学特性也不同，甚至差别很大。

第四节　软骨的力学性质

软骨具有确定的超微结构的纤维排列，是一种复杂的生物流变组织。

1. 渗透性

渗透性是指液体流过多孔基质时的摩擦阻力。关节软骨对液体的流动有很大的阻力，即渗透性很低。在组织受压存在压力差时，水分可在多孔–渗透性的固体基质软骨中流动。压力使固体基质压缩，组织间隙压力升高，促使水分流出组织。渗透性与组织水分成正比，与蛋白多糖含量呈负相关，流出速度由液流的黏滞阻力决定。

在体软骨组织的力学性能与加载速度高度相关，故材料性能与加载和卸载速度密切相关。在快速加载与卸载的情况下，没有时间将液体挤出。软骨组织类似于弹性材料，加载时变形，卸载后立即复原。如果持续、缓慢地对软骨组织加载，如长时间的站立，其内的液体被挤出，组织变形随时间的增加而加重。消除载荷后，有充分时间吸收液体后，软骨组织可恢复原状。

关节液体在软骨组织中的流动与组织的正常营养需要、关节润滑、承载能力及软组织的磨损程度密切相关，关节软骨的变性和机械应力均可影响关节软骨的渗透性。

2. 非线性

关节软骨的典型应力–应变曲线可用指数函数描述，如图 2–18（a）所示。图中曲线最初的低坡部分是由于施加拉力的方向与胶原蛋白结构的排列一致，曲线陡峭部分代表胶原蛋白本身的拉伸刚度。

成人关节软骨的抗张硬度和抗张强度随着离关节面的距离增加而减少，表明软骨表面层丰富密集的胶原蛋白对软骨组织起到一种坚固耐磨的保护层作用。

3. 黏弹性

对关节软骨进行压缩载荷下的蠕变试验，可得出蠕变曲线，如图 2–18（b）所示。由于关节软骨是固、液双相材料，故蠕变曲线的早期有大量液体渗出。当无液体渗出时，曲线稳定。

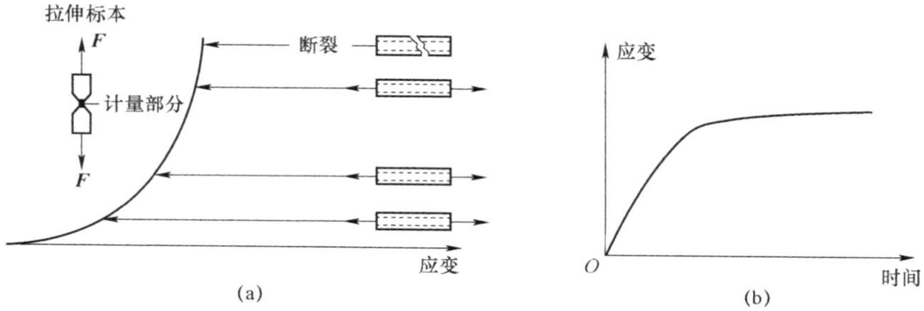
拉伸标本
F
计量部分
F
断裂
应变
(a)
应变
O
时间
(b)

图 2–18 软骨组织应力–应变和蠕变特征示意图

（a）软骨组织应力–应变特征示意图；（b）软骨组织蠕变特征示意图

4. 润滑作用

关节面软骨的润滑作用主要借助于关节滑液在关节面软骨之间形成“界面润滑”“液膜润滑”来减小关节面之间的摩擦。它的摩擦系数要比油对金属的润滑低两个数量级，比最好的人工润滑也低许多倍。成年人的关节几乎没有再生能力，但能维持几十年的磨损寿命。界面润滑是依靠化学吸附于接触固体表面的单层润滑分子，与润滑剂的物理性质（黏滞度）及接触物体物理性质（刚度）基本无关。当关节面的相对运动速度较高时，关节软骨的润滑是液膜润滑。在液膜润滑时，润滑剂膜使两个承载面之间产生较大间隙，这层液膜内的应力可支撑承载面上的载荷。

5. 磨损

磨损是指机械作用引起的固体表面物质的丧失，分为界面磨损和疲劳磨损两种。界面磨损是在两个承载面接触时，因粘连或研磨而产生的。一旦出现软骨面超微结构缺损或表面物质损耗，软骨的表面层即变软，渗透性增加。这时，液体的流动阻力减小，液膜中的液体通过软骨面泄漏。液体的丧失增加了不光滑软骨面紧密接触的可能，从而加剧研磨过程。

即使承载面润滑作用良好，但周而复始的反复变形会产生微小的损伤，这种微小损伤累积起来就可发生疲劳性磨损。正常关节软骨反复承载，引起固体基质反复受力、组织间液体反复渗出和吸入，这种反复对胶原纤维、蛋白多糖基质施加应力，使得界面成分受到破坏，这些破坏被认为是软骨组织积累损伤的原因。

第五节 软组织的力学性质

一、软组织的基本生物力学性质

软组织具有一定的生物力学性质，比如柔软易变形、富有弹性、有不同程度的抗拉强度但不能抗弯和抗压等。许多软组织还具有预拉伸应力，如一根肌腱被切断后，会发生自动收缩，需施加外力牵拉才可对接。下面阐述软组织的主要生物力学性质。

1. 非线性

软组织的应力–应变关系不服从胡克定律，而是呈非线性关系。如对腿腱施加单向的拉伸载荷，其载荷–变形规律分成三个阶段，如图 2–19（a）所示。在初始加载的 *AB* 段，载荷–变形呈指数关系；继续加载的 *BC* 段，软组织材料刚度最大，出现伸长变形，载荷–变形呈线性关系；在最后的 *CD* 段，载荷与伸长变形之间又呈非线性关系，此时材料的刚度瞬时逐渐下降到零；到 *D* 点时，材料被拉断。

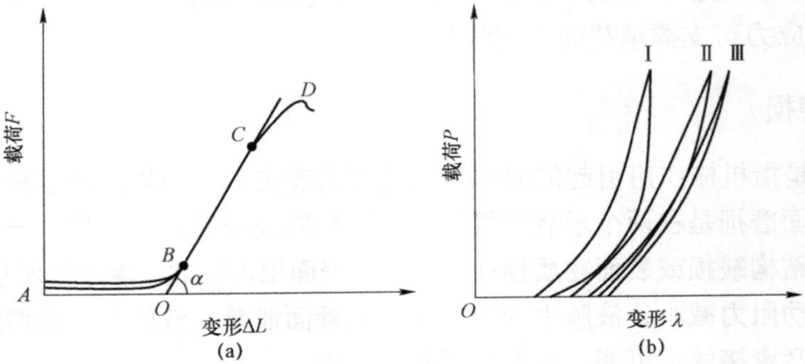
载荷F
A
B
C
D
O
α
变形ΔL
(a)
载荷P
I
II
III
O
变形λ
(b)

图 2–19 腿腱的载荷–伸长曲线

（a）腿腱的载荷–变形曲线；（b）腿腱循环加载的载荷–变形曲线

对于一般的生物材料，*AB* 段是正常的生理工作阶段。软组织在此阶段承受的载荷是其正常生理状态下所承受的载荷，其最大值是最大使用载荷。此时即使受力不大，也可能出现很大的变形趋势，甚至可伸长到原来长度的 1 倍，而后才以较大的刚度承受外力；*BC* 段和 *CD* 段相当于强度储备阶段，它保证了材料在一定强度下不发生破坏；*D* 点相当于破坏载荷。

2. 加载试验的预调

同一试件的软组织材料，循环加载时，每一次的载荷–变形曲线都不尽相同，如图 2–19（b）所示。但从每次的循环曲线可以看出，随着循环次数的增加，加载曲线与卸载曲线之间的差别越来越小，两次循环间曲线的形状及距离上的差别也越来越小。因此，对这一类材料的研究通常应对稳定后的载荷–变形规律进行分析，这就需要进行多次重复加载，使两次循环间曲线接近重叠为止，这一做法称为预调。各种材料或同一种材料不同状态下的预调过程不同，只有经过充分预调，所得到的载荷–伸长关系曲线稳定后，才可作为下一步研究的依据。

3. 黏弹性

软组织材料具有黏弹性，一般来说，黏弹性材料具有应力–应变曲线滞后、应力松弛和蠕变这三个特点。

① 应力–应变曲线滞后。软组织加载的应力–应变曲线与卸载的应力–应变曲线不同，如图 2–20（a）所示，所形成的闭合曲线称为滞后环，滞后环面积反映了加载与卸载循环过程中能量的损耗。这种特性在完全消除载荷，并经过一段时间后，就可恢复到原有形状，并且无明显残余变形。这不同于金属材料的塑性特性，软组织的这种与常规弹性材料性质既相似，又有不同的特性称为拟弹性。

② 应力松弛。软组织在生理活动中表现出的应力松弛曲线如图 2–20（b）所示。

③ 蠕变。软组织具有典型生物材料的蠕变特性。

二、骨骼肌力学性质

骨骼肌的功能是将化学能转变为机械能，通过肌肉收缩牵拉骨绕关节转动。肌肉收缩表现为产生张力或长度变化。依肌肉收缩时的张力和长度变化，可将肌肉收缩的形式分为三类：缩短收缩、拉长收缩和等长收缩。

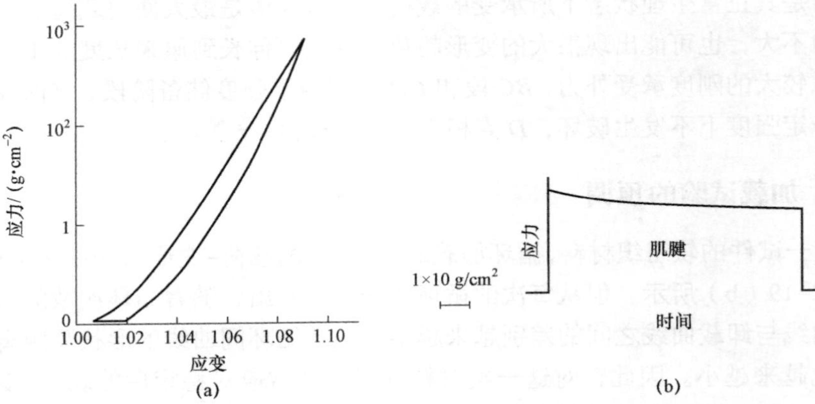
10^3
10^2
1
0
应力/(g·cm^-2)
1.00 1.02 1.04 1.06 1.08 1.10
应变
(a)
应力
肌腱
1×10 g/cm^2
时间
(b)

图 2-20 腱的应力-应变与应力松弛曲线

（a）腱的应力-应变曲线；（b）腱的应力松弛曲线

1. 缩短收缩

缩短收缩是指肌肉收缩所产生的张力大于外加的阻力时，肌肉缩短，并牵引骨杠杆做相向运动的一种收缩形式。缩短收缩时，肌肉起止点靠近，又称向心收缩。如进行屈肘、高抬腿跑、挥臂扣球等练习时，参与工作的主动肌就做缩短收缩。

依据整个关节运动范围肌肉张力与负荷的关系，缩短收缩又可分为非等动收缩和等动收缩两种。非等动收缩（习惯上称为等张收缩）在整个收缩过程中给定的负荷是恒定的，而由于不同关节角度杠杆的不同和肌肉收缩长度变化的影响，在整个关节移动范围内，肌肉收缩产生的张力和负荷是不等同的，收缩的速度也是不相同。例如，屈肘举起恒定负荷时，肱二头肌的张力在关节角度为 115°～120° 时最大，关节角度为 30° 时最小。由此，在非等动收缩中所能举起的最大重量只能是张力最小的关节角度所能承受的最大重量，也就是说，肌肉在做最大非等动收缩时，只有关节的某一角度达到收缩能力的 100%，而关节的其他部分则小于 100%。

等动收缩是通过专门的等动负荷器械来实现的。该器械使负荷随关节运动进程得到精确调整，即在关节角度的张力最弱点负荷最小，而在关节角度张力的最强点负荷最大，因此，在整个关节范围内，肌肉产生的张力始终与负荷等同，肌肉能以恒定速度或等同的强度收缩。在做最大等动收缩时，肌肉产生的张力在整个关节范围都是其能力的 100%，因而采用等动收缩形式发展力量可使肌肉在关节整个运动范围都得到最大锻炼。

2. 拉长收缩

当肌肉收缩所产生的张力小于外力时，肌肉积极收缩但被拉长，这种收缩形式称拉长收缩。拉长收缩时，肌肉起止点逐渐远离，又称离心收缩。肌肉收缩产生的张力方向与阻力相反，肌肉做负功。在人体运动中，拉长收缩起着制动、减速和克服重力等作用。

在运动实践中，拉长收缩又往往与缩短收缩联系在一起，形成所谓牵张–缩短环，即肌肉在缩短收缩前先进行拉长收缩，使肌肉被牵拉伸长，这样，在紧接着的缩短收缩时，便可产生更大的力量或输出功率。如跑步时支撑腿后蹬前的屈髋、屈膝等，使臀大肌、股四头肌等被预先拉长，为后蹬时的伸髋、伸膝发挥更大的肌肉力量创造了条件。

3. 等长收缩

当肌肉收缩产生的张力等于外力时，肌肉积极收缩，但长度不变，这种收缩形式称为等长收缩。等长收缩时负荷未发生位移，从物理学角度认识，肌肉没有做外功，但仍消耗很多能量。等长收缩是肌肉静力性工作的基础，在人体运动中对运动环节固定、支持和保持身体某种姿势起重要作用。

希尔在著名的希尔方程 $F=(F_0B-AY)/(B+Y)$ 中阐述了在向心收缩中，肌肉在产生最大作用力后的过程中会随着缩短速度的加快而下降，当缩短速度达到最大速度时，肌肉几乎不产生张力，如图 2–21 所示。在离心收缩中，肌肉表现出的张力会随着拉长速度的增加而增加，当达到临界速度时，肌肉力量就不会随时间的变化而变化，其肌力的大小约为静息长度时肌肉收缩产生力的 1.5～2.0 倍。

三种肌肉收缩形式反映了肌肉收缩的不同特征。人体任何一种运动动作的实现，都有赖于三种肌肉收缩形式的协调配合。

肌肉收缩的力学特征指的是肌肉收缩时的张力与速度、长度与张力的关系，它们反映了负荷对肌肉收缩的影响。

① 后负荷对肌肉收缩的影响——张力与速度关系。肌肉开始收缩时才遇到的负荷或阻力称为后负荷。当肌肉在

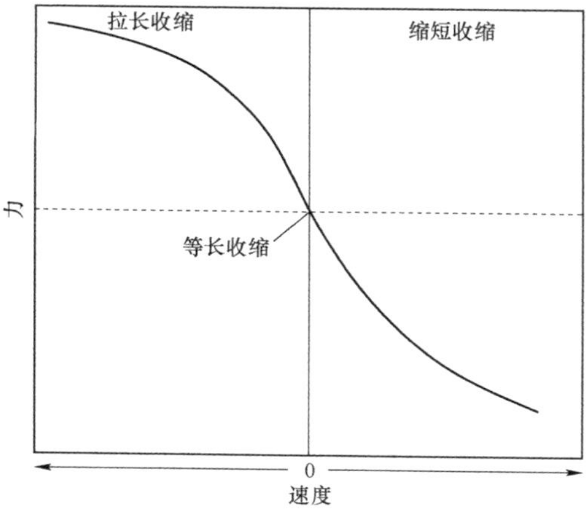
拉长收缩
缩短收缩
力
等长收缩
0
速度

图 2–21　肌肉收缩时力–收缩速度曲线

后负荷的条件下收缩时，最初由于肌肉遇到阻力而不能缩短，只表现为张力的增加，但当肌肉张力发展到大于外加的负荷阻力时，肌肉开始以一定的速度缩短，负荷被移动。如果以肌肉开始缩短的张力和初速度为指标，改变后负荷大小，会发现后负荷越大，肌肉产生的张力也越大，肌肉缩短开始也越晚，缩短的初速度也越小，反之亦然。肌肉在后负荷作用下表现的张力与速度的这种关系描绘在直角坐标系上可得到一条曲线，称为张力–速度曲线。该曲线说明：在一定的范围内，肌肉收缩产生的张力和速度大致呈反比关系；当后负荷增加到某一数值时，张力可达到最大，但收缩速度为零，肌肉只能做等长收缩；当后负荷为零时，张力在理论上为零，肌肉收缩速度达到最大。肌肉收缩的张力–速度关系提示，要获得收缩的较大速度，负荷必须相应减少；要克服较大阻力，即产生较大的张力，收缩速度必须减慢。研究表明，肌肉张力和收缩速度可能分别被两种独立的机制所控制。肌肉收缩产生张力的大小取决于活化的横桥数目，而收缩速度则取决于横桥上能量释放的速率。当后负荷增大时，使更多的横桥处于活化状态，从而增大肌肉收缩的张力，同时抑制 ATP 水解，降低能量释放率，使收缩速度变慢。收缩速度与活化横桥数目无关，其道理就像一个人或几个人以同样速度拖一根绳子，绳子的速度不变。

② 前负荷对肌肉收缩的影响——长度与张力关系。前负荷是指在肌肉收缩前就加在肌肉上的负荷，它使肌肉收缩前就处于某种被拉长状态。改变前负荷实际上是改变肌肉收缩的初长度。试验表明，逐渐增大肌肉收缩的初长度，肌肉收缩时产生的张力也逐渐增加；当初长度继续增大到某一部数值时，张力可达到最大，此后，再继续增大肌肉收缩的初长度，张力反而减小。如果在坐标图上将肌肉在不同前负荷作用下长度与张力的变化绘制下来，就可以得到一条曲线，该曲线称为肌肉收缩的长度–张力曲线（如图 2–22 所示）。该曲线类似于开口向下的抛物线，其顶点显示一定初长度时，肌肉收缩产生的张力最大。

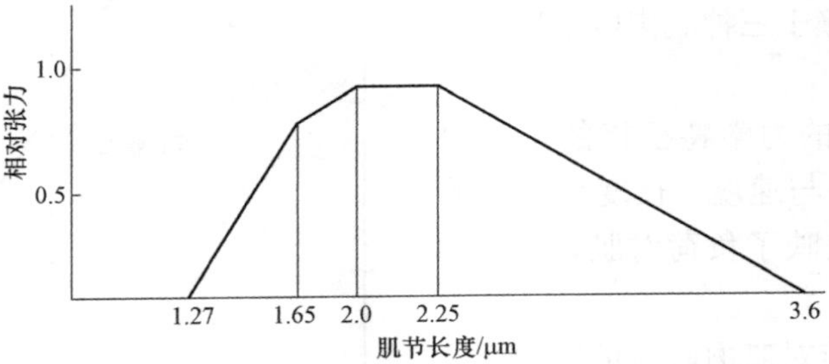

1.0
0.5
相对张力
1.27
1.65
2.0
2.25
3.6
肌节长度/μm

图 2–22　张力与肌节长度关系图

长度与张力的关系可用肌肉收缩的肌丝滑行理论加以解释。肌肉长度处于适宜水平时，肌节长度为 2.0～2.2 μm，此时粗、细肌丝正处于最理想的重叠状态，因而起作用的横桥数目最多，故表现出收缩张力最大。与此相反，如果肌肉拉得太长，粗、细肌丝趋向分离，起作用的横桥数目减少，肌肉张力反而下降。同样，如果肌肉过于缩短，细肌丝中心端在肌节中央交错，起作用的横桥数目也减少，肌张力将急剧下降。

目前认为，骨骼肌收缩的机制是肌丝滑动原理。其过程大致如下：① 运动神经末梢将神经冲动传递给肌膜；② 肌膜的兴奋经横小管迅速传向终池；③ 肌浆网膜上的钙泵活动将大量 Ca^{2+}转运到肌浆内；④ 肌原蛋白 TnC 与 Ca^{2+}结合后，发生构型改变，进而使原肌球蛋白位置也随之变化；⑤ 原来被掩盖的肌动蛋白位点暴露，迅即与肌球蛋白头接触；⑥ 肌球蛋白头 ATP 酶被激活，分解了 ATP 并释放能量；⑦ 肌球蛋白的头及杆发生屈曲转动，将肌动蛋白拉向 M 线；⑧ 细肌丝向 A 带内滑入，I 带变窄，A 带长度不变，但 H 带因细肌丝的插入可消失，由于细肌丝在粗肌丝之间向 M 线滑动，肌节缩短，肌纤维收缩；⑨ 收缩完毕，肌浆内 Ca^{2+}被泵入肌浆网内，肌浆内 Ca^{2+}浓度降低，肌原蛋白恢复原来构型，原肌球蛋白恢复原位又掩盖肌动蛋白位点，肌球蛋白头与肌动蛋白脱离接触，肌则处于松弛状态。

另外，有人对三种肌肉收缩形式产生的张力水平进行过研究。结果表明，拉长收缩产生的最大力量远远超过等长和缩短收缩。拉长收缩产生的力量约比缩短收缩大 50%，比等长收缩大 25%左右。也就是说，肌肉收缩力量水平，由大到小依次是拉长收缩、等长收缩和缩短收缩。但拉长收缩放下负荷要比缩短收缩举起负荷容易，这是因为拉长收缩耗氧少、耗能也少。同时，比较肌肉收缩形式与发生延迟性肌肉疼痛的关系也表明，拉长收缩诱发肌肉疼痛最显著，而缩短收缩则不明显；等长收缩时，诱发的肌肉疼痛比缩短收缩稍明显，但远远低于拉长收缩。有人还报道，等动收缩后，肌肉疼痛几乎不会发生。

一般认为，人体肌肉的适宜初长度稍长于肌肉在身体中的“静息长度”，此长度约接近在人体自然条件下最大可能的伸长，但也有人认为适宜初长度没有人体自然条件下最大可能长度那么长。不难理解预先拉长肌肉的初长度可增大肌肉的收缩力。

肌肉被牵拉到一定长度时，肌肉产生的张力不会永远维持下去，会随着时间而逐渐减少，这一现象称为应力松弛现象。肌肉的伸展性表现在给肌肉施加一定的载荷时，肌肉会逐渐恢复到原来的长度。

肌肉的黏弹性特征与作用于肌肉上的拉伸力的大小和速度有关。缓慢拉伸肌肉与快速拉伸肌肉相比，肌肉表现得较为柔软些。另外，体温也对肌肉的黏弹性有影响，寒冷的肌肉比温暖的肌肉僵硬，就是因为牵拉温暖的肌肉产生的应力比较小。

三、心肌和平滑肌生物力学

在正常的骨骼肌力学中，它的静息张力可完全忽略不计，而在心脏中却是不能忽略的。心脏正常工作时的静息张力是心肌和骨骼肌的最重要区别，它确定了心脏的舒张末期容量，并由此得到心搏量，而舒张末期的容量又取决于舒张状态时心肌的应力-应变关系。另外，正常体内的骨骼肌收缩都属于强直性收缩，而正常心脏的心肌不允许发生强直性收缩。

心肌的静息张力是心脏功能至关重要的因素，我们关注的是未受刺激的心肌力学特性。正常心脏具有一个窦房结，它产生电压信号使心肌收缩。一个离体的、完整的心脏能自身跳动，但分离的心室乳头肌却没有很强的起搏点，能在无刺激状态下试验。从力学观点看来，心肌在静息状态下是具有不同性质、各向异性和不可压缩的材料，它的特性随温度和环境状态而变。伸长时表现为松弛，而在保持应力时产生蠕变。在循环加载和卸载时消耗能量，具有滞后环，表明心肌在静息状态下是黏弹性体。

目前，对激活状态下的心肌本构方程仍不清楚，只有在收缩的状态下，其纤维很短，松弛状态的张力忽略不计时，才可应用希尔理论。对于正常生理条件下的整个收缩-舒张过程，尤其是接近舒张阶段情况的力学性质，目前还未获得满意结果。

平滑肌没有横纹，由很多小梭形细胞组成，肌细胞远远小于骨骼肌细胞，其运动不受自主神经支配，种类繁多，力学性能复杂，研究难度大。

平滑肌细胞排列不像横纹肌那样规则、平直，而是弯曲的，往往纠缠一起，不存在规则的肌纤维节，这是它收缩不规则、速度较快的原因。另外，与横纹肌还有一个不同之处，就是平滑肌是自主收缩。平滑肌的收缩机制与横纹肌的一样。

四、肌腱生物力学性质

肌腱是体内软组织中拉伸强度最高的组织之一，原因是它主要由胶原组成，而胶原是最强的纤维蛋白之一，并且这些胶原纤维是沿强力作用方向平行排列的。胶原的应力-应变关系主要由胶原的结构、胶原与细胞外间质、蛋白多糖之间的相互作用来决定。骨-肌腱-肌肉结构的力学性质可反映肌腱的拉伸性质。骨-肌腱-肌肉结构的性质可应用单轴拉伸试验获得载荷-拉长曲线来表示。载荷-拉长曲线一开始是“延滞”区，此区域中不需要很大的力就可使肌腱拉长，这种结果是由于张力使纤维的波浪状结构伸直及纤维沿载荷传导方向排列。

肌腱的“延滞”区域比韧带的“延滞”区域要小一些，这是因为肌腱中的胶原纤维更整齐地平行排列于纵轴方向，在承受载荷时只有较少的重新排列。

只要知道肌腱横切面积及组织本身的拉伸长度，就可用应力-应变关系描述肌腱的力学性质。应力可用腱本身单位横截面积上的载荷来表示，应变可通过标记肌腱中段形变长度，以原始长度除以形变长度来确定。应力-应变曲线与载荷伸长曲线类似，为非线性曲线。通过应力-应变曲线，可获得弹性模量、极限拉伸强度、极限应变及应变能量。

与载荷-伸长曲线相似，随着应力增加，“延滞”区域过渡到浅性区域，其中曲线的斜率代表了肌腱的弹性模量。浅性区域之后，应力-应变曲线在较大应变时出现突然中断，曲线向下行走，是一个不可逆的变化（断裂）或肌腱永久性的拉张。所以，要全面地描述应力-应变曲线，就一定要说明弹性模量、极限拉伸强度、极限应变及应变能量等参数。

人类肌腱弹性模量的变化范围在 1 200～1 800 MPa，极限拉伸强度的变化范围在 50～105 MPa，极限应变的形变范围在 9%～35%。骨-肌腱-肌肉复合体的结构性质可因解剖位置的不同及不同复合体之间的差异而变化很大。

肌腱具有随时性及过程性相关的黏弹性特征。肌腱的伸长不仅与受力大小有关，也与力的作用时间及过程有关，这种黏弹性反映了具有的固有性质与基质之间的相互作用。肌腱的随时性是指肌腱的性质随时间的变化而变化，可用蠕变-应力松弛之间的关系来描述。肌腱性质随过程发生变化是指载荷-拉长曲线的形状会取决于前面载荷的情况而变化，即加载曲线与卸载曲线均沿不同路径循环，形成滞后区。

肌腱的黏弹性也与载荷有关，表现为拉伸的最初几次循环均比随后相邻的滞后区面积大，表明能量损失较大。在预载荷之后生理范围内加载，每次循环时肌腱的应变能量可恢复到 90%～96%，表明在反复拉伸中肌腱没有损失多少能量。

另外，肌腱的力学性质还会受到解剖位置、肌肉的锻炼和年龄的影响，尤其年龄是一个影响肌腱力学性质的重要因素。弹性模量随年龄而增加，直至骨骼发育成熟后保持相对稳定。肌腱的横截面积随生长而增加，青壮年及老年肌腱的极限拉伸强度明显高于未成年人的肌腱；青壮年肌腱及老年肌腱之间的极限拉伸强度无明显差异。

五、韧带生物力学

韧带本身的力学特性与肌腱的相似，可由应力拉伸强度、极限应变及应变能量等参数得出韧带的力学性质，由应变曲线获得弹性模量。

研究韧带的拉伸特性不能单一研究韧带，而要按照骨–韧带–骨复合体的结构性质来确定。这个复合体的结构性质不仅受到韧带的力学性质、几何形状和附着处结构特性的影响，还要受到附着点组织的结构特性的影响。与肌腱类似，从骨–韧带–骨复合体的单轴拉伸试验中可获得载荷–拉伸曲线，并可分为最初的强度较低区域、“延滞”关系区域及有较高强度的线性区域。这样，韧带就具有非线性、应变强度结构的特征，这种特征可能是由于胶原纤维具有波浪状弯曲，并且个别纤维的排列方向不一致所致。拉伸过程中，最初只需很小的力就可产生较大拉长，这是因为波浪状弯曲很容易被拉直，之后则需较大的力才能进一步拉伸，使纤维本身得到拉长。由于纤维中卷曲的程度和排列方向不同，所以，不同拉伸程度时，韧带中的每根纤维在拉直卷曲结构之后都不同程度地对抗拉伸。随着拉伸程度的增加，更多的纤维束被拉直并沿受力方向排列，这种纤维方向的重排使韧带的强度逐渐增加。

骨–韧带–骨折复合体结构的力学性质在不同的载荷条件下并不相同，这是由韧带的组成成分胶原与基质之间的相互作用，以及与时间和过程相关的黏弹性所决定的。

强度的单位是 N/mm，即载荷–拉伸曲线的斜率，它在延滞区增加，直至在线性区域中达到相对恒定。曲线达到极限载荷时，骨–韧带–骨复合体就会出现断裂现象，曲线的斜率在极限载荷处突然中断或是韧带承受极限载荷时斜率逐渐下降。强度的下降表明在整个复合体结构发生断裂之前已经有单独的纤维断裂存在。整个载荷–拉伸曲线下的面积表明了结构发生断裂时所吸收的总能量。

第六节　脊柱的力学性质

一、脊柱的一般力学性质

人体脊柱是一个力学结构，具有活动性能的各椎体间互相形成关节，能在三个平面上运动。脊柱的功能单位也称为功能单元，即一个运动节段，包括两个椎体及两椎体之间的软组织。以椎体为功能单位，椎体间通过复杂的关节、韧带系统相互连接在一起。肋骨编成的支架显著增强了这种由韧带连接起来的细长骨性结构。脊椎的稳定性由韧带、椎间盘、肌肉共同协调维持。脊柱虽具有固有的韧带稳定性，但其机械稳定性主要取决于高度发达的、具有神经支配的肌肉动力系统。

二、椎间盘

椎间盘构成脊柱总高度的 20%～33%，由髓核、纤维环和软骨终板组成，具有多种功能，承受大量的各种各样的压力和运动，与小关节一起承担躯体的全部压力载荷。依据载荷的作用时间，可将椎间盘所承受的载荷分为两类，即短时间载荷（例如突然举物）和长时间载荷（日常活动产生的载荷）。

1. 压缩特性

椎间盘受压时，主要表现为纤维环向四周膨出，即使在高载荷下，去除载荷后产生永久变形时，也未出现某个特殊方向的纤维破裂。在脊柱运动节段承受的压缩试验中，首先发生破坏的是椎体而不是椎间盘，表明临床上的椎间盘突出不单纯是受压，而更主要的是由于椎间盘内应力分布不均匀。

2. 张力特性

在脊柱前屈、后伸或侧弯活动中，椎间盘的纤维环承受轴向张应力。在围绕脊柱纵轴的旋转活动中，与轴线呈 45° 角后，压应力载荷即转变为张应力。即使在脊柱受压时，也有一部分椎间盘承受张应力。因此，可以认为在所有方向和载荷条件下，椎间盘都承受张应力。

椎间盘的强度测试试验表明，椎体前后部位的椎间盘强度比两侧的高，中间髓核强度最低；椎间盘的纤维环在不同方向上也表现出不同的强度，沿纤维走向的强度是水平方向强度的 3 倍。

3. 弯曲特性

引起椎间盘损伤的主要原因是弯曲及扭转载荷，而不是压应力载荷。试验发现，脊柱矢状、额状或其他垂直平面内弯曲 6° ～8° 时并不发生椎间盘损伤。但是去除后部结构后，施加 15° 的弯曲载荷，可观察到三角形骨快从上位椎体的后下部撕脱，结果与椎间盘的膨出有关，前屈时向前膨出，后伸时向后膨出。在脊柱侧弯时，椎间盘向凹侧面膨出。在脊柱的屈伸活动中，髓核并不改变其形状和位置。

4. 扭转特性

试验发现，扭矩和扭角变形之间的关系曲线呈 S 形，明显地分为三个部分：

初始部分为 0°～3° 变形，只要很小扭矩即可产生；中间部分为 3°～12° 扭转，这部分扭矩与转角之间存在着线性关系；在最后部分，扭转 20° 左右发生断裂。一般情况下，大椎间盘的扭转强度较高，圆形椎间盘比椭圆形的扭转强度高。

5. 剪切弹性

椎间盘的水平剪切强度大约为 260 N/mm²，这一数值具有重要的临床意义，表明单纯的剪切很少造成纤维环破裂，纤维环的破裂多由于弯曲、扭转和拉伸的综合作用造成的。

6. 松弛和蠕变特性

椎间盘在受载荷时有松弛和蠕变现象。蠕变的特点与椎间盘的蜕变程度有关，没有蜕变的椎间盘蠕变很慢，经过相当长的时间才能达到最大变形，蜕变的椎间盘则相反。这表明蜕变的椎间盘吸收冲击的能力减退，也不能将冲击均匀地分布到终板。无蜕变的椎间盘（0 度）需要相对长的时间而达到较小变形（图 2–23）。

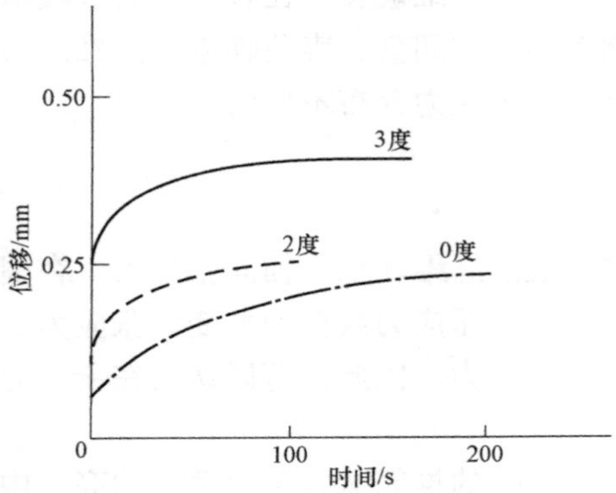
0.50
0.25
3度
2度
0度
位移/mm
0
100
200
时间/s

图 2–23 椎间盘蠕变试验

7. 滞后特性

椎间盘和脊椎属黏弹性体，有滞后性能。此结构在循环加载和卸载时伴有能量损失。滞后与施加的载荷、年龄及椎间盘所处位置有关。载荷越大，滞后越大；随着年龄的增大，其逐渐减小。同一椎间盘在第二次加载后的滞后比第一次加载时下降，表明反复冲击载荷对椎间盘有损害。

8. 疲劳的耐受

活体椎间盘的疲劳耐受能力尚不清楚。离体脊柱运动节段疲劳试验发现，施加一个很小的轴向持续载荷，向前反复屈曲 5°，屈曲 200 次时椎间盘出现破坏迹象，屈曲 1 000 次时完全破坏，表明椎间盘疲劳寿命较低。

9. 椎间盘内压

无论离体还是在体的椎间盘内压测试都是很困难的。Nachemson 等首先利用髓核的液态性作为载荷的传导体，用一个脊柱运动节段来做离体测试，发现髓核内压与轴向加载有直接关系。

10. 自动封闭现象

由于椎间盘缺乏直接的血液供应，损伤后通过一种特殊的“自动封闭”方式来修复。单纯纤维环损伤的标本第一次加载的载荷–变形曲线与完整者不同，但加载 2～3 次后，其曲线接近正常（图 2–24）。

三、椎体

研究表明，椎体的强度随着年龄的增长而降低，特别是在 40 岁以后会明显降低。图 2–25 所示为颈 3 至腰 5 椎体的抗压强度。为了更进一步的研究，又将椎体细分为皮质骨、松质骨及终板来分析。

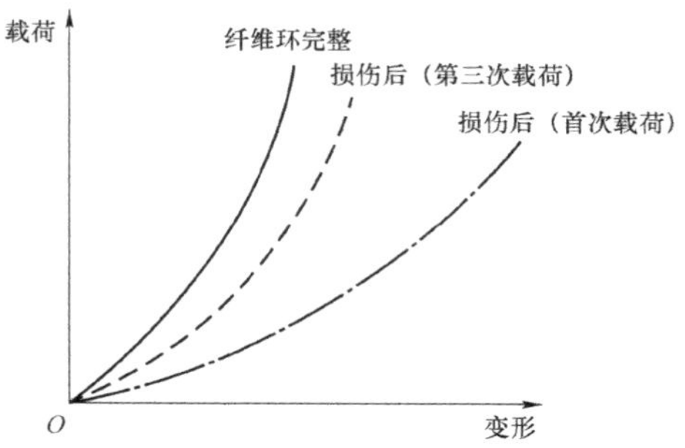
载荷
纤维环完整
损伤后（第三次载荷）
损伤后（首次载荷）
O
变形

图 2–24 椎间盘损伤后的力学行为

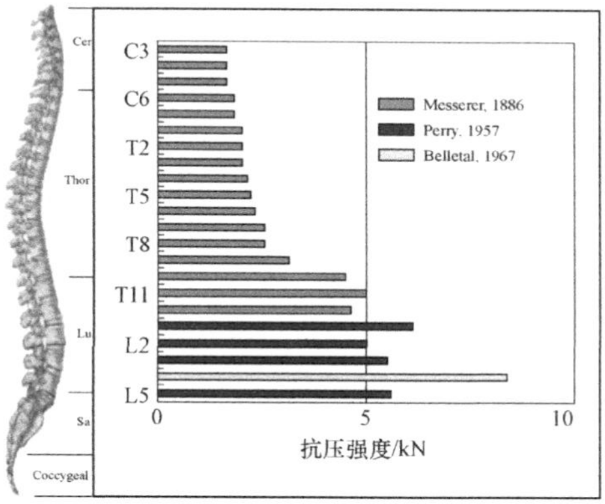
Cer
Thor
Lu
Sa
Coccygeal
C3
C6
T2
T5
T8
T11
L2
L5
Messerer, 1886
Perry, 1957
Belletal, 1967
0
5
10
抗压强度/kN

图 2–25 颈 3 至腰 5 椎体的抗压强度

1. 皮质骨

椎体是脊柱的主要负载成分，在 40 岁以前，皮质骨承载 45%，而松质骨承载 55%；40 岁以后，皮质骨壳承载 65%，而松质骨承载 35%。这种强度的消长说明，随着年龄的改变，椎体的韧性不断降低，而脆性不断增高。

2. 松质骨

在对椎体松质骨强度测试中，载荷–变形曲线显示椎体的松质骨可以承受很大的压缩载荷，断裂前其形变率高达 9.5%，而相应的皮质骨的形变率还不足 2%，说明椎体损伤首先发生皮质骨断裂，而不是松质骨的显微骨折。

3. 终板

终板在脊柱的正常生理活动中承受着很大的压力。在脊柱运动节段——完整的椎间盘及其上下椎体的疲劳试验中，有 1/3 的试件发生终板断裂伴髓核突出。无蜕变的椎间盘受压，在髓核内产生压力，终板的中心部位受压。终板的断裂有三种形式：

① 中心型在没有蜕变的椎间盘中最多见。

② 周围型多见于有蜕变的椎间盘。

③ 全板断裂型多发生于高载荷时。

四、椎弓

Lamy（1975）进行的三种椎弓载荷方式（图 2–26）试验表明，大部分断裂发生在椎弓根。椎弓根的强度与性别及椎间盘的蜕变与否关系不大，但会随着年龄的增长而减退。

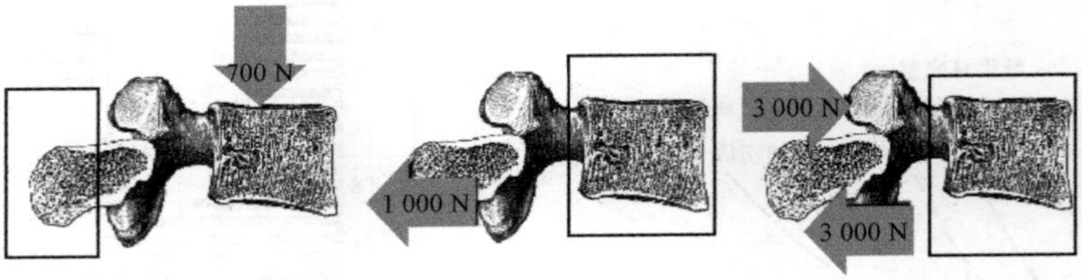
700 N
1 000 N
3 000 N
3 000 N

图 2–26　三种椎弓载荷方式

五、关节突

在完整的脊柱运动节段加载试验中，关节突关节大约承担 18%的载荷。在脊柱从后伸到前屈的全过程中，关节突关节承担的载荷从 33%下降到 0。在极度前屈中时，关节突不承担载荷，但关节囊韧带受拉。在扭转试验中发现，椎间盘、前后纵韧带与关节突、关节囊、韧带共承担 90%的扭转载荷，余下的 10%由椎间韧带承担。

六、韧带

脊柱共有 7 条韧带，从前向后分别是前纵韧带、后纵韧带、横突间韧带、关节囊韧带、黄韧带、棘间韧带和棘上韧带。脊柱韧带有固定相邻椎体、保证脊柱生理运动、保护脊髓等功能。

前纵韧带、后纵韧带和黄韧带等都具有相同的生物力学特点，它们的载荷–

变形曲线均为非线性，随着载荷的增加而斜率改变。韧带的力学强度随着年龄的增加而降低，同时吸收能量的能力也下降。

参考文献

[1] 孙喜庆，姜世忠. 航空航天生物动力学［M］. 西安：第四军医大学出版社，2013：20，21.

[2] 罗建新. 运动生物力学［M］. 北京：北京师范大学出版社，2010：25–29，56.

[3] 体育院校成人教育协作组《运动生物力学》教材编写组. 运动生物力学［M］. 北京：人民体育出版社，1999：50–51，48–52.

[4] 杨华元. 生物力学［M］. 北京：人民卫生出版社，2012：5–20，27–28，98–103，108–110.

[5] 同济大学物理教研组. 物理学（上册）［M］. 上海：上海科学技术出版社，1959：26–28，30–34，43.

[6]［瑞士］施密特，等. 汽车与运动损伤生物力学［M］. 曹立波，等译. 北京：机械工业出版社，2012：17–18，21–22，39–40，62–63，95–96，112–113，120–121，140–141.

[7] 崔家仲，谭宗柒，张建国. 骨的力学特性［J］. 中医正骨，2004，16（6）：16–17.

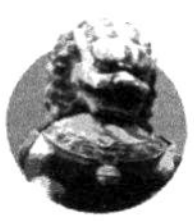

第三章

人体生物力学响应

第一节　冲击生物力学的基本参数

人体受到冲击力作用后，机体将发生一系列的生物学效应。究竟发生什么样的效应，取决于机体本身的内在结构和冲击力本身的作用谱线。人体属黏弹性体，各个器官系统的结构不一样，力学特性不一样，加上人体又是一个统一的有机整体，受到冲击力的作用会产生各种代偿反应，以维持其正常的生理状态，因此对冲击力的效应也就不一样。下面介绍描述冲击生物力学响应的基本参数及冲击载荷作用下人体的生物力学响应。为今后叙述方便，首先介绍人体各部的相互关系。

一、人体的坐标轴和面

1. 解剖学姿势

为了准确描述身体各部的正常位置关系，必须规定一种标准姿势，特称解剖学姿势。即身体直立，两眼向前平视，上肢垂于躯干两侧，手指并拢，两足并立，掌心及足尖向前。在描述人体形态结构时，皆以此为准，不管人体处在何种状态之下，永远以此固定姿势描述。

2. 解剖学方位

按照上述解剖学姿势描述人体各部形态结构的位置关系。常用表示方位的术语如下。

上：近头顶者为上，或称颅侧。

下：近足底者为下，或称尾侧。

前：距腹面近者为前，或称腹侧。

后：距背面近者为后，或称背侧。

内和外：近体腔或脏器内者为内，远体腔或脏器外者为外。

内侧和外侧：以躯干正中矢状面为准，距其近者为内侧，远者为外侧。

近侧和远侧：常用于描述四肢方位，距肢体根部近者为近侧，距指（趾）尖近者为远侧。

此外，上肢的内侧又称尺侧，外侧又称桡侧；下肢的内侧又称胫侧，外侧又称腓侧。

3. 轴和面（图 3–1）

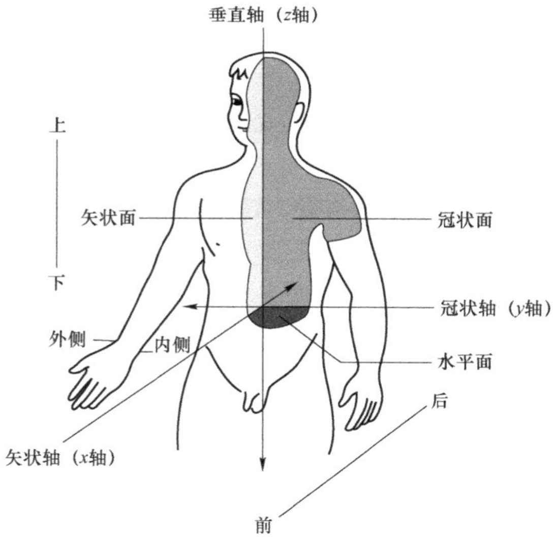
垂直轴（z轴）
上
下
矢状面
冠状面
冠状轴（y轴）
外侧
内侧
水平面
后
矢状轴（x轴）
前

图 3–1　人体的轴和面

（1）面

将人整体切成互相垂直的三种断面。

① 矢状面，是将人体切分为左、右两半均等的切面。

② 水平面，也称横断面，是与地面平行，并将人体分为上、下两部分的切面。

③ 冠状面，是左、右方向将人体分为前、后两部分的切面。

（2）轴

轴是上述三切面相交的假想线，称为相互垂直的 3 种轴。

① 垂直轴是矢状面与冠状面的交线，也称纵轴或 z 轴。

② 矢状轴是矢状面与水平面的交线，也称 x 轴。

③ 冠状轴是水平面与冠状面的交线，也称额状轴或 y 轴。

二、物理参数

人体受到冲击力作用后，造成机体力学效应的物理因素有冲击力的作用谱线和环境。冲击力作用谱线可用加速度的大小（G 值）及方向、峰值、作用时间、加速度增长率等参数来描述；环境因素主要有着陆场地、地域、高度和飞行速度。

1. 加速度参数

（1）加速度的分类和命名

人体受到冲击作用后，所产生的一切动力学响应都是加速度造成的。加速度是矢量，不同方向的加速度对人体的影响有很大差异。因此，必须对加速度的方向进行分类和命名。

1）直线加速度和法向加速度的分类命名方法。

① 按加速度作用于人体的方向命名。

加速度沿 x、y、z 轴作用于人体时，按指向可将加速度分为 6 种。其中由足→头的加速度习惯称为正加速度，由头→足的加速度习惯称为负加速度。

② 按惯性力作用于人体的方向命名。

惯性力沿 x、y、z 轴作用于人体时，按指向也将惯性力分为 6 种，表 3–1 中也列出了它们的矢量符号。如$+G_z$表示惯性力作用于人体 z 轴，由头指向足，工程上称为正过载；$-G_z$ 表示惯性力作用于人体 z 轴，由足指向头，工程上称为负过载。图 3–2 标明了常用的加速度术语及矢量符号。

表 3–1 直线加速度和法向加速度常用术语和矢量符号

按加速度作用于人体方向命名		按惯性力作用于人体方向命名		
加速度方向	加速度名称	惯性力方向	超重名称	矢量符号
足→头	正加速度（向头加速度）	头→足	正超重	$+G_z$
头→足	负加速度（向足加速度）	足→头	负超重	$-G_z$
背→胸	向前加速度	胸→背	胸–背超重	$+G_x$

续表

按加速度作用于人体方向命名		按惯性力作用于人体方向命名		
加速度方向	加速度名称	惯性力方向	超重名称	矢量符号
胸→背	向后加速度	背→胸	背–胸超重	$-G_x$
左→右	向右加速度	右→左	右–左超重	$+G_y$
右→左	向左加速度	左→右	左–右超重	$-G_y$

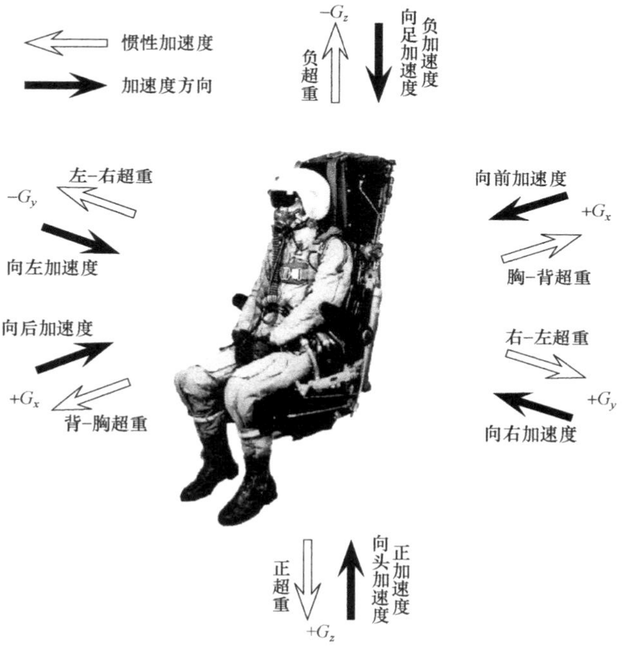
惯性加速度
加速度方向
$-G_z$
负超重
向足加速度
负加速度
左–右超重
$-G_y$
向左加速度
向后加速度
$+G_x$
背–胸超重
向前加速度
$+G_x$
胸–背超重
右–左超重
$+G_y$
向右加速度
正超重
$+G_z$
向头加速度
正加速度

图 3–2　常用加速度术语即矢量符号

2）角加速度的术语和矢量符号。

加速度是在飞行器横滚、俯仰、偏航飞行时产生。$\dot{\boldsymbol{R}}$ 表示内脏受到的惯性力矢量，$\dot{\boldsymbol{R}}$ 前冠有“+”或“–”号表示作用于人体轴的方向。$+\dot{R}_x$、$+\dot{R}_y$、$+\dot{R}_z$ 分别表示绕 x、y、z 轴，使内脏向左肩、前胸、左侧方向扭转的惯性力矢量，如图 3–3 所示。角加速度常用术语和矢量符号见表 3–2。

表 3–2　角加速度常用术语和矢量符号

角加速度作用时人体转动的方向	惯性力作用时心脏转动的方向	惯性力矢量符号
向左旋转	向右肩方向	$-\dot{R}_x$
向右旋转	向左肩方向	$+\dot{R}_x$

续表

角加速度作用时人体转动的方向	惯性力作用时心脏转动的方向	惯性力矢量符号
向前翻转	向脊柱方向	$-\dot{R}_y$
向后翻转	向胸骨方向	$+\dot{R}_y$
向右扭转	向左侧扭转	$+\dot{R}_z$
向左扭转	向右侧扭转	$-\dot{R}_z$

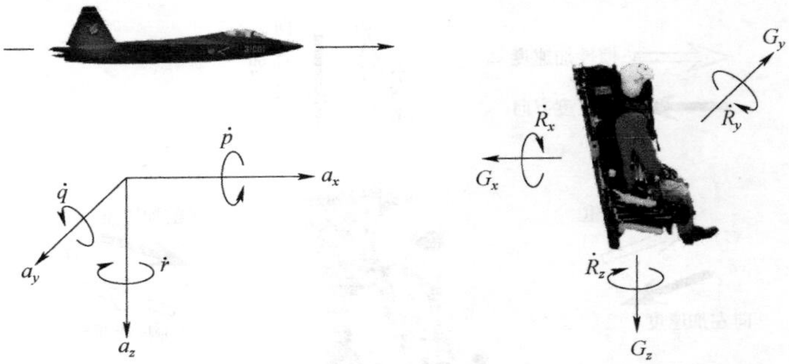
$\dot{p}$
a_x
$\dot{q}$
a_y
$\dot{r}$
a_z
G_y
$\dot{R}_x$
$\dot{R}_y$
G_x
$\dot{R}_z$
G_z

图 3–3 角加速度矢量符号示意图

（2）加速度 G 值

在加速度作用下，机体的力学效应随着 G 值的增大而加强，低 G 值时，机体可耐受较长时间，随着 G 值增大，耐受时间缩短。当 G 值超过某一临界值时，将引起机体的功能障碍或病理损伤。这一临界值称为机体的耐受限度，如弹射离机时，过载超过 $20g$ 时可发生脊柱压缩性骨折。

（3）作用时间

作用时间指从加速度开始作用到作用结束的时间。G 的峰值作用时间指最大 G 值持续的时间。G 值一定时，作用时间越长，影响越严重。

当作用时间短于 0.2 s 时，血液因其黏滞性而对惯性力作用的响应有滞后现象，尚未沿着惯性力作用方向发生转移，血液循环功能只受血液柱流体静压改变的影响。对其他器官组织，当 G 值超过其本身的耐限时，将会发生机械性损伤，如骨折、关节脱臼及内脏出血、撕裂等，并可导致严重后果。

当作用时间超过 0.2 s 时，血液开始沿着惯性力作用方向转移，大约到 0.5 s，转移才比较明显，在惯性力指向的末端部位开始出现血液淤积。随着作用时间延长，血液的转移和淤积将更加明显。但在 3 s 内心脏供血足够供应，转移和淤积影响不十分明显。在此阶段，血压的变化主要由血液柱流体静压改变引起，颈动脉窦压力感受器的神经反射已出现。在 3 s 以内，即使 G 值很高，也不会反射视觉功能改变或意识丧失，因为神经细胞有一定的氧储备，在完全断绝血液供应的情况下，视网膜神经细胞和中枢神经系统仍可维持 3 s 左右的正常功能。

通常把作用时间短于 1 s 的加速度称为冲击性加速度，超过器官组织正常耐限的冲击性加速度会引起器官组织如骨骼和胸腹腔脏器不同程度的机械性损伤。

（4）加速度增长率

加速度增长率指单位时间内加速度值的变化速率，即每秒增加多少 g，用 g/s 表示。如加速度曲线的增长段近于直线，则其平均增长率可用加速度峰值的 G 值除以从加速度开始作用到达峰值的时间得出。如加速度曲线的增长段不规则，也可这样计算。

一般情况下，加速度增长率越高，对机体的影响越严重。如人体受到（3～10）g/s 增长率的+G 作用时，可以没有视觉症状先兆而直接发生意识丧失；对增长率为 0.1g/s 的+G 作用，因代偿功能在加速度达峰值前已充分发挥作用，故耐力较高。对于冲击性加速度，G 值增长率大小在造成器官组织机械性损伤方面有重要意义，如弹射离机时，G 增长率过高是引起脊柱损伤的决定性因素之一。

（5）加速度作用方向

人以直立姿势生活在地球引力场中，身体组织结构及功能已充分适应地心引力的作用。人体各器官组织的力学特性有差异，当人体受到不同方向的惯性力作用时，功能变化和耐受能力也有很大差异。人体的主要大血管与身体的 z 轴平行，当作用力的方向与 z 轴平行时，如$+G_z$和$-G_z$，因血液柱流体静压改变和血液沿着惯性力方向转移，将会对循环系统功能造成严重影响。同样是作用于人体 z 轴的惯性力，因其指向不同，所引起的功能变化和后果又有很大不同，比如指向头部（$-G_z$）时，其影响比指向足部（$+G_z$）时要严重得多。人体对作用于其 x 轴和 y 轴的持续性加速度的耐力最高。

（6）加速度作用的范围和部位

加速度作用时，器官组织所受力的大小与机体的受力范围密切相关。受力范围越大，器官组织所承受的应力越小，变形和位移的程度相对较轻，发生损伤的可能性就越低。

由于器官组织的结构和功能的差异，力学效应的结果和程度与受力部位也有很大关系，比如，跳伞着陆时，臀部着地就比双脚正常着地发生损伤的机会要大得多。

2. 环境因素

（1）着陆场地

着陆场地的条件也是造成着陆伤的重要原因，降落在枯树、山坡、乱石上，或水泥地、硬土、坚冰上，因没有缓冲的余地，致使着陆冲击力过大，超过人体的耐限，可引起损伤。据统计，在平原软地上着陆损伤率为15.15%，在硬地上着陆损伤率为70%，在山地丛林中着陆损伤率为10.52%。

（2）着陆地域

地球表面71%是海洋，而陆地又有许多湖泊、沙漠、极地冻土、原始森林、高原等不适于人生存的恶劣环境。在那里，遇险着陆人员将会遇到各种难以预料和不可抗拒的险情。

（3）着陆高度和飞行速度

航空救生的历史证明，弹射致死往往归因于低空。因为高度低，遇险着陆人员没有足够的时间打开降落伞或启动缓冲装置，致使坠地速度超过人体耐受限度而造成损伤或死亡。

飞行速度越大，人椅系统的弹射轨迹高度就越低；人椅受到的空气阻力也就越大，到达飞机垂直尾翼最高点的时间就越短；人椅系统的速度大，允许开伞所需的时间就越长，因而损失的高度就越大，当损失高度超过了飞机所处高度时，则遇险着陆人员未开伞就已坠地。

三、生理参数

1. 血压

人的血液输送到全身各部位需要一定的压力，这个压力也是血液在血管内流动时作用于血管壁的压力，它是推动血液在血管内流动的动力，称为血压，通常所说的血压是指动脉血压。由于血管分动脉、毛细血管和静脉，所以，也就有动脉血压、毛细血管压和静脉血压。心室收缩时，血液从心室流入动脉，此时血液对动脉的压力最大，称为收缩压。心室舒张时，动脉血管弹性回缩，血液仍慢慢继续向前流动，但血压下降，此时的压力称为舒张压。

正常的血压是血液循环流动的前提，血压在多种因素调节下保持正常，从而给各组织器官提供足够的血量，以维持正常的新陈代谢。血压过低过高（低血压、高血压）都会造成严重后果，血压消失是死亡的前兆，这都说明血压有极其重要的生物学意义。

2. 心率

心率是指心脏每分钟跳动的次数，它取决于窦房结的节律性。健康成人在安静状态下的心率平均每分钟约为75次，但其生理变化的范围却很大，它可随年龄、性别、活动、呼吸等情况的不同而不同，正常成人为60～100次/min，随着年龄的增长，心率会逐渐减慢，成年女性的心率比男性快。

倘若心率小于 60 次/min，医学上称之为“心动过缓”，这种情况见于经常参加体力劳动和体育锻炼的人。这种情况属于生理性的，不需要治疗。病理性的心动过缓则见于甲状腺功能减退、患有某些心脏疾患的人。如果心率大于 100 次/min，就称为心动过速。心动过速多出现在参加体力劳动或体育运动、精神过分紧张、情绪异常激动情况下。病理性的则见于发热、缺氧、贫血、心衰、甲状腺功能亢进、某些细菌性疾病等。

3. 心输出量

心输出量是指每分钟一侧心室射出的血液总量，又称为每分输出量。左、右心室的输出量基本相等。心室每次搏动输出的血量称为每搏输出量，人体静息时约为 70 mL（60～80 mL），如果心率每分钟平均为 75 次，则每分钟输出的血量约为 5 000 mL（4 500～6 000 mL）。心输出量在很大程度上是和全身组织细胞的新陈代谢率相适应，是评价循环系统效率高低的重要指标。机体在静息时，代谢率低，心输出量少；在劳动、运动时，代谢率高，心输出量也相应增加，以满足全身新陈代谢增强的需要。在缺血缺氧、酸中毒和心力衰竭等情况下，心肌收缩力减弱，做功能力降低，因此心输出量减少。

调节心输出量的基本因素是心脏本身的射血能力，外周循环因素为静脉回流量。此外，心输出量还受体液和神经因素的调节。心交感神经兴奋时，其末梢释放去甲肾上腺素，后者和心肌细胞膜上的 β 肾上腺素能受体结合，可使心率加快、房室传导加快、心脏收缩力加强，从而使心输出量增加；心迷走神经兴奋时，其末梢释放乙酰胆碱，与心肌细胞膜上的 M 胆碱能受体结合，可导致心率减慢、房室传导减慢、心肌收缩力减弱，以致心输出量减少。

4. 血流量

血流量又称血流的容积速度。指单位时间内流经血管某一截面的血量。常以每分钟毫升数或升数表示。血流量的大小与血管两端的压力差成正比，与血管对血流的阻力成反比。心血管系统为一密闭的管道系统，流经动脉、毛细血管和静脉各段血管的总截面的血流量相等，均等于心输出量。但在并联血管的各分路，即各器官的血流量是不同的。

5. 肺活量

肺活量是指在不限时间的情况下，一次最大吸气后再尽最大能力所呼出的气体量，这代表肺一次最大的机能活动量，在一定意义上可反映呼吸机能的潜在能力，是检测肺功能的最直观、最客观的理想动态指标。生理学研究表明，人体的各器官、系统、组织、细胞每时每刻都在消耗氧，机体只有在氧供应充足的情况下才能正常工作。人体内部的氧供给全部靠肺的呼吸来获得，在呼吸过程中，肺不仅要摄入氧气，还要将体内代谢出的二氧化碳排出。肺作为机体气体交换的中转站，它的容积大小直接决定着每次呼吸气体交换的量，健康状况越好的人，肺活量越大。

6. 肺通气量

肺通气量指单位时间内出入肺的气体量。一般指肺的动态气量，它反映肺的通气功能。肺通气量可分为每分钟静息通气量、最大通气量、无效腔气量和肺泡通气量等。每分钟静息通气量是静息状态下肺每分钟吸入或呼出的气量即潮气量与呼吸频率的乘积，其正常值为男性约（6 663 ± 200）mL、女性约（4 217 ± 160）mL，此值正常并不等于呼吸功能正常。最大通气量是以最快呼吸频率、尽可能深的呼吸幅度、最大自主努力重复呼吸 1 min 所取得的通气量，其正常值为男性约（104 ± 2.71）L、女性约（82.5 ± 2.17）L。最大通气量降低见于：① 气道阻塞和肺组织弹性减退，如阻塞性肺气肿；② 呼吸肌力降低和呼吸功能不全；③ 胸廓、胸膜、弥漫性肺间质疾病与大面积肺实质疾病，如肺不张、限制肺的舒张与收缩。

7. 动脉血氧饱和度

动脉血氧饱和度是单位血红蛋白的含氧百分数，正常值为 97%。当动脉血氧分压低于 8 kPa（60 mmHg），血红蛋白氧解离曲线处于陡直段时，血氧饱和度才反映出缺氧状态。一般认为其正常值应不低于 94%，在 94%以下为供氧不足。

缺氧是机体氧供与氧耗之间出现的不平衡，即组织细胞代谢处于缺氧状态。机体是否缺氧取决于各组织接受的氧运输量和氧储备能否满足有氧代谢的需要。缺氧的危害与缺氧程度、发生速度及持续时间有关。

8. 呼吸频率

胸部的一次起伏就是一次呼吸，即一次吸气、一次呼气。每分钟呼吸的次数称为呼吸频率。正常成年人每分钟呼吸 16～20 次，呼吸与脉搏的比是 1:4，即每呼吸 1 次，脉搏搏动 4 次。正常成人静息状态下，呼吸为 12～18 次/min，随着年龄的增长而逐渐减慢。呼吸过速指呼吸频率超过 24 次/min，呼吸过缓指呼吸频率低于 12 次/min。

9. 心电图

心脏周围的组织和体液都能导电，因此可将人体看成一个具有长、宽、厚三度空间的容积导体。心脏好比电源，无数心肌细胞动作电位变化的总和可以传导并反映到体表，在体表很多点之间存在着电位差，也有很多点彼此之间无电位差，是等电的。将具有不同电位的身体表面的各点与心动电流描记器相连时，就可记录出心脏活动所引起的电位变化，用一定速度移行的记录纸描记这些变化，所得到的就是心电图的波形（图 3–4）。

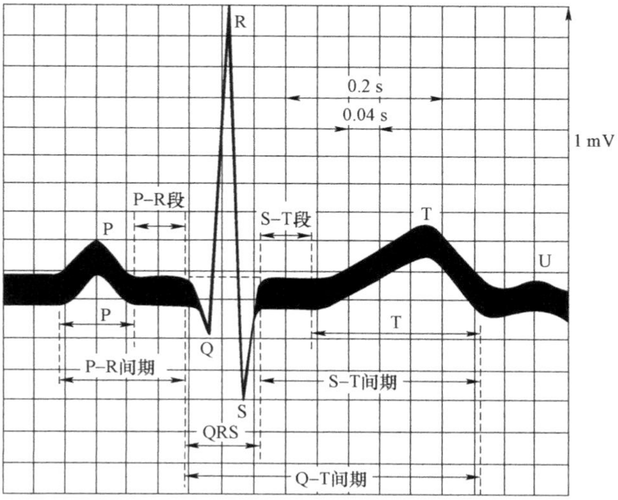
R
0.2 s
0.04 s
1 mV
P–R段
S–T段
P
T
U
P
T
Q
P–R间期
S–T间期
S
QRS
Q–T间期

图 3–4 正常人心电图

心电图是反映心脏兴奋的电活动过程，它对心脏基本功能及其病理研究方面具有重要的参考价值。心电图可以分析与鉴别各种心律失常，也可以反映心肌受损的程度和发展过程及心房、心室的功能结构情况。然而，心电图并非检查心脏功能状态必不可少的指标。因为有时貌似正常的心电图不一定证明心功能正常；相反，心肌的损伤和功能的缺陷并不总能显示出心电图的任何变化。所以，心电图的检查必须结合多种指标和临床资料，进行全面综合分析，才能对心脏的功能结构做出正确的判断。

10. 脑电图

脑电图是通过精密的电子仪器从头皮上将脑部的电位变化加以放大并记录下来的脑细胞群的自发性、节律性电活动，这是目前最敏感的监测脑功能的方法。脑电活动是大脑皮层椎体细胞及其垂直树突的突触后电位的总和，并由丘脑中线部位的非特异性核起调节作用来完成的。神经元的电位是中枢神经系统的生理活动的基础，因此可反映其功能和病理的变化。

头皮电位产生的机理一般认为是：安静时，椎体细胞的顶树突–胞体轴心的整个细胞处于极化状态；当一个冲动传入细胞一端时，则引起该端反极化，此时细胞两端的电位差可产生一个双极电场系统，电流自一端流向另一端。由于胞浆和细胞外液都含有电解质，故电流同时也会在细胞外通过，利用头皮电极即可记录到这种电流活动。事实，上头皮上脑电图的电位变化是许多这样的双极电场综合而成的。脑电图并非反映某一神经细胞的电活动，而是记录电极所代表的大脑某区域许多神经细胞群电活动的总和。

脑电图各主要成分的产生可归纳为以下几点：① 慢活动是皮层内许多椎体细胞同时产生的突触后电位的总和；② α 节律可能是由非特异性丘脑核的兴奋性和抑制性突触后电位变化产生的；③ 快活动是由网状结构而来的冲动使丘脑非特异性核的节律性放电消除，并使皮层电位成为去同步化而产生。

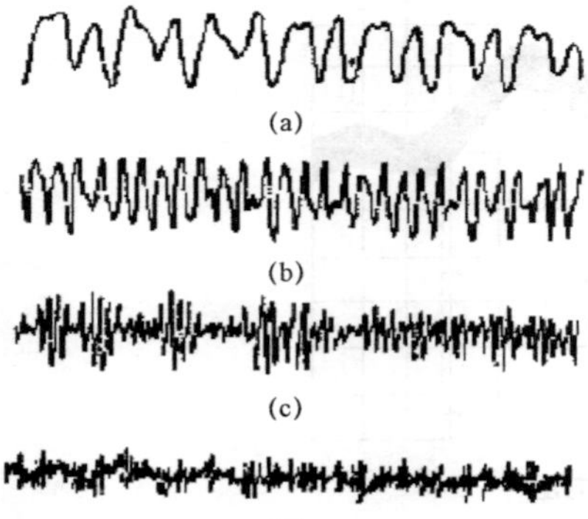
(a)
(b)
(c)
(d)

图 3–5　脑电图

（a）δ：0.5～3.5 次/s；（b）θ：4～7 次/s；（c）α：8～13 次/s；（d）β：14～30 次/s

如图 3–5 所示，脑电图的波形很不规则，其频率变化范围每秒在 1～30 次之间，通常将此频率变化分为 4 个波段：δ 波，频率为 0.5～3 次/s，波幅为 20～200 μV，正常成人只有在深睡时才可记录到这种波；θ 波，频率为 4～7 次/s，波幅为 100～150 μV，成人在困倦时常可记录到此波；θ 波和 δ 波，统称慢波，清醒的正常人身上一般记录不到 δ 波和 θ 波；α 波，频率为每秒 8～13 次，波幅为 20～100 μV，α 波是正常成人脑电波的基本节律，在清醒并闭眼时出现；β 波，频率为每秒 14～30 次，波幅为 5～20 μV，安静闭目时只在额区出现，睁眼或进行思考时出现的范围较广，β 波的出现一般表示大脑皮层处于兴奋状态。正常儿童的脑电图与成人的不同，新生儿以低幅慢波为主，随着年龄增大，脑电波频率逐渐增加。

四、损伤参数

人体受到冲击力作用后，将对机体造成不同程度的损伤，损伤就是机体对冲击力作用的响应。为量化损伤的程度，人们对不同部位制定了不同的损伤量化准则。一般来说，损伤准则的运用仅限于其定义的加载条件范围内，当应用于其他条件，比如冲击方向不同时，必须谨慎。

1. 简明损伤等级（AIS）

1969 年，美国医学会和美国汽车医学学会制定出简明损伤等级（AIS），以后进行了多次修订，使其由原来的仅适用于评定车祸伤，变为适应各种损伤的一种损伤早期分级评定标准。AIS 2005 版把损伤分为 AIS1～AIS6 6 个等级，来评定人体各部分的损伤严重性，等级越高，表示对生命的危险性越大（表 3–3）。

表 3–3 简明损伤等级（AIS）

AIS 等级	损伤程度	AIS 等级	损伤程度
1	轻度损伤	4	严重损伤
2	中度损伤	5	危重损伤
3	重度损伤	6	死亡

AIS 等级是基于该损伤发生在健康人身上时对其全身影响的重要性，仅仅是损伤本身，不考虑临床的复杂性、手术成本和长期后果。AIS 不是线性比例，AIS1 与 AIS2 之间的差别和 AIS5 与 AIS6 之间的差别是不能比的。因此，平均 AIS 值没有意义。对于有多处损伤的人，通常用最大 AIS（MAIS）值来描述总体损伤的严重性。MAIS 表示某人身上任何部位承受的最大 AIS 值，即使这人身上不同部位受了几处同样严重的损伤，比如某人头上和腿部受了 AIS2 损伤，没有更高等级的损伤，则这个人的 MAIS 就是 AIS2。

2. 头部损伤标准（HIC）

头部的损伤阈值以不产生脑震荡为限，人脑可耐受的加速度 G 值与作用时间有关。根据动物试验，已经获得了冲击引起大脑震荡的加速度–时间曲线，称为 WSU 脑震荡耐力曲线（图 3–6）。

在使用 WSU 脑震荡耐力曲线时，由于难以准确地测量加速度平均值及持续时间，Gadd 提出了一个加权脉冲标准——严重指数，作为损伤可能性的标准：

$$\mathrm{SI}=\int_{t_1}^{t_2} a^{2.5}(t)\mathrm{d}t \tag{3-1}$$

式中，SI 为严重指数；$a(t)$ 为头部惯性中心的线性加速度，g；t_1 为冲击开始时间，s；t_2 为冲击结束时间，s；t 为时间，s。Gadd 给出的产生脑震荡的阈值为 SI=1 000。

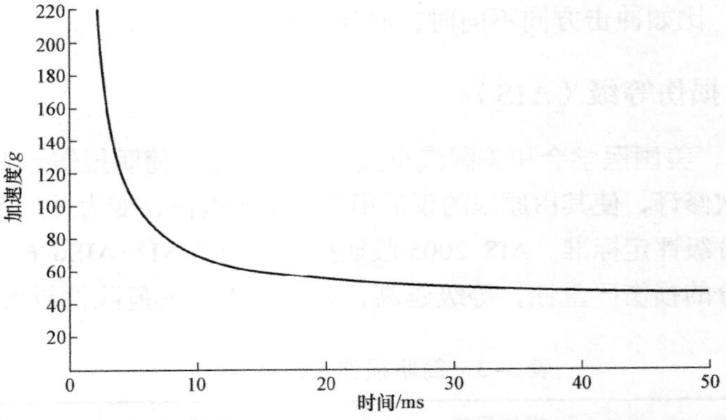
220
200
180
160
140
120
100
80
60
40
20
加速度/g
0
10
20
30
40
50
时间/ms

图 3-6　人头部对冲击加速度的耐力曲线（WSU 脑震荡耐力曲线）

另一个与严重指数类似的头部损伤标准——HIC 准则是由美国国家公路交通安全管理局（NHTSA）提出的，并被纳入联邦机动车安全标准（FMVSS）。HIC 没有考虑转动加速度，并且拟人试验测得的加速度响应与人头部损伤之间没有函数关系，但仍然是目前使用最为广泛的头部损伤准则。HIC 值是根据下面的公式来计算的，即

$$\mathrm{HIC}=(t_2-t_1)\left[\frac{1}{t_2-t_1}\int_{t_1}^{t_2}a(t)\mathrm{d}t\right]^{2.5} \tag{3-2}$$

式中，t_1、t_2 为 HIC 最大时的冲击开始和终止时刻；$a(t)$为总加速度，g，即三个方向的合成加速度。

3. 颈部损伤标准

对于颈部损伤，通常使用的损伤标准是 NIC。NIC 准则是 1996 年博斯特伦（Boström）提出的，NIC 是由寰枕关节相对于第一胸椎（T1）的水平方向的速度和加速度构成的函数。

$$\mathrm{NIC}(t)=0.2a(t)+v(t)^2 \tag{3-3}$$

式中，$a(t)$为上、下颈椎椎骨间水平方向的相对加速度，m/s^2；$v(t)$为上、下颈椎椎骨间水平方向的相对速度，m/s；0.2 为常量，m。

当 NIC 超过 15 m/s^2 时，颈部受轻微伤（AIS1）的风险明显增加。

NHTSA 提出了颈部损伤指数 N_{ij}，用来评价正面碰撞中的严重颈部损伤，包括由气囊展开引起的高 Δv 所产生的严重碰撞情况。N_{ij} 准则已经被 FMVSS 208 采用。

$$N_{ij}=\frac{F_z}{F_{\mathrm{int}}}+\frac{M_y}{M_{\mathrm{int}}} \tag{3-4}$$

式中，F_z 和 M_y 分别是颈椎轴向力和矢向弯曲力矩；F_{int} 和 M_{int} 是其相应的临界截距值。

4. 动态响应指数（DRI）

在利用过载值、增长率和作用时间三个参数来评定脊柱对冲击载荷耐力时，存在一些问题，1962 年 Payne 提出了动态响应指数（Dynamic Response Index，DRI）的概念。

动态响应指数是用人体单自由度集中参数模型模拟人体脊柱对垂直向上的冲击过载的反应。该模型把人体表示为由质量、弹簧和阻尼等元件组成的单自由度动力学系统（图 3–7）。它的动力学方程为：

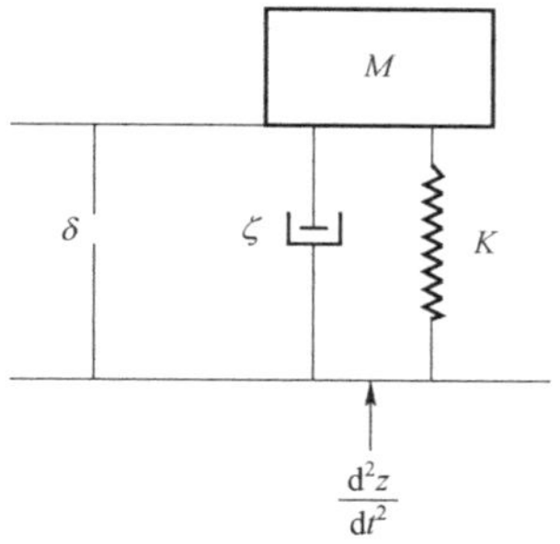
M
δ
ζ
K
$\frac{d^2z}{dt^2}$

M—质量；δ—压缩量；ζ—阻尼；K—刚度；$\frac{d^2z}{dt^2}$—沿 z 轴加速度。

图 3–7　人体脊柱集中参数模型

$$\frac{d^2\delta}{dt^2}+2\omega_n\zeta\frac{d\delta}{dt}+\omega_n^2\delta=\frac{d^2z}{dt^2} \tag{3–5}$$

式中，ζ 为人体 z 轴向的阻尼比，美国军用规范规定，ζ=0.224，我国人体数据 ζ=0.3；ω_n 为模型固有频率，美国军用规范规定，ω_n=52.9 rad/s，我国人体数据 ω_n=65.9 rad/s（10.5 Hz）；$\frac{d^2z}{dt^2}$ 为沿 z 轴的输入加速度。

根据记录的过载曲线值，确定不同时刻 t 的 $\frac{d^2z}{dt^2}$ 大小。由式（3–5）解出不同时刻 t 的压缩量 δ，得出最大压缩量 δ_{max}，然后计算出 DRI。

$$\text{DRI}=\frac{\omega_n^2\delta_{max}}{g} \tag{3–6}$$

式中，δ_{max} 为脊柱的最大压缩量；g 为重力加速度。

由于 $\omega_n=(k/m)^{0.5}$，$k\delta_{max}=F_{max}$，所以 DRI 可表示为：

$$\text{DRI}=\frac{m\omega_n^2\delta_{max}}{mg}=\frac{k\delta_{max}}{mg}=\frac{\boldsymbol{F}_{max}}{mg} \tag{3–7}$$

式中，F_{max} 为脊柱压缩时受到的最大力。

从式（3–7）可看出，DRI 表示人体脊柱在动态下承受的最大过载值。

5. 胸部损伤标准

胸部损伤是由压缩量、黏滞性和惯性载荷引起的，根据不同载荷情况，应用不同的损伤标准。

① 胸部创伤指数（TTI）。TTI是用于侧面冲击的胸部损伤标准，该准则认为损伤的发生与被冲击的侧胸廓及胸椎下侧的最大侧向平均加速度值相关。TTI定义如下

$$\mathrm{TTI}=1.4\mathrm{AGE}+0.5(\mathrm{RIB}_y+T_{12y})\frac{m}{m_{\mathrm{std}}} \tag{3-8}$$

式中，AGE为试验对象年龄；RIB_y为被冲击侧第4根和第8根肋骨侧向加速度最大绝对值，g；T_{12y}为第12胸椎侧向加速度最大绝对值，g；m为试验对象质量，kg；m_{std}为标准质量，m_{std}=75 kg。

TTI 反映的是统计学上的而不是生物学上的关系，不能直接与任何损伤机理相联系。

② 压缩损伤标准（C）。克勒尔（Kroell）等通过钝器冲击试验得出结论：胸部的最大压缩量与AIS有密切关系，与力和加速度无关。由此人们制定的压缩准则（C）定义为

$$C=\frac{\text{胸部变形量}}{\text{胸部厚度}} \tag{3-9}$$

它与AIS的关系为

$$\mathrm{AIS}=-3.78+19.56C \tag{3-10}$$

③ 黏性标准（VC）。黏性标准是考虑软组织损伤取决于压缩量和压缩速度而制定的胸部损伤标准，也称为软组织损伤标准。VC的定义为

$$\mathrm{VC}=v(t)C(t)=\frac{\mathrm{d}[D(t)]}{\mathrm{d}t}\frac{D(t)}{b} \tag{3-11}$$

式中，$D(t)$为胸部变形量，mm；b 为初始躯体厚度，mm；$v(t)$为变形速度，$v(t)=\frac{\mathrm{d}[D(t)]}{\mathrm{d}t}$，m/s；$C(t)$为瞬时压缩函数，$C(t)=\frac{D(t)}{b}$。

第二节 着陆冲击作用下人体的生物力学响应

一、坐姿竖直着陆冲击下人体的生物力学响应

在某些军用飞机、武装直升机等着陆过程中，人是坐在座椅上的，为了获得人体的生物力学响应，通常在实验室条件下，以志愿者、假人、动物为研究对象，进行模拟着陆冲击试验研究，通过观察人体、动物的生理反应和生物力

学数据，分析总结人体的生物力学响应规律。同时，试验数据也被用于建立和验证人体的生物力学模型。有些学者利用人体的动力学模型研究特定条件下人体的动力学响应，为人体损伤预测和防护措施的制定提供重要依据。

1. 着陆冲击对机体的影响

相对低量级的人体坐姿着陆冲击（(10～30) *g*，30～80 ms）试验表明，志愿者主要反应为头、胸和内脏疼痛，严重者伴有面色苍白、出冷汗、心率减慢、恶心等症状。症状随 *G* 值、脉冲持续时间增加而加重，疼痛一般持续几分钟即消失。冲击瞬间出现各种心律异常，如室性心动过缓、室性停搏、结性和室性期前收缩、异位搏动、房室脱节等。心率失常发生率随着脉冲时间延长，随 *G* 值增加而增加。

相对高量级的动物（家犬）坐姿着陆冲击（(30～100) *g*，10～100 ms）试验表明，大体解剖肉眼观察到肺脏、心脏、肝脏和脾脏出血、血肿、撕裂伤，以及腹腔积血；少数伴有硬脑膜外出血，肋骨骨折，肺动脉、降主动脉根部条状出血。镜检可见红细胞充满肺泡腔及肺泡间质，肝小叶间有大量红细胞，严重的出现肝组织破损或坏死、脾脏红髓有局限性和广泛性出血、心肌间质出血和横纹断裂现象、脑组织有红血球渗出。损伤随 *G* 值和脉冲持续时间增加而加重。

王玉兰等研究人体坐姿冲击耐受能力时发现，冲击作用时间 50 ms、峰值 19*g* 或其他等效组合会引起人体生理反应，但不会造成损伤，可作为载人飞船或飞机分离救生舱设计参数；峰值加速度不超过 23*g*，不会造成脊柱损伤，可作为直升机应急坠落设计参数。研究还表明，坐垫、束缚系统、体位和冲击波形是影响人体耐力的重要因素。

2. 坐姿着陆冲击动态响应的特点

① 人体不同部位的反应时间比座椅滞后，从髂部、肩部到头部滞后时间依次延长，头部的滞后时间约 25 ms。

② 人体不同部位的响应加速度受座椅上冲击载荷持续时间的影响较大，持续时间越长，超调的部位越多。例如，30 ms 组人体不同部位的峰值依次小于座椅，不出现超调；50 ms 组髂部响应大于座椅输入，产生超调，而肩部和头部响应低于输入；80 ms 组髂与肩部响应加速度均大于输入，产生超调，只有头部低于输入。

③ 人体和动物的结构不同，因此动态响应规律也不相同。比如，犬在 10 ms 下不产生超调，而在 30～100 ms 下产生超调。

④ 人体和动物响应的加速度峰值与座椅输入的加速度峰值基本呈正相关关系。

⑤ 由于冲击力方向与人体脊柱纵轴重合，所以脊柱损伤是人体耐受力的限定指标。

二、仰卧姿竖直着陆冲击下人体的生物力学响应

1. 低量级下人体生物力学响应的特点

在飞船返回地球的过程中，航天员采用的体位一般是仰卧姿态。在这种姿态下着陆时，竖直方向的冲击载荷可分解为沿人体胸背轴和纵轴向，共同作为人体的输入，因此人体对着陆冲击的响应在这两个方向上同时存在。为获得仰卧姿态下人体着陆冲击响应数据，刘炳坤等以 5 名健康男青年为研究对象，在冲击塔上进行了模拟飞船着陆冲击试验。

首先把仿型座椅牢固安装在冲击塔平台上，椅背调整至与水平面夹角 20°，在冲击塔平台和座椅上沿冲击方向分别安装两只压阻式加速度计，空试车调整冲击参数：峰值 4g、6g、8g、10g，脉宽 50～80 ms。放好赋形坐垫于座椅中，安装束缚系统，受试者仰卧于座椅中，其姿态同实际飞船着陆要求。分别在受试者的头、肩、胸、髂部安装 z 和 x 向加速度计，加速度信号经电压放大器接磁记录仪、八踪示波器及 D6000 信号分析仪，记录、显示并绘制加速度响应曲线。按调试好的塔高进行正式冲击试验，每天进行 5 人 1 组的同一参数试验，休息一天再进行另一组试验。其中（4～10）g，20° 仰卧角，间隔 2g 增长，4 组 20 人次试验；10g，30° ～60° 仰卧角，间隔 10° 增长，4 组 20 人次试验。共 5 人 40 次试验。在试验前、中、后监测心电，试验前、后测量血压、脉搏等，并有医监医保人员参加试验，确保受试者安全。试验结果如下：

（1）人体头、肩、胸和髂部的加速度响应

本试验获得冲击塔平台、座椅及人体头、肩、胸、髂等部位的 400 条加速度响应曲线。图 3-8 给出了 20° 倾角，座椅上 5g 冲击时人体头、肩、胸和髂处的加速度响应曲线。可以看出，当人体以仰卧姿态受到竖直着陆冲击时，在人体头盆向和胸背向同时产生动态响应。人体上加速度响应曲线的共同特点是趋向于零的逐步衰减的震荡。人体上加速度响应在不同的部位有其不同的变化特点，在头部和胸部存在明显的动态超调，这表明人体各部位具有不同的黏弹性行为。

（2）人体头、肩、胸和髂部的加速度响应峰值随着陆冲击强度的变化

不同受试者加速度响应峰值随着冲击强度的变化存在明显的个体差异。用最小二乘法得到人体加速度响应峰值与输入冲击加速度峰值的最小二乘拟合关系，见表 3-4。

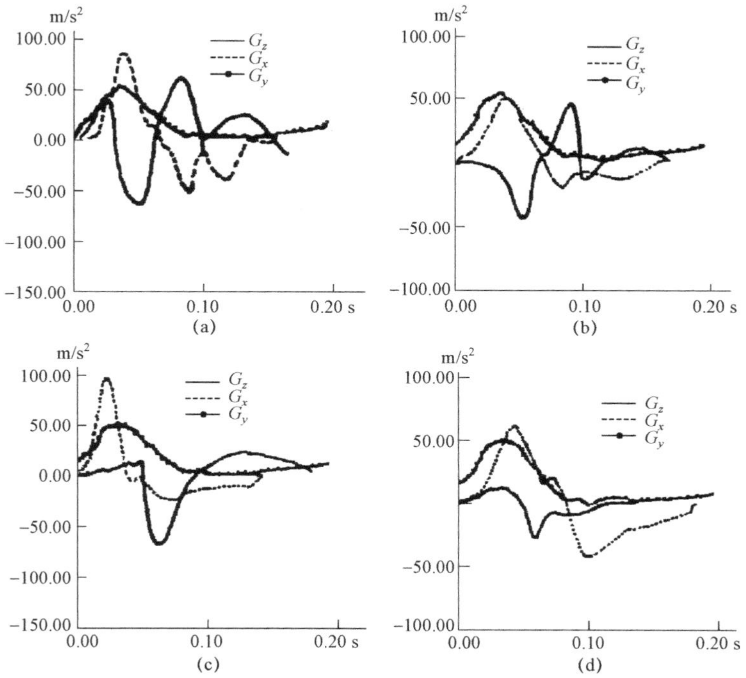

m/s²
100.00
50.00
0.00
−50.00
−100.00
−150.00
0.00
0.10
0.20 s
G_z
G_x
G_y
(a)
(b)
(c)
(d)

图 3-8 20°背角 5g 冲击时人体头（a）、肩（b）、胸（c）和髂（d）部位的加速度响应

表 3-4 人体加速度响应峰值与输入冲击峰值的最小二乘拟合关系

部位	方向	方程	相关系数	说明
头	z	y=−3.185 48+2.255 53μ	0.83	方程中： μ——输入冲击加速度峰值（g）; y——人体加速度响应峰值（g）
	x	y=−1.448 32+2.124 14μ	0.87	
肩	z	y=2.137 63+0.626 66μ	0.39	
	x	y=−1.325 48+1.347 04μ	0.83	
胸	z	y=4.590 38+0.592 39μ	0.37	
	x	y=1.521 28+1.692 47μ	0.87	
髂	z	y=5.158 27+0.901 9μ	0.06	
	x	y=1.991 33+1.391 81μ	0.91	

从表 3-4 可以看出，随着陆强度的增加，人体头、肩、胸和髂处 z 与 x 向加速度响应峰值均增大，而头 z 和头 x 向加速度响应峰值增加的斜率最大。

（3）人体头、肩、胸和髂部加速度响应峰值随仰卧角度的变化

人体加速度峰值随仰卧角度的变化存在明显的个体差异。人体头、肩、胸和髂部加速响应峰值与仰卧角的最小二乘拟合关系见表 3-5。从表 3-5 可以看

出，人体头、肩、胸和髂部 x 向加速度响应峰值随仰卧角度的增加而降低，头部 x 向加速度峰值下降的速度最大，而头和肩 z 向加速度响应峰值在仰卧角为 40° 时达到最小，胸 z 向加速度响应峰值基本上不随仰卧角度而变化，髂 z 向加速度响应峰值随仰卧角度的增加而增大。

表 3–5　人体加速度响应峰值与仰卧角度的最小二乘拟合关系

部位	方向	方程	相关系数	说明
头	z	y_1=24.981 33–0.385 56x	0.74	方程中： x——俯仰角度（°）； y——输入 10g 时人体加速度响应峰值（g）
		y_2=–1.631+0.314 9x	0.61	
	x	y=24.739 6–0.283 78x	0.94	
肩	z	y_1=8.717 33–0.091x	0.55	
		y_2=–2.319 67+0.195 1x	0.72	
	x	y=14.86–0.080 56x	0.43	
胸	z	y=12.923 2+0.006 52x	0.03	
	x	y=22.865 4–0.260 56x	0.91	
髂	z	y=2.815 6+0.197 94x	0.74	
	x	y=20.810 4–0.241 32x	0.87	

（4）冲击过载作用后，受试者主诉及心电图变化特点

人体以背角 20° 受到（4～10）g，50～80 ms 和背角 30°～60°，10g，50 ms 半正弦脉冲作用后，受试者主诉，头部和腰部有冲击感及心慌等反应，无其他不适感。从遥测心电图观察到，试验中受试者普遍表现为心率加快，当冲击平台被提升后，由于精神紧张，心率即有加快，冲击瞬间心率进一步加快，最快者达 113 次/min。冲击过后心率逐渐减慢，一般约 1 min 内心率恢复到试验前对照水平。在冲击过载作用下，受试者心率增快的同时，常伴有 R 波电压的减小和 T 波幅度的降低。这种变化一般在冲击后 1 min 即可恢复正常。其他未见异常心电图。

2. 高量级下着陆冲击损伤的特点

为了探讨仰卧位着陆冲击造成损伤的特点，王玉兰等对 22 只家犬以仰卧姿势胸部承受（10～60）g，30～100 ms 的冲击，记录了冲击平台、动物胸部、脊柱的加速度和 ECG、呼吸、心内压、胸内压、腹内压、身体位移等指标。结果表明，动物出现以肺脏、心脏为主的广泛的内脏损伤。在冲击时，右心房、右心室和胸腹内压都有明显增加，胸部响应加速度发生超调，脊柱响应加速度

低于输入，胸部最大相对压缩量为 44%。当胸部加速度峰值为 60*g*、脉冲宽度 30 ms 时，出现可恢复性损伤。

三、跳伞（立姿）着陆冲击下人体的生物力学响应

跳伞着陆冲击力是造成下肢损伤的重要原因，尤以踝、胫、腓骨是损伤数多发的部位。弄清楚着陆冲击力在人体上的分布对于医疗和预防跳伞着陆伤有着重要的意义。A. K. Ghosh 等研究了人在立姿时脚底静压力的分布，发现在与踝关节 z 轴线的相交面上承受的压力最大。J. Mizrahi 等让被试者悬垂在吊环上，从离地面 0.5 m、1.0 m 高处垂直落下，测得作用在脚上的冲击力。李祯祥等用数学模型对跳伞着陆时人体各节段所受冲击力进行了估算。冯文树等初步报道了用高速摄影技术测算着陆的冲击力的方法，并利用高速摄影技术在室内模拟条件下对伞兵平台跳伞训练中着陆冲击力在人体各节段上的分布进行了研究。将人体视为一个多杆件构成的复杂系统，可分成头、颈、躯干，加上对称的上臂、前臂、手、大腿、小腿和脚等 15 个节段。通过高速摄影胶片上人体被测点的运动资料，计算出人体各节段的位移、速度、加速度及与铅垂线间的夹角，加上人体测量数据、压痕深度等，用李祯祥等提出的冲击力估算公式，计算出在一定时刻各节段承受的着陆冲击力，见表 3–6。

表 3–6　各节段在不同条件下承受的冲击力　　kg

负荷/kg		0			26.5	
平台高/m		1.0	1.5	2.0	1.0	1.5
节段名称	脚	172.1	137.0	172.3	183.6	230.7
	小腿	504.1	394.5	514.3	468.9	671.8
	大腿	471.7	356.3	462.9	425.2	644.9
	躯干	724.5	555.9	689.2	654.3	979.0
	头	98.2	80.8	110.0	95.1	128.5
	上臂	88.4	58.0	70.2	70.0	105.6
	前臂	58.3	41.2	48.3	48.1	79.4
	手	16.2	12.3	16.4	14.2	21.7

注：表内数字为 3 名被试者试验结果平均数。

由表 3–6 可以看出，无负荷时，平台高 1.0 m 和 2.0 m，各相应节段承受的冲击力相差不大，但均比 1.5 m 时的大。从 3 名被试者个体的试验资料看，均有相似的趋势。在本研究范围内，无负荷时，平台高度对各节段承受的冲击力

影响不大。这可能是无负荷时，被试者易于调整着陆姿势，掩盖了高度的影响。负荷 26.5 kg 时，对于各相应节段承受的冲击力，1.5 m 明显大于 1.0 m 的结果。这可能是有负荷时，被试者不易调整着陆姿势，高度产生了明显的影响。高度为 1.5 m 时，负荷 26.5 kg 与无负荷相比，各相应节段受的冲击力有明显差别。平台为 1.0 m 高时，负荷 26.5 kg 与无负荷相比，各相应节段受的冲击力差异不大，这可能与被试者的着陆姿势、精神状态有关。

第三节　头部冲击生物力学响应

为了探讨头部受力产生的响应，许多研究用尸体进行头部碰撞。一般用头部加速度和冲击力来描述冲击响应，这在很大程度上依赖于头部的惯性特性和碰撞表面。对于一个 50 百分位的男性，头部的平均质量为 4.54 kg，而平均的质量惯性矩分别为 $I_{xx}=22.0\times10^{-3}$ kg · m²，$I_{yy}=24.2\times10^{-3}$ kg · m²，$I_{zz}=15.9\times10^{-3}$ kg · m²。

在这些尸体试验研究中，大多采用跌落试验将尸体降落到一个刚性平面上。表 3–7 总结了头部不同位置发生骨折时需要的力的峰值。此外，对头部的加速度响应也进行了研究。在进行头部加速度测量时，有两个难点：一是加速度计无法安装到头部的质心区；二是头部不是一个刚性体。因此，有多种测试加速度的方式被提出。也有人建议测量头部的转动加速度，然后可以计算出头部质心的加速度。

表 3–7　不同区域的头骨发生骨折时需要的力的峰值

碰撞区域	冲击力/kN	参考文献
前部	4.2	Nahum，1968
	5.5	Hodgon，1971
	4.0	Schneider，1972
	6.2	Advani，1975
	4.7	Allsop，1988
侧部	3.6	Nahum，1968
	2.0	Schneider，1972
	5.2	Allsop，1991
枕部	12.5	Advani，1982

根据大量专门研究头部加速度情况的尸体试验，人们建立了韦恩州立大学脑震荡耐受限度曲线，简称韦恩州立大学耐受曲线 WSTC。它表明了载荷的持续时间与沿前后方向平移的平均加速度脉冲的大小之间的关系，该脉冲可在头部接触碰撞中导致严重程度的颅脑损伤。临床医学中存在大量颅骨骨折中伴随着脑震荡的病例，这被用来建立尸体冲击与脑损伤之间的关系。事实上，80%的脑震荡病例同时伴有颅骨骨折。Gurdjian 等人假定，通过测量颅骨所能承受的载荷限值可以有效地推断脑损伤的耐受限度。WSTC 是基于头部直接的前撞击试验建立起来的，严格说来，这个结果不适用于非接触加载条件及其他碰撞方向。然而，WSTC 仍然是头部线性加速度响应的最重要的数据来源。

有学者对造成弥散性脑损伤和硬脑膜下血肿的旋转加速度进行了研究。他们除了对志愿者和尸体的头部旋转加速度进行测量外，还对灵长类动物头部旋转加速度进行了测量和分析，并对由此导致的损伤进行了评估。研究结果表明，角加速度大小及相应的损伤限度与头部的质量有关。因此，根据灵长类动物的测试结果，通过比例缩放可以得出人类的耐受限度。根据志愿者的试验可知，人类的耐受限度可能在短的持续时间内达到 25 000 rad/s^2（Tarriere，1987）。

上述一些试验都是在特定条件下进行的，例如，使用平移或旋转加速度来预测颅脑损伤。然而，在绝大多数的头部碰撞情况下，平移和旋转加速度是同时存在的，并且一起作用引起脑损伤。因此，对脑损伤的全面预测，需要考虑各种载荷组合情况下的脑组织的响应。例如，运用有限元方法开发精确的头部数学模型来研究头部对冲击载荷的力学响应的关键参数。数学模型分析和人类活体响应的详细研究相结合，对于理解头部损伤的机制和头部冲击的耐受限度都有很大的帮助。

第四节　脊柱冲击生物力学响应

许多志愿者试验、尸体试验、动物试验和假人试验的目的是得到人类脊椎的力学性能。人们利用不同的试验装置进行了动态试验或静态试验。此外，在脊椎试验中，通常使用一个叫作功能单元的脊椎段。这个功能单元通常是指由两个或三个椎骨组成的运动部分，使用功能单元的目的是去除研究中不感兴趣的组织（例如肌肉）。很多研究也使用较长的功能单元来分析头部–颈部的运动学性能，这些功能单元由尸体的头部和颈部组成，使用时将颈部下端固定，整个功能单元安装在一个小型台车上，进行冲击试验。值得注意的是，功能单元的使用会明显地影响运动学响应。因此，由试验结果得出结论前，应考虑到这一点。由于功能单元去除了肌肉，或者尸体试验没有肌肉紧张度，这些都给试验结果带来严重影响。只有志愿者试验在某种程度上为测试肌肉运动提供了可能性。其他脊椎损伤例如椎动脉损伤的耐受限度则很难被评价，这是因为我们感兴趣的结构的受载生理极限难以确定。

在着陆冲击过程中，头部的惯性载荷过大时，通常会引起颈椎压缩性骨折。Culver 等使用带缓冲垫的冲击机对 11 名未防腐尸体进行了头部冲击试验，尸体被设置为仰卧姿态，冲击机的加载方向沿人体纵轴向，并且头部向后位移受到限制。结果表明，头部冲击力峰值在 5.7 kN 以下未发现骨折，而产生颈椎损伤的平均头部冲击力为（7.58±0.94）kN。Nusholtz 等对 8 名未防腐尸体进行自由跌落试验，尸体的头顶部受到冲击作用，跌落高度从 0.8 到 1.8 m，头部冲击力的变化范围是 3.2～10.8 kN，产生了广泛的颈部和胸部骨折和错位。Yoganandan 等研究了垂直冲击引起脊柱损伤的机理，他们利用 16 名新鲜完整的男性尸体头朝下悬置，垂直跌落高度从 0.9～1.5 m，其中 8 名标本头部被约束，以模拟肌肉的作用，使得颈部脊柱在其初始位置上产生前弯曲，这些标本的头颈复合体的方位调整到能够完成颈椎最大轴向加载；另外 8 名头部未加约束。未受约束标本头部冲击力范围从 3.0 kN 到 7.1 kN；而受约束标本头部冲击力范围从 9.8 kN 到 14.7 kN。结果发现，当尸体在其头部接触冲击表面时，在没有大的旋转和反弹的情况下，普遍出现颈椎体损伤。

对于胸椎和腰椎，特别是在$+G_z$载荷作用下，容易出现压缩性骨折甚至粉碎性骨折。Ewing 等人对防腐尸体进行的不同脊柱构型下的$+G_z$加速度试验研究表明，脊柱过伸模式下即人体双肩带固定约束，躯干充分伸展的坐姿，这种模式下造成腰椎骨折的 G 值最高，达到 17g；自然直立模式下即保持脊柱的自然形状坐姿，这种模式下造成腰椎骨折的 G 值下降，达到 10.4g；弯曲模式即肩带松弛，允许躯干自由向前弯曲的坐姿，这种模式下造成腰椎骨折的 G 值最低，达到 9.0g。这三种模式下腰椎耐受值的差异主要是由于脊柱承受载荷时其椎体内部载荷分布不同而引起的。过度伸展模式下载荷在腰椎上的分布较均匀，因而承载能力较强；而弯曲模式下腰椎不仅承担压缩载荷，同时还承受躯干偏心载荷引起的弯矩，所以在腰椎上的载荷分布不均匀，作用在椎体前部的压缩载荷更大，更容易形成楔状压缩性骨折。

为了评定脊柱对冲击载荷耐力，1962 年 Payne 提出了动态响应指数的概念，并用人体单自由度集中参数模型模拟人体脊柱对垂直向上的冲击过载的响应。必须指出的是，单自由度集中参数模型是人体复杂系统的简单模拟，其使用是有局限性的。为了分析人体对冲击的响应，需要研究更加详细的模型，例如美国空军已研究获得了人的脊柱、躯干及头部的三维动态模型，这种模型具有高度概括性，可以用于分析飞行员弹射时的机械反应、飞机摔机时人的反应、头脊柱系统对随机负荷的反应等。近年来，随着计算机技术的发展，数字模型假人的逼真性更加完善，能够预测人体对各种载荷作用下的动态反应。

第五节 胸部冲击生物力学响应

为了测量人体胸部关于加速度、力、变形和压力的生物力学响应，人们已经在实验室条件下进行了大量生物力学试验。为了获得冲击作用后人体损伤的细节，在 20 世纪 70 年代进行了大量的尸体试验，试验数据被用来开发生物力学假人以及制定损伤准则，并且试验数据也用于建立和验证人体胸部的数学模型。

1. 胸部正面冲击

为了获得胸部正面冲击下的生物力学响应，人们进行了大量试验。Kroell 等使用直径为 0.152 4 m 的刚性摆锤进行了尸体胸部冲击试验，测量了胸骨的变形量，确定了胸部的力–变形特性。该曲线分为加载过程和卸载过程，在加载过程曲线中，由于胸部具有黏性，曲线在开始阶段上升较快，并且由于黏性响应，曲线有一段较平坦区域。在变形量最大点，撞击物和试验对象以相同的速度运动，此时测得的力取决于由整体的加速度造成的惯性力及组织受压形成的弹力。卸载过程曲线代表受压组织的卸载过程，以及随后的胸部非线性弹性卸载。通过分析力的稳定阶段和撞击物的速度之间的关系，发现当撞击物速度增加时，稳定阶段的力将会增加。撞击物质量小且撞击速度较高时，将完全不会出现力的稳定阶段。此外，撞击物的质量较小则变形量较小。在这些尸体试验的基础上，提出了在撞击物不同质量和速度组合情况下的力–变形区间，以作为对假人胸部的性能要求。

除了对胸部进行摆锤冲击试验外，还进行了准静态试验。在此类试验中，用一块平板对志愿者或尸体胸骨进行加载，试验对象背部用刚性结构支撑，然后记录下施加的载荷和胸部前后方向的变形量。Melvin 等得出以下结论：当变形量从 0 增大到 41 mm 时，胸部存在一段近似线性的刚度，其值为 26.3 N/m；当变形量大于 76 mm 时，胸部刚度增加到 120 N/m。然而，试验结果会因试验对象的个体体格不同而不同，也会因试验对象的状态不同而差别很大，例如尸体是否经过防腐处理，志愿者是否放松或紧张等。Lobdell 等研究结果表明，紧张的志愿者胸部的刚度比放松的志愿者大 3 倍多。事实上，在紧张的状态下，胸部刚度的增加对于耐受限度是有益处的。

自从 20 世纪 70 年代后期起，人们就开始了对佩戴安全带尤其是佩戴斜跨式肩带对车内乘员所受载荷的影响的研究。发现在安全带产生的集中载荷的下胸部位置更容易受到损伤。由安全带产生的载荷所导致的损伤原因表现为胸部受压。Fortbruno 等建议的安全带的载荷限值为 4 kN，并与特别设计的安全气囊结合使用，估计在正面碰撞中 95%的 AIS3 级以上的胸部损伤能够被避免。

2. 胸部侧向冲击

为了研究人体在侧向冲击下胸部的生物力学响应，人们采用了与正面冲击相同的方法进行研究。研究表明，侧向冲击力–变形曲线和正面冲击的相似，但是没有或只有较少的明显的力稳定区域。此外，胸部对侧向冲击的阻力比正面冲击的阻力小。当试验对象的手臂放置于撞击物与胸部之间时，可以起到一定的保护效果。

除了利用冲击器进行撞击试验外，还进行了跌落试验，以分析碰撞力–变形特性。在跌落试验中，尸体从 1～3 m 高度跌落至有衬垫或无衬垫的测力平面上，得出冲击力、加速度、胸部压缩变形与损伤程度的关系。对这些试验数据的进一步分析，为侧向碰撞假人的力–变形区间的设计提供依据。

为了进一步研究侧面冲击，海德堡大学进行了台车试验。在台车上安装有座椅，台车在一特定的速度下突然减速，以使座椅上的试验对象（尸体）滑向座椅另一侧，并与一个加装了衬垫或无衬垫的平面碰撞。试验中测量了肋骨、胸骨和胸椎的加速度。试验发现，除了加速度之外，试验对象的物理参数对试验损伤结果有明显的影响。于是，Eppinger 等提出了胸部损伤指数 TTI，它考虑了年龄、体重等因素的影响。现在可以测量侧向冲击假人的肋骨和下肋骨的加速度、胸椎加速度，以便计算 TTI 和评价侧向防撞性能。

第六节 腹部冲击生物力学响应

同人体其他部位一样，腹部的受力响应是用尸体和动物试验得到的。有些试验使用的大型冲击器完全覆盖了腹部。但是，这种试验得到的总体响应曲线并不能说明腹腔内多种不同器官的个别反应。碰撞的位置（比如左侧或右侧）和碰撞过程中受试者姿势也起到重要作用。由试验过程可知，要精确地确定腹部变形是很困难的。大多数情况下通过高速摄像来确定腹部的变形，有时通过相对某个固定点（例如脊柱）确定侵入量或者以相对试验对象的另一侧确定压缩量。

目前，在用尸体进行的正面冲击试验中可以得到下腹部的力–变形曲线。这些曲线没有明显的力稳定区域。其他一些试验中使用了麻醉的猪来进行试验。对于正面冲击，在没有更好的数据可使用前，建议上腹部采用与下腹部相同的数据。对于侧向冲击，一些研究介绍了用尸体进行的台车试验、摆锤试验和跌落试验。跌落试验主要是针对扶手的冲击，将尸体从一定高度坠落到扶手上。跌落试验中得到的是力–时间曲线而不是力变形曲线。

在对肾脏的钝性碰撞研究中，Schmitt 等对人和猪的肾脏进行了摆锤冲击试验，结果显示肾脏组织失效主要与能量有关。发现 4 J 的碰撞能量极限或其相应的应变能量密度 25 kJ/m^3 能造成从中等到严重的肾脏损伤。文中还讨论了黏弹性材料性能，提供了力–变形特性。关于腹部整体及内部重要脏器的冲击生物力学响应，仍需要进一步研究。

第七节 骨盆和下肢的冲击生物力学响应

为了研究骨盆的冲击响应，人们利用尸体作为试验对象进行了竖直、正面和侧面加载试验。由于试验设备差异很大（有的采用刚性冲击器，而有的采用加装了衬垫的冲击器），试验程序（如测试仪器和试验对象的姿态设置）也不同，因此不同试验所获得的载荷和损伤结果难以进行比较。

为了模拟正面冲击的加载情况，Nusholtz 等进行了摆锤冲击试验，用摆锤撞击坐着的尸体膝盖，当撞击力增大到 37 kN 时，还没有发现骨盆骨折或髋部骨折。Brun–Cassan 等对没有安装约束系统的尸体进行整体碰撞试验，膝盖上的峰值力分布在 3.7～11.4 kN 之间，没有发现骨盆骨折。只有 1 次试验在膝盖受力为 8.8 kN 时发生了右腿髌骨骨折和髂嵴骨折。尽管在尸体试验中有不同结果，但股骨最大轴向负载为 10 kN 仍被列入 FMVSS208 中。

关于侧向冲击，各文献中报道的结果也是不同的。无论是最大骨盆加速度还是最大骨盆变形，都与骨盆骨折没有很好的相关性。然而，Viano D 等发现骨盆变形与骨盆宽度的比率可以对耻骨支损伤进行可靠度量，骨盆压缩变形比率为 27%时，对应出现严重损伤的可能性达 25%。

对单独的股骨、胫骨或腓骨进行了类似于材料力学性能测试的试验（弯曲、拉伸试验），这些试验结果见表 3–8。

表 3–8　下肢骨骼平均机械强度

力学参数	股骨		胫骨		腓骨	
	男性	女性	男性	女性	男性	女性
扭矩/（N・m）	175	136	89	56	9	10
弯曲力/kN	3.92	2.58	3.36	2.24	0.44	0.30
最大弯矩/（N・m）	310	180	207	124	27	17
长轴压力/kN	7.72	7.11	10.36	7.49	0.60	0.48

对下肢软组织的黏弹性材料特性和失效极限也进行了大量研究，这些研究结果之间差异很大。由于腱和韧带的最大负载与其横截面面积相关，这些差异是可以预料的。在文献中描述的腱和韧带平均最大拉应力范围为 50～100 MPa。不同试验测得的膝部韧带由于应变而导致失效的耐受限度为 7%～40%。利用尸体膝关节完成的动态测试结果表明，117～134 N・m 的弯曲力矩对应 50%的副韧带损伤。

关于小腿和脚，人们进行了各种各样的尸体试验和志愿者试验。这些试验包括轴向静态测试，得到力与变形响应。通过比较尸体和志愿者的试验结果发现，活人和尸体标本的足和足踝的压缩响应没有差别。胫骨和足踝的轴向载荷的动态响应也在尸体试验中测得。这些研究表明，胫骨骨折的失效载荷是 7.8 kN，跟骨骨折是 8.1 kN。

对于脚的生物力学响应也有些研究。Levine 等在尸体试验中，使其足向足背弯曲达到 45° 时，对应有 50%的可能性发生足踝损伤。Rudd 等得出结论：对于 50 百分位男性，向足背弯曲时，作用在足踝关节上的力矩达到 59 N・m 时对应发生足踝损伤的可能性为 25%。对脚的内翻和外翻也进行了静态和动态分析。对于准静态负荷，Parenteau 等发现脚内翻和外翻的失效耐受限度大约是 34 N · m和 48 N · m。

第八节 上肢的冲击生物力学响应

对上肢的冲击生物力学响应与耐受限度的研究相对较少，部分原因可能是上肢损伤通常没有生命危险。但是可能造成长期损伤，同时给社会带来巨大经济损失。近年来，由于安全气囊设计技术的研发，因它展开时接近上肢，也可能对上肢产生影响，所以上肢损伤问题的研究又重新受到关注。Weber（1859）和 Messerer（1880）进行的一些早期工作确定了产生上肢骨骼损伤所需要的载荷和力矩。Weber 的结果表明，男性肱骨所能承受的最大弯矩为 115 N · m，而女性的则为 73 N · m。Messerer 的结果均大于上述数值，分别是 151 N · m（男性）和 85 N · m（女性）。男性上肢的抗弯曲强度大于女性，主要是因为男性上肢的质量和骨骼的矿物质密度均超过女性，并且随着年龄的增加，这种差别更明显。直到近年来上肢损伤重新受到人们关注前，这些研究一直作为主要的参考数据来源。

关于前臂骨折，Bass 等（1997）进行了尸体试验，结果显示：肱骨位置、前臂内旋角度和前臂相对于安全气囊模块的位置对因安全气囊展开而导致的损伤风险有影响。Pintar 等（1998）研究了前臂在动态弯曲模式下的损伤，确定了所有样本（男性和女性）的平均失效力矩为 94 N · m。Duma 等（1998）进行的尸体试验对冲击方向的影响进行了专门研究，结果发现：前臂在外旋状态（91 N · m）比内旋状态（75 N · m）的强度高 21%。随后进行了女性前臂内旋状态的试验，然后将结果比例缩放到相应的 5 百分位的女性身材尺寸上，得到一个 58 N · m 的耐受限度值。Begeman 等（1999）对静态和动态冲击的差异进行了分析。使用一个下落的重物，其产生大约 3 m/s 的加载速度，进行了前臂的动态弯曲试验。同时，也进行了静态弯曲试验。在平均动态峰值力 1 370 N 和平均弯矩 89 N · m 情况下，尺骨或桡骨出现骨折。静态骨折的载荷和力矩约小了 20%。Duma 等（2001）关于肘部的研究发现，不仅轴向力能造成肘部的损伤，而且相对于水平前臂垂直的力也能造成这种伤害。因此，肘部轴向力和剪切力的线性合成与肘部损伤有很高的相关性。通过进一步的尸体试验，Duma

等（2002）预测，对于 5 百分位的女性，当肘部角度呈 30° 且高出前臂长轴方向时，1 780 N 的压缩力对应的肘部骨折风险为 50%。到目前为止，还没有结论性的损伤准则或评估上肢损伤风险的程序或法规。

参考文献

［1］孙喜庆，姜世忠．航空航天生物动力学［M］．西安：第四军医大学出版社，2013：22–24，27–30，125，180．

［2］［瑞士］施密特，等．汽车与运动损伤生物力学［M］．曹立波，等译．北京：机械工业出版社，2012：74，107–108．

［3］Alan M N, Melvin J W．Accidental Injury：Biomechanics and Prevention［M］．Second Edition．NewYork：Springer–Verlag，2002．

［4］张金芝，姜延洲，朱东明．人体脊柱在冲击载荷作用下的动态响应研究［J］．武警医学，1997，8（4）．

［5］刘炳坤，王宪民，王玉兰，姜世忠．不同体位着陆冲击时人体的动态响应［J］．航天医学与医学工程，2001，14（2）．

［6］冯文树，刘铁汉，何杨举，简进章，范建伟．平台跳伞训练中着陆冲击力在人体上的分布［J］．生物医学工程学杂志，1986，3（2）．

［7］颜磷娟，杨智春，罗亨存．坐姿人体的冲击动力学响应分析［J］．振动与冲击，2010，29（9）．

［8］杨智春，颜磷娟．飞机应急着陆时的人体冲击响应研究［J］．振动与冲击，2009，28（5）．

［9］刘炳坤，王宪民，王玉兰，等．人体对模拟着陆冲击动态响应特性的研究［J］．航空学报．

［10］罗建新．运动生物力学［M］．北京：北京师范大学出版社，2010：25–29，56．

［11］体育院校成人教育协作组《运动生物力学》教材编写组．运动生物力学［M］．北京：人民体育出版社，1999：50–51，48–52．

［12］杨华元．生物力学［M］．北京：人民卫生出版社，2012：5–20，27–28，98–103，108–110．

［13］同济大学物理教研组．物理学（上册）［M］．上海：上海科学技术出版社，1959：26–28，30–34，43．

［14］崔家仲，谭宗柒，张建国．骨的力学特性［J］．中医正骨，2004：16（6），16–17．

第四章

着陆冲击损伤及其机制

飞行事故损伤的主要原因是飞机在着陆冲击碰撞中急剧减速；此外，固定系统失效、受到飞逸物体的打击、座舱突然减压及弹射救生过程中都可造成不同程度、不同性质的损伤。仔细进行损伤分析是非常重要的，不同的损伤类型特点可表示特定事件的过程。航空事故中的机械性损伤按机制的不同，可分为直接损伤、间接损伤、惯性损伤三类。直接损伤是指致伤物直接作用造成的，主要由于飞机着陆坠地或与其他障碍物冲击相撞（如撞山）造成，人体与机舱内物体直接相撞所造成的损伤有时能反映被撞物体的某些形状；间接损伤是指作用力通过传递，在远离致伤物直接作用点处出现的损伤；惯性损伤常造成身体相对未固定部分与身体被固定部分分离，如一部分肢体与另一部分肢体分离（长骨间关节离断，与被安全带固定在座椅上的躯干部分分开），悬附于体腔内的器官发生裂伤（心脏在体腔内是不对称的，常常在受到冲击时身体不动而心脏自由地依惯性向前摆动，使动脉受到扭转力而发生致命性裂伤）。据报道，某轻型飞机在 87 km/h 时坠地，驾驶员体表未见任何损伤，经检查发现，心脏降主动脉严重裂伤，导致驾驶员死亡。如身体未被固定，或座椅松脱时，就会高速向前抛掷，直到被硬物挡住为止，瞬间冲量极大，造成一处或多处损伤等。

驾驶员常见的损伤为颅骨骨折、出血，握驾驶杆的拇指基底部断裂、骨折及下肢骨折。驾驶员在最后努力中可因手或胸部与驾驶杆撞击或扭绞造成损伤，驾驶员的手臂和腿部可能撞在仪表板或者前面的座椅上，“仪表板股骨骨折”可能是膝部与仪表板撞击所致。

乘客最常见的损伤为头部、腿部和手臂撞击在座椅上，引起严重的颅脑损伤和长骨骨折。钝力作用于腹部可造成腹腔器官的撕裂或破坏；肝脏和脾脏虽有胸廓保护，但肝脏仍易受冲击伤，座椅背带位置不当或过松，或者软椅垫可能使乘员下滑，增加了脊柱骨折和腹腔内脏器、血管破裂的机会。当飞机突然减速，乘客的头部、腿部和手臂撞击在前面的座位上，可引起严重的颅脑损伤和四肢长骨骨折。飞机纵向摆动可使头部碰撞座舱致伤。突然剧烈的减速、加速造成眼球、睑结膜出血。飞机急速下降可造成乘员和乘务员撞击机舱顶，造成头部损伤和脊椎骨折。飞机失控急速着陆坠落，低飞使飞机腹部被山顶划破，全部机内人员可从高空坠落，乘客、机组人员和驾驶员高空跳伞时失败都可造成极其严重的高坠伤，常致头颅变形破碎，肢体断离甚至变成一团肉泥，机内人员坠落水中可造成溺死或冻死。

着陆冲击引起损伤的严重程度取决于飞行速度、碰撞的角度、表面结构的性质、飞行人员的姿势和状态、防护设备的性能、舱内固定设备等因素。在高速（800 km/h 以上）飞行中坠地，人体发生广泛的损伤，头部、肢体断离、多发性骨折、内脏脱出等全身复合性损伤。如在俯冲坠地中，则可使身体粉碎为许多小段及小块；在飞行发生旋转坠落时，飞机绕轴心水平旋转，人体受到离心力作用撞击机身可造成直接撞击伤，冲击力从臀部传到头部造成头面部损伤、外阴撕裂、骨盆环断开、内脏破碎。在低速（300～400 km/h）飞行中，尤其是轻型飞机，发生事故时死亡率较低，常引起各种骨折与内脏损伤；以股骨骨折最为常见，其次是颅骨、肱骨和肋骨骨折；以脑、肺、心、肝、脾、肾和主动脉等损伤最易发生；最常见的死亡原因是心血管系统破裂或出血，因飞机减速时，躯干部在安全带约束下发生极度弯曲，心脏基底部受到猛烈压迫，主动脉起始部常发生破裂出血。飞机冲出跑道，一般无严重的机械性损伤；飞机迫降，可致头、四肢、脊柱骨折、内脏破裂；机舱顶部向下塌压，机上人员可发生颅骨骨折或颈椎断裂；坠地后起火，人体除可被烧伤外，常常发生吸入有害气体引致的中毒和窒息，但无机械性肢体断离；飞机翻滚坠落或滑行中翻滚，可致严重肋骨骨折和变形，整个身体挫碎性损伤。直升机事故多数发生在飞行过程中，出故障时，常由于中心不稳而翻转坠落，发生颅脑和脊髓联合损伤，以及由肋骨断端刺破的心脏挫裂、内脏脱出及四肢损伤等。

着陆冲击引起的损伤多种多样，分析各种损伤的特点及其形成机制具有很重要的意义。通过对不同类型事故及其致命的伤情和原因的分析，以及对人们日常活动中所遭遇的撞击、高处坠落和挤压事故的损伤机制分析，可找出一定的规律，作为分析事故的依据。

第一节　头部损伤机制

在着陆冲击过程中，由于运动着的头颈部与物体直接碰撞后突然静止，所产生的损伤按颅脑解剖部位分为头皮损伤、颅骨损伤与脑损伤，三者可合并存在。头皮损伤包括头皮血肿、头皮裂伤、头皮撕脱伤。颅骨损伤包括颅盖骨线状骨折、颅底骨折、凹陷性骨折。脑损伤包括脑震荡、弥漫性轴索损伤、脑挫裂伤、脑干损伤。按损伤发生的时间和类型，又可分为原发性颅脑损伤和继发性颅脑损伤。按颅腔内容物是否与外界交通，分为闭合性颅脑损伤和开放性颅脑损伤。

一、头皮损伤

着陆冲击力直接作用于头部可造成头皮损伤，根据冲击力的大小和方向可产生不同的头皮损伤，如头皮擦伤、头皮挫伤、头皮裂伤、头皮血肿、头皮撕脱伤等。在头颈部撞击过程中，若撞击面宽阔而较圆钝平坦时撞击速度较低，常致头皮挫伤或血肿；撞击速度较高则常造成头皮裂伤，伴随相邻头皮挫伤及颅骨骨折，若撞击面狭窄而较尖锐时，则不论速度大小，均易造成头皮裂伤。另外，若冲击力沿切线方向作用于头部，除常造成严重头皮擦伤及挫伤外，甚至引起部分头皮撕脱伤。

二、颅骨损伤

颅骨损伤即颅骨骨折，分为颅盖骨折和颅底骨折，两者发生率的比率为 4:1。颅骨骨折的临床意义主要在于并发脑膜、血管、脑和颅神经损伤。

1. 颅骨的特点与骨折发生的关系

颅骨近似不可压缩的球体，又是颅脑腔内容物的坚实容器，具有一定的弹性和硬度，可耐受一定的冲击力。当受到冲击力作用时，不仅在冲击力作用部位引起局部弯曲变形，甚至整个颅腔都可产生变形，但是否造成折裂和破碎，则取决于冲击力作用的强度和弯曲变形的程度。若冲击力作用强度超过颅骨的抗压缩强度，则不但颅骨内板及其临近环周发生骨折，颅骨外板也可发生破碎，形成凹陷骨折。无论是颅骨的局部弯曲或整体变形，当颅骨折裂发生时，必然存在反作用力的作用，否则，头颅将沿冲击力作用方向移动而不至于发生骨折。颅骨借寰枕关节与脊椎相连，并依赖坚韧的寰枕韧带附于其上，因此，颅脊交界之处就成为颅脑损伤时的反作用力作用点。寰枕关节是一个椭圆形关节，关节头是一对枕骨髁，关节窝是寰椎的一对上关节凹，可做伸、屈、侧屈、旋转等运动，寰枕关节是一个联动关节。头部受冲击后，借助颅脊关节的活动，头颅可自冲击力作用的部位移开，从而减轻或避免损伤。但因寰枕关节的活动有限，最终仍不免受到不同程度的损伤。

2. 颅骨骨折的主要形式

① 颅骨局部变形。当颅骨受到冲击力作用时，受冲击部位即发生局部凹曲变形，中心区向颅腔内呈圆锥形陷入，圆锥顶的颅骨内板受张力作用，而相应的外板则受压缩力作用。由于内板的厚度约为外板的一半，并且较薄而质脆，故冲击力引起的骨折先从内板发生。若冲击力的作用未超过颅骨的弹性限度，则仅造成颅骨的单纯变形，冲击力作用消失后，颅骨恢复原位，但这一过程可造成脑再次损伤。若冲击力作用仅大于颅骨内板的抗牵拉强度，未超过外板的抗压缩强度，则仅造成单纯的颅骨内板骨折，但尖锐的骨折片可戳穿相邻的硬脑膜或造成局限的脑挫裂伤。随着冲击力增大，内板周边的外板因受张力作用而骨折，继之不仅内板先行折裂，颅骨外板也必将随之折裂，造成粉碎性凹陷骨折，或中心向外周呈放射状分布的骨折。最后，放射状分布的骨折片松脱，被推入颅腔内，形成粉碎凹陷性骨折，此时各骨折片之间常有重叠或嵌顿，以及内外板分离、骨折区硬脑膜剥离以致硬脑膜外局部淤血、骨折片尖端刺伤脑膜和脑组织。

② 颅骨整体变形。若头顶受到冲击力作用，由于头颅压向脊柱而受到脊柱的反作用力作用，头颅的垂直径变短，左右径及矢状径增大，这种整个颅腔变形的结果，将使远离冲击力作用点的颅骨部分凸出，颅骨因过度弯曲而折裂。此时随着身体在惯性作用下继续运动，冲击力增加，通过头颅传导至枕骨髁，作用于寰枕上关节凹，由此引起整个颅腔变形。由于颅底枕骨大孔局部变形，可发生危及生命的颅基底内陷骨折。

3. 冲击力的方向和作用点对颅骨骨折的影响

冲击力的作用方向和作用点对颅骨骨折的影响较大，如冲击力作用于颅骨穹窿的基部，并且向头顶冲击时，可引起广泛的与颅底平行的骨折，甚至可将颅顶盖掀开。由于骨折片朝顶上方裂开，故脑损伤相对较轻。冲击力斜向头颅后部一侧作用时，骨折将由颅后窝开始，并越过中线至对侧颅中窝，甚至继续延伸并止于颅前窝。根据研究结果，发现骨折线的走向与冲击力的方向有一定关系，即不论冲击力的作用方向是纵向或横向，其骨折线的方向与冲击力的作用线基本是一致的。

颏部受冲击，可引起下颌关节凹骨折，但下颌髁陷入颅腔却很少见。这是由于头部受冲击力作用时，借助寰枕关节的活动与颈轴的伸展作用，使头部沿冲击力方向向后或偏侧运动，从而大大缓冲冲击力对颅底或脑的冲击。更主要的是，受冲击后，下颌立即咬闭，冲击力作用沿下颌骨体及牙齿分散至面部，同时也限制了下颌骨向上移位。但对上颌骨的冲击，可能发生严重后果，应予重视。这是因为上颌骨的中部有上颌窦，当受到冲击力作用后，既容易发生粉碎性骨折，也可吸收强烈的震动波，但一部分冲击力仍可通过坚硬的内侧角突传至阻抗力较小的筛板而发生骨折，甚至有时筛板骨板片松脱，并向颅内移位，严重时碎骨片可刺破脑膜，加之骨折线是通入鼻腔，因此有发生颅内感染的危险。同样，若鼻根部受冲击，骨折常波及鼻副窦，也可导致颅内感染。前额骨折如累及额窦，即使皮肤依然完整，也应认为其内部实质上仍属开放骨折，这种隐藏在皮下的开发骨折易被忽略，故更有危险性。

冲击力作用的方向和作用点骨折的关系，可以有以下几种情况：① 冲击力直接作用于颅底平面上，将颅骨顺冲击力的方向掀开；② 冲击力作用于头部的任何部位，引起颅骨整体变形，以致颅底骨质折裂；③ 冲击力通过脊柱或面部，间接冲击至颅底而发生骨折；④ 颅盖部骨折大多是垂直方向的，因此骨折线可直接延伸至最接近的颅底部。这是最多见的颅骨穹窿部与颅底联合骨折，单纯的颅底骨折少见。此外，偶见枕部受冲击时冲击力沿颅底向前传至颅前窝，引起菲薄的眶板骨折，出现眼睑皮下瘀斑等现象，形成所谓的对冲性骨折。

三、脑损伤

冲击力作用于头部导致颅骨、脑膜、脑血管和脑组织发生变形，由此所产生的原发性脑损伤主要是神经组织和脑血管的损伤；继发性脑损伤则是由原发性损伤导致的，包括脑缺血、脑血肿、脑肿胀、脑水肿、颅内压升高等。这些病理生理学变化，反过来又可以加重原发性脑损伤的病理改变。

1. 颅骨变形所造成的脑损伤

颅骨变形所造成的脑损伤，按颅骨发育的不同阶段变异较大，成年颅骨骨缝已紧密相连，同时骨板因钙化而变脆，若冲击力作用的强度足以引起颅骨变形而致脑损伤，此时颅骨常已发生骨折。故成人单纯颅骨变形而无骨折造成的脑损伤少见。但婴儿则不然，婴儿的颅骨骨缝尚未闭合，骨板薄而软，因而有较大的可塑性，当冲击力作用于颅部时，可使整个颅骨发生显著的变形，此时颅腔内容（如脑神经组织、硬脑膜、脑血管、静脉窦等）均可因颅骨变形而扭曲或伸长以致撕裂。待冲击力作用停止后，变形的颅骨又可弹回复归原状，而不产生骨折。但在弹回的过程中，脑组织不能随之移动，硬膜下间隙增大，尚无脑积液充填的瞬间为负压，硬膜下血管可能撕裂出血；脑组织的内聚力被破坏，脑实质内产生气涡现象，随气泡的扩大，气泡内压力变小，当气泡内压力小于静水压时，气泡随之塌陷破坏。在此过程中，脑组织的某一部分受到压缩而引起局部挫伤，而另一部分则被牵伸而致伤，又可造成脑的再次损伤。颅内其他重要结构也可发生损伤。例如，在颅骨变形时，硬脑膜不能完全一致地随之移动，因此，硬脑膜血管可自颅骨内板的血管沟中拉开，此时由硬膜通向颅骨的小供养血管就会发生破裂出血。至于脑膜中动脉主干损伤的机制，与其解剖特点更有密切关系，因脑膜中动脉的近侧段往往被包裹在颅骨内板的深骨沟或骨管之中，其远侧段不仅紧贴于硬膜外层内，而且行经具有潜缘的骨沟中，故当颅骨变形硬膜与之猛烈分离时，常将该动脉自骨沟或骨管内撕断，因而形成严重的急性硬膜外血肿。实际上，颅腔内容以致脑的整体都受到冲击力的影响，因而均可发一定程度的生理性紊乱或解剖性损害。

虽然颅骨变形可改变脑的形状而致伤，但除极为严重者外，一般正常广泛脑挫裂伤者不多。颅骨变形经常是在受冲击部位最为显著，即便是颅骨整体变形，也常仅造成局部陷入，引起局部的脑挫裂伤及血管破裂，而不如颅骨骨折造成的脑损伤严重、广泛和多见。如多数颅骨骨折常常伴有局部不同程度的脑挫裂伤，粉碎凹陷骨折。由于骨折时挤压，折片刺破或陷入颅内，造成脑挫裂伤。即使颅骨线形骨折，脑组织的一部分受到压缩而引起局部挫伤，而另一部分则被牵伸而致伤，甚至骨折线延伸部位下面，也可见到脑损伤。但局部严重的脑挫裂伤，除颅骨因冲击力作用发生变形或骨折外，该冲击力仍继续作用于脑部也很重要。

不管是单纯颅骨变形，还是颅骨骨折造成的脑损伤，一般都以局部为主，而很少造成如脑震荡那样的弥散性神经功能损害。这就可以解释颅骨虽受到严重挤压，而伤者仍有保持清醒状态者，不出现如脑震荡所表现的意识障碍。试验证明，若动物头部受到坠落物体打击后，不致引起神志丧失，与因冲击力作用于颅部，同时伴有脑移动引起的脑挫伤有所不同。

2. 脑在颅腔中移动所造成的损伤

脑损伤除冲击力直接作用外，主要是脑在颅腔内发生异常而猛烈运动的结果。根据冲击力作用于头部的部位不同，脑在颅腔内可产生直线和旋转两种不同的运动。

（1）直线运动引起的脑损伤

引起脑损伤的直线运动有加速和减速两种运动，而着陆冲击所引起的脑损伤则主要是由减速运动引起的。减速运动是指运动着的头颅急速撞在相对静止的外物上，突然停止的瞬间造成的脑损伤，着陆冲击造成的人体头部脑损伤就是这种情况，其结果不仅在冲击力作用的局部，而更重要的是，常沿冲击力传递波的方向发生更严重、更广泛的对冲性脑损伤，因此，乘员常有一定程度的意识障碍。脑在颅腔内，除有脑膜包绕保护外，尚有脑脊液介于其间。脑脊液可由一侧颅腔转移至另一侧颅腔或引流至脊膜腔支，以适应颅腔压力的突变。此外，脑脊液对脑在颅腔内发生移动，也起着一定的缓冲保护作用。颅腔内由于存在着这种介质，根据物体的运动定律，当头部受到外力作用时，颅骨和脑的运动是不相一致的，即脑运动总是在颅骨起动之后。运动着的头部撞在物体上，颅骨即由运动转为静止状态。但由于惯性作用，脑仍按原来头颅运动的方向继续向前运动，以致撞在颅骨内板上而转为静止状态，在这一过程中，即可产生一系列的脑损伤。此外，颅腔内某些固定结构，如蝶骨小翼、大脑镰游离缘、小脑幕切迹缘等处，均较坚硬而锐利，并且颅底凹凸不平，因此，当脑组织被强迫移动时更易致伤，其结果也将使脑的不同部位受到不同程度的损伤（图 4–1）。如当头颅沿纵轴前后方向发生减速运动损伤时，除额极撞于颅前窝前壁外，胼胝体嘴部与大脑镰缘、脑干与枕骨基底部、小脑半球前面与颅后窝前壁相撞，甚至额叶底部与颅前窝底部、颞极与颅中窝底部均发生摩擦，外侧裂冲击于蝶骨小翼上，因而造成多处的脑挫裂伤和血管破裂。总之，由于头部受到冲击力作用的作用点、方向及速度有所不同，因而脑损伤的性质和部位也有所区别。

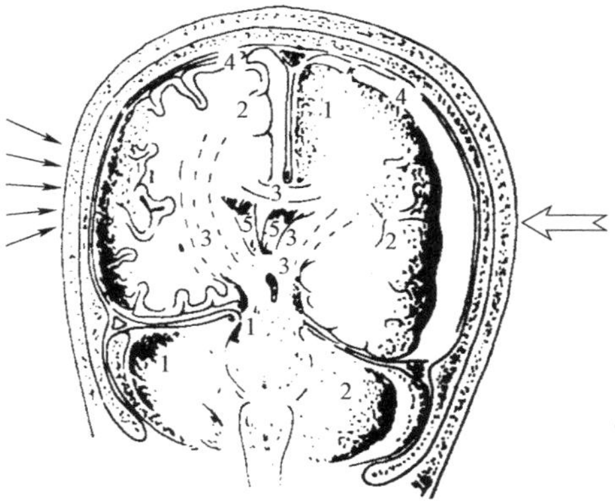

1—因冲击而受到脑损伤；2—因负压吸引而致的脑损伤；3—因脑变形被扭伤牵扯而致的脑损伤；4—因牵拉而致脑血管撕裂；5—脑积液冲击、脑室受压变形而致伤。

图 4-1　脑损伤

在作用点的损伤称为冲击点损伤；远离冲击点部位的损伤称为对冲性损伤。位于冲击点损伤和对冲性损伤的中间区域内的脑组织深部结构的挫伤或出血，形成中间冲击伤。此外，在双侧大脑半球上缘，有皮质浅静脉通入上矢状窦。这些静脉壁薄易破，在其离开皮质时，有一短段几乎是垂直穿过蛛网膜下腔及硬膜下腔，然后紧贴并附着在硬膜之下，大约 2 cm，转而汇入静脉窦中。由于这一解剖特点，因而当头部做减速运动，脑在硬脑膜内发生移动时，可使这些皮质浅静脉撕断，形成硬脑膜下腔或蛛网膜下腔出血。在这种情况下，固定于颅底的脑神经也可因脑移动而撕伤，但基底部的大动脉由于其行程弯曲，在受到冲击力作用时，足以缓解因牵引而过分紧张，加之动脉壁较厚而又有韧性，因此很少发生撕裂。但进入颅底的小穿通动脉或供应视交叉的小动脉，由于纤细而脆弱，并且近端固定，故较易撕裂，颅中窝底骨折累及鞍部时，颈内动脉海绵窦段可撕裂破入窦中，形成外伤性动静脉瘘，可引起搏动性突眼，局部可闻杂声。

（2）旋转运动引起的脑损伤

脑组织不是密度均匀一致的半固体物质，而是由不同密度的坚组织所构成。同样，它也不是单一的构成单位，而是由几个较大部分组成的联合体，如两侧大脑半球与小脑之间，借着较小的脑干相连。因此，头部在冲击力作用下不仅整个脑与颅骨之间发生相互的运动关系，而且在脑的各个组成部分之间也彼此相互牵引，由此产生一种剪刀变形，或称剪力应变。所谓剪力变形或应变，是指一部分脑组织与相邻脑组织，以及脑实质本身不同介质结构之间，受到两个方向相反的作用，呈剪力样交叉，越近轴心，剪力差越小，反之，则越大，这就构成脑损伤的一种重要的物理基础。从脑组织的物理特性看来，它一方面具有不易压缩的特点，另一方面，脑的坚韧系数很小，对形态变化的牵拉耐受力也小，所以容易产生变形。故当脑发生运动变形时，易使相互连接或相对固定的部分发生损伤，如双颞极、中脑、延髓、胼胝体及脑漏斗柄等处。甚至在脑实质本身，如灰质、白质、脑室、脑血管等介质相异的组织之间，同样可产生剪力变形，从而发生损伤。大脑半球在颅脑之中，较小脑在后窝之内的活动度相对更大，又因小脑体积小，质量小，在外力作用之下，较易随之起动，因此，小脑较大脑遭受损伤的机会少。不言而喻，介于大小脑之间的脑干部分就会较多地受到一种特殊的旋转牵拉力的作用而发生损伤。因脑组织在移动的过程中也具有不同程度的剪力变形，其越近表层的脑组织，移动与旋转幅度越大，受到的剪性力也就越大，而深层近头部重心的脑组织所受剪性力越小。由此，颅骨穹窿部虽无突出的骨嵴，但脑在其内移动时，除皮质浅静脉可发生撕裂外，而一般脑皮质损伤的程度较深部组织更为显著。换言之，即脑组织的损伤程度，随其深度而递减。但在密度相差较大的组织之间，由于受到的剪力变形显著，其损伤也相对地有所加重。例如，挫伤性点状出血常见于脑室壁层，即与此机制有关（图 4–2）。

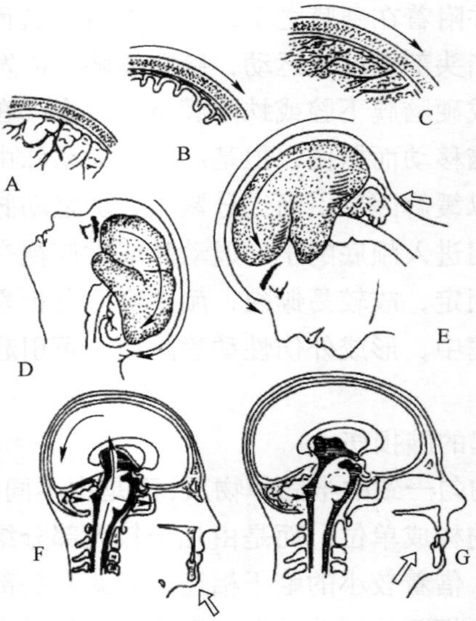
A
B
C
D
E
F
G

A、B、C—头部受冲击力作用旋转时，脑组织损伤程度随其深度而递减；D—颏部受冲击头向后旋转；E—枕部受冲击头向前旋转；F、G—显示不同冲击点脑按不同轴线旋转，前者为颏中分受冲击，脑干因牵拉致伤；后者下颌侧受冲击，脑干因扭转致伤。

图 4–2　头部旋转引起的脑损伤

3. 对冲性脑损伤（简称对冲伤）

对冲伤主要指在颅腔中发生的损伤。颅腔以颅骨为外壳，内容纳脑组织。在颅骨内面与脑组织之间还有脑脊液存在。当一侧颅骨受到冲击后，颅骨会在外力的作用下向对侧移动，但颅腔内的脑组织由于脑脊液的缓冲作用，不会同步移动而相对滞后。此时，受击打一侧的颅骨直接撞击了这一侧的脑组织，使这一侧的脑组织受损（直接冲击伤）。当外力作用停止时，脑组织的运动因脑脊液的缓冲作用仍继续向对侧运动，又撞击到已经停止运动的另一侧颅骨内面，此时发生的损伤就称为“对冲伤”。其损伤机制有四个方面：① 脑组织强迫移动与旋转时的剪力变形；② 运动着的头颅突然受阻而静止，或当颅骨变形时，脑自冲击点颅骨内突然移开而产生负压吸引作用；③ 颅腔受冲击变形，使冲击力作用方向的直径被压缩变短，脑受对面的颅骨内面反冲；④ 当颅骨受冲击而局部变形时，其传递波通过脑组织，使之产生直线加速度，冲击对侧硬脑膜或颅骨内面。目前，学者们大多认为，对冲部位的脑损伤主要不是由负压造成的，而是脑向冲击侧大块运动时，对冲部位的脑皮质与凹凸不平的颅前窝和颅中窝底，以及锐利的蝶骨嵴摩擦冲击的结果。此外，还有人提出中间冲击伤，即在冲击部位与对冲部位的中间区域，脑皮质也可见到挫裂伤，称为中间冲击伤，这是由于头部受到冲击后所产生的直线或旋转运动中，在其中间区域脑表面与颅骨不平的内板相摩擦和冲击的结果。

4. 弥漫性脑损伤

弥漫性脑损伤常有较广泛或较全面的脑神经功能障碍，但通常不伴有肉眼可见的结构性损害。它包括从最轻的仅仅表现为脑暂时的生理性和功能性障碍损伤，以及除全面性生理紊乱和功能障碍外，还伴有镜下所见的、广泛的解剖组织损害在内的损伤，并伴有镜下所见的脑组织广泛的结构性的解剖组织损害在内的不同程度的损伤，形成了一系列由轻而重的损伤连续统一体。弥漫性脑损伤全部均由头部承受惯性力负荷所引起，是因脑的运动所产生的损伤，致伤的机制主要是角加速度和旋转加速度所导致的加速应变而产生的神经功能性（生理性）紊乱及结构性（解剖性）的组织损害。因而，弥漫性脑损伤可视为脑在颅腔内受到震动的一种后果，是最常见的一类脑损伤。加速运动所引起的组织应变，包括剪（切）力、拉（张）力及压（缩）力三种组织应变，这是造成组织损伤最主要的直接因素。由于脑组织抗剪强度与抗拉强度较之抗压强度为弱，而角加速度和旋转加速度在脑内可产生高的剪切力和抗张力应变，从而在脑内形成较广泛的不同程度的弥漫性脑损伤。最初，低水平的加速度所引起较低的加速应变可能不足以产生任何组织的损伤，但随着加速度的增大，可造成大脑皮质活动及上脑干的功能不全，而使大脑皮质与脑干内网状结构上升性活化系统之间的联系中断而出现典型的脑震荡，表现为一时性、可恢复性的意识障碍。而后，随着加速度的进一步增大，结构较弱的轴索可遭受损伤。随着脑内组织应变增加，强剪切力和牵扯力造成神经纤维及血管组织撕裂，随着轴索损伤的数量增多和分布的扩大，从而形成在大脑半球、间脑、上脑干的白质内广泛的轴索损伤，在可合并特殊部位（胼胝体和上脑干背外侧）的局部性病灶产生重度的弥漫性轴索损伤（DAI），出现深度而持久的昏迷，去大脑强直和自主神经功能不全。其结果，轻者有可能得以恢复，重者不是死亡就是处于植物化状态或伴有严重病残。弥漫性轴索损伤占重度头伤者的40%，死亡病例的1/3，它是幸存者产生持续性神经病残的最常见原因。脑震荡和弥漫性轴索损伤，虽然两者存在着如下的一些共同性：均由头部承受惯性力负荷所引起；都为头部运动所致的损伤；都属于原发性脑损伤；都引起脑的全面性神经功能障碍；伤后均出现意识障碍；主要致伤机制都为角加速度和旋转速度所致的加速应变。然而，脑震荡于弥漫性轴索损伤，尚各有其自身的某些特点。脑震荡是仅仅产生脑全面性功能紊乱的一种弥漫性脑损伤。造成这种损伤的加速度应变绝大部分不足以产生结构性损害。因而，可以视为加速应变产生了脑的功能性紊乱，而无肉眼可见的结构损害的脑损伤。究竟角加速度作用的部位主要是脑干还是大脑半球，或两者均是，仍不能确定。

5. 脑震荡

自 16 世纪初叶 DaCarpi 首先提出以来，“脑震荡”这一术语沿用至今，已逾四个半世纪。脑震荡通常定义为“中枢神经系统的暂时性功能障碍”，一般是在头部受到轻度冲击力的打击后，产生的短暂意识丧失，随即清醒，可有近事遗忘，神经系统病理解剖无明显变化，无器质性损害，它所表现出的一过性神经功能改变，可能与脑组织受冲击力打击后引起的病理生理变化有关，但是在一些因脑震荡死亡的病例和拳击手反复受到脑部撞击后发生慢性脑萎缩甚至一些严重的神经系统疾病。脑震荡致伤机制目前尚不明确，对其本质和发生机理一直争论不休。现有的各种学说都不能全面解释所有与脑震荡有关的问题，对脑震荡所表现的伤后短暂性意识障碍有多种不同的解释，可能与冲击力所致的脑血液循环障碍、脑室系统内脑脊液冲击、脑中间神经元受损及脑细胞生理代谢紊乱所致的异常放电等因素有关。近年来，认为脑干网状结构上行激活系统受损才是引起意识丧失的关键因素。其依据有：① 以上诸因素皆可引起脑干的直接与间接受损。② 脑震荡动物试验中发现延髓有线粒体、尼氏体、染色体改变，有的伴溶酶体膜破裂。③ 生物化学研究中，脑震荡病人的脑脊液化验中，乙酰胆碱、钾离子浓度升高，此两种物质浓度升高使神经元突触发生传导阻滞，从而使脑干网状结构不能维持人的觉醒状态，出现意识障碍。④ 临床发现，轻型脑震荡病人行脑干听觉诱发电位检查，有一半病例有器质性损害。⑤ 晚近认为，脑震荡、原发性脑干损伤、弥漫性轴索损伤的致伤机制相似，只是损伤程度不同，是病理程度不同的连续体，有人将脑震荡归于弥漫性轴索损伤的最轻类型，只不过病变局限，损害更趋于功能性而易于自行修复，因此意识障碍呈一过性。脑震荡是由于大脑皮质、基底节、丘脑下部及脑干的轻微病损，使大脑皮层功能弱化，皮层下功能失调，而出现的各种临床神经精神症状。其主要病理变化是轴索旋转和拉伸变形。轴索损伤的范围决定了意识丧失和外伤后遗忘的时间长短。由于神经元损伤会导致抑制性神经递质如 γ_氨基丁酸，以及兴奋性神经递质如乙酰胆碱、谷氨酸、天冬氨酸的释放，这将导致更进一步的神经元损害。还有一些改变导致弥漫性神经损伤，如过度钙内流向损伤的神经元、细胞活素类的释放、氧化自由基的损害、细胞壁受体的损害、炎症及乙酰胆碱、儿茶酚胺、5_HT 神经递质系统的改变。近来的研究发现，遭受冲击力部位的神经元有线粒体的肿胀、神经轴突的损伤，尤其是有反复、长期脑震荡的病例，其脑组织的轴突变性和代谢紊乱尤为显著，可引起严重的后遗症。

6. 不同冲击力作用部位与脑损伤的关系

（1）枕部受冲击

在颅脑损伤中，枕部的冲击力损伤最多见，主要表现为：① 冲击点常发生枕部鳞部骨折或颅缝分离，脑挫裂伤多见于小脑半球，而少见于枕极部，也可损伤横窦而合并颅后窝硬脑膜外或硬脑膜下血肿，有时发生横跨窦的颅后窝和枕极的硬脑膜外血肿。也有人提出压迫横窦的小血块可阻塞颅内静脉的回流，出现严重颅内高压，但存有争议。② 对冲伤多发生在对侧与颅前窝和颅中窝底凹凸不平的骨嵴相摩擦的额叶和颞叶底面，脑挫裂伤常伴发硬脑膜下或脑内血肿，或多发性血肿。此外，也可发生额极注入矢状窦或颞极注入碟顶窦的桥静脉撕裂，发生无脑挫伤的单纯性硬脑膜下血肿。嗅神经也可因脑向后的大块移动杯牵拉或撕裂，垂体柄也可因牵拉致伤，产生外伤性尿崩症。③ 同侧额叶和颞叶底面的对冲伤也可发生，但较对侧为少。④ 冲击点越近枕部中线，越容易发生两侧对称性损伤。

（2）前额部受冲击

脑损伤大多发生在冲击点部位，很少见于对冲侧。主要表现是：① 同侧额极常因冲击部位颅骨变形或骨折发生脑挫裂伤；同侧大脑半球外侧裂和颞极与蝶骨嵴锐利缘冲撞而致伤；同侧额叶底和颞叶底面也可与颅前窝和颅中窝底骨嵴摩擦致伤，并可伴发硬脑膜下血肿，有时可见硬脑膜下、硬脑膜外和脑内的多发性血肿。② 对侧额叶和颞叶也可产生与同侧类似的损伤，但较同侧少见。③ 对侧部位的枕叶和小脑极少发生脑损伤，因枕叶虽然于受冲击的瞬间向前大块移动，但由于枕叶底面在光滑、柔软的小脑膜上滑动而不易产生脑损伤，同时，又因枕极注入横窦的桥静脉少见，故该部位也很少发生由于桥静脉撕裂而形成的血肿。

（3）头侧方受冲击

脑损伤多发生在冲击点部位，但对冲侧也不少见。主要表现是：① 冲击部位颅骨变形或骨折冲击同侧大脑半球外侧面，骨折可损伤硬脑膜及其血管而造成额颞部脑挫裂伤，常合并硬脑膜外和硬脑膜下血肿，有时发生脑内或多发性血肿。② 对侧额叶、颞叶底面或颞极也可与骨嵴摩擦而发生挫裂伤并可伴发硬脑膜下血肿。对侧颞叶注入横窦的下吻合静脉（Labbe 静脉）或颞极注入碟顶窦的桥静脉均可被撕裂，产生硬脑膜下血肿。

（4）顶部受冲击

分为顶部侧方和顶部正中受冲击两类。顶部侧方受冲击的脑损伤特点与头侧方受冲击时相似，即冲击部位产生局限性硬脑膜和脑损伤，并可伴发血肿，骨折向远方延伸，也可导致骨折走行部位的脑损伤和颅内血肿；对冲伤主要发生在额叶和颞叶与骨嵴摩擦处，并可伴发血肿，以及桥静脉撕裂产生的硬脑膜下血肿。顶部中线受冲击时，对冲部位是枕骨大孔及其与颈椎连接处。当受到冲击瞬间，全脑在顶中线与颅底之间遭受挤压，此时，受冲击侧和对冲侧都处于正压状态。冲击点脑损伤发生在两侧顶叶近中线部位，临床可出现两下肢无力或截瘫，上矢状窦可撕裂，产生一侧或两侧（骑跨性）顶部硬脑膜外血肿；对冲部位可产生原发性脑干和连接的上段颈髓损伤，严重时可以致命。

（5）面部受冲击

面部损伤的受力部位由上向下分为：① 从前额发际到眶上缘的上面部。② 从眶上缘到上颌的中面部。③ 下颌水平的下面部 3 个不同部位。由于面骨包括有能量吸收作用的气窦，借以保护颅内结构，减轻脑损伤的程度。临床资料分析表明，冲击部位越接近颅腔，颅内结构的损伤越重。上面部遭受冲击常造成严重的脑损伤，与上述前额部受冲击的脑损伤一致；中面部遭受冲击时脑损伤多较轻；下面部遭受冲击时脑损伤更轻。

颅脑损伤除表面脑皮质挫裂伤外，脑深部白质也常受到一定的累及，即脑在颅腔内受到加速或减速、直线或旋转等冲击力作用时，脑内白质结构也常因扭曲、剪力作用而致伤，产生点状出血肿胀和水肿，导致弥漫性轴突损伤，继而白质萎缩。这是一部分中、轻度颅脑损伤乘员伤后遗留一定的智力和记忆减退及精神改变的病理基础，但严重损伤时也可致命。

四、冲击力间接造成的颅脑损伤

冲击力间接造成的颅脑损伤是指人体受到着陆冲击时，冲击力作用于身体其他部位，通过传递致头部所引起的颅脑损伤。常见的有以下情况：

1. 冲击力作用于足部或者臀部

冲击力作用于足部或者臀部，通过脊柱传递到枕骨基底部，造成枕骨大孔和邻近颅底部线形或环形骨折，导致延髓、小脑和颈髓上段的损伤。损伤严重时，乘员呈现深昏迷、全身呈弛缓状态、病理呼吸和血压下降等延髓功能衰竭，多迅速死亡；损伤较轻时，症状渐趋稳定或好转，可遗有轻偏瘫、四肢轻瘫、下咽困难、声音嘶哑、舌肌无力或萎缩，以及精神和智力障碍等。

2. 冲击力作用于胸部

冲击力作用于胸部，致使胸腔内压力突然增高，通过血液冲击上腔静脉，将冲击力沿血管传递到颅内、颅外血管，造成颅内、颅外的广泛性点状出血。

3. 冲击力作用于躯体

冲击力作用于躯体，致使躯体突然产生加速性或者减速性运动，此时由于惯性的作用，头部的运动常常落后于躯体，乘员头部首先呈过度伸展，继而又向前过度屈曲，头颈部类似挥鞭样运动，这样不但可以造成颅颈交界处的韧带、关节、骨与脊髓的损伤，还可以使大脑在颅内产生大块旋转性移动，造成脑干和颈髓交界处、脑皮质表面与颅腔内面、枕骨大孔与延髓和颈髓交界处的摩擦，产生不同程度的脑损伤。有时颅内桥静脉由于颅骨与脑运行的启动先后差异而被撕裂，发生硬脑膜下血肿。颈部还可造成颈椎骨折和脱位，颈椎间盘突出，颈部肌肉和韧带撕裂，以及高位颈髓和颈神经根损伤。损伤严重时，可发生呼吸和循环衰竭，患者迅速死亡；损伤较轻者，也多遗留一侧或两侧椎体束损伤和后组脑神经损伤的症状，致残率也较高。

第二节 脊柱损伤机制

航空事故中，脊柱骨折多由着陆冲击时臀部或足着地、冲击性外力向上传至胸腰段发生。脊柱的骨折、脱位，可以并发脊髓或马尾神经损伤，特别是颈椎骨折、脱位合并有脊髓损伤，严重者致残甚至丧失生命。

每块脊椎骨分为椎体与附件两部分。可以将整个脊柱分成前、中、后三柱。前柱包含了椎体前 2/3、纤维环的前半部分和前纵韧带；中柱则包含了椎体的后 1/3、纤维环的后半部分和后纵韧带；而后柱则包含了后关节囊、黄韧带及脊椎的附件、关节突和棘上及棘间韧带。中柱和后柱包裹了脊髓和马尾神经，该区的损伤可以累及神经系统，特别是中柱的损伤，碎骨片和髓核组织可以突入椎管的前部，损伤脊髓，因此，对每个脊柱骨折病例都必须了解有无中柱损伤。胸腰段脊柱（胸 10～腰 2）处于两个生理幅度的交汇处，活动度又大，是应力集中之处，因此该处骨折十分常见。冲击力是引起胸腰椎骨折的主要原因。冲击力的方向可以通过 x、y、z 轴。脊柱有六种运动：在 y 轴上有压缩、牵拉和旋转；在 x 轴上有屈伸和侧方移动；在 z 轴上有侧屈和前后方向移动。有三种力量可以作用于中轴：轴向的压缩、轴向的牵拉和在横面上的移动。三种病因不会同时存在，例如轴向的压缩和轴向的牵拉就不可能同时存在。因此，胸腰椎骨折和颈椎骨折可以分别有六种类型损伤。

一、脊柱屈曲型损伤

冲击力经 Z 轴的矢状面，前柱压缩，后柱牵张损伤的结果，产生单纯软组织性，或单纯骨性，或为混合性损伤。临床上常见的有：① 前方半脱位（过屈型扭伤）。这是脊椎后柱韧带破裂的结果，有完全性与不完全性两种，完全性的棘上韧带、棘间韧带，甚至脊椎关节囊和横韧带都有撕裂，而不完全性的则仅有棘上韧带和部分性棘间韧带撕裂，这种损伤可以有 30%～50%的尺发性脊椎畸形及四肢瘫痪发生率，因此是一种隐匿型颈椎损伤。② 双侧脊椎肩关节脱位。因过度屈曲后中方柱韧带断裂，冲击力使脱位的脊椎关节突超越至下一个节段关节的前方与上方，椎体脱位程度至少要超过椎体前后径的 1/2，脱位椎体下关节突移位于下一个节段上关节突的前方，部分病例可有腰关节突骨折，但一般骨折片较小，临床意义不大，该类病例大都有脊髓损伤。

二、脊髓损伤

脊髓具有一定的弹性，在正常无张力情况下能稍伸长或缩短，在脊柱骨、韧带的坚强保护下，只有当外力引起的应变超过一定限度时才会受伤。人脊柱在不同年龄因解剖及生物力学的不同，受到外伤时，神经受伤程度和骨、韧带损伤程度并不一致。16～45岁的脊柱损伤多伴有骨折或脱位，以屈曲性损伤多见，胸腰段多于颈段；中年以后，脊髓损伤虽多伴有骨折或脱位，但常伴有脊椎退行性改变，椎管矢状径变窄，脊髓的缓冲余地变小，轻微外力虽不致引起骨折脱位，但足以导致脊髓的动力性损伤，其中以颈段损伤最常见，并且多是后伸性运动所引起的不完全性损伤。

着陆冲击时，冲击力的直接和间接作用均可使脊柱脊髓产生闭合性脊髓损伤。冲击力直接打击在脊柱上，可使椎板、棘突骨折或脱位，压迫脊髓使其损伤。冲击力作用于其他部位再传导至脊柱时，通过力的杠杆作用也可使脊髓损伤，其损伤类型有：① 屈曲型，冲击力使人体猛烈屈曲，椎体互相挤压，造成椎体压缩，使棘上韧带损伤。特别是高空坠落，足部、臀部着地，致胸腰段损伤，因受前方的撞击和压迫导致脊髓损伤。② 伸直型，冲击力作用于人体其他部位使颈部过伸时，颈部受到向后剪力，导致枢椎上下关节之间发生骨折，严重时脊髓受到牵拉可致死。如使脊柱过伸，可致前纵韧带损伤、椎体横断，进而牵拉脊髓致伤。③ 旋转型，分为屈曲性旋转和伸展性旋转，可使侧块或关节突发生骨折脱位。此类损伤多导致脊髓一侧受伤较重，即同侧深感觉、运动障碍，而对侧痛温觉丧失。④ 垂直压缩型，如头顶部垂直撞击地面，可引起第一颈椎的分离骨折；如冲击力垂直打击胸腰段，轻者将间盘髓核压入椎体终板，严重时造成椎体爆裂骨折，骨折片可突入椎管，压迫脊髓。

不同部位的损伤表现有：① 上颈髓（C1～C4）损伤，损伤平面以下各种感觉丧失，尤其是面部痛温觉丧失，常伴有枕部疼痛，头部活动受限，四肢上运动神经元性瘫痪，上肢重于下肢，大小便障碍。当C3～C5髓节受损时，隔肌瘫痪，可出现呼吸困难，严重时可因延髓性麻痹导致呼吸衰竭而死亡。② 颈膨大（C5～T2）损伤，双上肢呈下运动神经元性瘫痪，双下肢呈上运动神经元性瘫痪，损伤平面以下各种感觉障碍，大小便障碍，可伴有颈肩上肢的放射性疼痛。C8～T1节段受损可有Horner征。③ 胸髓（T3～T12）损伤，损伤平面以下感觉障碍，伤员可有明显的束带感。平面以下躯干肌和下肢瘫痪。④ 腰膨大（L1～S2）损伤，双下肢运动神经元性瘫痪，双下肢及会阴部感觉丧失，病变在L1～L2时，提睾反射消失，损伤平面在L2～L4时，膝反射消失。不完全损伤时，可有“骶段幸免”（会阴区残留感觉或括约肌主动收缩）。⑤ 圆锥（S3 以下）损伤，出现会阴及肛门周围感觉缺损，肛门反射消失，性功能障碍，出现低张力、高容积神经源性膀胱。⑥ 马尾神经损伤，下肢可出现猛烈的自发性疼痛，放射至会阴部和下肢，压腹时加重。下肢肌肉呈弛缓性瘫痪，下肢反射消失。由于运动神经根较感觉根更易损害，所以多有部分感觉保留。由 L4～L5 或 L5～S1 急性中央型间盘突出症所引起的马尾神经损伤常对位于硬膜中央区的骶神经根产生损害，类似圆锥损伤的表现，大小便、性功能障碍，会阴区麻木。

三、颈椎骨折

1. 垂直压缩所致损伤

冲击力经 y 轴传递，无过屈或过伸力量。① 第一颈椎双侧性前、后弓骨折：又名 Jefferson 骨折，X 线片上很难发现骨折线，有时在正位片上看到 C1 关节突双侧性向外移位，侧位片上看到寰椎前后径增宽及椎前软组织肿胀阴影。CT 检查最为清楚，可以清晰地显示骨折部位、数量及移位情况，而 MRI 检查只能显示脊髓受损情况。② 爆破型骨折：为下颈椎椎体粉碎性骨折，一般多见于 C5、C6 椎体，破碎的骨折片不同程度地凸向椎管内，因此瘫痪发生率可以高达 80%，还可以合并有颅脑损伤，椎体骨折粉碎状，骨折线多为垂直状，骨折片可凸向椎管内，还可能发现有弓骨折。

2. 过伸损伤

① 过伸性脱位：由冲击产生的惯性作用，头部撞于构件上，并迫使头部过度仰伸，接着又过度屈曲，使颈椎发生严重损伤，其病理变化为前纵韧带破裂，椎间盘水平状破裂，上一节椎体前下缘撕脱骨折和后纵韧带断裂，损伤的结果是颈椎向后移动，并有脊柱后移，使脊髓夹于皱缩的黄韧带和椎板之间而造成脊髓中央管周围损伤。部分病例，原有的下颈椎后方的骨刺可以撞击脊髓，使受损脊髓的平面与骨折的平面不符合，本病的特征性体征是额面部有外伤痕迹。② 损伤性枢椎椎弓骨折：此型损伤的冲击力来自颈部，使颈椎过度仰伸，在枢椎的后半部形成强大的剪切力量，使枢椎的椎弓不堪忍受而发生垂直状骨折，以往多见于被缢死者，故名缢死者骨折。

3. 屈曲型损伤

① 侧屈型损伤：冲击力使颈椎侧屈，可造成脊髓损伤或臂丛损伤，并且为

非对称性的，不易恢复，还常同时伴有横突骨折或横突孔间韧带断裂。② 牵拉过屈性损伤：当头部受到的冲击力使其产生屈曲运动时，颈椎的前部结构受到的是压应力，后部结构受到的是张应力。以椎间盘中央偏后为轴心，椎体前部为支点，冲击力使张应力侧的关节囊、棘间韧带、黄韧带，甚至后纵韧带等均产生撕裂。若冲击力持续作用，则导致上位颈椎的下关节突向前滑动并分离移位。冲击终止后，由于颈部肌肉收缩，使已半脱位的关节又缩回原位，但也有因关节囊的嵌顿或小骨折片的阻碍，使关节保持半脱位状态，此时产生的损伤为分离性屈曲型损伤颈椎前半脱位。若颈部屈曲时，颈椎以椎间盘的后部为运动支点，上一颈椎的下关节突向后掀起，冲击力的分量使关节囊及棘突间韧带撕裂而脱位或绞锁。此时可产生牵拉屈曲型损伤，使双侧关节突关节脱位，伴有椎体向前移位 1/2，表现为上一脊椎下关节突的后面倚于下一椎体上关节突的前方；也可产生牵拉屈曲型损伤，使椎体完全向前移位或非常不稳定，呈游离态。少数还可伴有下一脊椎椎体前缘的压缩骨折或小片骨折。此种损伤多发生于第 4～7 颈椎，几乎都伴有脊髓损伤。

4. 枕寰损伤

寰枢椎屈伸活动发生在枕骨与 C1 关节，而颈椎 50%的旋转活动发生在 C1～C2。当着陆冲击力使颅骨和 C1 之间发生旋转时，枕颈关节间可以发生少见但严重的脱位，C1 侧块可以脱位至枕骨髁的前方或后方。头部被冲击力撞击，轴向压缩力引起枕寰连接部骨折，也常使枕骨髁骨折与 C1 前后分离骨折，这一水平的损伤死亡率很高。一般伴随的神经损伤有脑损伤、脑干损伤和高位颈脊髓损伤，伤员常意识丧失，自主呼吸消失。

5. 寰枢关节脱位

寰枢椎之间无椎间盘，也无椎间孔。寰枢的结构呈环状，左、右侧块上面的后缘有椎动脉沟，椎动脉经过此沟、寰枕后膜与枕骨大孔，入颅腔。枢椎的特点是椎体上方有一齿状凸起（又称枢突），该凸套入寰椎前弓的中央后面，寰枢以该凸为轴做左、右转动。寰枢关节包括三个关节：① 寰枢外侧关节，由寰枢椎两侧相邻关节面构成水准位的关节，关节囊的后部与内侧有韧带加强；② 寰齿前、后关节，齿状前、后关节，分别由齿凸前关节面与寰椎前弓齿凹构成齿突前关节，齿凸后面的关节面与寰椎横韧带的薄层软骨构成后关节。齿凸前、后关节可视为一组关节，具有两个滑膜腔。寰枢关节可沿齿凸尖的垂直轴进行旋转运动。寰枢关节的韧带有寰枢前膜、寰枢后膜、寰椎横韧带、覆膜、翼状韧带、齿突尖韧带。当头部在冲击力作用下一侧过度旋转时，造成一侧翼状韧带损伤，引起两侧翼状韧带张力不平衡，一侧翼状韧带过度牵拉齿凸，使寰枢关节半脱位。此时颈项部僵硬、疼痛，疼痛可扩散至头枕部，头部不敢活动，并向一侧倾斜；头部转动困难且剧痛；第 2 颈椎棘突偏歪或后凸，枕骨下缘与偏斜棘突旁有明显压痛点。

6. Jefferson 骨折

着陆冲击力直接撞击头顶部，头部产生轴向压缩，并向后、向下转伸，经枕骨髁作用于 C1 侧块，引起 C1 环爆裂骨折，表现为 C1 前弓或后弓或双骨折，侧块被挤压而向外分离。前弓骨折也可因头部的轴向屈曲压缩所致，此时前弓粉碎与移位，齿突可以向前移位至骨折前弓之外。由于头向后伸，C1 后弓随之后移而使椎管扩大。引起 C1 发生粉碎性骨折的外力也可以传导至其他节段，导致其他节段也发生骨折，例如 C2 椎弓根骨折。C1 侧块主要表现为向两侧移位，移位的程度可有不同。

7. 齿突骨折

冲击力使头部侧屈时，齿突因对抗 C1 侧块剪力而与 C2 椎体分离，致使齿状突与枢椎椎体之间发生骨折。骨折时常发生错位，齿突不连比较常见，这是因为齿突尖韧带与翼状韧带的牵拉使骨折分离，也可因后面的横韧带推挤错位所致。C1、C2 关节的伸屈旋转活动传至骨折部位也是造成骨折不连的原因。

8. 垂直压缩型损伤

当颈部椎体受到纵向冲击力作用时，可使椎体前后裂开或左右裂开，造成明显的骨折移位。如骨折片向后移位，椎管前后径缩小，常可造成脊髓挤压损伤；如骨折片左右移动，则因椎间孔缩小，可产生神经根受挤压的症状。

9. 齿状突骨折

引起齿状突骨折的机制还不甚了解，冲击力可能来自水平方向，从前至后，经颅骨而至齿状突，可能还有好几种复合冲击力。齿状突骨折可以分成三型：第Ⅰ型，齿状突尖端撕脱骨折；第Ⅱ型，枢椎齿状突基底部横形骨折；第Ⅲ型，枢椎体上部骨折，累及枢椎的上关节突一侧成为双侧性。第Ⅰ型较为稳定，并发症少，愈后较佳；第Ⅱ型多见，因该处血供不佳，不愈合率高达 70%，因此需手术者多；第Ⅲ型骨折稳定性好，血供也良好，愈合率高，预后较好。

四、胸腰椎骨折

1. 单纯性楔形压缩性骨折

这是脊柱前柱损伤的结果。冲击力来自沿着 x 轴旋转的力量，使脊柱向前屈曲所致，后方的结构很少受影响，椎体通常呈楔形。该型骨折不损伤中柱，脊柱仍保持其稳定性。此类骨折通常为高空坠落伤，足、臀部着地，身体猛烈屈曲，产生了椎体前半部分压缩。

2. 稳定性爆破型骨折

这是脊柱前柱和中柱损伤的结果。冲击力来自 y 轴的轴向压缩。通常也为高空坠落伤，足、臀部着地，脊柱保持正直，胸、腰段脊柱的椎体受力最大，因挤压而破碎。由于不存在旋转力量，脊柱的后柱则不受影响，因而仍保留了脊柱的稳定性，但破碎的椎体与椎间盘可以突出于椎管前方，损伤了脊髓而产生神经症状。

3. 不稳定性爆破型骨折

这是前、中、后三柱同时损伤的结果。冲击力来自 y 轴的轴向压缩及顺时针的旋转，可能还有沿着 z 轴的旋转力量参与，使后柱也出现断裂，由于脊柱不稳定，会出现创伤后脊柱后突和进行性神经症状。

4. Chaece 骨折

Chaece 骨折为椎体水平撕裂性损伤，以前认为着陆时着陆冲击力来自沿着 x 轴旋转的力最大，使脊柱过伸而产生损伤，例如人体从高空仰面坠落，着地时背部被物体阻挡，使脊柱过伸，前纵韧带断裂，椎体横行裂开，棘突互相挤压而断裂，可以发生上一节椎体向后移位。而目前也有人认为是脊柱屈曲的后果，而屈曲轴则应在前纵韧带的前方，因此认为是脊柱受来自 y 轴轴向牵拉的结果，同时还有沿着 x 轴旋转力量的参与，这种骨折也是不稳定性骨折。

5. 屈曲–牵拉型损伤

屈曲轴在前纵韧带的后方，前柱部分因压缩力量而损伤，而中、后柱则因牵拉的张力力量而损伤，而中、后柱则因牵拉的张力力量损伤，中柱部分损伤表现为脊椎关节囊破裂，关节突脱位，半脱位或骨折，这种损伤往往还有来自

y 轴旋转力量的参与，因此这类损伤往往是潜在性不稳定型骨折，原因是黄韧带、棘间韧带和棘上韧带都有撕裂。

6. 脊柱骨折–脱位

脊柱骨折–脱位又名移动性损伤。冲击力来自 z 轴，即着陆时冲击力直接对背部后方撞击，在强大冲击力作用下，椎管的对线对位已经完全被破坏，在损伤平面，椎沿横面产生移位，通常三个柱均毁于剪力，损伤平面通过椎间盘，同时还有旋转力量的参与，因此脱位程度重于骨折。当关节突完全脱位时，下关节突移至下一节脊椎骨上关节突的前方，互相阻挡，称为关节突交锁。这类损伤极为严重的脊椎，愈后差。另外还有一些单纯性附件骨折，如椎板骨折与横突骨折，不会严重影响脊椎的稳定性，称为稳定性骨折，特别是横突骨折，往往是背部受到撞击后，腰部肌肉猛烈收缩而产生的撕脱性骨折。

五、腰骶椎骨折脱位

1. 腰椎损伤

腰椎位于脊柱的下部，上接胸椎，下接骶椎，对人体的运动、负荷和稳定有着重要作用。腰椎的前部由 5 节椎体借助于椎间盘和前纵韧带连接而成；腰椎后部则由各椎节的椎弓、椎板、横突和棘突等构成，其间借助于关节、韧带和肌肉连接，腰椎的前后结构之间围成锥孔，各椎节依次连接成椎管，其间容纳脊髓下端、圆锥和马尾神经。当人体背部的腰椎直接受到冲击力的作用时，或当人体从高处坠落，足臀部或背部着地，使躯干猛烈前屈，产生屈曲型冲击力作用于腰椎时，即可造成腰椎损伤。根据冲击力的作用方式，有如下的损伤类型：① 压缩型：冲击力与脊柱纵轴方向一致，垂直作用于椎骨，使椎体产生爆裂性骨折，骨折块向椎体左右和前方散裂，引起腰椎粉碎性骨折及压缩性骨折。骨折块可向椎体后部突出进入椎骨，致使脊神经有不同程度的损伤。② 屈曲型：冲击力使人体猛烈屈曲，椎体相互挤压。脊柱前部承受压应力，后部承受张应力，使椎体前方造成压缩性骨折，同时伴有棘上韧带断裂。如冲击力的水平分力较大，则发生脊柱脱位，上一椎体前移，并使关节突脱位，或出现骨折。③ 屈曲旋转型：冲击力不仅使脊柱前屈，同时又使脊柱向一侧旋转，则造成椎间关节脱位。由于冲击力对脊柱同时以屈曲和扭转两种方式作用，故损伤较为严重，多引起胸腰椎骨折。④ 平移型：冲击力垂直于脊柱的分力很大，可引起脊柱骨折、脱位；严重的可使骨折脱位，使相邻两椎体间的所有稳定结构受到破坏，对脊髓和马尾神经的损伤严重，预后较差。

2. 骶尾椎损伤骶骨骨折

骶骨由 5 块骶骨融合而成，呈三角形，底向上，中央部有一粗糙面，借助椎间盘与第五腰椎体相接；其尖向下，与尾骨相接。骶骨前面凹陷，背部凸隆。前、后面分别有四对骶前孔和骶后孔，有骶神经前支和后支由孔穿出。骶骨孔外侧是骶骨外嵴，代表横突。骶骨内有骶管，骶管的上口接腰椎的椎管，其下口为骶管裂孔。裂孔两侧有第五骶椎下关节突，构成骶角。骶骨两侧的上部宽厚，有耳状面与骶骨的耳状面构成骶髂关节。骶骨是骨盆组成的一部分，比较坚固。但在着陆冲击力的直接作用下，仍可发生骶骨骨折。骶骨骨折常与骨盆其他部位的骨折同时发生。骨折的形态有 3 种：① 横形骨折：横形骨折发生在骶髂关节面以下或第 3 骶骨，骨折线可横贯整个骶骨；骨折线也可能偏向一侧，多无移位。根据冲击力的大小，所造成的骶骨骨折可完全横断，或仅有裂隙骨折。如果冲击力很大，再加上肛提肌的牵拉，骨折片可以向前方移位。② 纵形骨折：纵形骨折多在骶骨侧块与椎体交界处发生，因该部有骶前孔、骶后孔穿过，故易于发生这类骨折。根据冲击力的大小，可有骶骨部分纵裂，或者完全纵裂，纵裂严重时，可引起该侧半个骨盆轴向上移。③ 撕脱骨折：这种骨折是指骶骨下部侧缘骶结节韧带附着处的撕脱骨折，较为少见。

3. 尾骨损伤

如着陆时产生的冲击力直接作用于尾骨，可导致尾骨骨折。骨折的断端远侧常因肛提肌、尾肛肌的收缩而向前移位，有时合并为侧方移位。尾骨是骨盆的构成部分，因此，尾骨骨折也是骨盆骨折的一种。骨折的表现是伤者尾部有剧烈的疼痛，坐时疼痛较重，不敢整个臀部坐下；当由坐位起立时疼痛剧烈。这是因为臀大肌的部分纤维附着在尾骨上，坐位或起坐时，臀大肌的收缩必然牵拉骨折处所致。如果伤者站立不动，或处于卧位时，疼痛减轻。

第三节　胸部损伤机制

在飞机失事的高空急速着陆坠落中，由于胸腹部受到减速、挤压、撞击或冲击力，多有肋骨或胸骨骨折，以及胸内器官的损伤。

一、胸壁损伤机制

1. 肋骨损伤

肋骨共 12 对，平分在胸部两侧，前与胸骨、后与胸椎相连，构成一个完整的胸廓。冲击力直接作用于胸部时，肋骨骨折常发生于受打击部位，骨折端向内折断，可刺破胸膜、肺组织、肋间血管、隔肌及腹腔脏器，产生血胸或（和）气胸；冲击力间接作用于胸部时，使胸部受挤压，骨折发生在冲击力作用点以外的部位，骨折断端向胸壁外面，容易损伤胸壁软组织，产生胸部血肿。肋骨骨折多发生在第 4～7 肋；第 1～3 肋有锁骨、肩胛骨及肩带肌群的保护而不易伤折；第 8～10 肋渐次变短且连接于软骨肋弓上，有弹性缓冲，骨折机会减少；第 11 和 12 肋为浮肋，活动度较大，甚少骨折。但是，当冲击力强大时，这些肋骨都有可能发生骨折。仅有 1 根肋骨骨折称为单根肋骨骨折。2 根或 2 根以上肋骨骨折称为多发性肋骨骨折。肋骨骨折可以同时发生在双侧胸部。每肋仅 1 处折断者称为单处骨折，有 2 处或 2 处以上折断者称为双处或多处骨折。序列性多根多处肋骨骨折或多根肋骨骨折合并多根肋软骨骨骺脱离或双侧多根肋软骨骨折或骨骺脱离，则造成胸壁软化，称为胸壁浮动伤，又称为连枷胸。

2. 胸骨损伤

胸骨为坚韧扁骨，在着陆冲击过程中产生的胸骨骨折，是因胸壁遭受到猛烈的撞击或受到挤压所致。损伤的部位多位于胸骨体，大多为横断骨折，好发于胸骨柄与胸骨体交界处或胸骨体。冲击力间接作用于胸壁时，通过纵向传导、杠杆作用或扭转作用致使远处发生骨折。比如从高处跌下足部着地时，躯干因重力关系急剧向前屈曲，胸腰脊柱交界处椎体受弯折力的作用而发生压缩性骨折。骨折可发生在胸骨的任何部位，但大多在胸骨体上段或胸骨体与胸骨柄分离处。骨折线多为横形，较少移位，若有移位，一般是下端向前上方移位。直接撞击胸壁的伤者半数以上伴有纵隔内血肿，甚至引起急性心脏压塞、心包裂伤、心肌挫伤、瓣膜损伤、冠状动脉挫伤，导致血栓形成和心肌梗死、心脏破裂、胸主动脉破裂或腹内脏器伤；有挤压伤的伤者可伴有脊柱骨折。

二、胸部器官的冲击损伤机制

1. 创伤性气胸

在着陆冲击中所产生的肋骨骨折，肋骨断端刺破肺表面，空气由肺破裂口进入胸膜腔，使肺发生部分萎陷，肺表面的裂口可自行封闭而停止漏气，同时创口迅速闭合。气胸形成后，胸膜腔即与外界隔绝，气体不再增加，但胸内压仍低于大气压。根据胸膜腔积气量及肺萎陷程度，可分为小量、中量和大量气胸。小量气胸指肺萎陷在30%以下，伤者可无明显呼吸与循环功能紊乱；中量气胸肺萎陷在30%～50%，而大量气胸肺萎陷在50%以上，均可出现胸闷、气急等低氧血症的表现。

2. 气管及主支气管损伤

在着陆冲击过程中产生的气管及主支气管损伤，其致伤机制大致为：当前胸廓受到强大的冲击力作用时，其横径明显增加，双肺分别向两侧移动，气管因惯性作用向前运动，反弹力使气管隆突部位向外的牵拉力造成气管撕裂；或胸部突然受冲击力撞击，如伤者屏气关闭声门，气管被挤压于胸骨与脊柱之间，气管内压力会骤然升高，导致气管较薄弱处破裂。冲击力将气管和主支气管在隆凸部猛撞于脊柱上，导致气管破裂或折断。这种裂伤往往是纵向的，并且常被纵隔组织所覆盖；高处坠落减速运动对气道产生水平剪切力，这种剪切力主要作用于主支气管软骨环和膜部交界处，从而产生气管、支气管横向断裂、撕裂。根据气管、支气管损伤程度不同，可表现为部分撕裂或完全断裂。根据损伤部位，可分为颈部气管损伤和胸部气管、支气管损伤。胸内气管、支气管损伤发生率明显高于颈部气管伤，胸内气管的撕裂伤多发生在气管膜部与软骨的连接处，并且裂口多纵向走行。支气管破裂则多为横断型。

3. 肺部损伤

在着陆冲击过程中产生的肺部损伤有肺损伤、肺挫伤和肺裂伤，它们的致伤机制基本相同。肺损伤主要指的是肺脏组织的损伤，肺脏组织的损伤导致肺脏结构完整性的破坏或功能障碍。肺损伤的发生通常是由于：① 冲击力所致肋骨骨折，尖锐的肋骨断段直接刺伤肺脏。这种损伤的伤口边缘比较整齐，如刀割状。损伤程度深浅不一，表现也严重不一。② 胸廓遭受冲击力的挤压时，声门关闭，肺内压力骤然增加，继而随压力消失，胸廓恢复原状，胸廓内的压力急骤下降，胸腔内压力的瞬间改变会产生压力差，导致肺脏破裂。这种损伤的伤口往往不整齐，呈锯齿状，并且往往是多次裂口。肺挫伤指的是常见的肺实质损伤，多为飞机失事的高空急速着陆坠落中所遇到的撞击、挤压所致。当强大的冲击力作用于胸壁，使胸腔容积缩小，增高的胸内压力压迫肺脏，引起肺实质出血及水肿；当冲击力消除时，变形的胸廓弹回，在产生胸内负压的一瞬间又可导致原损伤区的附加损伤。主要病理改变为肺泡和毛细血管损伤并有间质及肺泡内血液渗出及间质性肺水肿，使肺实质含气减少而血管外含水量增加、气和换气功能障碍、肺动脉压和肺循环阻力增高。肺裂伤也是常见的闭合性胸部创伤，可有两种不同的致伤机制：① 肋骨骨折时，尖锐的肋骨断端直接刺伤肺，这种类型的肺裂伤裂口由胸膜表面向内朝肺门伸延，边缘比较整齐，犹如刀割。损伤程度可由浅表至中等深度，甚至肺组织被劈为两半。② 在胸部遭受冲击力挤压的一瞬间，声门突然关闭，胸廓下陷，肺内、气管及血管压力突然增加，继而随着挤压力的消除，变形胸廓弹回，胸腔内压力急剧下降，胸腔内压力骤然增加或降低产生剪切力，导致肺破裂。这种裂伤多不整齐，呈锯齿状，常有多处裂口。如果脏层胸膜未破裂，血液可聚积在裂口内形成肺内血肿，或血液流入气管。临床上肺裂伤主要表现为血胸及气胸。

4. 隔肌破裂

隔肌位于胸腹腔之间，是向上膨隆呈穹隆形的扁薄阔肌，为胸腔的底和腹腔的顶。一般认为隔肌损伤有两种损伤机制：① 胸腹腔压力差：胸腹腔受冲击力挤压时，由于腹内压力的急剧增加，使胸腹腔压力差明显增大，导致腹腔高压力或腹腔脏器冲击隔肌，造成月扁肌损伤。② 胸腹部受到直接撞击：胸廓受到撞击挤压时，与压力方向一致的胸廓内径变短，与压力方向垂直的内径变长，使隔肌紧张而破裂。一般认为是因为胸腔为负压，腹腔为正压，任何骤然增加胸腹腔压力的冲击力均可使腹内压力向上冲击，并作用于隔肌的薄弱部而引起破裂。当腹内压增高时，可以使隔肌裂口扩大，更多的腹内脏器进入胸腔。进入胸腔的腹内脏器以胃最多见，其次依次为脾、结肠、小网膜、大网膜、小肠及肝脏等。根据进入胸腔内脏器的种类及多少，以及是否发生梗阻及绞窄等，临床上可分为三种类型：① 急性型：腹内脏器进入胸腔，使同侧肺萎陷，通气和换气功能障碍，引起伤者呼吸与循环功能紊乱。临床上表现为呼吸困难、发绀、心率加速，甚至出现休克。如进入胸内的胃或肠管遭受隔肌裂口的压迫，可出现胃肠梗阻的症状。② 迁延型：若隔肌裂口不大，为大网膜封闭，可完全不出现症状。若部分腹腔脏器进入胸腔内而又未形成梗阻或绞窄，伤者可仅表现为腹部不适，也可有恶心、呕吐、胸骨后疼痛，疼痛可放射至肩部。③ 梗阻或绞窄型：进入胸腔的脏器（主要是胃及肠）可发生梗阻或绞窄，出现严重的胸痛、腹痛、呕吐等症状。

5. 胸导管损伤

胸导管在胸腔内位于脊柱表面、食管之后，降主动脉与奇静脉之间中点偏右，全长 45 cm。在第 5 胸椎水平其斜向左方，于主动脉弓后方上行，进入左后纵隔，向上达颈根部，汇入左颈静脉与左锁骨下静脉交点。胸导管是全身最大的淋巴管，主要功能是收集淋巴液进入淋巴循环，是全身的重要器官之一。飞机失事的高空急速着陆坠落中所遇到的胸部撞击、挤压产生的钝挫伤、挤压伤，以及锁骨、肋骨或脊柱骨折的断端均可损伤胸导管。胸导管位于后胸壁胸膜外，如胸膜同时破裂，乳糜液直接流入胸膜腔形成乳糜胸；如胸膜完整，流出的乳糜液先积聚在胸膜外，逐渐增多，压力增大，胀破胸膜，溢入胸腔再形成乳糜胸。这种闭合性损伤所致的胸导管裂伤部位多在隔肌上方，乳糜液先聚积于后纵隔，继而破入胸膜腔；常为右侧乳糜胸，也可为左侧或双侧乳糜胸。

三、胸部软组织损伤

1. 胸锁乳突肌损伤

胸锁乳突肌是颈部两侧强大的扁柱状肌肉，由前下方斜向外后上方。起于胸骨柄和锁骨的胸骨端，止于颞骨乳突及枕部上项线的外侧部。受副神经和颈2、3神经支配。一侧肌肉收缩时，头倾向同侧，面部转向对侧；两侧肌肉同时收缩时，使头部后仰。如头部受到冲击性扭力即可致伤。胸锁乳突肌痉挛、变硬，常在该肌中上部触及块状或条索状物，并有明显压痛，头颈向一侧扭转受限，并且症状加重。

2. 胸壁筋肉挫伤

胸壁是由骨性胸廓和筋肉组织所构成。当着陆冲击时，胸壁直接受到冲击力撞击或挤压，不足以使肋骨发生骨折时，可造成胸壁部筋肉挫伤，引起局部剧烈疼痛，尤其咳呛或深呼吸时症状加重。胸壁受击处疼痛、肿胀，深呼吸时疼痛加剧，在病变局部可触及肋骨骨膜钝厚，或有线状剥离并且有明显压痛，肋间隙肌肉紧张或有轻度肿胀，有时可触及一滚动的条索状物。

3. 胸壁软组织损伤

胸壁由软组织和骨性胸廓构成，位于胸部的最外层，具有保护胸内脏器、参与呼吸和上肢活动等功能。当着陆冲击时，胸壁直接受到冲击力撞击时，胸壁的损伤便首当其冲。胸壁的软组织损伤是指胸壁的皮肤、皮下组织、胸肌及肋间组织在冲击力的作用下造成的机械性损伤。表浅的软组织损伤如擦伤、挫伤在临床上无重要性，但如果发生广泛挫裂伤或穿透伤，就会产生严重的影响。胸壁软组织损伤按其皮肤有无破裂，有开放性和闭合性之分。开放性损伤中，根据胸壁伤口与胸膜腔或与纵隔有无相通，又分为穿透伤和非穿透伤。

4. 胸部扭挫伤

胸壁的组成包括肋骨、胸壁固有肌（肋间内肌、肋横肌、肋间外肌）、肋间神经、血管及淋巴组织等。肋间外肌走向是从后上方至前下方斜行，均附于相邻的两肋骨边缘上，由肋软骨和肋骨的结合部向前方达胸骨侧缘，无肋间外肌而被肋间外韧带所代替。肋间内肌纤维束恰好与肋间外肌走行方向相反，由后下方向前下方斜行，肋骨角后方的部分则由肋间内韧带所代替。肋横肌是肋骨体下部及剑突的内面两侧起始的几个小肌束，是腹横肌退化的遗迹。肋间神经、血管在胸后壁同时位于肋骨下沟内，至胸前，壁神经、血管分开，然后分别行于肋骨上、下缘。当乘员受到着陆冲击时，如胸部遭受直接撞击，可造成胸壁挫伤。胸部遭受扭挫伤后，会导致肌肉拉伤、韧带撕裂或关节移位。这些组织受到损失后，由于骨性压迫、毛细血管出血及炎性渗出、局部血肿、水肿、炎症刺激波及胸膜壁层，刺激或压迫了间神经，引起损伤部位明显的胸壁疼痛、呼吸困难，咳嗽时疼痛加重。

第四节　腹部损伤机制

在飞机失事的高空急速着陆坠落中，乘员腹部若遭受到碰撞、冲击、挤压等钝性力的作用，可致其产生腹部损伤，多数的腹部损伤常同时伴有严重的内脏损伤。如果伴有腹腔实质脏器或大血管损伤，可因大出血而导致死亡；空腔脏器受损伤破裂时，可因发生严重的腹腔感染而威胁生命。腹部损伤的严重程度、是否涉及内脏、涉及什么内脏等情况在很大程度上取决于暴力的强度、速度、着力部位和作用方向等因素。它们还受到解剖特点、内脏原有病理情况和功能状态等内在因素的影响。例如，肝、脾组织结构脆弱、血供丰富、位置比较固定，受到冲击力打击容易导致破裂；上腹受挤压时，胃窦、十二指肠第三部或胰腺可被压在脊柱上而断裂；肠道的固定部分（上段空肠、末段回肠、粘连的肠管等）比活动部分更易受损。

一、胃肠道损伤

1. 胃损伤

胃介于食管腹段与十二指肠之间，一般呈前后略扁平的曲颈瓶状，有肋弓保护且活动度较大，柔韧性较好，壁厚。在飞机失事的高空急速着陆坠落中，乘员腹部若遭受钝性打击，如碰撞、挤压等，可造成胃壁挫伤、裂伤和穿孔等。胃小弯前壁易发生穿孔，贲门、幽门因固定于周围组织易发生撕裂伤。在钝性冲击力作用下，腹壁可以完全没有外观上的损伤，但胃壁却已发生不同程度的损伤。

2. 十二指肠损伤

十二指肠分为 4 部分，除球部外其余 3 部分（降部、水平部、升部）皆位于腹膜后。十二指肠上接胃，下与空肠相连，全段呈 C 形，位置深，后有脊柱、腰背肌，前有腹壁保护。在飞机失事的高空急速着陆坠落中，如乘员腹部撞击构件，冲击力突然从前腹壁挤向坚硬的脊柱，可直接造成十二指肠损伤；坠落着地时，可将十二指肠第 2、3 段和胰头推向右侧，第 1、4 段和胰体尾推向左侧，此时幽门和十二指肠空肠曲突然收缩，使十二指肠形成闭袢，腔内压力骤增，致使破裂。另外，当 L_2 受到巨大冲击力作用而发生压缩性骨折时，也易使附近的十二指肠损伤。十二指肠损伤可分为 5 级：Ⅰ级，仅十二指肠 1 段有血肿，裂伤未穿透肠壁；Ⅱ级，血肿超出 1 段，穿透性裂伤少于肠管半周；Ⅲ级，裂伤累及远端胰管，穿透性裂伤累及降段 50%～75%周径或其他 3 段的 50%～100%周径；Ⅳ级，裂伤接近肠系膜上静脉，或降段破裂＞75%周径，包括十二指肠乳头和远端胆总管；Ⅴ级，十二指肠严重损伤，包括胰头部和胆胰管严重毁损，或十二指肠血供中断。

3. 小肠及小肠系膜损伤

小肠及其系膜在腹腔内所占体积大、分布广，又缺乏坚强的保护。在飞机失事的高空急速着陆坠落中，腹部猛烈撞击构件，由于腰骶椎的生理弯曲朝向腹壁，因此就较其他脊椎更接近腹壁。在冲击力的直接作用下，肠管在腹壁与腰骶椎之间被挤压，因而致使小肠或包括系膜受到伤害，造成小肠的挫裂伤，严重时可直接切断小肠。脐周围正中部位的损伤多伤及空回肠，有时伴有肠系膜的断裂、挫伤、出血；若冲击力沿侧向或斜向作用于腹部，使肠管连同系膜向一侧迅速移动，当移动的范围超过固定肠管系膜或韧带的承受能力时，就可能造成肠管自附着处的撕裂，其好发部位常见于空肠起始部靠近 Treitz 韧带附近或被腹膜反折固定的回肠末端；在高空脱落着陆时，乘员肠管或系膜抗御不了速度突然变化所施与的压力，通过传导造成小肠断裂或撕裂。这种损伤多发生在小肠两端固定处，如附着于后腹壁的空回肠两端附近和游离度最大的空回肠交接部位。小肠损伤后的病理改变多是肠壁破裂，因肠系膜血管损伤有时发生肠壁缺血性坏死穿孔，造成肠内容物外溢至腹腔，导致急性弥漫性腹膜炎。肠系膜血管断裂时，可致内出血。

4. 结肠损伤

结肠壁薄，血供较差。结肠的蠕动、收缩强，故肠腔内压力大。升结肠和降结肠属腹膜间器官，相对固定，后壁位于腹膜外。在飞机失事的高空急速着陆坠落中，腹部猛烈撞击构件，撞击的冲击力直接对脊柱，可致横结肠断裂伤；或因结肠壁薄、张力大，撞击的挤压力致使肠管破裂。结肠损伤分为浆膜层破裂、浆肌层破裂及肠壁全层破裂，甚至断裂；肠壁挫伤又有浆膜下血肿及肠壁内血肿；如果是膜损伤，有动静脉断裂，或血管血栓形成，造成迟发性肠坏死。当结肠壁完全破裂或坏死穿孔时，结肠内容物（粪便）溢出到腹腔，发生弥漫性腹膜炎，如有粘连，可形成局限性腹膜炎。美国脏器损伤委员会（OIS）将结肠损伤分为 5 级：Ⅰ级，肠壁血肿或撕裂，无穿孔；Ⅱ级，肠壁全层撕裂小于 1/2 周径；Ⅲ级，肠壁全层撕裂大于 1/2 周径，但未横断；Ⅳ级，肠管横断；Ⅴ级，肠管横断伴组织缺损或血管损伤致肠供血不足。Flint 等将结肠损伤分为三级：第一级局限于结肠损伤，腹腔无污染；第二级是肠壁全层穿孔；第三级是严重的组织缺损，腹腔重度污染。

5. 直肠肛管损伤

直肠上接乙状结肠，下接肛管，位置深且隐蔽，又有坚实的骨盆保护。长度为 12～15 cm，其上 1/3 的前面及两侧有腹膜覆盖，中 1/3 前面有腹膜向前形成返折，男性形成直肠膀胱陷凹，女性形成直肠子宫陷凹，下 1/3 则完全位于腹膜外。在飞机失事的高空急速着陆坠落中，可因撞击、挤压致伤。其一是骨盆骨折移位，使肛提肌收缩撕裂直肠，或骨折片刺破直肠。其二是钝性冲击力瞬间挤压腹部，使乙状结肠的气体冲入直肠，由于肛门处于关闭状态，使直肠成为闭袢；着陆坠落中，碰撞在直立于地上的尖锐异物上，尖锐物经会阴或肛门穿入直肠致伤。损伤的程度轻的只有黏膜撕裂和肌层裂开，重的有全层肠壁断裂和广泛括约肌损伤；若伴有大血管和骶前静脉丛损伤，可引起大出血而发生休克。

二、肝脏和胆道外伤

如图 4–3 所示，肝脏是腹腔内最大的实质性器官，担负人体的重要生理功能。它位于右上腹深部，有下胸壁和隔肌保护。但由于肝脏体积大，质地脆，一旦在着陆坠落过程中遭受撞击、挤压等冲击作用，则容易损伤。肝的损伤主要造成以下 3 种损伤：

（1）肝包膜下血肿

肝实质的表面破裂，而肝包膜尚完整，则血液聚积在包膜下。血肿大小不等，有时可容 2～4 L 血液，若继发感染，则形成脓肿。包膜一旦破裂，则转为真性肝破裂。有时血肿压迫肝实质，致大片肝组织坏死。

（2）肝中央破裂

肝实质的中央部分损伤破裂，表层组织仍完整，常伴有肝血管和胆管的断裂，形成较大的肝内血肿和胆汁潴留，压迫组织造成广泛坏死，也可以继发感染或与大的肝内胆管沟通，并发胆道出血。

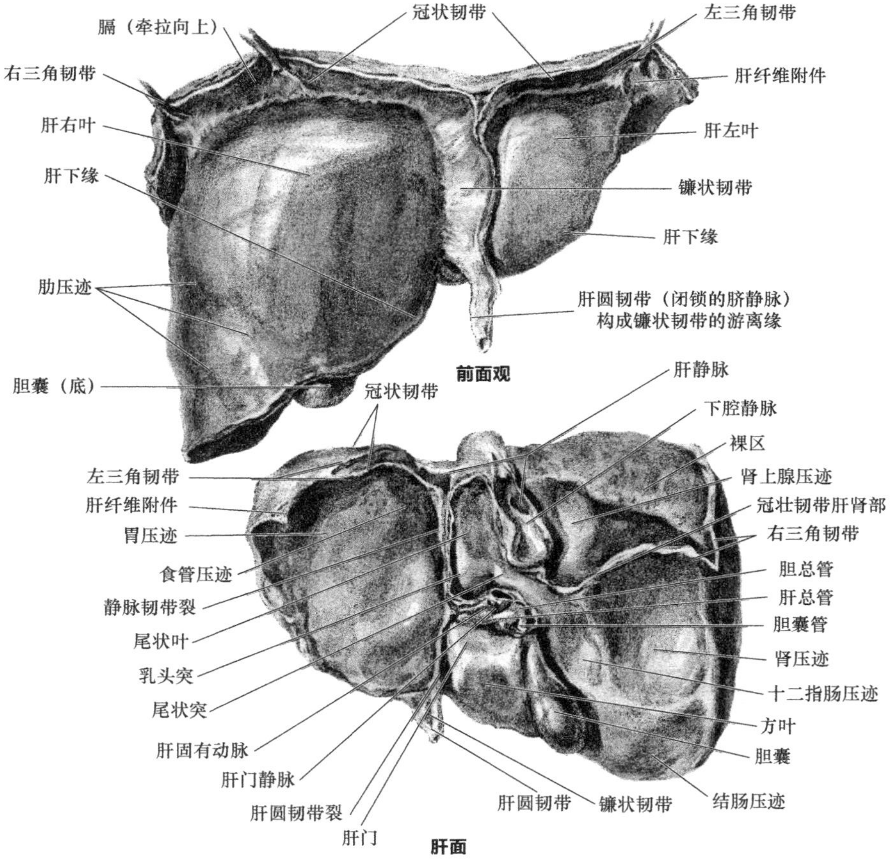
膈（牵拉向上）
冠状韧带
左三角韧带
右三角韧带
肝纤维附件
肝右叶
肝左叶
肝下缘
镰状韧带
肝下缘
肋压迹
肝圆韧带（闭锁的脐静脉）
构成镰状韧带的游离缘
胆囊（底）
前面观
冠状韧带
肝静脉
下腔静脉
裸区
左三角韧带
肾上腺压迹
肝纤维附件
冠壮韧带肝肾部
胃压迹
右三角韧带
食管压迹
胆总管
静脉韧带裂
肝总管
胆囊管
尾状叶
肾压迹
乳头突
十二指肠压迹
尾状突
方叶
肝固有动脉
胆囊
肝门静脉
结肠压迹
肝圆韧带
镰状韧带
肝圆韧带裂
肝门
肝面

图 4-3　肝和胆囊解剖示意图（见彩插）

（3）肝真性破裂

肝实质和肝包膜均破裂，血液和胆汁直接流入腹腔，但损伤程度和病理改变差别很大，可分为：① 肝实质挫裂伤，单处或多处裂伤，规则或不规则性或星芒状裂伤，单纯肝实质伤或合并肝内、肝后大血管伤等；② 肝实质离断伤，离断远端的肝组织血运障碍，失去活力；③ 肝实质毁损伤，肝组织因严重损伤破裂或脱落至腹腔，失去肝的正常外形，坏死肝组织液化、感染，在腹内形成脓肿。

美国创伤外科协会（AAST）将肝创伤分为 6 级，见表 4–1。

表 4–1　肝创伤分级

分级	类型	损伤情况
Ⅰ	血肿	肝包膜下血肿，不膨胀，表面部分＜10%
	撕裂伤	包膜撕裂，无活动性出血，裂伤深度＜1 cm
Ⅱ	血肿	肝包膜下血肿，不膨胀，表面部分 10%～15%；肝实质内血肿，不膨胀，直径＜10 cm
	撕裂伤	包膜撕裂，活动性出血，裂伤深度小于 1～3 cm
Ⅲ	血肿	肝包膜下血肿，膨胀，或表面部分＞50%；包膜下血肿破裂，伴活动性出血；肝实质内血肿＜2 cm
	撕裂伤	实质裂伤深度＜3 cm
Ⅳ	血肿	肝实质内血肿破裂伴活动性出血
	撕裂伤	肝实质裂伤侵及 25%～50%的肝叶
Ⅴ	撕裂伤	肝实质裂伤占肝叶的 50%以上
	血管损伤	肝周静脉损伤：肝后下腔静脉、肝静脉损伤
Ⅵ	血管损伤	肝离断

胆道部位较深，肝外胆管位置十分隐蔽。胆树的肝内部分深藏于肝实质之中，肝外胆管一般也被包绕于肝十二指肠韧带内。肝总管及胆总管的十二指肠上段，其内旁为肝固有动脉，后内方为门静脉主干，前方为肝方叶覆盖。肝外胆管损伤一般分为胆囊损伤和胆管损伤。

（1）胆囊损伤

① 胆囊破裂。这是着陆坠落过程中遭受直接撞击所致，表现为胆囊壁的穿孔和裂伤，充满胆汁的胆囊更易于破裂。② 胆囊撕裂。陆坠落过程中的减速可以产生强大的剪力，以至于将充满胆汁的胆囊从肝脏胆囊床上撕下。如果完全撕脱，胆囊将由胆囊管及胆囊动脉悬吊在胆囊床上。③ 胆囊挫伤。陆坠落过程中的直接钝性挤压可引起胆囊壁挫伤，表现为瘀斑，或者产生的血液充满整个囊腔。轻微挫裂伤可自愈，但是严重的胆囊壁血肿会影响局部血供，从而

产生延迟性胆囊破裂。

（2）胆管损伤

由于肝门部胆总管是弯曲并富有弹性的，着陆坠落过程中的减速伤，或右上腹遭受压迫，可引起肝脏突然活动在位置相对固定的胰腺上方而产生剪力，可造成胆总管胰管与十二指肠结合部破裂。根据损伤程度，分为以下类型：（Ⅰ）胆管挫伤，为非全层损伤，无胆汁渗漏；（Ⅱ）简单胆管损伤，伤口长度小于管壁周径 50%的切线伤；（Ⅲ）复杂胆管损伤，包括伤口长度大于管壁周径 50%的切线伤，胆管壁的节段性缺损，胆管的完全贯通伤。

三、胰腺损伤

如图 4–4 所示，胰腺是一个具有内、外分泌功能的腺体，位于腹膜后。前有腹壁、胃和横结肠，后有脊柱，位置深在，有肋弓和脊椎的保护。在飞机失事的高空急速着陆坠落中，可因上腹部撞击构件导致胰腺受伤。着陆坠落过程中，腰部呈过度屈曲，同时双侧肋弓极度内收，瞬间受到冲击，挤压胰腺，造成胰腺不同程度的损伤。损伤的部位随冲击力的方向而异，以胰腺头、体部常见。当外力作用在脊柱的右侧、上腹部正中或脊柱的左侧时，常可分别引起胰头、胰颈或胰体和胰尾部的损伤。损伤多由于钝性冲击力突然作用于上腹部，将胰腺挤压在脊柱上，而发生胰腺的挫裂伤和撕裂伤。冲击力作用于上腹正中，可致胰腺完全或不完全横断，可无合并伤；当冲击力作用于右上腹或脊柱右侧方时，胰头部易被挤压，同时常合并有十二指肠、胆道、肝脏损伤；当冲击力直接作用于上腹中部时，则损伤多为胰颈、体部的部分或完全断裂，并合并有肠系膜上动脉损伤；当冲击力作用于脊柱左侧方时，胰尾常易受伤，此时多伴有脾破裂。单纯胰腺挫伤，胰包膜可完整，也可破裂，前者为单纯性胰腺损伤，后者（胰包膜破裂）的损伤程度较前者重，但胰腺内无明显血肿，也无胰管断裂。挫伤可发生在胰腺任何部位。胰腺深部撕裂伴有胰腺实质内血肿、液化，但无胰腺导管损伤。胰腺断裂是指：① 胰腺断裂或折断，大于胰腺直径 1/2 以上；② 胰腺中心贯通伤；③ 胰腺导管可见的损伤；④ 胰腺严重的挤压碎裂伤。1990 年美国创伤协会（AAST）将胰腺损伤分为 5 级：Ⅰ级，胰腺轻度的挫裂伤，不伴有大胰管损伤。此种损伤较轻、较表浅，仅引起胰腺组织水肿及小量出血，或形成被膜下血肿，有时有小胰管及胰腺腺泡受损。Ⅱ级，胰腺较严重的挫裂伤，但不伴有大胰管的损伤。Ⅲ级，远侧胰腺损伤伴大胰管受损。肠系膜上血管左侧的胰腺称为远侧胰腺，其右侧胰腺为近侧胰腺。Ⅳ级，近侧胰腺损伤伴大胰管受损。Ⅴ级，胰腺损伤合并十二指肠损伤，是胰腺损伤中较严重的情况。损伤后，外漏的胰液与外溢的十二指肠液相混合，胰酶被激活，对周围组织有极强的腐蚀作用。

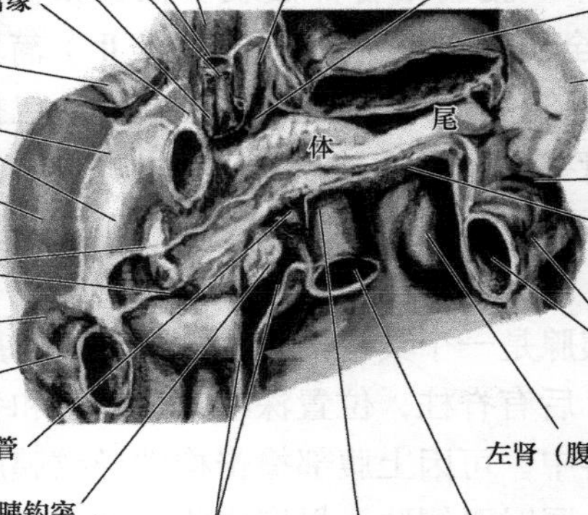

下腔静脉
肛门静脉
腹主动脉
肝固有动脉
肝总管
腹腔干
小网膜右侧游离缘
胃（切断）
肾上腺
脾
十二指肠
尾
体
右肾（腹膜后）
结肠左曲（脾曲）
横结肠系
膜的附着
横结肠系膜的附着
结肠右曲（肝曲）
横结肠（切断）
横结肠（切断）
肠系膜上血管
左肾（腹膜后）
胰钩突
肠系膜根（切开）
空肠（切断）
十二指肠
空肠曲

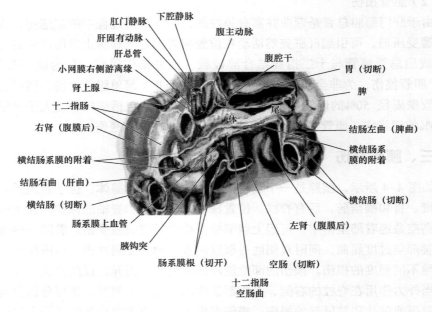

图 4–4 胰腺及周围结构（见彩插）

四、脾脏损伤

如图 4–5 所示，脾是人体最大的淋巴器官，位于左下侧胸廓内季肋部的深处，胃左侧与隔之间，相当于第 9～11 肋的深部，其长轴与左侧第 10 肋平行，毗邻胃、隔、胰尾、左肾和左肾上腺、结肠脾曲等重要结构。正常人脾重 100～250 g，暗红色，质地脆弱。在飞机失事的高空急速着陆坠落中，可因撞击、挤压致伤。脾脏实质甚为脆弱，并且血运丰富，当受到外力作用时，极易引起破裂出血。若急速着陆坠落中的冲击力撞击左肋弓，可使脾脏受挤压而破裂，如有肋骨骨折，则肋骨的断端能直接刺伤脾脏；若冲击力直接作用于脾脏某一部位时，可使该部位发生急骤的应力变形，变形超过脾组织弹性限度时，便可发生脾破裂；若撞击冲击力沿切线方向经过脾脏，由于脾脏通过其周围的韧带牢固固定于脾窝内，此时脾脏的移动受到限制，也可导致脾脏损伤。一般外伤性脾破裂在临床上大致可以分为 4 种类型：① 中央破裂，指脾实质中央区破裂，多为局限性出血，常无明确失血表现。② 被膜下破裂，脾被膜下实质裂伤，但被膜保持完整，多于包膜下形成张力性血肿。③ 真性破裂，指脾脏实质和被膜同时破裂具有典型的腹腔内出血表现。④ 迟发性破裂，中央破裂和被膜下破裂可继续发展而致使实质及被膜被胀裂，即成为真性破裂。国内外对于外伤性脾破裂的分级方法多达几十种，这些分级系统都是在实践的基础上总结而成的，各自从不同的侧面、不同程度地反映了脾破裂的特点和规律，很具有科学性和实用性。我国学者六届全国脾脏外科学术研讨会上讨论通过的“脾脏损伤程度分级”简单、实用，已被国内广泛采用。该分级标准为：Ⅰ级，脾被膜下破裂或被膜及实质轻度损伤，脾裂伤长度≤5.0 cm，深度≤1.0 cm；Ⅱ级，脾裂伤总长度＞5.0 cm，深度＞1.0 cm，但脾门未累及，或脾段血管受累；Ⅲ级，脾破裂伤及脾门部或脾部分离断，或脾叶血管受损；Ⅳ级，脾广泛破裂，或脾蒂、脾动静脉主干受损。

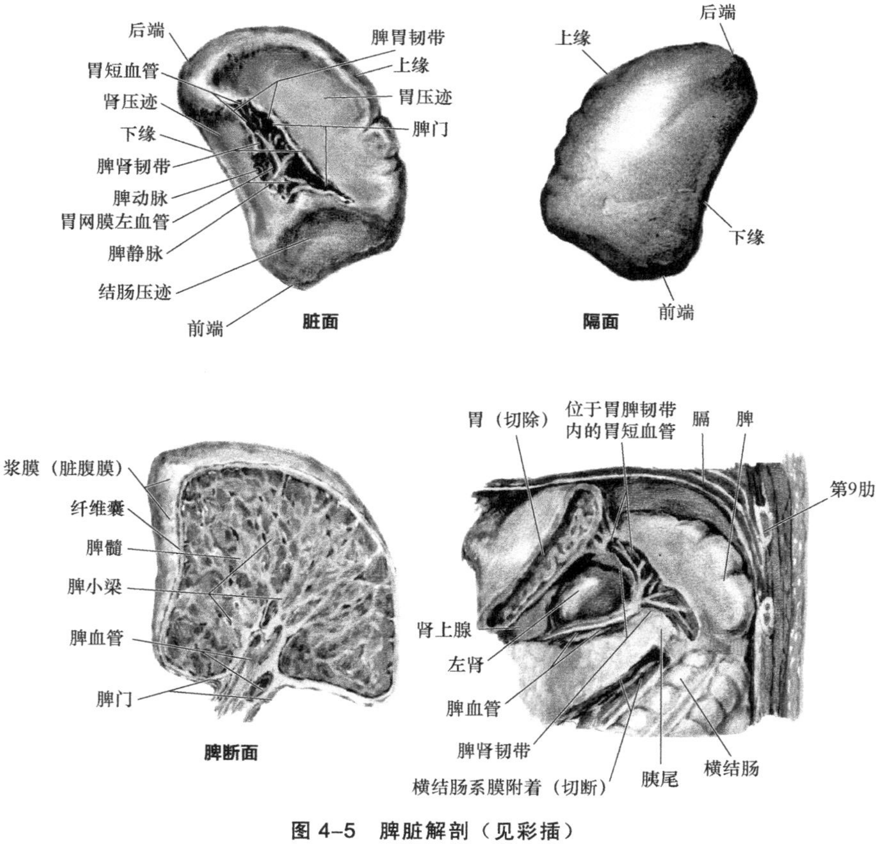
后端
胃短血管
肾压迹
下缘
脾肾韧带
脾动脉
胃网膜左血管
脾静脉
结肠压迹
前端
脾胃韧带
上缘
胃压迹
脾门
脏面
上缘
后端
下缘
前端
隔面
浆膜（脏腹膜）
纤维囊
脾髓
脾小梁
脾血管
脾门
脾断面
胃（切除）
位于胃脾韧带内的胃短血管
膈
脾
第9肋
肾上腺
左肾
脾血管
脾肾韧带
横结肠系膜附着（切断）
胰尾
横结肠

图 4-5　脾脏解剖（见彩插）

五、腹部大血管损伤

腹部大血管主要是指腹主动脉或下腔静脉，在飞机失事的高空急速着陆坠落中可致其损伤。如在着陆坠落过程中遭受撞击、挤压等冲击作用造成肝脏一分两半的矢状伤，最容易合并下腔静脉的损伤；坠落着地过程中，若发生腰椎骨折移位挤压腹主动脉，或腹主动脉前面有钝性致伤物和后面的腰椎将其挤压，也均可出现血管壁损伤。腹部大血管损伤常伴有小肠、肝脏、胰腺、结肠、肾脏等损伤及出现脊柱骨折移位等。腹主动脉损伤可分为肾动脉以上腹主动脉损伤和肾动脉以下腹主动脉损伤；下腔静脉损伤分为肾静脉以上下腔静脉损伤和肾静脉以下下腔静脉损伤。

六、泌尿系统损伤

泌尿系统器官主要位于腹膜后间隙和盆腔，由腹壁肌肉、骨盆保护，周围有丰富的脂肪组织包裹、衬托。

1. 肾损伤

肾脏结构如图 4–6 所示。肾位于脊柱两侧，紧贴腹后壁，居腹膜后方。左肾上端平第 11 胸椎下缘，下端平第 2 腰椎下缘。右肾比左肾低半个椎体。左侧第 12 肋斜过左肾后面的中部，右侧第 12 肋斜过右肾后面的上部。肾位置较深，前面有腹壁和腹腔内容物，而其上面则被隔肌所罩住，后面有肋骨、脊椎和背部的长肌肉，通常不易损伤。但在飞机失事的高空急速着陆坠落中，腰部或上腹部遭受直接冲击、减速、挤压时，则可致肾损伤；高空急速着陆坠落过程中，腹部遭受到直接打击或挤压，引起腹内压急剧升高，可造成肾损伤；跌落时双足或臀部着地，由于剧烈的震动，可致肾损伤；肾脏位于腹膜后有一定的活动度，当受到冲击力作用时，碰撞于脊柱或肋骨上，形成一种反向作用力，可使肾发生裂伤；着陆冲击中，出现肋骨或脊椎横突骨折，其骨折的断端可刺破肾脏；肾脏受冲击力作用挤压在坚实的脊柱上，引起肾的挫裂伤；从高处跌下时，足跟或臀部着地时身体突然减速，肾脏由于惯性作用，继续下降或猛烈的撞击肋骨或腰椎，可造成肾脏实质或肾蒂的损伤；着地时，身体的突然减速使肾脏急剧移位，肾蒂受到猛烈的向上或向下的牵拉，血管外膜及肌层被伸张，造成无弹性的内膜发生不同程度的挫伤或断裂，导致内膜下出血，管腔狭窄或血栓形成，较严

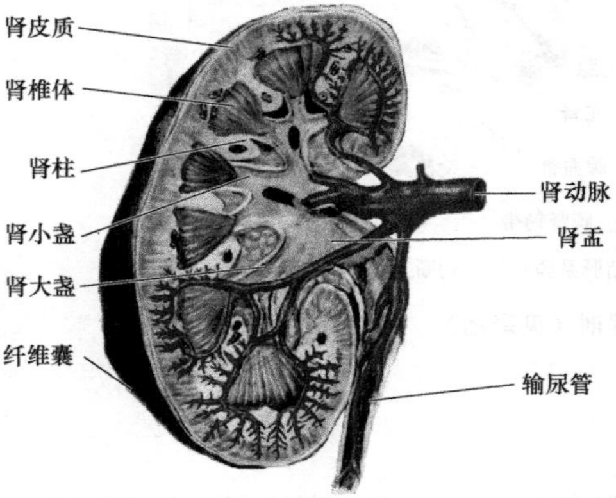
肾皮质
肾椎体
肾柱
肾小盏
肾大盏
纤维囊
肾动脉
肾盂
输尿管
图 4–6　肾脏结构示意图（见彩插）

重的损伤可使肾血管肌层和外膜破裂而导致其血管的撕裂或断裂。

根据损伤的程度可分为以下病理类型：① 肾挫伤损伤，仅限于部分肾实质，形成肾淤斑及包膜下血肿，如伤及肾集合系统，可有轻微血尿。② 肾部分裂伤，肾实质部分裂伤伴包膜破裂，可致肾周血肿。如肾盏肾盂黏膜破裂，则有明显血尿。③ 肾全层裂伤，肾实质全层裂伤，外及肾包膜，内达肾盂肾盏，常引起广泛肾周血肿、血尿和尿外渗。肾横断或碎裂时，可导致肾组织缺血。④ 肾蒂损伤，肾蒂由出入肾门的肾血管、肾盂、神经和淋巴管等所组成。肾蒂主要结构的排列由前向后依次为肾静脉、肾动脉和肾盂；由上向下依次为肾动脉、肾静脉和肾盂。肾蒂或肾段血管撕裂时，可引起大出血、休克，危及生命。

2. 膀胱损伤

膀胱为腹膜间位贮存、排泄尿液的空腔脏器，随着贮存尿液的多少而呈膨起或空虚状态。膀胱介于耻骨与直肠之间。其下与前列腺部尿道相通，后面为精囊和输精管壶腹部（图 4–7）。膀胱与直肠之间是直肠膀胱陷凹。脐尿管以下的膀胱壁直接与腹前壁相接触，其间无腹膜覆盖。故膀胱空虚时，仅在其上缘为腹膜遮盖，膀胱的前下方和侧壁下面的部分侧无腹膜遮盖。当膀胱充盈膨胀时，膀胱上升到腹下部，覆盖于膀胱顶部的腹膜也随之升高。

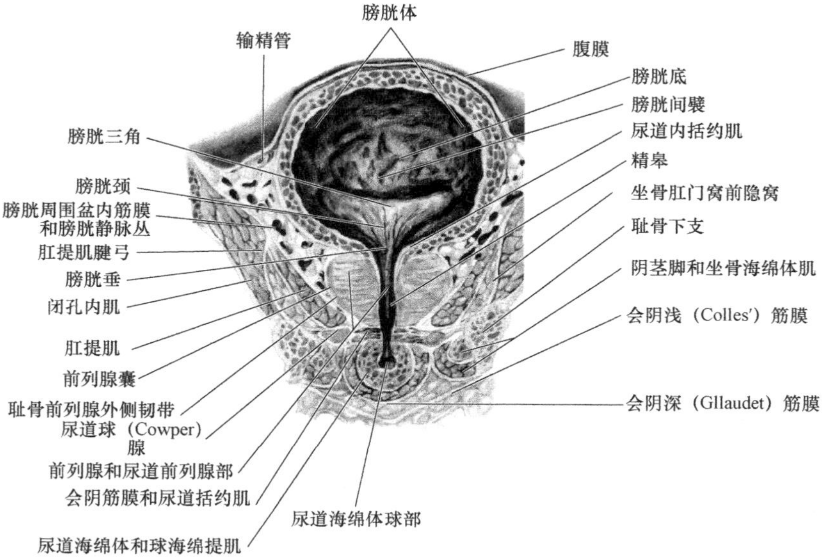
膀胱体
输精管
腹膜
膀胱底
膀胱间襞
尿道内括约肌
精阜
坐骨肛门窝前隐窝
耻骨下支
阴茎脚和坐骨海绵体肌
会阴浅（Colles'）筋膜
会阴深（Gllaudet）筋膜
膀胱三角
膀胱颈
膀胱周围盆内筋膜
和膀胱静脉丛
肛提肌腱弓
膀胱垂
闭孔内肌
肛提肌
前列腺囊
耻骨前列腺外侧韧带
尿道球（Cowper）
腺
前列腺和尿道前列腺部
会阴筋膜和尿道括约肌
尿道海绵体球部
尿道海绵体和球海绵提肌

图 4–7　膀胱男性额状切面（见彩插）

在飞机失事的高空急速着陆坠落中，若膀胱膨胀，高出于耻骨上方，如此时遭受撞击的冲击力直接作用于下腹部，则发生膀胱损伤。由于此时膀胱处于充盈状态，冲击力作用于膀胱，并均等地传向各个部位，致使最薄弱的膀胱顶部发生破裂，此处破裂多为腹膜内型膀胱破裂。若高空坠落过程中发生骨盆骨折，骨折断端或游离骨片刺破膀胱，导致腹膜外膀胱破裂，并且破裂部位多在膀胱底部。按损伤部位和严重程度，可将膀胱损伤做如下分类：① 膀胱挫伤，膀胱遭受冲击力打击后，虽然发生了损伤，但其壁尚完整无损。② 膀胱破裂，膀胱壁连续性遭到破坏，有尿外渗，并出现其相应症状。按破裂口与腹膜位置关系，又可分为 3 类：① 腹膜外膀胱破裂，常伴有骨盆骨折。② 腹膜内膀胱破裂，可伴有或不伴有骨盆骨折。发生机理多为膀胱充盈时，下腹遭受冲击力打击，膀胱内压急剧升高，于膀胱最薄弱处即腹膜覆盖的膀胱顶部发生破裂。③ 腹膜外和腹膜内混合型破裂，裂口或为一个，横跨腹膜；或为两个，尿液既渗到腹腔内，也渗到膀胱周围间隙。

第五节　骨盆损伤机制

一、骨盆骨折

着陆冲击导致的骨盆骨折多为冲击力直接撞击挤压骨盆所致，例如飞机失事跳伞，高处坠落冲撞所致。运动时突然用力过猛，起于骨盆的肌肉突然猛烈收缩，也可造成其起点处的骨盆撕脱骨折。低能量所致的骨折大多不破坏骨盆环的稳定，中、高能量所致损伤不仅限于骨盆，在骨盆环受到破坏的同时，常合并广泛的软组织伤、盆内脏器伤或其他骨骼及内脏伤。因此，骨盆骨折常为多发伤中的一个损伤。骨盆骨折导致的死亡仅次于颅脑伤和胸部损伤，损伤后的早期死亡主要是由于大量出血、休克多器官功能衰竭与感染等所致。临床表现为：① 骨盆环骨折：骨折线贯穿骨盆环状结构，使骨盆环中断。单发骨折常见有单侧耻骨支骨折、耻骨联合分离、单侧髂骨骨折、髋臼骨折和单侧骶髂关节半脱位伴有小片骨折。多发骨折常见有两侧耻骨支骨折、耻骨支骨折伴耻骨联合分离、耻骨伴髂骨骨折和耻骨骨折伴骶髂关节脱位。② 骨盆边缘骨折：常见的有髂骨翼骨折、耻骨单支部分骨折、髋臼边缘骨折和骶尾骨骨折等，骨折线可呈横形或斜形，移位可不甚明显。③ 骨盆撕脱骨折：骨折的部位常在强大肌肉附着的地方，如髂前上棘、髂前下棘和坐骨结节等，骨折碎片常较少，并常有移位。

骨盆骨折半数以上伴有合并症或多发伤：① 骨盆骨折出血、休克：骨盆骨折为骨松质骨折，盆壁肌肉多，邻近又有许多动脉丛和静脉丛，血液供应丰富，盆腔与后腹膜的间隙又由疏松结缔组织构成，有巨大空隙可容纳出血，因此，骨折后可引起广泛出血。Matta 报道 20 例骨盆骨折出血，血管造影证实 36 个出血部位中，33 个为髂内动脉分支，尚有腰动脉，旋髂深动脉或臀上动脉出血，严重的骨盆骨折常有大量出血（1 000 mL 以上），积聚于后腹膜后，耻骨联合分离可使骨盆容积增大，耻骨联合分离 3 cm，骨盆容积可增加 4 000 mL，伤者可表现为轻度或重度休克。② 直肠肛管损伤及女性生殖道损伤：坐骨骨折可损伤直肠或肛管，女性生殖道在膀胱与直肠之间，损伤其生殖道常伴有该道前方或后方组织的损伤。伤后早期并无症状，如直肠损伤撕破腹膜，可引起腹内感染，否则仅引起盆壁感染。阴部及肛门有血是本合并伤的重要体征。③ 尿道及膀胱损伤：这是骨盆骨折常见的合并伤。尿道损伤后，排尿困难，尿道口可有血流出。膀胱在充盈状态下破裂，尿液可流入腹腔，呈现腹膜刺激症状，膀胱在空虚状态下破裂，尿液可渗出到会阴部。④ 神经损伤：骨盆骨折由于骨折部位的不同，神经损伤的部位也不同。骶骨管骨折脱位可损伤支配括约肌及会阴部的马尾神经。骶骨孔部骨折，可损伤坐骨神经根。骶侧翼骨折可损伤腰 5 神经。坐骨大切迹部或坐骨骨折，有时可伤及坐骨神经。耻骨支骨折偶可损伤闭孔神经或股神经，髂前上棘撕脱骨折可伤及股外皮神经。⑤ 大血管损伤：偶尔骨盆骨折可损伤髂外动脉或股动脉。损伤局部血肿及远端足背动脉搏动减弱或消失是重要体征。⑥ 腹部脏器损伤：骨盆遭受损伤发生骨折时，也可伤及腹部脏器，除上述骨盆骨折的并发伤之外，可有实质脏器或空腔脏器损伤，实质性脏器损伤表现为腹内出血，可有移动性浊音体征，空腔脏器破裂，主要是腹膜刺激症状及肠鸣音消失或肝浊音界消失。

二、髋臼骨折

髋臼包含在髋骨之中。髋骨由髂骨、坐骨和耻骨组成，其外侧面有一个大而深的半球形深窝，称为髋臼，其与股骨头组成髋关节。髋臼是髋关节的重要组成部分。正常情况下，髋臼向前、向下、向外倾斜。髋臼并非整个都由关节软骨覆盖，其关节面呈半月状，后部和顶部承受应力最大，所以此处的关节软骨也相应宽而厚，半月软骨面在髋臼切迹处中断。髋臼的底凹陷，和髋臼切迹相连续，无关节软骨覆盖，称为髋臼窝，内部被股骨头圆韧带占据。从外观上看，髋臼好似位于一个弓形之中，这个弓形包括两个臂，前方称为前柱，后方称为后柱。前柱也称为髂耻柱，由髂嵴前上方斜向前内下方，经耻骨支止于耻骨联合，分为髂骨部、髂臼部、耻骨部三段，包括髋臼前唇、前壁和部分臼顶。后柱也称为髂坐柱，由坐骨大切迹经髋臼中心至坐骨结节，包括坐骨的垂直部分及坐骨上方的髂骨，以及髋臼后唇、后壁和部分臼顶。后柱内侧面由坐骨体内侧的四边形区域构成，称为方形区。髋臼前后两柱呈 60° 相交，形成一拱形结构，由髂骨下部构成，横跨于前后两柱之间，是髋臼主要负重区，称为臼顶，又称为负重顶。髋臼周围的内外侧面有大量肌肉附着，并且有血管网形成，所以髋臼的血液供应丰富。前后两柱之间的髋臼窝较薄弱，外伤时，股骨头可由此向内穿透进入盆腔。由于髋关节负重大，活动度大，因此很容易发生损伤，而髋臼的骨折可由骨盆骨折时耻骨坐骨或髂骨骨折而波及髋臼，也可由髋关节中心性脱位所致。

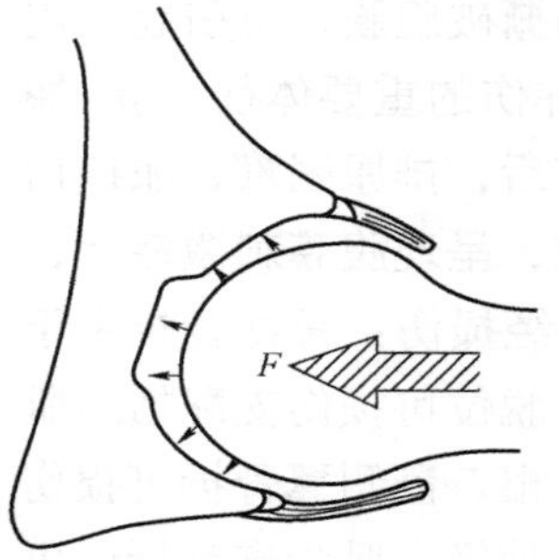
F
图 4–8　股骨头冲击力

髋臼骨折是冲击力作用于股骨头和髋臼之间造成的，冲击力撞击股骨大转子（大粗隆），经股骨颈、头传达髋臼而发生骨折（图 4–8）。如受伤时大腿处于轻度外展旋转中立位，冲击力作用于臼中心，即发生髋臼横折、T/Y 形或粉碎性骨折；如受伤时大腿轻度外展并内旋或外旋，冲击力沿股骨头作用于臼后壁或前壁，则产生后柱或后壁骨折，或者前柱或前壁骨折。冲击力间接致伤的损伤机制也相似，视当时髋关节所处位置不同，可发生髋臼不同类型的骨折。如着陆撞击时内髋、膝均屈曲 90°，则冲击力由膝传至股骨头，作用于髋臼后缘，则产生髋臼后缘骨折；如髋屈曲 90°，大腿外旋内收时，可产生臼顶负重区骨折。无论是冲击力的直接还是间接作用，均是股骨头直接撞击髋臼的结果，故除髋臼骨折外，股骨头也可发生骨折。髋臼骨折有如下几种类型：① 后壁骨折：髋臼后壁或后缘的大块骨折，包括关节软骨，但不涉及后柱盆面的骨皮质，有时骨折向上延伸及臼顶区骨折块向后上移位，股骨头向后脱位，造成股骨头后脱位加臼后缘骨折，除骨折块有大小之分外，与后脱位基本相同。后唇线中断移位，闭孔斜位，显示骨折块。② 后柱骨折：骨折线由后柱经臼底弯向下方，后柱比较坚实，引起骨折的暴力较大，故常伴有同侧耻骨下支或坐骨下支骨折，骨折块向内向上移位，股骨头呈中心脱位，至坐骨大孔变小，有时可损伤坐骨神经，上髂坐线中断。闭孔斜位有闭孔环和后唇线断离，髂骨斜位有后柱在坐骨大切迹处骨折。③ 前壁骨折：臼的前壁或前缘骨折，骨折线由髂前下棘分离向下通过髋臼窝，但不涉及前柱盆面骨皮质，常有股骨头向前下脱位。有臼前唇线和髂耻线中断，但闭孔环无骨折，以与前柱骨折区别。④ 前柱骨折：骨折线由髂骨前柱经臼底弯向下方，至耻骨下支中部，向上可至髂嵴，骨折块向盆腔移位，股骨头中心脱位，髂耻线中断。髂耻线合并股骨头和泪滴内移，前柱线在髂嵴或髂前上棘和耻骨支处断离。⑤ 横形骨折：骨折线横贯髋臼的内壁与臼顶的交界部，通过前柱与后柱，但非双柱骨折，因其臼顶部或负重区仍连在髂骨上，前后柱也未分开，但向内移位，股骨头向中心脱位。横形骨折的平面可有高低之分，高位横形骨折通过臼的负重区，低位横形骨折经过前后柱低于负重区，有双柱未分开。髂耻线、髂坐线、臼前后唇线均在髋臼同一平面被横断。⑥ T 形骨折：T 形骨折是在横形骨折基础上，又有一个垂直的骨折线，通过后柱四边形面区和髋臼窝，向远侧累及闭孔环致后柱全游离，向内移位，股骨头中心脱位。⑦ 后柱加后壁骨折：骨折线从坐骨大切迹延伸至髋臼窝，也可延伸到闭孔，后柱骨折块向内移位，股骨头中心脱位，少数有后脱位，髂耻线连续，而髂坐线和后唇线中断并内移。坐骨结节骨折，后壁骨折块移位，后柱骨折移位。⑧ 横形加后壁骨折：在前述横形骨折的基础上加上后壁骨折，股骨头向后内移位，可有四边体骨折，髂骨翼完整，后壁骨折，如骨块后移，则可见横形骨折线。⑨ 前柱或前壁骨折加后半横形骨折：骨折线由髂前下棘向下穿过髋臼窝，止于耻骨上支连接处，后半部分为横形的后柱骨折。前、后柱骨折变位。与双柱骨折不同点是，一部分髋臼仍与髂骨翼相连，闭孔环的后柱完整，后柱无移位，而髂耻线移位。⑩ 双柱骨折：双柱均有骨折并彼此分离，后柱的骨折线从坐骨大切迹向下延伸至髋臼后方，前柱骨折线至髂骨翼，臼前壁骨折至耻骨支骨折，骨折块内移，股骨头中心脱位。

第六节　颈、腰软组织损伤机制

一、颈、背部筋肉损伤

颈、背部筋肉既是头颈运动的动力，又有保护和稳定颈部的作用。如遭受的冲击力超过肌肉本身的应力，便可伤及筋肉。所造成的损伤主要有：① 斜方肌损伤：斜方肌位于颈、背部皮下，为两个大三角形的肌肉。该肌起于枕处粗隆、上项线、项韧带、第 7 颈椎、全部胸椎棘突及棘上韧带，止于肩胛冈、肩峰及锁骨上面的外三分之一处。受副神经支配。该肌收缩可使肩胛骨接近脊柱，上部肌纤维收缩提肩胛，下部肌纤维收缩降肩胛。当肩胛骨被其他肌肉固定时，一侧收缩使头后仰并稍旋向对侧，两侧收缩使头后仰。颈部在冲击力作用下过度侧屈即可致伤，致使颈、肩部酸痛，疼痛可向伤侧上肢桡侧放散，耸肩、低头及颈部侧屈、旋转等活动受限。触诊时，多发现该肌上部纤维变硬，颈根部及肩胛冈上缘可触及块状或条索状硬物且有明显压痛。② 提肩胛肌损伤：提肩胛肌位于斜方肌与胸锁乳突肌深面，起始于上四个颈椎横突后结节，终止于肩胛骨上角及内侧缘的上部。该肌受肩胛背神经支配，收缩时上提肩胛骨；当肩胛骨被固定时，一侧收缩则使颈部侧屈，双侧收缩则头后仰，颈部后伸。颈部受冲击力作用而过度前屈即可致伤，肩背部酸痛，颈部活动受限，肩胛骨活动及低头时疼痛加重。可在肩胛骨上角、斜方肌深部及2～4 颈椎横突部触及硬性结节或条索状物，压痛明显并向枕部及上肢枕侧放散。③ 前斜角肌损伤：斜角肌为颈部深层肌肉，位于脊柱的颈部两侧，由前、中、后斜角肌组成。前斜角肌起于 3～6 颈椎横突前结节，止于第一肋骨斜角肌结节；中斜角肌起于 3～7 颈椎横突后结节，止于第 1 肋骨中部上面（肌纤维由内上斜向外下）。前、中斜角肌之间有一个三角形间隙（称斜角肌间隙），由臂丛神经及血管束通过，后斜角肌起于 5、6 颈椎横突后结节，止于第 2 肋骨粗隆，该肌受 3、4 神经前支支配。头颈在后伸、侧屈位时，在冲击力作用下猛力扭转，可致前斜角肌损伤。受伤后颈肩臂部疼痛无力，伤侧上肢上举时，疼痛减轻。严重病例或病程久者，疼痛可向耳后及上肢扩散，手部小鱼际部肌肉萎缩，感觉异常、伤侧上肢发凉、肿胀等神经、血管症状；手的握力降低，或持物功能丧失。

二、颈椎小关节错缝

颈椎的关节突较低，上关节面朝上偏于后方，而下关节突朝下偏于前方，关节囊较松弛，可以滑动，横突之间往往缺乏横突韧带，所以颈椎的稳定性较差。在受到着陆冲击时，如头部遭受直接撞击、挫伤、急剧扭转，均可使颈椎小关节超出正常活动范围，发生侧向滑移，或关节的滑膜嵌夹在关节间隙中，使得关节突关节面的排列失去正常的关系，导致错缝。这时颈部僵硬，活动不自如，颈部屈伸、左右侧弯、旋转的部分活动轻度受限，有牵掣感。触诊颈椎两侧小关节突，病变小关节处有隆凸感、两侧明显不对称，关节突上的软组织手感增厚，并有明显触痛感。

三、腰部韧带扭伤

冲击力作用于腰部迫使腰部屈曲时，乘员可自觉腰部有一清脆响声或撕裂样感觉，呈断裂样、刀割样或针刺样锐痛。有时伴有下肢放射性疼痛，腰部活动时疼痛加剧。若棘上韧带、棘间韧带断裂时，棘突间距离加宽；腰骼韧带损伤时，骼棘后部与腰椎间共角区有深压痛，需要旋转脊柱，可致腰痛加剧。

四、骶髂关节扭伤

骶髂关节在骶结节韧带、骶髂韧带和骶髂前韧带的保护下是一个很稳定的关节，只有极小量的有限活动。但着陆时，在强大的冲击力作用下，推动骶髂关节的活动超过所允许的生理活动度，导致关节周围的肌筋、韧带损伤，骶髂关节疼痛。疼痛常放射到臀部和股外侧，有的乘员甚至放射到小腿外侧，并且常有患侧骶棘肌痉挛，患侧骶髂关节周围有广泛的压痛，骶后上、下棘之间有明显压痛。

五、骶髂关节错缝

骶髂关节结构稳定，活动范围微小，但在着陆冲击时，地面的冲击力通过坐骨结节向上传导，而躯体向下的冲击作用力通过骶髂关节向下传导，两作用力在骶髂关节会合，将髂骨推向上向内错移，而产生骶髂关节错缝。严重的骶髂关节错缝可使关节周围的肌筋、韧带等产生撕裂，使关节的稳定性降低，负重或活动时，有加重错缝的可能；轻微的骶髂关节错缝可自行恢复。

六、尾骨软组织挫伤

着陆冲击时，如臀部先着地，骶骨背侧或尾骨斜形着地导致尾部软组织挫伤或尾骨骨膜损伤，严重时也可导致尾骨骨折或脱位。局部无明显肿胀，触摸时有明显疼痛，挤压尾骨尖时疼痛加剧。

七、耻骨联合错缝

耻骨联合由左、右耻骨联合面借软骨联成，紧贴耻骨联合面的是透明软骨，两耻骨联合面之间是纤维软骨。在纤维软骨的内部有一垂直的耻骨联合面。耻骨联合被耻骨上韧带和耻骨弓韧带等加强，但起主要作用的是两耻骨联合之间的纤维软骨。耻骨联合是一微动关节，结构较坚固，一般情况下不易发生错位。但在着陆冲击时单侧臀部着地，在地面的反冲作用与身体的重力相互作用下，可发生耻骨联合错位；或冲击力直接作用于耻骨联合部，不足以引起耻骨骨折和耻骨联合显著分离时，就可以引起耻骨联合的错移。由于冲击力的作用方向不同，可产生不同方向的耻骨联合错移。

第七节　下肢损伤机制

一、髋部骨折与脱位

1. 股骨颈骨折

股骨是体内最长、最大的骨骼，并且是下肢主要负重骨之一。由股骨头下至股骨颈基底部之间的骨折称为股骨颈骨折。当乘员遭受着陆冲击时，大转子直接受到撞击，冲击力沿股骨干直接向上传导，股骨头由于前关节囊及髂股韧带牵拉而相对固定，股骨头向后旋转，后侧皮质撞击髋臼则可造成股骨颈骨折。骨折常为粉碎性骨折，且伴有软组织损伤。根据骨折的解剖部位，共分为四型：① 头下型：骨折线完全位于股骨头下，整个股骨颈均在骨折远端，股骨头可在髋臼和关节囊内自由转动。② 头颈型：股骨颈斜形骨折，多由扭转冲击力所致。③ 颈中型：全部骨折面均通过股骨颈。④ 基底型：骨折线位于股骨颈基底。前三型骨折的骨折线位于髋关节囊内，称为囊内骨折；基底型骨折线位于囊外，称为囊外骨折。

2. 股骨转子间骨折

股骨转子间是指股骨干与股骨颈的交界处，当乘员遭受着陆冲击时，大转子直接受到撞击，冲击力沿股骨干传导至股骨颈基底至小转子水平以上部位，或冲击力直接撞击这一部位，均可发生转子间骨折。骨折的类型有以下几种：Ⅰ型简单骨折，骨折线自大转子沿转子间线至小转子；Ⅱ型粉碎性骨折，主要骨折线位于转子间线，但骨皮质多发骨折；Ⅲ型转子下骨折，骨折线自股骨干近端至小转子，可伴有不同程度粉碎；Ⅳ型自转子区至股骨干近端至少有 2 个平面的骨折。

3. 大转子骨折

大转子在股骨上端上外侧，当乘员遭受着陆冲击时，大转子直接受到撞击，也可致粉碎性骨折。大转子一部分骨折，骨折块常向后上方移位。

4. 髋关节骨折与脱位

① 髋关节前脱位：在着陆冲击时，若冲击力迫使股骨外展外旋时，大转子或股骨颈以髋臼上缘为支点，使股骨头穿破前关节囊而脱位。若此时髋关节屈曲度大，则常脱位于闭孔或会阴处；若此时髋关节屈曲度小，则易脱位于耻骨横枝处。② 髋关节后脱位：在着陆冲击时，膝部屈曲位撞击构件，冲击力由前向后作用于膝部。若此时膝部处于内收或中立位，常发生单纯性后脱位；若处于轻度外展位，则易发生合并髋臼后上缘骨折的后脱位。③ 髋关节后脱位合并股骨头骨折：在着陆冲击时，大转子受到直接撞击，冲击力沿股骨干长轴传导，此时屈髋 90°，造成髋关节后脱位；屈髋 60° 髋臼后缘对股骨头产生剪应力，造成股骨头骨折。当股骨头骨折后，与股骨颈相连的部分成为锐性边缘，在冲击力持续作用下，从骨膜下向近端剥离，有时甚至到达髂嵴，此时股骨头在骨膜下固定，则易发生合并股骨颈骨折；若屈髋大于 60°，则易发生合并髋臼骨折。

二、股骨干骨折

股骨小粗隆下 5 cm 至股骨髁上 5 cm 处为股骨干，主要由骨皮质构成，皮质内有少量小梁骨。

1. 股骨干骨折

在着陆冲击过程中发生的股骨干骨折多为冲击力直接作用于大腿所致，以粉碎性及横形骨折常见。由于大腿的肌肉发达，骨折后多有错位及重叠。骨折块因受各种外力的作用，肌群收缩和肢体重量等因素影响可发生各种不同方向的移位。在股骨干上 1/3 处的骨折，其近位骨折块因髂腰肌、臀中肌及外旋肌牵拉而屈曲、外展、外旋。远位骨折块因内收肌群、股四头肌群和后侧肌群作用而内收并向后上方移位。在股骨干中 1/3 处的骨折，其近位骨折块由于同时受部分内收肌群作用，除前屈外，旋外无其他方向特殊移位，远位骨块片由于内外及后侧肌群牵拉而往往有较明显重叠移位，并易向外成角。在股骨干中下 1/3 处的骨折，其远位骨折片受腓肠肌牵拉而向后倾斜移位，由于血管位于股骨折的后方，而且骨折远断端常向后成角，可损伤腘窝部血管和神经。目前临床上广泛使用的股骨干骨折分类是 Winquist 分类：Ⅰ型骨折是指骨折部位没有或几乎没有粉碎的骨折块；Ⅱ型骨折是指粉碎的骨折块比Ⅰ型的骨折块大，但小于远、近端主骨完整骨皮质周径的 50%；Ⅲ型骨折是指远、近端两个主骨折块有 50%～100%的骨皮质发生粉碎，如此大的蝶形骨折块使主骨折块不可能获得广泛的连接；Ⅳ型骨折是指远、近端两个主骨折块之间无骨皮质接触，在 1 个节段内骨皮质的整个周径呈粉碎状态。

2. 股骨转子下骨折

在着陆冲击过程中发生的大转子下骨折，是大腿股骨近端或大转子下区域直接撞击构件所致。高能量的撞击可导致转子下骨折股骨近端粉碎，即使是造成的闭合损伤，也有可能有潜在软组织严重损伤和骨折块血运破坏。转子下骨折后，近端受臀肌、髂腰肌和外旋肌群的牵拉而呈屈曲、外展、外旋移位，远端则受内收肌群和下肢重力的影响而向上、向内、向后移位。Russell 和 Taylor 根据小粗隆的连续性和骨折线向后延伸至大粗隆累及梨状窝这两个影响治疗因素，提出分型：Ⅰ型骨折线未波及梨状窝，又分为ⅠA 和ⅠB 两个亚型。在ⅠA 型骨折中，骨折块和骨折线自小粗隆下延至股骨峡部区域，这一区域可有各种程度的粉碎骨块，包括双侧皮质骨碎块；在ⅠB 型骨折中，其多骨折线和碎块包括在小粗隆至峡部区域。Ⅱ型骨折线向近端延伸至大粗隆及梨状窝，也分为ⅡA 和ⅡB 两个亚型。ⅡA 型骨折中，骨折线自小粗隆经股骨峡部延伸至梨状窝，但小粗隆无严重的粉碎或较大的骨折块；ⅡB 型骨中，骨折线延伸至梨状窝，同时股骨内侧皮质有明显粉碎，小粗隆的连续性丧失。

3. 股骨髁上骨折和髁间骨折

股骨髁上是指股骨髁和股骨干骺端的区域，它在着陆冲击过程中发生骨折的机制是膝关节撞击构件，冲击力使得三角形髌骨如同楔子指向股骨髁解剖上的弱点髁间窝，易将两髁劈开，造成单髁或双髁骨折。或冲击力水平作用于髁上，在膝关节屈曲位时，由于腓肠肌的牵拉，远端向后倾倒，近端则向前突出，在髌上囊部可刺破关节囊或皮肤；在膝关节伸直位时，骨折远端向前移位，近端向后移位，容易刺破后侧的血管、神经。髁上骨折一般为关节囊外骨折，而髁部骨折及髁间骨折为关节囊内骨折，但髁上骨折与髁间骨折常相互波及，又称经髁间的髁上骨折或股骨远端骨折。

三、膝部骨折

1. 胫骨平台骨折

胫骨的近端的干骺端及关节面，也即膝关节与股骨下端接触的面，骨科上称此解剖位置为胫骨平台。胫骨平台内外侧分别有内、外侧副韧带，平台中央有胫骨粗隆，其上有交叉韧带附着。在着陆冲击过程中，特别是飞机失事的高空坠落中，胫骨平台可由间接冲击力或直接冲击力造成骨折。高处坠落时，足先着地，再向侧方倒下，力的传导由足沿胫骨向上，坠落的加速度使重力向下传导，共同作用于膝部。由于侧方倒地产生的扭转力，导致胫骨内侧或外侧平台塌陷骨折。膝关节遭受内翻或外翻冲击力的撞击，或坠落造成的压缩冲击力等，均可导致胫骨髁骨折、外侧或内侧平台骨折或韧带损伤。胫骨平台骨折是典型的关节内骨折，常伴有关节软骨、膝关节韧带或半月板的损伤。Schatzker将胫骨平台骨折分为6型。Ⅰ型，外侧平台的单纯楔形骨折或劈裂骨折，无关节面塌陷。Ⅱ型，外侧平台的劈裂压缩性骨折，是外侧屈曲应力合并轴向载荷所致。Ⅲ型，外侧平台单纯压缩性骨折，关节面的任何部分均可发生，但常常是中心区域的压缩塌陷。Ⅳ型，内侧平台骨折，其可以是劈裂性或劈裂压缩性，因内翻和轴向载荷所致，常合并交叉韧带、外侧副韧带、腓神经或血管损伤。Ⅴ型，包括内侧平台与外侧平台劈裂的双髁骨折，伴有不同程度的关节面塌陷和移位，常见的是内踝骨折合并外踝劈裂或破裂塌陷。Ⅵ型，同时有关节面骨折和干骺端骨折，胫骨髁部与骨干分离，即所谓的骨干–干骺端分离，伤者通常有相当严重的关节破坏、粉碎、压缩及髁移位。

2. 髌骨骨折

髌骨外形呈倒三角形，下端为顶点。上极宽厚，有股四头肌腱附着。髌骨内、外侧缘分别接纳来自股内侧肌和股外侧肌的纤维。下极是髌腱起点。髌骨后方3/4有关节软骨覆盖，由中间嵴分为主要的内侧和外侧关节面，内侧缘又称为“odd facet”髌骨关节面，与股骨远端的滑车相关节。在着陆冲击过程中，髌骨的骨折是冲击力直接打击在髌骨上造成的，多为粉碎性骨折或为横断型骨折，有时会合并同侧的髋关节后脱位。骨折多为粉碎性的，移位较少，伸肌支持带很少损伤，其髌前腱膜及髌两侧腱膜和关节囊多保持完好。

3. 胫骨棘骨折

胫骨棘是内外侧平台之间，交叉韧带和半月板附着区域。这个区域发生骨折的机制是，在飞机失事的高空坠落着陆过程中，膝部可能受到强大的屈曲和旋转冲击力的作用，而致急速减速的膝关节猛烈过伸，造成前交叉韧带受到牵拉。当其韧带止点骺板的受力小于韧带自身所受的牵拉力时，便造成胫骨棘撕脱骨折。胫骨棘骨折是前交叉韧带损伤的一种类型，也是胫骨平台骨折的一种。Meyers和Mckeever根据骨折的位移程度，于1959年提出了胫骨棘骨折的分类。Ⅰ型，胫骨棘无位移；Ⅱ型，胫骨棘前1/3或1/2的撕脱骨块自基底部像杠杆一样抬高；ⅢA型，整个胫骨棘位于基底部之上，与胫骨失去接触；ⅢB型，整个胫骨棘抬高并有旋转；Ⅳ型，胫骨棘粉碎性骨折。

4. 膝关节半月板损伤

在胫骨关节面上有内侧和外侧半月形状骨，叫半月板，半月板属纤维软骨，其边缘部较厚，与关节囊紧密连接，中心部薄，呈游离状态。内侧半月板呈C形，前角附着于前交叉字韧带附着点之前，后角附着于胫骨髁间隆起和后十字韧带附着点之间，其外缘中部与内侧副韧带紧密相连。外侧半月板呈O形，其前角附着于前交叉字韧带附着点之前，后角附着于内侧半月板后角之前，其外缘与外侧副韧带不相连，其活动度较内侧半月板的大。半月板可随着膝关节运动而有一定的移动，伸膝时，半月板向前移动，屈膝时向后移动。在飞机失事坠落着陆过程中，当一腿着地承重，小腿固定在半屈曲，外展位时，身体及股部猛然内旋，内侧半月板在股骨髁与胫骨之间受到旋转压力，而致半月板撕裂。扭伤时，膝关节屈曲程度越大，撕裂部位越靠后。外侧半月板的损伤机制与此相同，但作用力的方向相反。半月板损伤的部位可发生在半月板的前角、后角、中部或边缘部。损伤的形状可为横裂、纵裂、水平裂或不规则形，甚至破碎成关节内游离体。损伤严重时，半月板、交叉字韧带和侧副韧带可同时损伤。

5. 上胫腓关节脱位

上胫腓关节由胫骨近端和腓骨头组成，关节的前面有股二头肌腱演变的关节囊，后面有腘肌演变的后关节囊，近端有外侧副韧带附着。在着陆冲击过程中，腓骨小头部在矢状面上受到冲击力的直接打击，可导致腓骨小头脱位。或是当膝关节屈曲坠落着地时，股二头肌及外侧副韧带松弛，而躯体向相反方向旋转，此时腓骨上段不论有无冲击力的打击，腓骨小头均向前外侧脱出。上胫腓关节脱位可以分为四型：Ⅰ型，半脱位；Ⅱ型，前外侧脱位；Ⅲ型，后内侧脱位；Ⅳ型，近端脱位。所谓半脱位，是指腓骨小头仅前后松弛，没有典型的脱位特点。

四、胫腓骨折

胫骨体呈三棱柱形，有三个嵴或缘和三个面，其前方的嵴及前内侧面从胫骨结节至内踝上仅位于皮下，且骨质坚硬。胫骨干髓腔纵向较直，横断面呈三角形，在远近干骺端，髓腔逐渐扩大。腓骨头及远1/3腓骨仅有皮肤覆盖，其余部分有肌肉和韧带附着，其远1/4与胫骨远端共同构成踝穴（图4-9）。腓骨体对胫骨有支持作用，无负重功能。在坠落冲击过程中，或飞机失事的高空坠落着地时，冲击力直接撞击小腿，可引起胫腓骨的横形骨折、短斜形骨折或粉碎性骨折；高空坠落着地时，由于强烈的扭转或滑跌，可引起胫腓骨的斜形骨折，腓骨的骨折口往往高于胫骨的骨折面。骨端尖锐，很容易刺破皮肤，造成开放性骨折。当冲击力集中作用于较小范围时，常形成骨和周围软组织的严重损伤。在胫腓骨骨折中，主要的是胫骨平台骨折和胫腓骨干骨折。

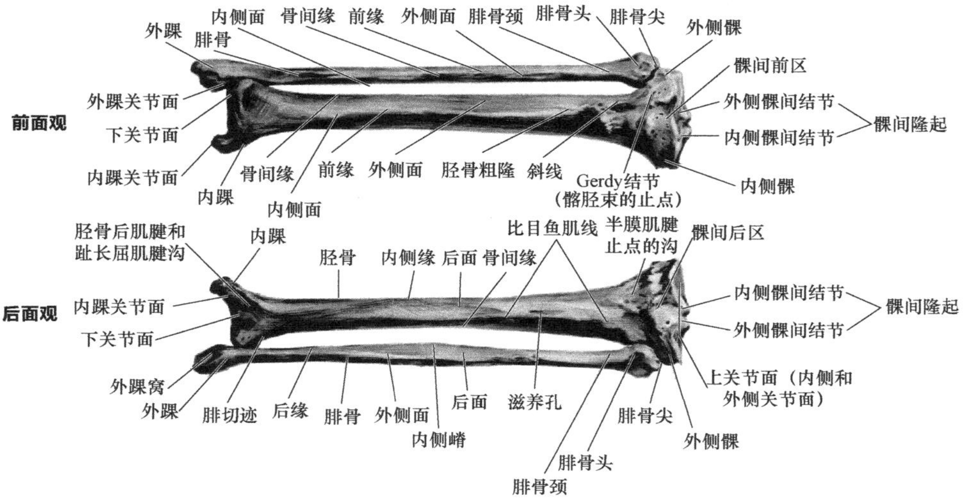
前面观
外踝
内侧面
骨间缘
前缘
外侧面
腓骨颈
腓骨头
腓骨尖
外侧髁
腓骨
髁间前区
外踝关节面
外侧髁间结节
髁间隆起
下关节面
内侧髁间结节
内踝关节面
骨间缘
前缘
外侧面
胫骨粗隆
斜线
Gerdy结节
(髂胫束的止点)
内侧髁
内踝
内侧面
后面观
胫骨后肌腱和
趾长屈肌腱沟
内踝
比目鱼肌线
半膜肌腱
止点的沟
髁间后区
胫骨
内侧缘
后面
骨间缘
内踝关节面
内侧髁间结节
髁间隆起
下关节面
外侧髁间结节
外踝窝
上关节面（内侧和
外侧关节面）
外踝
腓切迹
后缘
腓骨
外侧面
后面
滋养孔
腓骨尖
内侧嵴
外侧髁
腓骨头
腓骨颈

图 4-9　胫骨和腓骨（见彩插）

1. 胫骨平台骨折

胫骨近端的干骺端及关节面，骨科上称为胫骨平台。胫骨平台是膝关节的重要负荷结构，它有两个微凹的凹面。外侧关节面比内侧关节面稍高。胫骨平台的稳定依靠半月板和三个骨性结构：内侧平台、外侧平台、髁间棘。在高处坠落时，足先着地，再侧向倒下，冲击力由足沿胫骨向上传导，坠落的加速度使重力向下传导，二者共同作用于膝部。再加上侧向倒地产生的扭转力，就导致胫骨内侧或外侧平台塌陷骨折。当冲击力直接打击膝内侧或外侧时，使膝关节发生外翻或内翻，导致外侧或内侧平台骨折或韧带损伤。Schatzker 将胫骨平台骨折分为 6 型：Ⅰ型，外侧平台的单纯楔形骨折或劈裂骨折；Ⅱ型，外侧平台的劈裂压缩性骨折；Ⅲ型，外侧平台单纯压缩性骨折；Ⅳ型，内侧平台骨折劈裂性或劈裂压缩性骨折；Ⅴ型，包括内侧平台与外侧平台劈裂的双髁骨折；Ⅵ型，同时有关节面骨折和干骺端骨折，胫骨髁部与骨干分离，即所谓的骨干–干骺端分离，通常伤者有相当严重的关节破坏、粉碎、压缩及髁移位。

2. 胫腓骨干骨折

胫腓骨骨干是指胫骨平台以下到髁上的部分。在高处坠落着地时，冲击力作用于胫骨，使小腿发生旋转，致使胫腓骨骨干产生骨折。骨折线常为斜形或螺旋形，胫骨与腓骨多不在同一平面骨折，腓骨骨折线较胫骨骨折线高。软组织的损伤虽小，但骨折移位的骨折尖端穿破皮肤，常造成穿刺性开放损伤。骨折的类型分为稳定型和不稳定型。① 稳定型，包括不伴有胫腓关节脱位的胫骨单骨折或腓骨单骨折；胫腓骨双骨折，其中至少胫骨为横形或微斜形者；胫骨或腓骨横形或单骨折伴有胫腓关节脱位者；甚至胫腓骨双骨折，其骨折线呈斜形、螺旋形及粉碎性者，或伴有胫腓关节脱位的胫骨非横形骨折。② 不稳定型，指胫腓骨双脱位，其骨折线呈斜形、螺旋形及粉碎性者，或伴有胫腓关节脱位的胫骨非横形骨折。

五、踝部骨折

1. 踝关节骨折脱位

踝关节由胫腓骨下端的内外踝和距骨组成，距骨由胫骨的内踝、后踝和腓骨的外踝所组成的踝穴所包绕，由韧带牢固地固定在踝穴内。内踝是胫骨远端的一个延伸，其里面覆盖着关节软骨，与胫骨内侧面相关节。外踝是腓骨的远端，在踝关节上方，它位于由胫骨前、后结节构成的切迹中。胫、腓骨之间没有关节面，但两骨之间可有一定的活动。距骨分为头、颈、体三部分，与足舟骨、跟骨、胫骨和腓骨均形成关节（图 4–10）。在飞机失事高空坠落着地时，足部内侧或外侧着地，使足外旋，内翻或外翻过度往往形成脱位，并且常合并骨折。

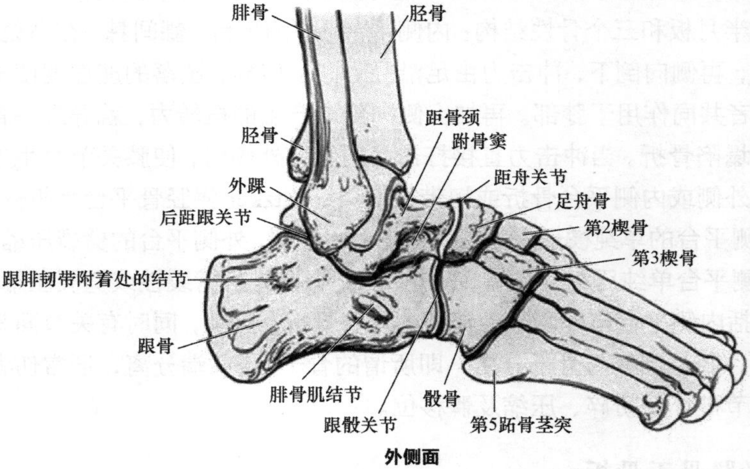
腓骨
胫骨
距骨颈
附骨窦
胫骨
距舟关节
外踝
足舟骨
后距跟关节
第2楔骨
第3楔骨
跟腓韧带附着处的结节
跟骨
腓骨肌结节
骰骨
跟骰关节
第5跖骨茎突
外侧面

图 4–10　足和踝关节骨性结构（见彩插）

（1）踝关节骨折

Lauge–Hansen 根据足所处的位置及距骨在踝穴内受到冲击力作用的方向，将踝关节骨折分以下类型：① 旋后–内收型。足处于旋后位，距骨在踝穴内受到强力内翻的冲击力，外踝部位受到牵拉、内踝部位受到挤压。Ⅰ度：外踝韧带断裂或外踝撕脱骨折。Ⅱ度：除Ⅰ度外，再加上内踝骨折，骨折多位于踝关节内侧间隙与水平间隙交界处。② 旋后–外旋型。足处于旋后位，距骨在踝穴内受到外旋力，以内侧为轴，向外后方旋转，迫使外踝向后移位。Ⅰ度：下胫腓骨前韧带断裂或胫骨前结构撕脱骨折。Ⅱ度：除Ⅰ度外，再加上外踝在下胫腓骨联合水平位于冠状面自前下向后上的斜形骨折。Ⅲ度：除Ⅱ度外，再加上后踝骨折。Ⅳ度：除Ⅲ度外，再加上三角韧带撕裂。③ 旋前–外展型。足处于旋前位、距骨在踝穴内受到强力外翻的冲击力，内踝受到牵拉、外踝受到挤压的冲击力。Ⅰ度：内踝撕脱骨折或三角韧带断裂。Ⅱ度：除Ⅰ度外，再加上下胫腓骨韧带部分或全部损失。Ⅲ度：除Ⅱ度外，再加上外踝在下胫腓骨联合稍上方的短斜形骨折或伴有小蝶形片的粉碎性骨折，蝶形骨折片常位于外侧。④ 旋前–外旋型。足处于旋前位，距骨在踝穴内受到外旋的冲击力或小腿内旋的相对外旋的冲击力。踝关节内侧结构首先损伤而失去稳定作用，距骨则以外侧为轴，向前外侧旋转移位。Ⅰ度：内踝撕脱骨折或三角韧带断裂。Ⅱ度：除Ⅰ度外，再加上下胫腓前韧带、骨间韧带断裂。Ⅲ度：除Ⅱ度外，再加上腓骨在下胫腓骨联合水平以上的短螺旋形或斜形骨折。Ⅳ度：第Ⅲ度中下胫腓骨后韧带断裂，导致下胫腓骨分离。⑤ 垂直压缩型。

（2）踝关节脱位

① 踝关节后脱位。由于踝穴前宽后窄，踝关节跖屈位时，小腿突然遭受强有力的向前冲击力，踝关节前方韧带较软弱，又没有像跟腱一样的肌腱保护，使距骨脱至踝穴的后方。这种后脱位可合并有一侧或两侧踝骨折，或胫骨后唇骨折（后踝骨折）。极少数的无骨折，只有韧带撕裂伤。可见内外踝由于距骨被强力脱出，而出现分离现象。② 踝关节前脱位。足在强力背伸位时，如自高处坠落、足跟着地，致胫骨下端前唇骨折，距骨向前滑出，形成前脱位。③ 踝关节向上脱位。在压缩性损伤下，胫腓关节分离，距骨向上突入胫腓骨间，多伴有胫骨下端粉碎性骨折及腓骨骨折。

2. PILON 骨折

PILON 骨折是指累及胫骨远端负重面的骨折，它在高空坠落着地时可发生。着地时，胫骨轴向受到的冲击力或使下肢扭转的冲击力是胫骨远端关节面骨折的主要原因。轴向压缩冲击力加上内翻冲击力将导致胫骨远端关节面粉碎性骨折，但腓骨常保持完整；轴向压缩冲击力加上外翻冲击力常伴发腓骨骨折；剪切力加上外翻冲击力将造成胫骨远端关节面骨折和腓骨在下胫腓联合水平的骨折；复合冲击力常导致严重的骨与软组织损伤。Pilon 骨折形态还与损伤时足所处位置有关：足跖屈位受伤时，骨折块常出现在后方；足背屈位损伤时，骨折块位于前方；足呈中立位时，轴向压缩冲击力使胫骨远端的前后方均发生骨折。Rüedi–Allgöwer 分型：Ⅰ型为劈裂骨折，骨折有明显移位；Ⅱ型为关节内骨折，骨折块有明显移位、关节面不平整；Ⅲ型是在Ⅱ型基础上有关节面粉碎和压缩。

六、足部骨折和脱位

如图 4–11 所示，不包括籽骨，每只足有 26 块骨，由韧带、关节连接成一个整体；在足底，由骨和关节形成内纵弓、外纵弓和前面的横弓，这是维持身体平衡的重要结构。

足骨包括跗骨、跖骨和趾骨。① 跗骨。有 7 块骨，属于短骨，位于足骨的近侧部，相当于手的腕骨。可分为 3 列：近侧列有上方的距骨和下方的跟骨；远侧列由内侧向外侧，依次为内侧楔骨、中间楔骨、外侧楔骨和骰骨；近侧列和远侧列之间有一块舟骨。② 跖骨。有 5 块骨，为小型小骨，位于足骨的中间部，其形状大致与掌骨相当，但比掌骨长而粗壮。其序数自拇趾侧数起。每一跖骨都分为底、体和小头三部，第 1、2、3 跖骨底分别与第 1、2、3 楔骨相关节，第 4、5 跖骨底与骰骨相关节。小头与第 1 节（近节）趾骨底相关节。第 5 跖骨底向后外伸出的骨突，叫作第 5 跖骨粗隆。③ 趾骨。有 14 块骨，都较短小，形状和排列与指骨的相似，分为近端、远端。拇趾分为远节和近节，其余各趾均为 3 节，分为远节、中节、近节。

足部骨折是指发生于足部距骨、跟骨、跖骨及趾骨部位的骨折。

1. 距骨骨折

距骨居于胫腓骨与跟、舟骨之间，是足部主要负重骨之一，对踝关节的活动有非常重要的作用。距骨分为头部、颈部及体部；头部与舟骨构成距舟关节，后方为较窄的距骨颈；距骨体位于后方，上方以滑车状与胫骨下端构成踝关节。胫骨颈较细，其上、内、外侧面粗涩，为关节囊的附着部。距下关节前部为前距跟关节和中距跟关节，两关节常合二为一。距骨体呈不规则立方形，前宽后窄，可提供踝关节背伸时的稳定性。其上、内、外三个关节面组成距骨滑车，其下方除后距跟关节面外，尚有一从前外向后内的深沟，称为距骨沟，后者与跟骨沟合成跗骨窦。距骨体的后端向后突出，称为距骨后突。后突又被长屈肌

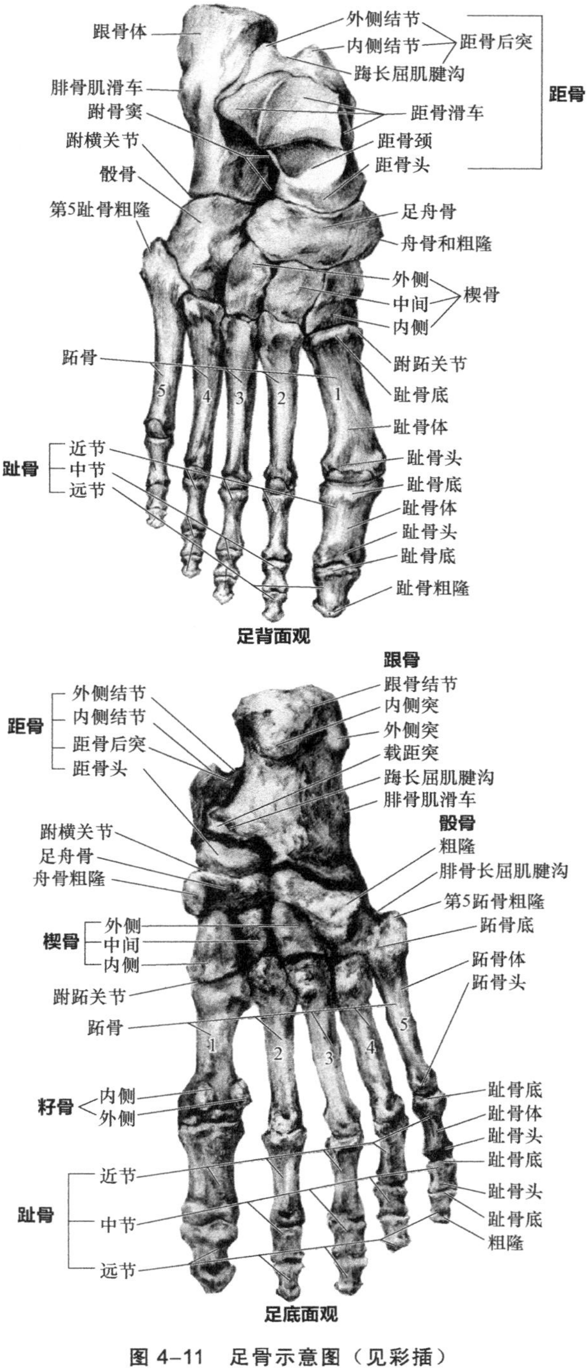
跟骨体
腓骨肌滑车
跗骨窦
跗横关节
骰骨
第5趾骨粗隆
外侧结节
内侧结节
距骨后突
踇长屈肌腱沟
距骨
距骨滑车
距骨颈
距骨头
足舟骨
舟骨和粗隆
外侧
中间
内侧
楔骨
跗跖关节
跖骨
趾骨底
趾骨体
趾骨头
趾骨底
趾骨体
趾骨头
趾骨底
趾骨粗隆
趾骨
近节
中节
远节
足背面观
跟骨
跟骨结节
内侧突
外侧突
载距突
踇长屈肌腱沟
腓骨肌滑车
距骨
外侧结节
内侧结节
距骨后突
距骨头
跗横关节
足舟骨
舟骨粗隆
骰骨
粗隆
腓骨长屈肌腱沟
第5跖骨粗隆
跖骨底
跖骨体
跖骨头
楔骨
外侧
中间
内侧
跗跖关节
跖骨
籽骨
内侧
外侧
趾骨底
趾骨体
趾骨头
趾骨底
趾骨头
趾骨底
粗隆
趾骨
近节
中节
远节
足底面观

图 4–11 足骨示意图（见彩插）

腱分为内、外两部分，称为后突内侧结节和外侧结节。在飞机失事的高空坠落冲击中，由于高处坠下时的压缩或挤压冲击力可导致距骨骨折，尤以足背伸时更易引起。此时以距骨颈部骨折为多发，次为距骨体骨折。足处于中间位时，多导致距骨体骨折，而足跖屈时，则距骨后突骨折多见，此时的冲击力也可引起距骨脱位。① 距骨颈骨折。多由飞机失事引起，高处坠地，足跟着地，冲击力沿胫骨向下，反作用力从足跟向上，此时踝关节的过度背伸致距下关节的后关节囊撕破，使胫骨下端前缘插入距骨的颈、体之间，造成距骨体或距骨颈骨折，或胫骨颈撞击胫骨远端前缘，产生沿距跟骨间韧带走行的胫骨颈无位移骨折。若背伸冲击力持续增加，将产生距下关节内翻或外翻的脱位或半脱位。距骨颈骨折的 Hawkins 分类：Ⅰ型，无移位距骨颈骨折；Ⅱ型，距骨颈骨折合并距下关节后脱位；Ⅲ型，距骨颈骨折合并距下关节及踝关节脱位；Ⅳ型，合并距下关节、踝关节、距舟关节半脱位或者脱位。② 距骨头骨折。主要是飞机失事，足背伸坠地时胫骨远段前缘挤压距骨头，或踝跖屈位时轴向压力造成胫骨头内侧压缩骨折。③ 距骨体骨折。飞机失事，足跟从高处着地，冲击力沿胫骨向下，反作用力从足跟向上，此时胫骨下端前缘插入距骨的颈、体之间，使距骨体受到胫骨与跟骨间轴向压力，根据足踝位置的不同及跟骨的内外翻，造成距骨体不同类型的骨折。其中足跖屈位受到外翻冲击力，距腓前韧带和跟腓韧带牵拉，造成距骨体外侧撕脱骨折；足受到背伸内翻冲击力，造成距骨体外侧突剪切骨折。Sneppen 将距骨体骨折分为 5 型（图 4–12）：Ⅰ型，距骨滑车关节面的经软骨骨折；Ⅱ型，距骨体冠状面、矢状面或水平面的骨折；Ⅲ型，距骨后突骨折；Ⅳ型，距骨体外侧突骨折；Ⅴ型，距骨体压缩、粉碎性骨折。

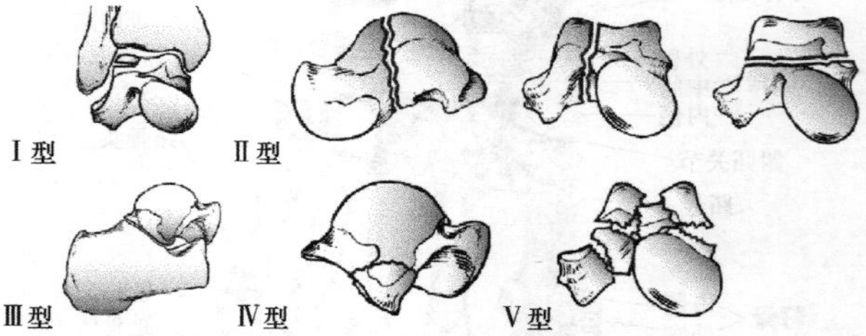
Ⅰ型
Ⅱ型
Ⅲ型
Ⅳ型
Ⅴ型

图 4–12　距骨体骨折分型

2. 距骨脱位

距骨脱位主要包括距骨周围脱位和距骨完全脱位。① 距骨周围脱位。飞机失事，足处于极度跖屈位着地，受到内翻或外翻冲击力，可造成距下关节间韧带断裂，距骨留于踝穴内，跗骨移向内侧或外侧而脱位。② 距骨完全脱位。

飞机失事，足处于跖屈位着地，受到强内翻冲击力，前足内收，造成距骨头转向内侧，而距下关节面则转向后侧，距骨单独从踝穴中完全脱出。

3. 跟骨骨折

跟骨是足部最大的一块跗骨，作为足纵弓的后侧部分，固定而有弹性地支撑体重，为小腿肌肉提供一个很强的杠杆支点。除跟骨结节以外，跟骨的外侧壁骨皮肤很薄，它的外表像一个不规则长方体，共有 6 个面及 4 个关节面：3 个与距骨相关节，1 个与骰骨相关节。跟骨的上表面有 3 个关节面，分别为前、中、后关节面，它们之间有夹角。在飞机失事的高空坠落冲击中，跟骨骨折多由高处跌下，足部着地，足跟遭受垂直撞击所致。视坠落时足部的位置不同，其作用力的方向也不一致，并显示不同的骨折类型，但基本上以压缩性骨折为主。跟骨后结节处骨折，多为冲击力直接撞击造成。如足内翻应力过猛，则易引起跟骨前结节撕脱；而外翻应力则易造成载距突骨折或跟骨结节的纵向骨折。① 跟骨结节纵形骨折。在飞机失事的高空坠落冲击中，跟骨结节纵形骨折的发生是因高处跌下时，足跟外翻位结节底部着地，结节的内侧隆起部受剪切外力所造成。② 跟骨结节水平（鸟嘴形）骨折。在高空坠落过程中，踝关节处于背伸位着地，造成跟腱撕脱骨折，跟骨结节水平（鸟嘴形）骨折就是这种跟腱撕脱骨折的一种。③ 跟骨载距突骨折。在高空坠落过程中，足内翻位着地时，载距突受到距骨内下方冲击而造成骨折。④ 跟骨前端骨折。跟骨前端骨折是在高空坠落过程中，因前足强烈内收加上跖屈造成的。⑤ 接近跟距关节的骨折。这是跟骨体的骨折，损伤机制也为高空坠落过程中跟骨着地，或足跟受到从下面向上的反冲击力而造成的。骨折线由内后斜向前外，但不通过跟距关节面。根据跟骨距下关节后关节面骨折线和骨折块数，Sanders 将跟骨关节内骨折分为 4 型：Ⅰ型，无移位骨折；Ⅱ型，骨折明显移位，有 1 条骨折线和 2 个骨折块；Ⅲ型，有 2 条骨折线和 3 个骨折块；Ⅳ型，有 3 条骨折线和 4 个骨折块，以及有 4 个骨折块以上的粉碎性骨折。

4. 中跗关节损伤

中跗关节由距舟关节和跟骰关节构成，跖侧的韧带强于背侧。距舟关节位于足的内侧纵弓，跟骰关节位于足的外侧纵弓。在高空坠落过程中，足着地时常造成该部位多个结构的损伤，分为中跗关节损伤、舟骨骨折、骰骨骨折和楔骨骨折。① 中跗关节损伤。着陆冲击过程中造成的中跗关节的损伤可分为 4 型：Ⅰ型，内侧移位型。足着地时产生的内翻应力可造成骨折脱位或半脱位，距舟关节的内侧脱位，并可伴有距下关节的半脱位。Ⅱ型，纵向压缩型。足跖屈着地时，跖骨头受到纵向应力的作用，导致舟骨和骰骨骨折或脱位，也可伴有 Lisfranes 关节损伤。Ⅲ型，外侧移位型。中跗关节的外侧由于足着地时前足的外翻应力可造成损伤，内侧由于胫后肌腱和弹簧韧带的牵拉可造成舟骨撕脱骨折，若冲击力继续作用，也可导致距下关节外侧半脱位。Ⅳ型，跖屈型。足跖屈着地时的应力可造成中跗关节扭伤和跖侧脱位。此时前足过度外旋，使韧带受到强烈牵拉致伤，胫后肌腱也可同时受累。冲击力较大时，关节囊也可撕裂，甚至距舟关节出现微细错位。冲击力直接撞击，也可导致足内侧软组织损伤。② 足舟骨骨折。足舟骨位于脚掌内侧，比较中部的位置，它的作用是将来自距骨的力传递至前方的三块楔骨。在高空坠落过程中，足着地时产生的冲击力直接打击足舟骨部位，可引起足舟骨体部骨折。足跖屈位着地，由跖骨楔骨传导的冲击力同样可造成足舟骨体部骨折。此外，足着地时的胫后肌猛烈收缩，可造成足舟骨内侧结节撕脱性骨折；足部强力跖屈扭伤时，足舟骨背侧缘被距舟关节囊撕脱而使它造成撕脱性骨折。③ 骰骨骨折。骰骨位于跟骨和第 4、5 跖骨之间，是足外倒弓的纵弓的基本结构，起稳定足的作用。在高空坠落过程中，足着地时撞击构件产生的冲击力直接打击骰骨部位，或强力扭转足部，可造成骰骨骨折，常合并有舟骨骨折、跖跗关节或跖骨骨折。骰骨骨折分为撕脱性骨折和压缩性骨折两种类型。④ 楔骨骨折。楔骨共 3 块，位于足舟骨与第 1、2、3 跖骨之间。既参与形成足横弓，为足横弓中的拱顶石，又参与支撑足内侧的纵弓，在力的传导中起关键作用，是中足重要的骨性结构，也是维持足正常功能的重要组成部分。在高空坠落过程中，足背部撞击构件产生的冲击力直接打击楔骨部位，可造成楔骨骨折，并且多合并中跗关节或跖跗关节的脱位。

5. 跖跗关节脱位及骨折脱位

跖跗关节是由第 1～3 跖骨与第 1～3 楔骨以第 4、5 跖骨与骰骨组成的关节，它参与组成足内侧纵弓（第 1 跖骨、内侧楔骨）、外侧纵弓（第 5 跖骨、骰骨）和中间横弓（内中外楔骨、骰骨）。它的脱位是指内侧、中间和外侧锲骨与股骨的远端关节面，与 5 个跖骨基底部的近端关节面构成的关节发生脱移位，它的骨折脱位是一个广义的关节内损伤。在高空坠落过程中，因足着地时呈外翻、外旋、跖屈位着地，导致产生的扭转和外翻冲击力作用于足部，或者足背部撞击构件产生的冲击力直接打击，都可造成这一损伤。Myerson 将损伤分为 3 个类型：A 型损伤，全部 5 块跖骨全部移位，伴或不伴第 2 跖骨底部骨折。B 型损伤，一个或多个关节仍保持完整，其中 B1 型损伤为内侧移位，有时累及楔间及舟楔关节；B2 型损伤为外侧移位，累及第 1 跖楔关节。C 型损伤，为分裂性损伤，其中 C1 型损伤为部分移位；C2 型损伤为完全移位。

6. 跖骨骨折

跖骨在跗骨与趾骨之间，1～3 跖骨与跟骨、距骨、舟骨及楔骨组成足的内纵弓，4、5 跖骨与跟骨、骰骨构成外侧纵弓，5 个跖骨和楔骨相互连接在一起组成足的横弓（形似拱桥状）。诸骨之间有坚强的韧带连接，以维持足的形态和诸足弓的生理功能。在飞机失事的坠地着陆过程中，若足背撞击构件，或足内翻扭伤，均可造成跖骨骨折。着陆冲击中的跖骨骨折一般分为 4 型：Ⅰ型，跖骨头骨折。因足背直接撞击所致，前方关节面也同时受累。Ⅱ型，跖骨颈骨折。因足背直接撞击所致，骨折后头部易向跖侧移位。Ⅲ型，跖骨干骨折。因足背直接撞击所致，常有多根跖骨同时发生。Ⅳ型，跖骨基底部骨折。因足背直接撞击或足部扭伤所致，尤其是第 5 跖骨基底部，由于足内翻损伤时被腓骨短肌牵拉，此处常产生骨折。

7. 跖趾关节损伤

由各跖骨小头与各趾的近节趾骨的中间底构成。关节囊松弛，上面较薄，下面较厚，在跖侧及两侧有韧带加强。在飞机失事坠落着地过程中，前足着地，跖趾关节的近节趾骨受到过度背屈、背伸、跖屈、内外翻，均可导致第 1 跖趾关节的损伤；5 个跖骨可以一起向外、上或下方脱位，也可以第 1 跖骨向内侧脱位，其余 4 个跖骨向外侧脱位；近节跖骨基底脱向跖骨头的背侧，严重者，跖骨与跖骨相垂直；若跖侧关节囊破裂，近节趾骨则移向跖骨头背侧。在造成脱位的同时，可伴有严重的足背软组织损伤及其他跗骨与跖骨骨折，关节多为半脱位。

8. 趾骨骨折及趾间关节脱位

① 趾骨骨折。趾骨分为近节、中节及远节趾骨。趾骨之间为关节囊及韧带连接，是除踝关节以外活动度最大的部位。在飞机失事坠落着地过程中，因足前部撞击构件，直接打击足趾，常导致其粉碎性骨折或横形骨折，同时合并趾甲损伤，开放骨折多见。② 趾间关节脱位。趾间关节位于相续的两节趾骨之间，由趾骨滑车与其远侧趾骨的底构成，属于滑车关节。在飞机失事坠落着地过程中，足趾先着地；或足前部撞击构件，冲击力迫使跖趾关节过伸，近节趾骨基底脱向跖骨头的背侧，远节趾骨向背侧移位，造成趾间关节脱位。若侧副韧带撕断，也可向侧向移位。

七、下肢软组织损伤

1. 髋关节脱位

髋关节在解剖结构上是一个相当稳定的关节，但在着陆冲击力的作用下也可使之发生脱位，脱位时的冲击力同样也可严重损伤关节的股骨头、髋臼及关节囊和周围韧带等组织，使软组织内的血管产生扭曲、变形，使局部静脉回流受阻，局部软组织肿胀、瘀血，形成血栓，阻碍动脉血运。髋关节后脱位时，着陆冲击力使股骨头由髂股韧带与坐股韧带之间的薄弱区穿出，后关节囊及圆韧带均被撕裂，导致髋关节囊后上血管受到不同程度的损伤，股骨颈基底部关节囊的撕裂导致颈升动脉的撕裂，从而影响了股骨头的血液供应，导致股骨头的坏死；髋关节前脱位时，股骨头向前方脱出髋臼而损伤关节囊的前方，也可导致股骨颈基底部血管的损伤，从而致股骨头缺血坏死；中心性脱位常伴髋臼的骨折，股骨头脱向盆腔中，使圆韧带受到牵拉，甚至断裂，致使血运受到严重损伤，同时，股骨头及软骨下骨小梁的微细骨折也可中断骨内的营养血管。此外，髋臼的骨折不可避免地产生了生物力学的改变和退行性变，促使股骨头坏死的发生。

2. 膝关节侧副韧带损伤

膝关节的内侧及外侧各有坚强的副韧带附着，是膝关节组织的主要支柱。内（胫）侧副韧带起于股骨内侧结节，止于胫骨内髁的侧面，其浅层是一条上窄下宽呈扇形的坚韧韧带，深层是关节囊的增厚部分，与内侧半月板相连。其前缘与股四头肌扩张部分和髌韧带相连，后缘与关节囊相连。它的主要作用是防止膝外翻，同时还具有限制膝关节外旋的作用。外（腓）侧副韧带起于股骨的外侧结节，止于髌骨小头，呈条索状，韧带与外侧半月板之间由肌腱和滑液囊相隔，其主要作用是防止膝内翻。膝关节侧副韧带是稳定膝关节的重要结构，当膝关节完全屈曲或完全伸直时，韧带部分或全部处于紧张状态，比较稳定，膝关节无侧向和旋转运动，韧带不易受到损失。但当着陆冲击时，膝关节轻度屈曲，膝或腿部外侧受到冲击力的打击，迫使膝关节过度外翻，可使膝内侧间隙拉宽，内侧副韧带发生扭伤或断裂。如果为旋转冲击力，则易合并内侧半月板或前交叉韧带的损伤，病理变化为韧带扭伤、部分断裂或完全断裂。最易损伤的部位是在韧带内，而不是在韧带与骨连接的部位。此时的断裂常为韧带内的纤维断裂。膝关节侧副韧带损伤后，膝关节功能障碍，呈半屈曲位，主动、被动活动都不能伸直或屈曲，局部肿胀疼痛，皮下瘀血，继而出现广泛性的膝及膝下部位的瘀斑，压痛明显。内侧损伤时，压痛点在股骨内上髁；外侧损伤时，压痛点在腓骨小头或股骨外上髁。

3. 膝关节交叉韧带损伤

膝关节交叉韧带位于膝关节之中，有前后两条交叉如十字的韧带，常称为十字韧带。前交叉韧带起于胫骨髁间隆凸前方偏外凹陷处及外侧半月板前角，向后上方呈 60° 角斜行，止于股骨外髁内侧面的后部，可以限制胫骨前移，膝关节过伸，内、外旋和内、外翻活动。后交叉韧带起于胫骨髁间隆凸的后方，向前上内方呈 70° ～80° 角，斜行止于股骨内髁的外侧面，可以限制胫骨上段后移、膝关节过伸、旋转及侧方活动。后交叉韧带的强度为前交叉韧带的 2 倍。交叉韧带对稳定膝关节有重要作用。交叉韧带位置深，但在猛烈的着陆冲击力作用下也易引起损伤或断裂，单纯的韧带损伤少见，多伴有撕脱骨折、侧副韧带及半月板、关节囊损伤，包括捩伤、部分撕裂、超限拉长及完全断裂等，是膝关节严重损伤之一。前交叉韧带损伤比后交叉韧带损伤多见，多为屈膝位使胫骨前移、外旋外展、内旋内收时受到冲击的结果，并且一般先有胫侧或腓侧副韧带的损伤。后交叉韧带在屈膝位胫骨上端受到着陆冲击力的作用时，小腿上段会突然后移，导致断裂；若冲击力使膝部过伸，则首先致后交叉韧带断裂，使膝部继续过伸时，则前交叉韧带也会遭受损伤。其损伤有以下几种：① 韧带实体部完全断裂，表现为韧带纤维与滑膜一同撕裂，断短多呈条束状，韧带纤维松散于髁间，不久便挛缩成团状。这种损伤大多发生在韧带中段。② 滑膜内断裂，与前一损伤相比，也是韧带实体部断裂，但少见。③ 附丽点处撕脱，表现为由股骨外髁侧的上止点撕脱和胫骨侧下止点撕脱，可合并撕脱骨折。④ 部分断裂，即实体部、滑膜内断裂或附丽点处部分撕脱。

4. 膝关节外伤性脱位

正常膝关节由于受到 11 条主要韧带的束缚，受半月板、关节囊的辅助而保持稳定。在着陆冲击过程中，如冲击力直接作用于膝部，引起膝关节强力过伸、侧屈或扭转而导致胫股关节分离，并发膝内、外韧带和关节囊的广泛损伤。按膝关节脱位时胫骨的位置，将胫骨在股骨髁的前方的称为膝关节前脱位，胫骨在后方的称为后脱位，胫骨在内侧的称为内侧脱位，胫骨在外侧的称为外侧脱位。当受到旋转冲击力，胫骨平台相对于股骨髁发生旋转时，称为旋转脱位。

5. 膝关节创伤性滑膜

膝关节滑膜是构成关节内的主要结构，膝关节的关节腔除股骨端、胫骨平台和簇骨的软骨面外，其余的大部分被关节滑膜遮盖。滑膜富有血管，血运丰富；滑膜细胞分泌滑液，可保持关节软骨面滑润，增加关节活动范围，并提供营养，扩散关节活动时所产生的热量。膝关节囊分为深浅两层，浅层为纤维层，深层为滑膜层。滑膜层起于关节软骨的边缘，反折覆盖于关节囊的纤维层、脂肪垫或脂肪组织、关节内韧带的表面，构成密闭的滑膜囊。滑膜囊较大，顶部到髌骨上缘约 4 横指，下端略低于关节间隙，并在关节腔内形成滑膜皱襞。滑膜在着陆冲击力的打击下会损伤，损伤后滑膜充血、水肿，迅速产生大量积液，氧分压下降，红、白细胞及纤维素渗出；破裂后会大量渗出血液。积液、渗血增加关节内压力，阻碍淋巴系统循环，如不及时清除，则会出现纤维化，引起关节粘连，影响正常活动。

6. 踝关节扭伤

踝关节韧带在维持踝关节稳定时起着重要作用，它周围的韧带主要有内侧副韧带、外侧副韧带和胫膝韧带。内侧副韧带又称为三角韧带，上方起自内踝，向下呈扇形覆盖于足舟骨、距骨和跟骨。外侧副韧带起自外踝，分成三束止于距骨前外侧、距骨后突及跟骨外侧面，分别称为距腓前韧带、距膝后韧带和跟腓韧带。外侧副韧带不如内侧副韧带坚韧。胫腓韧带又称下胫腓韧带，为胫骨干与腓骨下端之间的骨间韧带，是保持踝关节稳定的重要韧带。在跳伞着陆落地时，着陆姿势不正确或着陆环境不良，使足部受力不稳，可致踝关节过度内翻或外翻而造成踝关节扭伤。根据踝部扭伤时足所处的位置不同，可分为内翻损伤和外翻损伤，以内翻损伤为常见。因为踝关节内踝较外踝短，外侧副韧带较内侧副韧带薄弱，足部内翻肌群较外翻肌群力量强，如果内翻位着地，使外侧副韧带遭受超过生理限度的冲击力，则发生外侧副韧带损伤。内翻损伤一般是损伤外侧副韧带的距腓前韧带、跟腓韧带；外翻损伤则是损伤内侧的三角韧带，但由于三角韧带坚韧，不易撕裂，从而常常发生内踝的撕脱骨折。

7. 跟腱断裂

足的韧带和肌腱如图 4–13 所示。其中跟腱是人体最粗大、最强壮的肌腱，长约 15 cm，由小腿三头肌（浅层的两块腓肠肌和深层的一块比目鱼肌）的肌腱融合形成。跟腱的主要功能是屈小腿和跖屈踝关节，是小腿肌肉力量传导至足部的最主要的解剖结构。在高空坠落过程中，踝关节处于背伸 20°～30° 跖屈位着地，小腿三头肌突然剧烈收缩，使跟腱被撕裂损伤；或者足跟部撞击构件，直接打击跟腱，致使跟腱挫伤，部分或完全断裂。

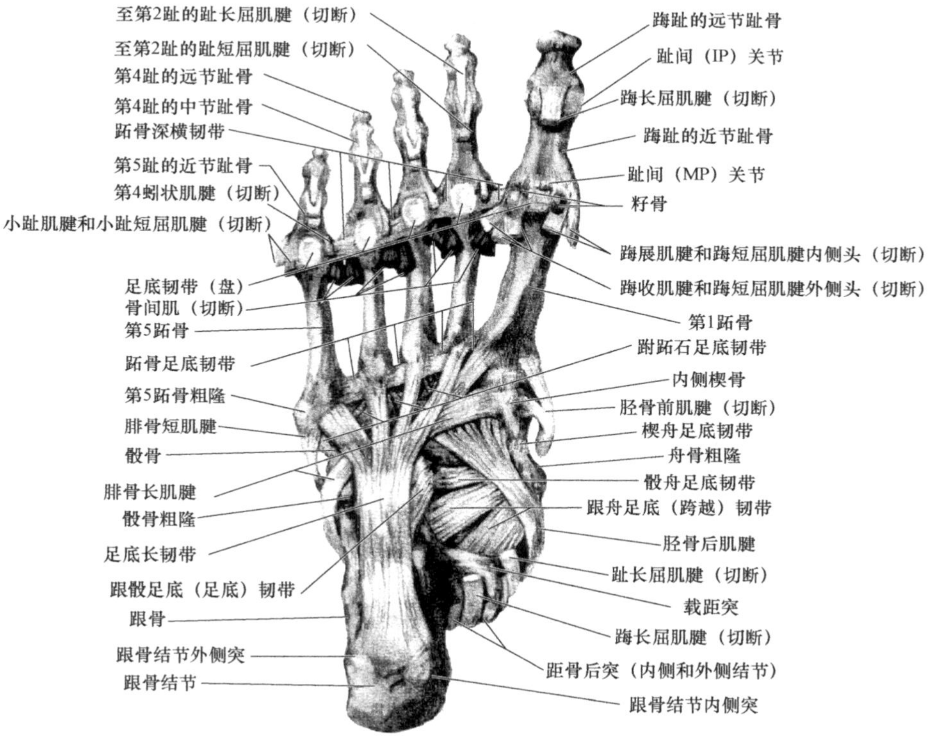
至第2趾的趾长屈肌腱（切断）
至第2趾的趾短屈肌腱（切断）
第4趾的远节趾骨
第4趾的中节趾骨
跖骨深横韧带
第5趾的近节趾骨
第4蚓状肌腱（切断）
小趾肌腱和小趾短屈肌腱（切断）
足底韧带（盘）
骨间肌（切断）
第5跖骨
跖骨足底韧带
第5跖骨粗隆
腓骨短肌腱
骰骨
腓骨长肌腱
骰骨粗隆
足底长韧带
跟骰足底（足底）韧带
跟骨
跟骨结节外侧突
跟骨结节
踇趾的远节趾骨
趾间（IP）关节
踇长屈肌腱（切断）
踇趾的近节趾骨
趾间（MP）关节
籽骨
踇展肌腱和踇短屈肌腱内侧头（切断）
踇收肌腱和踇短屈肌腱外侧头（切断）
第1跖骨
跗跖石足底韧带
内侧楔骨
胫骨前肌腱（切断）
楔舟足底韧带
舟骨粗隆
骰舟足底韧带
跟舟足底（跨越）韧带
胫骨后肌腱
趾长屈肌腱（切断）
载距突
踇长屈肌腱（切断）
距骨后突（内侧和外侧结节）
跟骨结节内侧突

图 4-13　足的韧带和肌腱（见彩插）

第八节　上肢损伤机制

一、手部骨折与脱位

手骨和腕骨的结构如图 4-14 所示。手部的骨折与脱位常常是冲击力直接作用的结果，并且常伴有肌腱神经血管等的合并损伤。

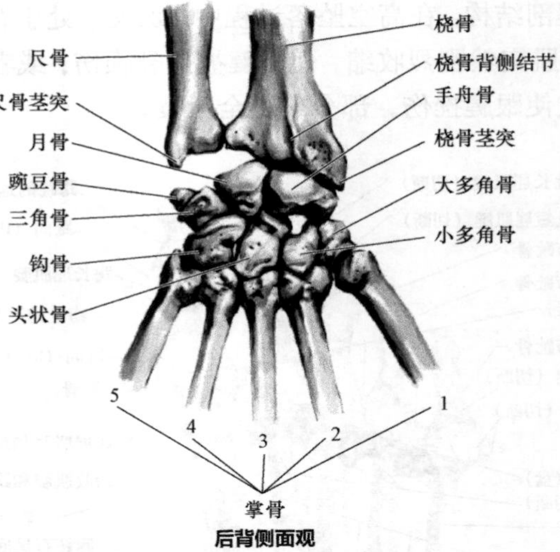
尺骨
尺骨茎突
月骨
豌豆骨
三角骨
钩骨
头状骨
桡骨
桡骨背侧结节
手舟骨
桡骨茎突
大多角骨
小多角骨
5
4
3
2
1
掌骨
后背侧面观

图 4–14 腕骨和手骨示意图（见彩插）

1. 远节指骨骨折

分为爪粗隆骨折、指骨干骨折和指骨基底骨折：① 爪粗隆骨折。着陆冲击中手部被压砸，冲击力直接作用在手指指端，造成骨折。骨折分为简单型和复杂型。简单型骨折位移较少，可为闭合性骨折，常伴有软组织损伤；复杂型骨折为粉碎开放性骨折，骨折块有较多的移位。② 指骨干骨折。着陆冲击中手部被压砸而造成的损伤，可有横形、斜形、纵形和粉碎性骨折。此处由于没有肌肉及韧带的牵拉，移位较少。③ 指骨基底骨折。大多为冲击力直接作用于手指，使手指产生强烈屈曲旋转而造成的。骨折可发生在指骨基底的掌侧、背侧或侧方。

2. 近节与中节指骨骨折

① 近节指骨骨折。是指拇指近节基底尺侧的撕脱骨折。它在着陆冲击中多由于冲击力作用在拇指尺侧，使拇指过度向桡侧外展，附着于基底尺侧的拇指肌猛烈牵拉而造成的。伤后拇指肿胀，掌指关节尺侧压痛，拇指活动受限。② 中节指骨骨折。着陆冲击力直接作用于中节指骨造成的，骨折的移位受冲击力和手指肌腱的牵拉力影响。如果骨折线位于指浅屈肌腱止点的远端，由于指浅屈肌腱的牵拉，使近端骨折块屈曲，同时，由于指伸肌腱在远节止点的牵拉，使远端骨折块背伸，则骨折向掌侧成角。如果骨折线位于指浅屈肌腱止点的近端，由于指浅屈肌腱的牵拉，使远端骨折块屈曲，同时，指伸肌腱中央腱束在中节

指骨基底背侧止点的牵拉，可使近端骨折块背伸，则骨折向背侧成角。

3. 掌骨骨折

① 掌骨头骨折。如果手在握拳位受到着陆冲击力的直接打击，可致手掌骨头骨折，骨折类型有斜形、纵形和横形，多为闭合性骨折，常影响到掌骨关节面，故属于关节内骨折。② 掌骨颈骨折。如果手在握拳位，着陆冲击力纵向打击在掌指关节上，传达至掌骨，可造成掌骨颈骨折。骨折后，由于骨间肌的牵拉，常加大掌骨向背侧的成角，出现手指旋转畸形。③ 掌骨干骨折。如果着陆冲击力使掌骨干产生旋转，则可造成掌骨干的斜形或螺旋形骨折；如果冲击力从纵轴方向作用于掌骨，则多造成掌骨干的横形骨折。④ 掌骨基底骨折。掌骨基底骨折多有腕掌关节骨折脱位，这是着陆冲击力纵向作用于掌骨，传达至腕掌关节处所致。除第 1 腕掌关节外，其他腕掌关节相互间有韧带相连，骨折后位移较少。

二、腕部骨折与脱位

腕关节由腕骨、桡骨远端、尺骨远端、三角纤维软骨复合体、韧带和关节囊组成，它们相互连接和依托，共同维系关节的稳定和运动。它是一个结构复杂的复合关节，也是人体中最易损伤的关节之一。在着陆冲击中，腕部骨、关节损伤大多为迫使关节过度背伸的轴向冲击力所致。在迫使关节背伸的轴向冲击力作用下，关节过度背伸，其掌侧结构承受张力而背侧部被压缩。关节损伤的类型、范围不但与冲击力的强弱、合力的方向、作用部位及时间有着密切的关系，而且与关节在受伤时的体位及骨骼韧带的抗张强度也有关。比如造成腕舟骨骨折的冲击力如果持续作用，可能会导致经舟骨、月骨周围的脱位；使成人发生腕骨骨折或脱位的冲击力，若作用于老年人，则常常引发桡骨远端粉碎性骨折，若作用于青少年，则多发生桡骨远端骨骺损伤。如果此时冲击力使腕关节旋转，它还可造成月骨周围韧带损伤；使腕关节背伸和桡、尺骨偏转，则会造成关节骨性结构的更多损伤。Mayfield 等人的试验表明，背伸冲击力所致的损伤大多位于月骨周围，并且是按一定的顺序发生的：损伤始于关节桡侧韧带部分断裂、舟月骨分离、舟骨旋转半脱位、舟骨骨折、桡骨茎突骨折，然后发展至头月骨间关节头状骨骨折或头月骨间关节脱位，而后又发展至月三角骨间关节钩骨骨折、三角骨骨折、月三角骨分离、月骨周围脱位，最后发展至桡月关节月骨掌侧脱位。Mayfield 称其为“月骨周围进行性部稳定”，它的发生与关节的稳定理论是相吻合的。位于关节桡侧的舟骨为远、近两排腕骨的连杆，是稳定关节的重要结构，在造成背伸的冲击力作用下，它与其周围韧带的损伤应先期发生，否则，也就难以有其他部位的损伤发生了。但也有一些学者认为关节损伤过程是由尺侧向桡侧发展的，因为有些伤者尺侧结构的损伤程度重于桡侧。究竟哪种理论是正确的，还有待进一步验证。

腕关节是一个具有内在不稳定趋势的链状关节，韧带制约及腕骨间的相互作用是关节保持稳定的基础，任何危及这一基础的损伤，无论是骨折还是韧带断裂，均有诱发关节不稳定的可能，影响关节正常功能的发挥。如将非骨折脱位的骨骼间对应关系异常定义为不稳定，则腕关节的损伤类型可分为骨折、脱位和不稳定三类。

1. 腕关节骨折

① 舟骨骨折。舟骨在近排腕骨中最大，长轴斜向前下方，上面凸隆，与桡骨相接，下面有一微嵴，分为内、外两部，分别与远排腕骨中的大、小多角骨相连，下部的舟骨结节为腕横韧带与拇短展肌的附着部。舟骨细长，远端超过第 1 排腕骨，达到头状骨的中部，其腰部相当于两排腕骨间平面，正常腕关节的活动主要通过桡腕关节，也有部分通过两排腕骨间关节及第 1、2 掌骨之间。舟骨连接着远近排腕骨，周围有韧带固定。当腕关节受到轴向着陆冲击力的作用时，除产生背伸运动外，还可能有桡侧偏转运动，这时舟骨受远近排腕骨的挤压，成为应力集中点，其近侧端被固定在桡关节面凹内。随着腕关节继续的背伸运动，桡骨茎突的背侧缘撞击舟骨，致使舟骨腰部骨折，骨折的部位取决于腕背伸后其桡偏的程度。腕关节越桡偏，舟骨骨折越趋向于发生在舟骨近端；反之，趋向于远端。过度尺偏时，则容易产生结节部撕脱。② 月骨骨折。着陆过程中产生的月骨骨折可为着陆冲击力的直接打击，造成月骨的纵形劈裂、碎裂或部分骨小梁断裂所致。但多数为着陆冲击造成的腕关节过度背伸运动所致。在腕关节背伸运动过程中，头状骨与月骨撞击，可产生月骨冠状面横断骨折，其骨折线多位于月骨体的掌侧半。而着陆冲击造成腕关节过度屈伸时，起止于月骨的韧带受到紧张牵拉，易发生月骨的掌、背侧极撕脱骨折。月骨背侧极的骨折，也可因桡骨远端背侧关节缘的撞击所致。③ 三角骨骨折。三角骨位于腕关节内侧，掌侧粗糙面为月三角韧带、头三角韧带、三角纤维软骨复合体和尺三角韧带的附着部，背面有桡腕背侧韧带、腕骨间背侧韧带附着，外侧和远侧面分别与月骨、钩骨相对构成关节，边缘处有月三角骨间韧带和三角钩骨间韧带附着，是腕关节中最富有韧带支持的腕骨。在着陆冲击力的作用下，腕关节的过度背伸和尺偏，可导致钩骨或尺骨茎突与三角骨撞击，发生三角骨背侧部骨折。有时，冲击力的直接作用也可导致三角骨骨折。④ 豌豆骨骨折。豌豆骨是 8 块腕骨中最小的一块，多被认为是一个籽骨。它位于近排腕骨内侧，

稍前，只与三角骨形成关节。虽有腕横韧带、豆钩、豆掌等诸多韧带附着，但其稳定性仍然较差。豌豆骨又是小指外展肌、尺侧屈腕肌的起止点。在着陆过程中，腕关节呈背伸位时，豌豆骨的骨折是小鱼际处受到冲击力的直接撞击所致。腕关节的突然强力背伸，尺侧腕屈肌会强烈收缩，以对抗冲击力的作用，从而维持关节稳定，此时可导致豌豆骨的撕脱骨折。⑤ 大多角骨骨折。大多角骨介于舟骨与第 1 掌骨之间，在轴向压力的传导上具有重要作用，分别与舟骨小多角骨构成关节，尤以第 1 掌腕关节的鞍状关节至关重要。在着陆过程中，拇指受到轴向冲击力作用时，冲击力经第 1 掌骨向近侧直接撞击大多角骨，则可发生大多角骨骨折。若冲击力迫使腕关节背伸和桡偏，大多角骨在第 1 掌骨和桡骨茎突的挤压下也可发生骨折。结节部骨折既可来自直接的冲击力作用，如着陆时腕关节处于背伸位，大多角骨与结构直接撞击也可产生骨折；也可来自间接暴力，如腕屈肌支持带的强力牵拉等。⑥ 小多角骨骨折。小多角骨由于体积小，四周有其他骨骼保护，位置隐蔽。小多角骨是远排腕骨中唯一与单一掌骨底形成关节的腕骨，由第 2 掌骨传递的轴向压力经小多角骨传向舟骨。与其他腕骨相比，虽鲜有骨折发生，但在着陆时，在着陆冲击力的作用下，第 2 掌骨向近侧移位并与小多角骨相互撞击，就可致其骨折或背侧脱位。⑦ 头状骨骨折。在着陆过程中，腕关节处在掌屈位时，冲击力直接作用于头状骨，则可造成头状骨体部的横折或粉碎性骨折。若腕关节处在背伸位，过度背伸时，头状骨与桡骨远端关节面背侧缘相互撞击也可发生骨折，继续背伸，则可导致骨折远、近侧段分离。⑧ 钩骨骨折。钩骨呈楔形，介于头状骨与三角骨之间，分别与之构成关节。钩骨钩介于腕管与腕尺管之间，其桡侧是屈肌腱，尺侧是尺神经血管束，尺神经深支绕过钩骨钩的基底部进入掌深间隙，因此，钩骨骨折、移位易造成屈肌腱断裂和尺神经卡压。在着陆过程中，冲击力经第 5 掌骨干传向近侧可产生远侧部骨折；若此时冲击力使腕关节强力背伸及尺偏，可导致钩骨与月骨相互撞击，致使钩骨体的尖端产生近侧部骨折。着陆冲击力的直接冲击也可导致钩骨骨折。

2. 腕关节脱位

在着陆过程中，腕关节处在极度背伸位时，头状骨与桡骨挤压月骨向掌侧移动，加之月骨形如一个锥状体，掌侧端为一个较宽的四方形，背侧端较尖，故此时极易导致月骨和桡骨远端关系异常，月骨向掌侧脱位。月骨周围脱位与月骨的脱位机制一样，在着陆过程中，腕关节处在极度背伸、尺偏和旋前位，冲击力先使舟月关节韧带损伤，发生舟月分离，然后使头月关节和月三角关节分离，从而形成月骨周围脱位，但此时的月骨和软骨远端之间的正常关系并未改变。月骨周围脱位多为背向脱位，并且常并发腕骨或桡、尺骨远端骨折，如舟骨骨折、头状骨骨折等。并发舟骨骨折者，称为经舟骨月骨周围骨折脱位或经舟骨月骨周围脱位，以此来标明其损伤范围与单纯的月骨周围脱位有所不同。有人把月骨周围脱位分为以下四种类型：① 舟、月骨周围脱位；② 桡、舟、月骨周围脱位；③ 经舟骨、月骨周围脱位；④ 经桡骨茎突和舟骨月骨周围脱位。在着陆冲击过程中，月骨掌侧、背侧韧带均发生断裂，月骨移位至桡骨远端掌侧。在着陆冲击受到轴向力时，由于小多角骨掌侧面狭窄、背侧宽阔，则易发生小多角骨背侧脱位。

3. 腕关节不稳定

腕关节的稳定性完全依赖于腕骨间韧带和关节囊韧带的完整性，在着陆冲击中产生的腕关节不稳定，是由冲击力造成的腕部骨折和腕骨间、腕骨与尺桡骨间的韧带受损伤所致。腕关节不稳定分为背伸不稳定、掌屈不稳定、腕骨尺侧移位和腕骨背侧半脱位四种类型，前两种不稳定是以月骨相于对桡骨的位置来确定的。在腕关节处于中立位时，月骨相对桡骨的背伸或掌屈角度通常不大于 15°，否则，为背伸型不稳定或掌屈型不稳定。后两种不稳定则是依据腕骨是相对于桡骨远端尺侧移位还是背侧移位来确定的。其中，背伸型不稳定最多见，常发生于关节桡侧结构上升之后，如腕舟骨骨折、舟月骨分离等。几种常见的腕关节不稳定如下：① 腕掌屈、背伸不稳定。腕关节尺偏会使钩骨对三角骨产生背向应力，迫使三角骨背伸，并由舟月韧带传递至舟骨，从而造成近排腕骨背伸；腕关节桡偏时，大小多角骨会对舟骨远极产生掌向应力，并迫使舟骨掌屈，此屈曲应力通过舟月韧带及月三角韧带传递至月骨和三角骨。因此，舟月韧带损伤后，月骨会随着三角骨背伸，造成背伸型不稳（DISI）。而单纯月三角韧带损伤虽不足以使月骨随舟骨屈曲，但若伴有背侧桡三角韧带损伤，则会造成掌屈型不稳（VISI）。② 舟月骨分离。又称为腕舟骨旋转半脱位，是腕关节不稳定最常见的形式。多由作用于腕关节尺掌侧的背伸、尺偏和旋后冲击力引起稳定舟骨近极的韧带断裂，导致舟月骨间分离。③ 头月骨分离。头状骨和月骨位于腕关节中心，彼此间常缺少直接的韧带联系，具有内在的不稳定性，其稳定和支持作用是由腕关节掌侧的桡舟头韧带和 V 形韧带完成的。但在着陆冲击过程中，在冲击力的作用下，腕关节的背伸或尺偏运动过度，造成桡骨远端骨折或下尺桡关节损伤，致使腕关节掌侧的桡舟头韧带和 V 形韧带的稳定作用消失，从而造成头月骨间关节分离。④ 月三角骨分离。在着陆冲击过程中，当受到冲击力的打击，腕背伸、尺偏和旋前，或背伸、桡偏和旋前运动过度，造成月三角骨间韧带、桡腕背侧韧带复合损伤时，即可导致月三角骨分离。⑤ 舟大小多角骨关节不稳定。在着陆冲击过程中，若冲击力使拇指强力外展而致伤，或冲击力作用于腕背桡侧使舟大小多角骨间韧带复合体的掌侧部分损伤，大小多角骨背移过度，导致舟大小多角骨间关节间隙增宽，或舟、月、三角骨掌屈呈掌屈型不稳定，从而关节不稳定。⑥ 腕骨尺侧移位。正常情况下，腕骨承受纵向负荷时，有滑向尺侧和掌侧的趋势，而桡腕掌、背侧韧带、三角纤维软骨复合体及尺骨远端有控制这种趋势的作用，当上述稳定结构在着陆冲击过程中损伤后，其稳定作用减弱或消失，导致腕骨尺侧移位发生。⑦ 腕骨背侧移位。又称桡腕关节背侧半脱位，是一种继发性不稳定，常发生在 Colles 骨折之后和 Barton 背侧缘骨折时。Colles 骨折之后，远侧骨折段可分别向背侧、桡侧和近侧移位，同时，也可向桡背侧倾斜，使桡骨远端腕关节面掌、尺侧倾斜消失并转变为向背侧倾斜。Barton 背侧缘骨折时，腕骨可随骨折块一起向背侧和近侧移位，变形为急性半脱位。⑧ 腕骨掌侧移位。常见于 Barton 掌侧缘骨折，腕骨与骨折块一起向掌侧移位。

三、桡骨远端骨折

桡骨远端骨折是指距桡骨远端关节面 2.5～3 cm 的松质骨骨折。桡骨下端关节面呈由背侧向掌侧、由桡侧向尺侧的凹面，分别形成掌倾角（10°～15°）和尺倾角（20°～25°）。桡骨茎突尺侧与尺骨小头桡侧构成尺桡关节，与尺桡上关节一起，构成前臂旋转活动的解剖学基础。桡骨茎突距离尺骨茎突平面 1～1.5 cm，尺、桡骨下端共同与腕骨近侧形成腕关节。在着陆冲击过程中，如果手臂伸出，以手掌与舱内构件相撞，或者腕关节掌屈、握拳时，腕直接与舱内构件相撞，都可发生桡骨远端骨折，一般有 3 种类型。

1. 伸直型骨折（Colles 骨折）

在着陆冲击过程中，腕关节处于背伸及前臂旋前位时，冲击力作用于手掌，致使桡骨远端松质骨处受到冲击力的集中打击而引起骨折，远端骨折块向背侧及桡侧移位，骨折块旋后，骨折向掌心成角，桡骨短缩。掌倾角成负角，尺偏角变小。桡腕关节和下尺桡关节可分别单独受累，也可同时受累（图 4-15）。骨折涉及关节面时，常伴有关节面的移位、塌陷、旋转、压缩。如果乘员为儿童，可为骨骺分离；如果为老年人，则由于老年人骨质疏松，常为粉碎性骨折，骨折端因嵌压而短缩。粉碎性骨折可累及关节面或合并尺骨茎突撕脱骨折及下尺桡关节脱位。

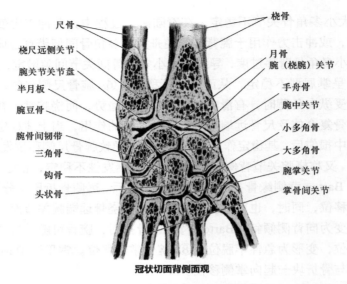

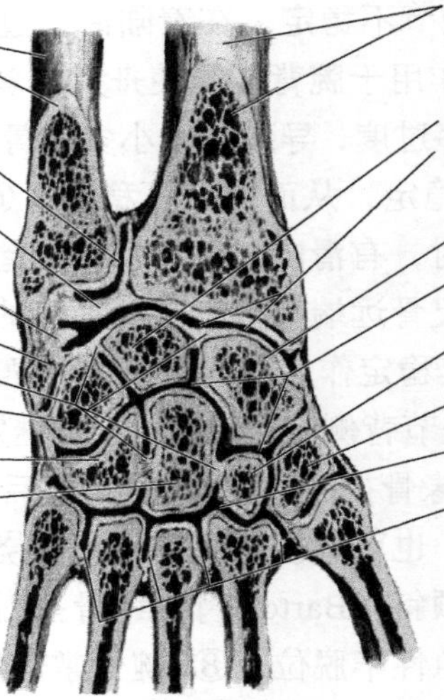
尺骨
桡尺远侧关节
腕关节关节盘
半月板
腕豆骨
腕骨间韧带
三角骨
钩骨
头状骨
桡骨
月骨
腕（桡腕）关节
手舟骨
腕中关节
小多角骨
大多角骨
腕掌关节
掌骨间关节
冠状切面背侧面观

图 4-15　掌骨示意图（见彩插）

2. 屈曲型骨折（Smith 骨折）

在着陆冲击过程中，腕掌屈，冲击力作用于手背时，发生桡骨远端骨折。骨折远端向掌侧及尺侧移位，向背侧成角，掌侧骨皮质常有粉碎性骨折块，骨折块旋转，桡骨短缩。有时伴有尺骨茎突骨折，骨折近端向背侧移位。骨折发生原因与伸直型骨折相反，故又称为反 Colles 骨折。

3. 巴尔通骨折（Barton 骨折）

在着陆冲击过程中，由于冲击力作用于手掌或手背，力向上传递，通过近排腕骨的撞击引起桡骨关节面纵斜形骨折，并伴有腕关节脱位。在桡骨下端掌侧或背侧形成一个带关节面软骨的骨折块，常向近侧移位，合并腕关节脱位或半脱位。

另外，桡骨远端骨折可引起腕关节不稳定。桡骨远端骨折损伤广泛，关节面破坏严重，并且常伴有舟状骨骨折、舟月分离，是骨折移位大的严重骨折。由于损伤波及桡骨远端、尺骨茎突、腕关节囊、腕关节韧带、尺腕复合结构等，破坏了腕关节原有的负荷平衡状态，影响腕骨与桡尺骨的相对排列关系，造成排列紊乱，导致腕关节不稳定。桡骨远端骨折合并的腕关节不稳定主要表现为桡腕关节背侧半脱位、掌侧半脱位、腕关节尺侧偏移和舟月分离等。

四、尺、桡骨骨干骨折

前臂在上肢的功能中起着重要作用，前臂与上下尺、桡关节一起具有旋前、旋后功能（图 4–16）。尺、桡骨在近端通过肘关节囊和环状韧带联系在一起，远端通过腕关节囊、掌侧韧带及纤维软骨关节盘相联系。上尺桡关节由桡骨头的柱状唇与尺骨的桡骨切迹组成。环状韧带与尺骨的桡骨切迹围成一个纤维骨环，包绕着桡骨头的柱状唇。下尺桡关节由尺骨头侧方的环状关节面及桡骨的尺骨切迹组成。在尺骨茎突的基底部与桡骨的尺骨切迹之间有三角纤维软骨盘附着。在着陆冲击中，常见的尺桡骨骨折有下面几种。

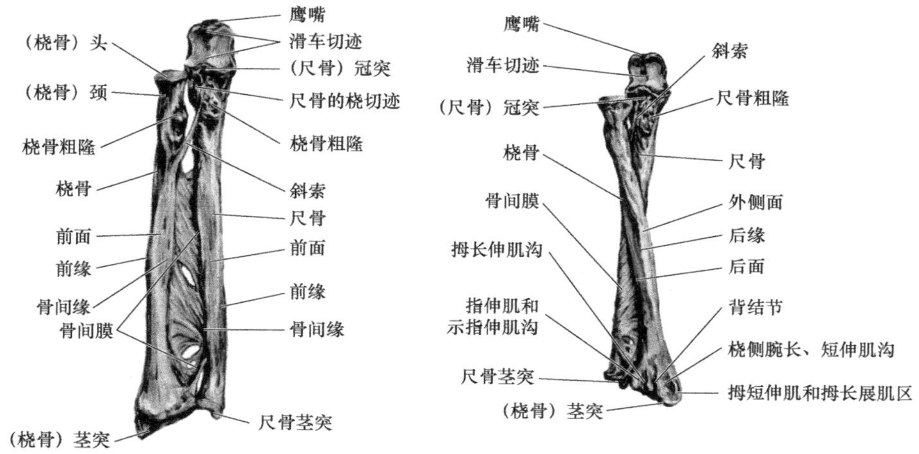
鹰嘴
（桡骨）头
滑车切迹
（尺骨）冠突
（桡骨）颈
尺骨的桡切迹
桡骨粗隆
桡骨粗隆
桡骨
斜索
尺骨
前面
前面
前缘
前缘
骨间缘
骨间膜
骨间缘
尺骨茎突
（桡骨）茎突
鹰嘴
斜索
滑车切迹
尺骨粗隆
（尺骨）冠突
桡骨
尺骨
骨间膜
外侧面
后缘
拇长伸肌沟
后面
指伸肌和
示指伸肌沟
背结节
桡侧腕长、短伸肌沟
尺骨茎突
拇短伸肌和拇长展肌区
（桡骨）茎突

右侧桡骨和尺骨处于旋后位：前面观　　**右侧桡骨和尺骨处于旋前位：前面观**

图 4–16　桡骨和尺骨（见彩插）

1. 尺、桡骨双骨折

前臂受着陆冲击力的作用方式不同，会引起不同特点的损伤。① 冲击力直接作用于前臂。造成的骨折为横形、蝶形或粉碎性，骨折线在同一平面。② 手掌撞击构件。冲击力传导至桡骨，并经骨间膜传导至尺骨。桡骨中或上 1/3 处骨折常为横形、短斜形或带小蝶形片的粉碎性骨折。骨折常向掌侧成角，短缩重叠移位严重，骨间膜损伤较重。骨折水平桡骨高于尺骨。③ 前臂扭转。前臂受冲击力作用的同时，过度旋前或旋后造成双骨螺旋性骨折。多数由尺骨内上斜向桡骨外下，骨折线方向一致，尺骨干骨折线在上，桡骨骨折线在下。尺骨和桡骨多段骨折，并易合并肘关节和肱骨的损伤，软组织损伤常较严重，有皮肤撕脱和挫裂，肌肉、肌腱断裂。

2. 单纯桡骨干骨折和 Galeazzi 骨折

单纯桡骨干骨折时，桡骨干近 2/3 处骨折，不合并下尺桡关节损伤；桡骨干中、远 1/3 处骨折，并不同程度地累及下尺桡关节损伤。① 单纯桡骨干近端骨折。在日常的功能状态下，由于前臂肌肉较完整地覆盖着桡骨近 2/3，桡骨的位置较尺骨不易受到外界冲击力的直接作用。但在着陆冲击下，也有可能桡骨骨干近端受到着陆冲击力的直接作用而导致骨折。此时骨折在旋后肌和旋前圆肌之间，这里有附着在桡骨结节的肱二头肌及附着于桡骨近 1/3 的旋后肌，使骨折近折段向后旋转移位、远折段向前旋转。② 桡骨干远端骨折（Galeazzi 骨折脱位）。在着陆冲击过程中，冲击力直接打击腕关节，或桡骨远端 1/3 的桡背侧，或前臂处于旋前位时，手掌撞击舱内构件，均可造成桡骨远端骨折。这类骨折因 Galeazzi 于 1934 年的描述，得名 Galeazzi 骨折脱位。此时骨折线在旋前圆肌抵止点以下，由于旋前及旋后肌力量相等，骨折近段处于中立位，而骨折远段受旋前方肌牵拉而向前旋转。骨折多为闭合骨折，发生开放性骨折为近骨折端穿破皮肤所致，伤口较小。

3. 单纯尺骨干骨折和 Monteggia 骨折脱位

这两类骨折是在着陆冲击过程中，冲击力直接打击尺骨下 1/3 处所致，骨折线多呈横形或带有三角形骨块。因有桡骨支撑，加之附着肌群较少，因而移位程度也多轻微，除非合并下尺桡关节脱位。① 单纯尺骨干骨折。不涉及桡骨小头脱位的单纯尺骨干骨折通常由冲击力直接打击前臂所致，又称“警棍骨折”，一般没有移位或移位很小。移位的尺骨干骨折常合并有桡骨头不稳定，由于失去了骨间膜的支持，容易成角，其远端的骨干骨折有可能发生缩短，从而引起下尺、桡关节的症状。② Monteggia 骨折脱位。在着陆冲击中，若前臂受到冲击力的作用而产生旋前运动，可发生尺骨骨折及桡骨头从肘关节囊结构中向前脱出；若肘关节处于屈曲位，桡骨远端或尺骨远端受到冲击力作用，则可使肘关节后脱位，或尺骨骨折向背侧成角，合并桡骨头后外侧脱位；若冲击力使肘关节外展，此时前臂的旋后运动可造成桡骨头向后外侧脱位，旋前运动则造成桡骨头向前外侧脱位。1814 年，Monteggia 描述的这种骨折为尺骨近 1/3 骨折合并桡骨头向前脱位；1967 年，Bado 提出了 Monteggia 骨折脱位概念。

五、肘关节骨折脱位

如图 2–4 所示，肘关节由尺、桡骨近端和肱骨远端组成，包括肱桡关节、肱尺关节和上尺桡关节，虽然解剖上只是一个关节腔，但生理上却具有两种不同的功能，即前臂的旋前和旋后运动主要发生在上尺桡关节，而肘部屈伸运动则发生在肱桡和肱尺关节。在着陆冲击过程中，肘关节和前臂或手掌撞击构件受到冲击力作用时，极易于造成肘关节损伤脱位。

1. 肱骨远端骨折

（1）肱骨髁上骨折

这是肱骨髁与肱骨干之间骨质相对薄弱部分的骨折，属于关节外骨折，一般分为伸展型和屈曲型两种类型。① 伸展型髁上骨折。这类损伤是在着陆冲击过程中，肘部受到构件直接撞击，或手掌撞击构件，同时肘部过伸并前臂旋前位时造成的。冲击力和三头肌牵拉鹰嘴可使骨折远折端向后、向近端移位；内、外上髁有前臂肌肉起点，肌肉牵拉可造成骨折远折端呈屈曲状态，近折端尖部可移位至肘前窝，使肱动脉、正中神经受到挫伤或刺伤。② 屈曲型髁上骨折。这是由于着陆冲击过程中，肘后方受到直接撞击所致，骨折远折端相对于肘部向前移位，其后方骨膜破裂，前方骨膜保持完整，仅与近折端前方骨面分离。

（2）通髁骨折

通髁骨折是指骨折线经过两侧髁部并位于关节囊内，其损伤机制类似于髁上骨折。骨折线的特点是呈月牙状或横形，恰好通过肱骨髁关节面近端，也可累及冠状突窝或鹰嘴窝。骨折可无移位或远折端向后移位，向前移位少见。

（3）肱骨髁间骨折

这类骨折是在屈肘和伸肘位时遭受着陆冲击，肘部受到打击，尺骨的滑车切迹撞击肱骨髁所致，分为屈曲型损伤和伸直型损伤。① 屈曲型损伤。冲击力直接作用于肘后方鹰嘴部，此时肱骨髁常位于肱骨干的前方，作用在肘后方的冲击力又会相当大，常超出骨折所需的冲击力。② 伸直型损伤。冲击力沿尺骨传导至肘部，尺骨鹰嘴半月切迹像楔子一样嵌入滑车，将肱骨髁劈裂，使肱骨髁和髁上发生骨折。肱骨髁常在肱骨干后方，会合并皮肤等软组织损伤，呈明显移位和粉碎。起点在内、外上髁的前臂肌肉向远端牵拉内、外上髁，使肱骨髁发生旋转，造成关节面更加向近端移位，使滑车沟变窄，呈 V 形，不能与鹰嘴半月切迹保持良好的对合关系。前方二头肌和后方三头肌的牵拉使半月切迹关节面向近端移位，也可出现肱骨干远端插入两个旋转的肱骨髁之间的现象。

（4）肱骨髁骨折

若着陆过程中的冲击力直接作用于屈肘位时的肘后方，此时外髁明显暴露在侧方；或直接作用于鹰嘴撞击内髁，均可造成肱骨髁骨折。

（5）肱骨远端关节面骨折

肱骨远端关节面骨折包括肱骨小头骨折、滑车骨折，或二者共存。在着陆过程中手掌撞击构件，冲击力沿桡骨传导至肘部；或冲击力作用于屈肘位的鹰嘴冠突，冲击力传导至肱骨小头，都可造成肱骨小头的骨折。肘脱位时，冲击力沿尺骨传导的应力对肱骨滑车的撞击可导致滑车骨折。

（6）肱骨上髁骨折

这是着陆冲击力直接作用于外上髁和内上髁的结果。

（7）髁上突骨折

髁上突是肱骨远端的先天性变异，此骨性突出位于肱骨远端前内侧面，大约在内上髁近端 5 cm 处。着陆冲击力直接作用于髁上突也可导致其骨折。

2. 肘关节脱位

肘部是前臂和上臂的连接结构，着陆冲击力的传导和杠杆作用是引起肘关节脱位的主要外力。构成肘关节的肱骨下端内外宽厚、前后扁平，侧方有坚强的韧带保护，但关节囊前、后部相对薄弱，加上尺骨冠状突较鹰嘴突小，因此肘关节韧带对抗尺骨向后移位的能力要比对抗尺骨向前移位的能力差。肘关节脱位分为简单和复杂两种，单纯肘关节脱位是指关节囊和韧带损伤，不伴有骨折；复杂肘关节脱位则伴有相关的骨性损伤。

（1）肘关节后脱位

当着陆冲击过程中手掌撞击构件时，肘关节完全伸展，前臂旋后位，由于构件的反作用力引起肘关节过伸，尺骨鹰嘴的顶端猛烈冲击肱骨下端的鹰嘴窝，即形成力的支点。冲击力继续加大，引起附着于喙突的肱前肌和肘关节囊的前侧部分撕裂，则造成尺骨鹰嘴向后移位，而肱骨下端向前移位的肘关节后脱位。构成肘关节的肱骨下端内外髁部宽而厚，前后又扁薄，侧方有副韧带加强其稳定性，但是如果发生侧后方脱位，就很容易发生内、外髁的撕脱骨折。

（2）肘关节前脱位

当着陆冲击过程中肘后直接遭受冲击外力打击或肘部在屈曲位撞击构件等时，均可导致尺骨鹰嘴骨折和尺骨近端向前脱位。

（3）肘关节内侧和外侧脱位

当着陆冲击过程中肘部遭受到传导冲击力作用时，肘关节处于内翻或外翻位，导致肘关节的侧副韧带和关节囊撕裂，肱骨的下端可向桡侧或尺侧（即关节囊破裂处）移位。因在强烈内、外翻作用下，由于前臂伸或屈肌群猛烈收缩，引起肱骨内、外髁撕脱骨折，尤其是肱骨内上髁更易发生骨折，有时骨折片还可嵌夹在关节间隙内。

（4）肘关节爆裂性脱位

当着陆冲击过程中上、下传导的冲击力集中于肘关节时，前臂呈过度旋前位，环状韧带和尺桡骨近侧骨间膜被劈裂，引起桡骨小头向前方脱位，而尺骨近端向后脱位，肱骨下端便嵌插在两骨端之间。

3. 尺骨鹰嘴骨折

鹰嘴突是一个较大的弧形突出，由尺骨近端和后方组成，位于皮下，与冠状突一起组成了鹰嘴的 C 形切迹，又称半月切迹，其较深的凹陷关节面与滑车关节面相关节，构成肱尺关节。由于解剖结构的特点，肱尺关节基本上只允许肘关节在前后方向上活动，即屈伸活动。在着陆冲击过程中，若冲击力直接作用于肘后侧，即鹰嘴后方，造成粉碎性骨折，鹰嘴周围软组织损伤较轻，暴力方向朝向肘前部，因此骨折块移位不明显，骨折端多无分离；或肘关节处于伸直位时手掌撞击构件，向上传导的冲击力作用于前臂近端后侧，使尺桡骨同时向前移位，由于滑车对鹰嘴的阻挡，使其在冠状突水平发生骨折。骨折线可以为横形、斜形，或者为粉碎性的，两骨折端有分离。尺骨鹰嘴骨折是波及半月切迹的关节内骨折。

4. 桡骨头骨折

桡骨头是一个关节内结构，位于尺骨近端的 C 形切迹中，并且参与肘屈伸及前臂旋转活动。在着陆冲击过程中，当肘关节处于伸直或过伸位、前臂处于旋前位时，手掌撞击构件，冲击力沿纵轴向上传导，引起肘部过度外翻，使得桡骨头外侧和肱骨小头发生撞击，产生桡骨头或颈部骨折。骨折块常向外下或后外下旋转移位，很少出现向近端或向内侧的移位。由于桡骨头与其颈、干并不排列在一条直线上，而是向桡侧偏心地与颈部相接，故桡骨头外侧 1/3 的骨小梁不与颈、干部垂直，形成力学上的薄弱部。当冲击力致使桡骨、肱骨小头撞击时，桡骨头外 1/3 缺乏抗衡剪切力的作用，故该部骨折机会明显增多。桡骨头骨折按 Mason 分类，有以下四种类型：Ⅰ型为线状骨折，即无移位型骨折，骨折线可通过桡骨头边缘或呈劈裂状；Ⅱ型为有移位的骨折，有分离的边缘骨折；Ⅲ型为粉碎性骨折，有移位或无移位或呈塌陷性骨折；Ⅳ型为桡骨头骨折，伴有肘关节脱位。

六、肱骨干与近端骨折

1. 肱骨干骨折

肱骨干是指肱骨自近端胸大肌的止点处至远端肱骨髁上的部位。近端肱骨干横断面呈圆周形，远端在前后径上呈狭窄状。肱骨前方界线近端为大结节前方，远端为冠状突窝。内侧界线从近端的小结节到远端肱骨内上髁；外侧界线自近端大结节后方到肱骨外上髁。

在着陆冲击过程中，如果上臂、前臂和肘部撞击构件，则常造成肱骨外科颈以下 1～2 cm 至肱骨髁上 2 cm 之间的肱骨干骨折。肱骨干中下 1/3 处的骨折易合并桡神经损伤，下 1/3 处的骨折易发生骨不连。上臂撞击构件产生的冲击力直接打击上臂，常造成肱骨干中 1/3 处骨折，并且多为横形骨折、粉碎性骨折或开放性骨折，有时也发生多段骨折。前臂和肘部撞击构件时产生的冲击力则传导给上臂，加上这时人体的运动因撞击受阻产生的冲击力，二者相常交于肱骨中下 1/3 处，发生斜形骨折或螺旋形骨折，此种骨折尖端易刺插于肌肉。肱骨干骨折端的移位除与冲击力方向及前臂和肘关节的重力有关外，还与肌肉的收缩直接有关。当骨折位于肱骨干上部、三角肌止点之上时，骨折近端受胸大肌、背阔肌和大圆肌的牵拉向前内移位，远端受三角肌牵拉向上外移位；肱骨干中部骨折，骨折处位于三角肌止点以下时，近端因三角肌和喙肱肌收缩向外前移位，远端因肱二头肌、肱三头肌收缩向上移位；肱骨干下部骨折，两端肌肉拉力基本平衡，移位方向取决于冲击力的方向、前臂和肘关节所处位置。

2. 肱骨近端骨折

肱骨近端包括大结节、小结节、肱骨头、肱骨干及二头肌腱沟，其中肱骨头关节面下方至大小结节上方连线之间为解剖颈，大小结节下方连线至胸大肌止点上方为外科颈。肱骨头与肩胛盂组成肩关节，又称盂肱关节，是全身活动范围最大的关节。小结节位于肱骨近端前方，肩胛下肌腱止于该处。大结节位于肱骨近端外上后方，是冈上肌、冈下肌和小圆肌的止点。大小结节之间为结节间沟，有二头肌长头腱通过。在着陆冲击过程中，如果肩部直接受到冲击，或上肢外展，肘关节伸直，腕关节背伸撞击构件，冲击力向上传导，都可造成肱骨近端骨折。肱骨近端骨折比较复杂，它的分型主要是依据骨折移位的程度，即以移位大于 1 cm 或成角畸形大于 45° 为标准进行分型。

Ⅰ型：轻度移位骨折。肱骨上端可为一处骨折（如单一肱骨外科颈骨折、单一大结节骨折或小结节骨折等），也可是多处骨折，即同时有两处或两处以上部位的骨折（如外科颈骨折合并大结节骨折等），但任何一处骨折的移位都不大于 1 cm，骨端成角不大于 45° 。这种没有明显移位的骨折，由于仍有软组织将骨折块连为一体，因此称为“一部分骨折”。

Ⅱ型：关节段移位骨折。按解剖部位命名，即为肱骨解剖颈骨折，并且骨端间移位大于 1 cm 或成角大于 45° 。此种骨折肱骨头的血循环受到破坏，常发生肱骨头缺血坏死。这种一处骨折因有明显的移位（或同时有轻度移位的大小结节骨折），从而使肱骨头与肱骨干上端形成分离的两部分，因此属于“二部分骨折”。

Ⅲ型：骨干移位骨折。从解剖部位命名，即为外科颈骨折。骨折移位大于 1 cm 或成角畸形大于 45°。单一骨干移位，肱骨上端分成两个分离的部分，因此也属于“二部分骨折”；如同时再合并一个结节骨折且移位也大于 1 cm 时，因为肱骨上端分成三个各自分离的部分，因此应属于“三部分骨折”；如同时合并两个结节的骨折且均有大于 1 cm 的移位，肱骨上端则分成四个各自分离的骨块，即肱骨头、大结节、小结节和肱骨干上端，这种骨折属于“四部分骨折”。

Ⅳ型：大结节骨折。大结节骨折移位大于 1 cm 以上。大结节有三个面作为冈上肌、冈下肌和小圆肌的附着点。损伤时可造成整个大结节骨折移位，也可为大结节的一个面撕脱骨折。如果为部分撕脱骨折且有明显移位，则说明肩袖有纵形撕裂。如果大结节移位骨折的同时有外科颈的移位骨折，则关节段骨块由于受附着于小结节的肩胛下肌的牵拉而发生内旋。

Ⅴ型：小结节移位骨折。可为单独小结节撕脱骨折，移位大于 1 cm 以上，即属“二部分骨折”。如果同时合并有外科颈骨折且有明显移位，则属于“三部分骨折”。此时关节段由于只受附着于大结节的肩袖牵拉，因此可发生外展、外旋移位。

Ⅵ型：肱骨上端骨折脱位。肱骨上端骨折脱位是指肱骨上端骨折，同时合并盂肱关节的真正完全脱位，而不是指肱骨头的旋转移位或关节内的半脱位现象。在“二部分骨折”或“三部分骨折”脱位时，肱骨头仍可能有一定的血循环。如发生“四部分骨折”脱位，肱骨头血循环遭受破坏，易造成肱骨头缺血坏死。

七、锁骨骨折与脱位

1. 锁骨骨折

锁骨也称“锁子骨”，在胸腔前上部，横于颈部和胸部交界处，是重要的骨性标志。锁骨上面光滑，下面粗糙，形似长骨，但无骨髓腔，可区分为一体两端。中间部分是锁骨体，内侧 2/3 凸向前，外侧 1/3 凸向后。其呈 S 形，左、右各一块。内侧端粗大，与胸骨柄相关节，称为胸骨端；外侧端扁平，与肩胛骨的肩峰相关节，称为肩峰端。锁骨支持肩胛骨，使上肢骨与胸廓保持一定距离，利于上肢的活动。在着陆冲击过程中，手、肘在伸展位撞击构件，冲击力沿上肢向上传导，经过盂肱关节作用于锁骨，导致锁骨发生斜形或横形骨折，其部位多见于中段。若肩部撞击构件，冲击力直接打击锁骨外端，多造成锁骨粉碎或横形骨折。由于周围肌肉的牵拉作用，骨折常常有移位，典型的移位多表现为：近端受胸锁乳突肌牵拉向上后移位，远端因肢体重量及胸大肌牵拉向前、下、内侧移位，形成断端短缩重叠移位。锁骨骨折移位明显者，可以发生臂丛神经损伤；锁骨外端骨折移位明显者，多合并喙锁韧带断裂。锁骨骨折的分类方法很多，但常用的是根据骨折部位进行分类。其中锁骨 Craig 分型为：

Ⅰ型：锁骨中段骨折。锁骨在此处从管状渐变为扁平，另外，该处骨质相对薄弱，易发生骨折。

Ⅱ型：锁骨远端骨折。根据骨折和喙锁韧带损伤程度的不同，可分为四个亚型。1 型发生于喙锁韧带外侧，因喙锁韧仍与锁骨连接，维持其位置，此型多无移位。2 型发生于喙锁韧带内侧，近侧骨折段失去牵拉固定而容易向上错位，而上肢重量和肌肉牵拉使远骨折段下移。3 型外侧端包括肩锁关节面的骨折，该型骨折几乎全能愈合，但易引起肩锁关节退行性关节炎。4 型粉碎性骨折，喙锁韧带附着骨折与远近骨折端分离。

Ⅲ型：锁骨近端骨折。此型多无移位，该处骨折可能累及锁骨内侧生长板。

2. 肩锁关节脱位

肩锁关节由锁骨外端与肩峰内缘构成（图 2–3）。其间衬垫有纤维软骨盘，其形状为盘形或半月形。肩锁关节由薄弱的关节囊包绕，关节囊增厚的部分形成肩锁韧带，起增加稳定关节的作用。三角肌和斜方肌在锁骨及肩峰上附着的纤维进一步加强了肩锁关节的稳定性。肩锁关节的稳定性主要依靠韧带保持。喙锁韧带维持肩胛骨与锁骨的恒定关系，保持肩锁关节在上、下方向上的稳定性。前、后方向上的稳定性则由肩锁韧带及三角肌、斜方肌的腱性纤维保持，后者跨越肩锁关节而附着在肩峰和锁骨上，并与肩峰韧带相互交织。在着陆冲击过程中，肩部或上肢撞击构件，上述组织和关节囊破裂则可导致肩锁关节半脱位或脱位。若在上肢内收位，肩部直接受到着陆冲击力由上向下的打击，则肩峰受到向下的冲击力，使肩锁关节的韧带结构破裂，导致肩锁关节损伤，肩胛骨向前、向下（或向后）错动，引起肩锁关节脱位；若胸锁关节和锁骨未损伤，仅关节囊及肩锁韧带破裂，而喙锁韧带未断裂，肩胛骨和上肢失去啄锁韧带的支持而向下移位，锁骨外端向上移位，为半脱位；如果冲击力持续作用，将会使附着于锁骨上的斜方肌和三角肌止点处肌纤维撕裂，并延及肩锁关节韧带与半月软骨，关节囊及肩锁韧带破裂的同时，伴有喙锁韧带断裂，致使锁骨外端与肩峰完全分离，为完全脱位。另外，在肩部与肘部均处于 90° 屈曲位置时撞击构件，此时肱骨头顶住肩胛盂与肩峰，向后方传导的着陆冲击力可以使肩锁韧带和啄锁韧带破裂；手在过伸位撞击构件，冲击力沿上臂进行传导，通过肱骨头，作用于肩峰，产生肩锁韧带损伤，而不损伤啄锁韧带。这种冲击力可产生不同程度的肩锁关节损伤。若冲击力够大，则可导致肩峰骨折、肩锁韧带断裂和盂肱关节脱位。肩锁关节脱位分类可分成三型：第一型，肩锁关节囊与韧带扭伤，并无确切的韧带断裂；第二型，肩锁关节囊与韧带破裂，锁骨外侧端“半脱位”；第三型，肩锁韧带与椽锁韧带均已破裂，锁骨外侧端“真性脱位”。

3. 胸锁关节脱位

胸锁关节是上肢的锁骨和躯干骨之间的唯一关节，由膨大的锁骨内端与胸骨切迹的关节面构成，其间有一软骨盘。胸锁关节的稳定主要靠关节囊、前后胸锁韧带和锁骨间韧带维持，正常的关节活动范围约有 40°。在着陆冲击过程中，若冲击力直接作用于锁骨前内侧，可使其相对于胸骨柄向后方移位，导致后脱位；若冲击力作用于肩部前外侧或后外侧，能量经锁骨传导至胸锁关节，可损伤胸锁关节的韧带，导致后脱位或前脱位；若冲击力作用于外展的上臂，能量沿锁骨向内传至胸锁关节，而将锁骨内端推向上方、前方或后方，可致使胸锁关节脱位。根据脱位时锁骨胸骨端相对于胸骨柄的位置，胸锁关节脱位可分为前脱位和后脱位。

八、肩关节脱位

就其解剖功能来说，肩关节是人体大关节中活动度最大的复杂关节（图 2-3），由三块骨（锁骨、肩胛骨和肱骨）、四个关节（肩锁关节、胸锁关节、肩胛胸壁间关节和盂肱关节）及连接它们的肌肉、肌腱和韧带组成，是全身关节中最为独特的一个关节。它不仅可以像其他关节一样进行各种活动，并且在全程活动范围中保持稳定。正常情况下，肩部的四个关节同步运动，保证上肢运动的顺畅、协调。其中，盂肱关节由肱骨头与肩胛骨的关节盂构成，是典型的球窝关节。因为肱骨头较大，呈球形，关节盂浅而小，盂肱关节仅包绕肱骨头的 1/3，关节囊薄而松弛，所以盂肱关节是人体运动范围最大而又最灵活的关节，它可做前屈、后伸、内收、外展、内旋、外旋及环转等运动。但盂肱关节的这个结构上的特点虽然保证了它的灵活性，但它的牢固稳定性都较其他关节差，是全身大关节中结构最不稳固的关节。人体习惯上将盂肱关节视为肩关节，并且常不加区分。在着陆冲击过程中，肩关节受到冲击力的作用常会出现关节脱位。例如冲击过程中上肢外展外旋，手掌或肘部撞击构件，冲击力沿肱骨纵轴向上冲击，若肱骨头自肩胛下肌和大圆肌之间薄弱部撕脱关节囊，向前下脱出，则形成前脱位；若肱骨头被推至肩胛骨喙突下，则形成喙突下脱位；若冲击力较大，肱骨头再向前移至锁骨下，则形成锁骨下脱位。当肩关节前方受到冲击时，由于肩关节受到由前向后的冲击力作用，或在肩关节内收内旋位时手部撞击构件，均可使肱骨头向后冲破关节囊造成肩关节后脱位。后脱位可分为肩胛冈下和肩峰下脱位。

九、肩胛骨骨折

如图 4–17 所示，肩胛骨为一扁宽形不规则骨，位于胸廓上方两侧偏后，介于第 2～7 肋骨（或肋间隙）之间，其外上角、下角及外侧缘明显增厚，为肌肉提供强有力的支点。前面为轻度凹陷的肩胛下窝，后面轻度突起，被肩胛冈分为冈上窝、冈下窝。肩胛骨在肩关节活动中起重要作用，其上附着多层肌肉，它可以缓冲外伤冲击力。在着陆冲击过程中出现的肩胛骨损伤，根据其解剖部位，有肩胛颈部骨折、肩胛盂骨折、肩胛骨体部骨折、肩胛冈骨折、肩峰骨折、喙突骨折和肩胛胸壁间脱位。

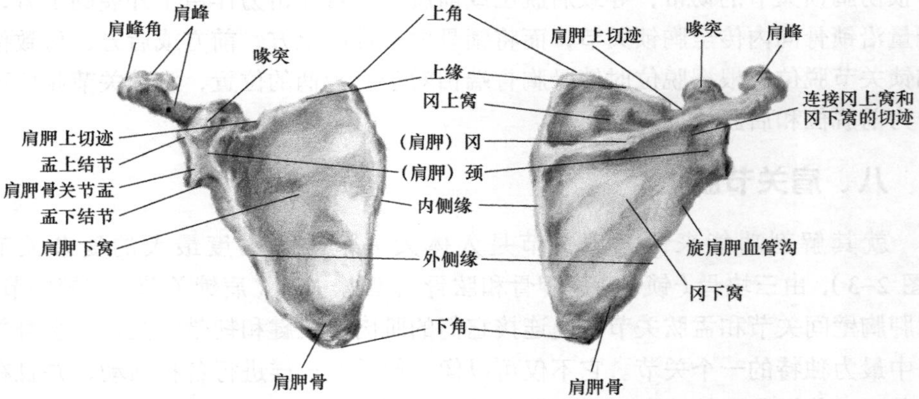
肩峰角
肩峰
喙突
上角
肩胛上切迹
喙突
肩峰
上缘
冈上窝
连接冈上窝和
冈下窝的切迹
肩胛上切迹
盂上结节
肩胛骨关节盂
盂下结节
肩胛下窝
（肩胛）冈
（肩胛）颈
内侧缘
旋肩胛血管沟
外侧缘
冈下窝
下角
肩胛骨
肩胛骨

图 4–17　肩胛骨（见彩插）

1. 肩胛颈部骨折

着陆冲击过程中出现的肩胛颈部骨折，是因肩部或外展的上肢撞击构件，冲击力经肱骨传导，冲击肩胛颈而造成骨折，多为斜形或嵌插，移位多不明显，为关节内骨折。发生在关节外的骨折，骨折线多起自肩胛上切迹，斜向外下至肩胛骨外缘；发生在肩胛骨下部的骨折，骨折线沿肩胛冈下方向肩胛骨内侧缘延伸，使肩胛颈横形断裂；发生在解剖颈的骨折，骨折线位于肩峰–肩胛冈基底部和喙突的外侧；发生在外科颈的骨折，骨折线累及肩峰基底或肩胛冈部，位于喙突的内侧。

2. 肩胛盂骨折

着陆冲击过程中出现的肩胛盂骨折，其损伤机制与肩胛颈部骨折的相同，多为斜形或嵌插，移位多不明显，为关节内骨折。Ideberg 通过对 338 例肩胛盂骨折分析，将其分为 5 种类型，得到了其他学者的赞同。Ⅰ型：关节盂缘骨折，ⅠA 型：前方关节盂缘骨折，ⅠB 型：后方关节盂缘骨折；Ⅱ型：关节盂横断骨折，分为横形、斜形骨折线，关节盂骨块常为三角形游离骨块，向下方移位；Ⅲ型：关节盂上方骨折，骨折线向内上达到喙突基底，常伴有肩峰骨折、锁骨骨折或肩锁关节脱位；Ⅳ型：关节盂横形骨折，骨折线达到肩胛骨内缘；Ⅴ型：在第Ⅳ型基础上伴第Ⅱ型、第Ⅲ型或同时伴第Ⅱ和Ⅲ型。Goss 曾对其做了补充，即第Ⅵ型，关节盂粉碎性骨折。

3. 肩胛骨体部骨折

在着陆冲击过程中出现的肩胛体部骨折，是由肩部直接撞击构件造成的。骨折多位于肩胛下方的薄弱区，由于有肌肉的包裹，大多数骨折位移很小。多为粉碎性骨折，骨折线可为斜形、纵形或星形，也可贯通至肩胛冈。

4. 肩胛冈骨折

肩胛冈为一个三角形的骨性隆起，位于肩胛骨背面的上部。肩胛冈的嵴状游离缘为冈上、下窝的分界线。此嵴内侧端延伸至肩胛骨的内侧缘，扩大为扁平的三角形；外侧端移伸至肩峰。在着陆冲击过程中，若肩部直接受到冲击力的撞击，则可出现肩胛冈骨折。骨折多无移位，但往往合并有肩胛骨体粉碎性骨折。

5. 肩峰骨折

肩峰位于肩关节外上方，为肩部椎突出部分，是坚固的骨性结构。在着陆冲击过程中出现的肩峰骨折，是由肩部直接撞击构件，自上而下的直接冲击造成的，多为横断或短斜形骨折。肩峰远端骨折，骨折块较小，移位不明显；肩峰基底部骨折，远侧骨折块受上肢重量作用及三角肌的牵拉，向前下移位。

6. 喙突骨折

在着陆冲击过程中出现的喙突骨折，是由肩部直接撞击构件造成的，多伴发于肩锁关节脱位或肩关节脱位。

7. 肩胛胸壁间脱位

肩胛骨与胸壁间的连接称为肩胛胸壁关节，它是由肩胛骨前侧的肩胛下肌和胸壁后侧面构成的。其虽不具有关节的结构，但在功能上也应视为肩关节的一部分。在着陆冲击过程中出现的肩胛胸壁脱位，是由冲击力的直接打击造成的，常合并有胸腹部损伤、锁骨骨折、肩锁关节脱位、臂丛血管神经及肩胛骨周围肌肉损伤。

十、上肢软组织损伤

1. 肘部扭挫伤

肘部一般是指通过肱骨内外上髁间线上、下各二横指的环行线区域。肘关节是肘部形态结构基础，它是复合关节，由肱骨关节、桡尺近侧关节组成，由共同的关节囊包绕。当乘员遭受着陆冲击时，肘部在猛烈撞击、强力扭转下，可使肘关节发生超过正常活动范围的运动，产生过度外展、扭转，造成关节扭伤或合并有骨折与脱位。受伤后有肘尺、桡侧副韧带部撕裂，关节囊和肱二头肌腱部分撕裂，以及其他肘部肌肉、韧带筋膜撕裂。因滑膜关节囊、韧带等组织扭挫撕裂，引起局部充血、水肿，严重者关节内出血、渗出。

2. 下尺桡关节损伤

下尺桡关节由桡骨远端尺侧缘与尺骨小头关节面组成。桡骨远端尺侧缘的后侧各有一条韧带，附于尺骨远端尺侧的前后侧，称为桡尺背侧韧带和桡尺掌侧韧带。两者较松弛，借尺骨小头与桡骨尺侧缘之间的三角纤维软骨相连，组成关节囊。下尺桡关节的稳定主要靠三角纤维软骨与尺桡掌、背侧韧带维持。着陆冲击时，若乘员腕部于背屈位撞击，受到旋转、剪式冲击，则可致下尺桡关节损伤。关节损伤后，在桡尺掌侧或背侧部有局限性肿胀、压痛，前臂旋前或旋后受限，伴有疼痛，自觉腕部无力，手不能端举重物。严重时关节失去稳定，尺骨小头可能向外侧或掌侧、背侧突起，前臂远端变平或变宽。关节间隙压痛明显，指压尺骨小头有浮动或有响声。

3. 腕三角纤维软骨损伤

腕三角软骨为纤维软骨组织，三角形尖端附着于尺骨茎突基部的小凹中，三角形的底边附着于桡骨远端尺骨切迹的边缘。软骨的掌侧缘皆与腕关节囊相连，软骨盘横隔于桡腕关节与下桡尺关节之间，而将此两关节腔完全隔开。当增强关节活动时，三角软骨盘可承受压力与阻力。着陆冲击时，当腕关节遭受突然的过度扭动、旋转时，常可引起三角纤维软骨的损伤或破裂。受伤后局部肿胀、疼痛，下尺桡关节间隙增宽，尺骨小头向背侧移位，并有异常活动。前臂旋转时疼痛，旋后时疼痛加剧，前臂和腕功能受限。

参考文献

[1] 余启元. 个体防护技术与检测方法 [M]. 广州：华南理工大学出版社，2006：68.

[2] 孙喜庆，姜世忠. 航空航天生物动力学 [M]. 西安：第四军医大学出版社，2013：154.

[3] 孙昭胜，杨雪辉，相毅，毛建辉. 创伤性颅脑损伤 [M]. 北京：科学技术文献出版社，2014：33–36.

[4] 游潮，黄思庆. 颅脑损伤 [M]. 北京：人民卫生出版社，2014：58–72.

[5] 潘凯. 腹部外科急症学 [M]. 北京：人民卫生出版社，2013：156，158，163–165，175，182，183，197，198，207，208，219，220，236，227，230，231.

[6] 田伟，王满宜. 骨折（第二版）[M]. 北京：人民卫生出版社，2013：200–210，228，229，294，328，329，331，332，344–347，351–354，372，379，380，411，427，453，454，461，468，469，479–484，513，516，521，523，525–526.

[7] 宋一同. 实用软组织损伤学 [M]. 北京：海军出版社，2012：91，115，123，191，192，194，195，197，198，202，269，271，277，363，372，377，380.

第五章

人体着陆冲击耐限

第一节　头部冲击耐限

在可生存的灾祸中，军机的坠机致命伤超过 60%都是由头部损伤造成的。损伤可由头部撞击某些飞机结构或设备造成，或头部未受撞击，只由加速度造成。在机械冲击情况下，耐限值通常要依据存不存在颅骨骨折的情况而定。不过，脑震荡可能由头部无撞击的剧烈运动造成，要么是弯曲运动，要么是过伸运动。本身可能不严重的脑震荡也能够使个体短暂地运动失能，因而使其在坠机后因遭遇到像火灾或溺水那样的危险而减少生存的机会。

人体头部冲击耐限的评估是根据再现飞行员头盔破坏所需力的水平做出的，头盔是从美军坠机的直升机上找回的。将完好的头盔戴在拟人的头模型上进行坠落试验，使其造成的损伤与真实坠机中见到的头盔损伤相似。试验期间，在头模型上测量加速度和峰值力。这个研究表明，头部损伤出现在远低于 400g 的峰值加速度水平上，这是当前美军评估未来乘员头盔性能时，作为通过或失效准则使用的数值。研究者发现，传递的峰值力预测损伤严重性是比峰值加速度还好的预示值。于是，传递的峰值力在评估头盔冲击衰减性能时是比峰值 G 更有力的准则。该研究还发现，传递的峰值力是比头部损伤严重性指数或头部损伤准则（HIC）都好的损伤严重性估算值。

头部致命伤已证明是由像脑组织撕裂伤或脑干切断那样严重的脑损伤造成

的。为显示脑震荡的严重性和持续时间与颅内压变化的关系，用已麻醉的猴和犬进行了头部冲击研究。在 30～90 lb/in[①]范围内，发现严重脑震荡的影响缓和下来了，颅内压与头部冲击同步变化。

按照 Holburn 研究的假设，头旋转导致的剪应力也能引起脑震荡。Kornhauser 的研究表明，在致伤旋转速度和致伤角加速度间存在如下关系：

$$\dot{\theta}=\frac{\ddot{\theta}}{\omega} \tag{5-1}$$

式中，$\dot{\theta}$——致伤的旋转速度，rad/s；

$\ddot{\theta}$——致伤的角加速度，rad/s^2；

ω——脑旋转的自然频率，s^{-1}。

Ommaya 等人根据灵长类动物身上获得的数据，研究了预测人脑震荡阈值的换算因子。研究表明，$\ddot{\theta}$ 可用方程表示为：

$$\ddot{\theta}=\frac{c}{m^{2/3}} \tag{5-2}$$

式中，m——脑的质量，g；

c——试验得出的常数，g$^{2/3}$ · rad/s^2。

研究者发现 c=21 600 g$^{2/3}$ · rad/s^2，并进一步指出，式（5–1）的关系显示预测和经验数据之间相当一致。于是预测脑质量为 1 300 g 的男子产生 50%可能性脑震荡的极限数值如下：

$$\ddot{\theta}=1\ 800\ \text{rad/s}^2$$

$$\dot{\theta}=50\ \text{rad/s}$$

一般来说，根据过于简化的，像峰值加速度那样的参数观测，评估出的损伤可能性通常是不能确定的。这一问题就把表示输出激励严重程度的参数限定为某种形式。已根据试验研究了各种指标，其中对头部的一些指标已提出来了。

一、头部损伤严重指数

从上面提出的人体耐限数据可以看出，只有作用时间很短时，才能耐受大的力和加速度，而低的力和加速度值能耐受住长的作用时间。对头部前额冲击损伤，图 5–1 中也解释了这种同样的关系，头部前额冲击损伤是根据美国韦恩

① 1 lb ≈ 453.59 g，1 in ≈ 2.54 cm。

州立大学用动物和人尸进行的冲击试验确定的。在该试验中，被试者前额对着无弹性的平面进行了冲击，在正对着颅冲击点的对侧点上测量头部标本的加速度–时间关系曲线。图 5–1 中所示的这条曲线，即韦恩州立大学耐限曲线，它是基于颅骨线性骨折的观测数据得出的。

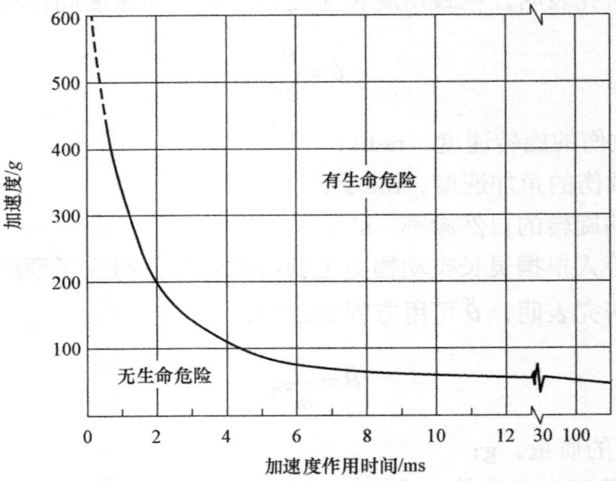
600
500
400
300
200
100
加速度/g
有生命危险
无生命危险
0
2
4
6
8
10
12
30
100
加速度作用时间/ms

图 5–1　韦恩州立大学的人前额对无弹性平面冲击时脑损伤耐限曲线

根据韦恩州立大学收集到的数据，Gadd 建议加权冲击准则作为损伤可能性的评价标准。严重指数定义为：

$$\mathrm{SI}=\int_{t_0}^{t_s} a^n \mathrm{d}t \tag{5–3}$$

式中，SI——严重指数；

a——随时间变化的加速度；

n——加权因子；

t——时间。

根据文献数据，推断头和迎面冲击的指数 n 是 2.5。对前额冲击中，因头部损伤而危及生命的阈值，Gadd 建议严重指数为 1 000。在美军飞机事故中，机组乘员头部遭受冲击时，严重指数超过 600 就产生脑震荡。对有黏弹性表现的软组织部位，也建议 n 值小一些。

通过把加速度曲线的时间基线划分成足够多的段，可以计算出严重指数。从曲线上读出增量中心的 G 值，取 $G^{2.5}$，并乘以时间增量，所得到的值的和就是严重指数。下面给出计算严重指数的例子（图 5–2）。

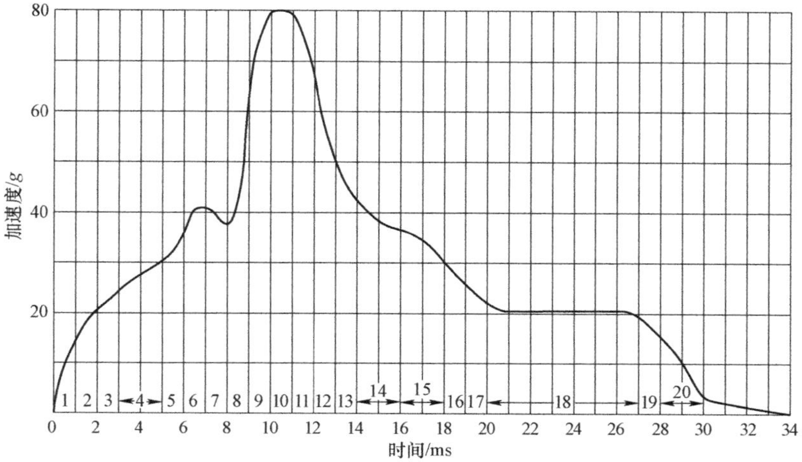
80
60
40
20
加速度/g
1 2 3 4 5 6 7 8 9 10 11 12 13 14 15 16 17 18 19 20
0 2 4 6 8 10 12 14 16 18 20 22 24 26 28 30 32 34
时间/ms

计算

增量号	时间增量/s	中点G值	$G^{2.5}$	SI增量（时间×$G^{2.5}$）
1	0.001	7	130	0.13
2	0.001	18	1 400	1.40
3	0.001	23	2 500	2.50
4	0.002	27	3 800	7.60
5	0.001	33	6 300	6.30
6	0.001	40	10 000	10.00
7	0.001	38	8 800	8.80
8	0.001	47	15 000	15.00
9	0.001	75	48 000	48.00
10	0.001	80	57 000	57.00
11	0.001	73	46 000	46.00
12	0.001	56	23 000	23.00
13	0.001	43	12 000	12.00
14	0.002	37	8 300	16.60
15	0.002	33	6 200	12.40
16	0.001	27	3 800	3.80
17	0.001	24	2 800	2.80
18	0.007	20	1 800	12.60
19	0.001	17	1 200	1.20
20	0.002	10	330	0.66
			严重指数	287.79

图 5-2　头部损伤严重指数计算实例

二、头部损伤标准（HIC）

Versace 对韦恩州立大学耐限曲线研究提出了另一种解释。这一研究分析导致产生了头部损伤准则（HIC）。后来 HIC 被纳入美国联邦机动车辆安全标准 208（FMVSS 208），作为头部冲击耐限规范。HIC 由下式计算：

$$\text{HIC}=\left\{(t_2-t_1)\left[\frac{1}{t_2-t_1}\int_{t_1}^{t_2}a(t)\mathrm{d}t\right]^{2.5}\right\}_{\max} \tag{5-4}$$

式中，t_1、t_2——HIC 达到最大值期间的起始和最后时间；

$a(t)$——在头质量中心测量的合加速度，单位是 g。

FMVSS 208 确定 HIC 最大值为 1 000。它也规定 t_1 和 t_2 之间的时间间隔不超过 36 ms。这个时间间隔的限制是为了排除不致伤的低水平加速度，只注意持续时间短、高水平的冲击加速度。有研究发现，当头部受冲击时，可能出现颅骨明显变形，但没有骨折，并且这些变形会影响安装在颅骨上的加速度计的正确测量。因此，对 HIC 值的计算准确性产生怀疑。换言之，在某些情况下，HIC 可能不会十分正确地确定或重复头部严重冲击损伤。头部损伤研究中，HIC 的另一些临界限值也可在文献中找到。例如，Hoskins 和 Thomas 的研究推断，尽管 HIC 值超过 1 000，临界的 HIC 间隔时间上必须小于 15 ms 才产生脑震荡危险。但是，Slobodnik 在研究 SPH–4 头盔期间发现，脑震荡头部损伤出现的 HIC 值低于 1 000。

虽说 HIC 与真实损伤的关系可能不像描述的那么成功，但它依然是头部损伤防护最广泛使用的准则，HIC 值 1 000 依然用作头部损伤耐限的准则。Lockett 指出，HIC 和 Gadd 严重指数是基本正确的准则形式。其相关关系缺乏的原因可能包括，不论是尸体还是拟人假人、人体代用品，均不能完全模拟人的活体系统，此外，观察到的头部损伤与 HIC 预测的关联性还不是太紧密。应该注意到，HIC 并不是与所有的损伤机制都有关，比如，它没考虑压力引起的局部撞击和脑的贯穿。HIC 方程能被巧妙地处理成整数幂的形式，方便计算，并能被专用算法高效计算。Rodden 等人已研究出这种算法。

三、*J*–耐限

Slattenschek 注意到使用不同类型的挡风玻璃时，头部减速曲线不同之后，研究了一个用“*J*–耐限”值评估多重冲击耐限的方法。基于韦恩州立大学耐限曲线，二阶振动模型可用于确定脑运动振幅。图 5–3 中这个简单的阻尼–弹簧质量系统的响应由下式给出：

$$\ddot{x}+2D\omega\dot{x}+\omega^2x=-b(t) \tag{5-5}$$

式中，x——相对位移；

$\dot{x}$——相对速度；

$\ddot{x}$——相对加速度；

b——N 点的系统加速度（驱动加速度）；

D——阻尼系数；
ω——角频率。

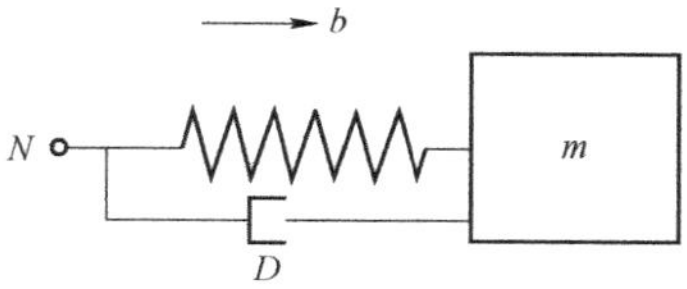
b
N
m
D

图 5-3　计算 J-耐限使用的阻尼-弹簧质量系统

韦恩州立大学耐限曲线中的两个加速度用于确定频率和耐受的位移幅度。为做到最佳拟合韦恩州立大学数据，阻尼因子的值选为 1。最终的模型将韦恩州立大学耐限曲线拟合提高 50%以上。

为评价一个冲击，要计算给定加速度脉冲的最大位移，并求出最大振幅与耐受振幅的比值。耐限值 J 定义为

$$J=\frac{X_{\max}}{X_{耐受}}$$

认为 $J<1$，对应于可生存的冲击。

四、有效位移指数

有效位移指数（EDI）是根据一个弹簧-质量数学模型导出的，已由 Brinn 和 Staffeld 报道过了。模型的峰值偏转变形，单位为英寸（in），是损伤的指标。使用自然频率 77 Hz 和阻尼比 0.707，通过拟合韦恩州立大学耐限曲线得到可耐受的 EDI 值为 0.15。这里应该注意到，正如 Gadd 严重指数的情形那样，可耐受的 EDI 仅考虑冲击前后，因为得不到其他情况的数据。

五、应变能的考虑

Melvin 和 Evans 考虑了颅骨骨折的基本形式，并研究了冲击头尺寸和形状、颅骨的几何形状及软组织的影响。

六、平均应变准则（MSC）

在 Enouen 进行的模拟日常头部损伤的研究中，平均应变准则（MSC）被认为是评价头部损伤的一个方法。这一方法是比较新的，就在它发表的时候还依然处在研究的结尾阶段。MSC 是计算机模拟头部冲击响应。程序把加速度输入转化为脑产生的平均应变，然后通过计算头损伤的简明损伤等级（AIS）值使这个应变与脑震荡损伤联系起来。该程序有 4 个功能，可以模拟头部 4 个不

同方向的冲击，显著地改善了 MSC 与头部损伤的相关关系。

七、头部损伤指标的比较

Hodgson 和 Thomas 使用 40 具尸体坠落试验研究了颅骨骨折，尸体头部分别以迎面、侧向和顶部撞击坚硬的、平坦的半球形和柱形面。在所有迎面冲击的骨折水平上比较严重指数和有效位移指数，发现它们的骨折平均值与该方法作者的预测临界值相当一致。迎面平板冲击的结果如图 5–4 所示。这里 A_{CG} 指根据头部质心合加速度计算的指数；A_{A-P} 指根据测量颅骨上距冲击点最远点上的前后加速度所得到的计算值，该计算值用于韦恩州立大学耐限曲线的推导。

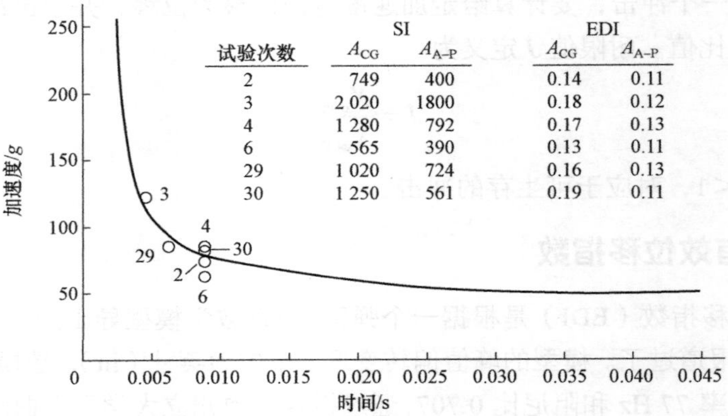
加速度/g
250
200
150
100
50
0
0.005
0.010
0.015
0.020
0.025
0.030
0.035
0.040
0.045
时间/s
3
29
4
30
2
6
SI
EDI
试验次数 A_{CG} A_{A-P} A_{CG} A_{A-P}
2 749 400 0.14 0.11
3 2 020 1800 0.18 0.12
4 1 280 792 0.17 0.13
6 565 390 0.13 0.11
29 1 020 724 0.16 0.13
30 1 250 561 0.19 0.11

图 5–4　导致线性骨折的 6 次迎面冲击的 SI、EDI 和运动学计算

就尸体迎面对着硬平板撞击导致颅骨骨折的坠落高度范围来说，Alderson 认为 50 百分位假人头部加速度响应的 SI 显著地大于该尸体。在这样的冲击中，对假人头部测量的加速度比较高自然是可预见的，因为它的金属颅骨硬度很大。但尸体和假人两者的 EDI 却基本一样。Fan 分析了 Gadd 严重指数和维也纳脑模型技术协会（*J*–耐限）的预测，得出结论：两者技术上的改进可能是成功的。他断定，SI 对加速度的考虑太多，不重视脉冲的时间因素。Fan 的改进 SI 计算的方法是逐次近似计算法，把可变的加权因子加给加速度和时间。基于维也纳模型，使用人颅骨–脑系统的动态特性，也能提出一个改进的脑模型。该改进的脑模型使用的是与 40%临界阻尼等效的黏性阻尼，与韦恩州立大学耐限曲线相比，就可以分别得出脑变形 1.25 in、速度 135.5 in/s 及角速度 175 rad/s 的耐限值。据报道，韦恩州立大学耐限曲线最大误差在 5%以内。

八、面部冲击耐限

面部冲击耐限低于头部，建议的面部损伤 SI 阈值为 500。面部鼻骨、颧骨、上颌骨（上颌）和下颌骨（下颌）被一个小圆冲击头直接冲击时，其骨折力范围为上颌骨不超过 258 lb、下颌骨不超过 697 lb。在所有面部骨中，鼻骨是最脆弱的，并且损伤频繁。其他的骨都比鼻骨骨折耐限水平高很多。用 1 in 直径的铝棒撞击眼窝下部的冲击研究表明，造成仅比鼻骨范围大些的骨折需要约 675 lb 的力。对面部的研究表明，面部骨骼在面部碰触有缓冲的可变形平面时，还是非常耐碰的。图 5–5 给出了人体面部和头部撞击有缓冲的可变形平面时，抗骨折耐限的所有数据。

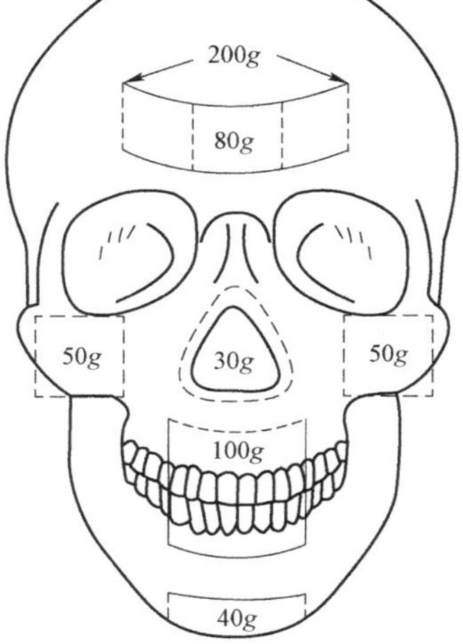
200g
80g
50g
30g
50g
100g
40g

图 5–5　缓冲变形平面下人面部耐受的最大冲击力

第二节　颈部冲击耐限

人颈部对像挥鞭时经受的那种旋转的耐限和定点冲击载荷的耐限已被研究。Mertz 和 Patrick 确定了被试者痛阈时绕枕骨髁（颅骨后附近的隆突，与颈椎形成关节，并且被认为是头部对颈部的旋转中心）的力矩。基于他们的研究，提出了 50 百分位成年男性的颈弯曲（向前旋转）和颈伸展（向后旋转）耐限水平。似乎是颈部的抗弯能力比抗伸耐限至少强 3 倍。Gadd、Culver 和 Nahum 使用未防腐的老年尸体研究了过伸和侧弯时旋转和对抗力矩之间的关系。Hodgson 对志愿者、尸体和 Hybrid Ⅲ假人头部惯性及直接冲击加载时颈部的峰值载荷数据进行了比较。Hodgson 在其他研究中着重指出，乘员的脑震荡可能取决于头部与颈部结合处的相对运动。在 $-G_x$ 被预料发生之前，应该使头和颈部之间的相对运动达到最小。

头盔使头部的质量增加，重心更高，这促使冲击时头/颈的运动加大。关于加速度过载时头和颈部的相对运动情况，在新奥尔良的海军生物力学研究实验室（NBDL）通过人体和假人模型的滑橇试验，对不同方向和量级的运动都进行了研究。进行这些试验的目的就是为研制更为逼真的假人模型提供支持，故试验全都在低于人耐限水平上进行。有若干试验是在戴着头盔并额外增加些头部重量的情况下进行的。试验发现，公称冲击加速度与头和附加重量之和的积与枕髁上的最大合力成正比。附加质量的作用以一贯的方式使头部发生角位移，并使扭矩和力增加。Wismans 等人也分析了 NBDL 试验中斜向和侧向的位移变化图，发现迎面冲击中头部最大的偏移稍大于斜向冲击，却比侧向冲击大很多。

Guill 花了 10 年调查了美国海军飞行人员从飞机弹射出来时遭受的颈部损伤，研究发现，弹道拉线惯性卷筒能减少与弹射有关的扭/拉型颈部损伤。Wright–Patterson 空间基地为更加接近地模拟高加速下人颈部响应，试图改进假人模型的颈部响应。美空军航空航天医学部着手初步分析头/颈部对冲击载荷的响应，都使用了海军活体志愿者的数据。在比较人体$-15g_x$ 和 $12g_z$ 的冲击响应时，会看到其颈部的角度响应类似，但头部的响应却不一样。对$-G_x$冲击来说，头部是在颈部旋转大约 5° 之后才开始向前旋转的；但对 G_z 冲击来说，直到颈部旋转接近 35°，并且头/颈关节已达最低点，头部也没有明显旋转。由试验胶片看到另一个现象是，人对$+G_z$冲击有两种类型的响应。在类型 1 响应中，直到头/颈关节达最低点，头部才开始稍微向前旋转，随后就剧烈向前旋转；在类型 2 响应中，随着颈部向前旋转，头部开始向后旋转，随后与类型 1 响应一样，头/颈关节达最低点时，头部剧烈向前旋转。产生这种响应的决定性因素是头部系统的质心（c.g.）的位置。当与类型 1 响应相比，质心置于更靠近头后面的时候，就发生类型 2 响应的情况。

为了更好地了解头/颈系统的动力学，根据海军生物力学实验室（NBDL）在 $12g_z$ 和$-15g_x$ 下的试验计算出的力矩、头/躯干角度和头/颈角度绘制了如图 5–6 所示的曲线图。图 5–6 表明，对 G_z 冲击来说，枕髁上的力矩随头/躯干角度的增加而增加，并且头部力矩与头/颈角度有关，当头/颈角度超过大约 15° 时，颈部就在头部产生一个高的正力矩。对$-G_x$冲击来说，图 5–7 表明，枕髁上的力矩随头/躯干角度的增加而增加，但头/颈角度不直接与枕髁上的力矩有关。这与颈部生物力学相一致，因为颈部结构预料会在头部施加小些的力矩，除非其关节达最低点。

人颈部对垂直外载荷（z 向）的耐限已根据使用运动着的质量冲击头进行的尸体动态冲击确定了。当峰值力超过 1 280 lb，冲击头峰值速度超过 24.6 ft/s 时，出现颈椎骨折。起始冲击脉冲能量值为 280 ft · lb。

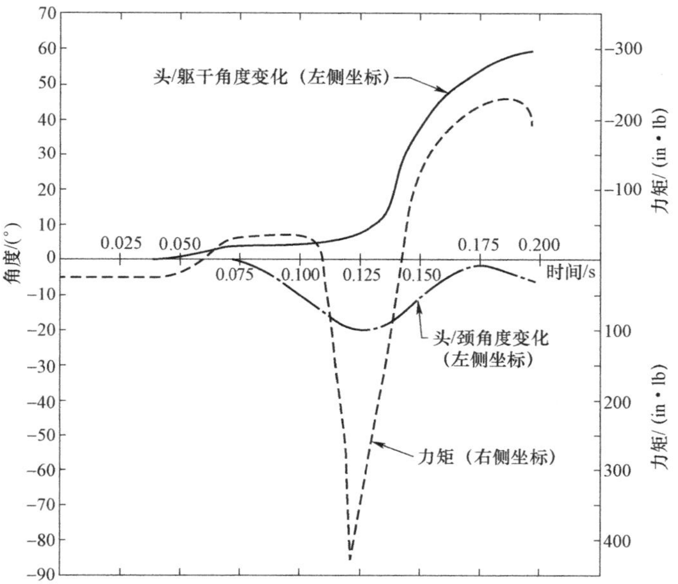

头/躯干角度变化（左侧坐标）
头/颈角度变化
（左侧坐标）
力矩（右侧坐标）
角度/(°)
力矩/ (in · lb)
时间/s
0.025
0.050
0.075
0.100
0.125
0.150
0.175
0.200
70
60
50
40
30
20
10
0
−10
−20
−30
−40
−50
−60
−70
−80
−90
−300
−200
−100
100
200
300
400

图 5-6 $12g_z$ 人体冲击试验枕髁上的力矩和头/躯干角度及头/颈角度的相应变化

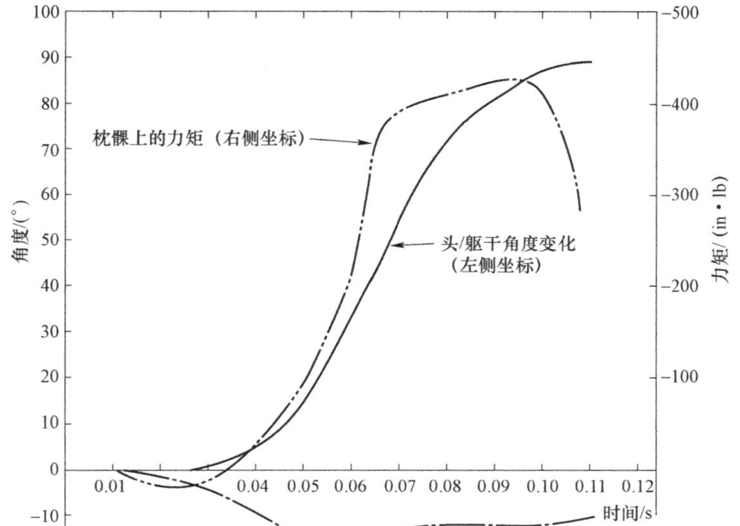

枕髁上的力矩（右侧坐标）
头/躯干角度变化
（左侧坐标）
头/颈角度变化（左侧坐标）
角度/(°)
力矩/ (in · lb)
时间/s
0.01
0.04
0.05
0.06
0.07
0.08
0.09
0.10
0.11
0.12
100
90
80
70
60
50
40
30
20
10
0
−10
−20
−500
−400
−300
−200
−100

图 5-7 $-15g_x$ 人体冲击试验枕髁上的力矩和头/躯干角度及头/颈角度的相应变化

一、颈部损伤标准 NIC

博斯特伦等根据颈椎流体腔内的流体流动突变引起的压力梯度所造成的颈部损伤的假说，提出颈部损伤准则 NIC。NIC 作为时间函数的定义在动物试验的基础上得到了验证。研究发现，压力梯度（代表颈部损伤风险）可用头部重心相对于第一颈椎（T1）前后方向的速度和加速度来推断。NIC 的计算公式如下：

$$\mathrm{NIC}=0.2a_{\mathrm{rel}}(t)+v_{\mathrm{rel}}(t)^2 \qquad (5\text{–}6)$$

当 NIC 超过 15 $\mathrm{m/s^2}$ 时，颈部承受轻微损伤的风险明显增加。该值一直被很好地用在事故分析研究中，并仍在继续使用。

二、颈部损伤指数 N_{ij}

NHTSA 提出了颈部损伤指数 N_{ij}，用来评价正面碰撞中的严重颈部损伤，包括由气囊展开引起的高的速度变化量所产生的严重碰撞情况。最近，N_{ij} 准则已经被 FMVSS 208 采用。

$$N_{ij}=\frac{F_z}{F_{\mathrm{int}}}+\frac{M_y}{M_{\mathrm{int}}} \qquad (5\text{–}7)$$

式中，F_z、M_y——颈椎轴向力和矢向弯曲力矩；

F_{int}、M_{int}——F_z、M_y 相应的临界截距值。

因为 N_{ij} 包含轴向力和弯曲力矩，为评价所有可能的载荷情况，还必须考虑 4 个不同的值：N_{te}，用于拉伸和后弯曲；N_{tf}，用于拉伸和前弯曲；N_{ce}，用于压缩和后弯曲；N_{cf}，用于压缩和前弯曲。表 5–1 给出了用来计算 N_{ij} 的截距值。

表 5–1 FMVSS 208 中用来计算 N_{ij} 的截距值

假人	M_{int}/（N·m）		F_{int}/N	
	前弯曲	后弯曲	压缩	拉伸
50% Hybrid Ⅲ	310	135	6 160	6 806
5% Hybrid Ⅲ	155	67	3 880	4 287
6 岁儿童	93	37	2 800	2 800
3 岁儿童	68	27	2 120	2 120

每种载荷情况下，N_{ij} 不应超过 1.0。对于长期和短期轻度损伤，N_{ij} 分别降为 0.2 和 0.16。

三、单一载荷下的颈部损伤耐限

现行的 FMVSS 208 包含颈部损伤准则，它由单独的压缩、拉伸、剪切、前弯曲力矩、后弯曲力矩的耐受限度组成（表 5–2）。这些耐受限度值是在志愿者试验、尸体试验和假人试验的基础上得到的，适用于 50 百分位男性假人。

表 5–2　FMVSS 208 颈部耐受限值

载荷条件	耐受限值
前弯曲力矩/（N·m）	190
后弯曲力矩/（N·m）	57
轴向拉伸/N	3 300
轴向压缩/N	4 000
剪切（前后方向）/N	3 100

第三节　胸部冲击耐限

Kroell、Schneider 和 Nahum 已报道了对人胸部冲击响应进行的一项广泛的研究计划。使用一个直径 6 in 的硬冲击头对未防腐的坐着的尸体进行撞击，冲击头质量可变，撞击速度有一定的范围，测量偏移和力随时间的变化。图 5–8

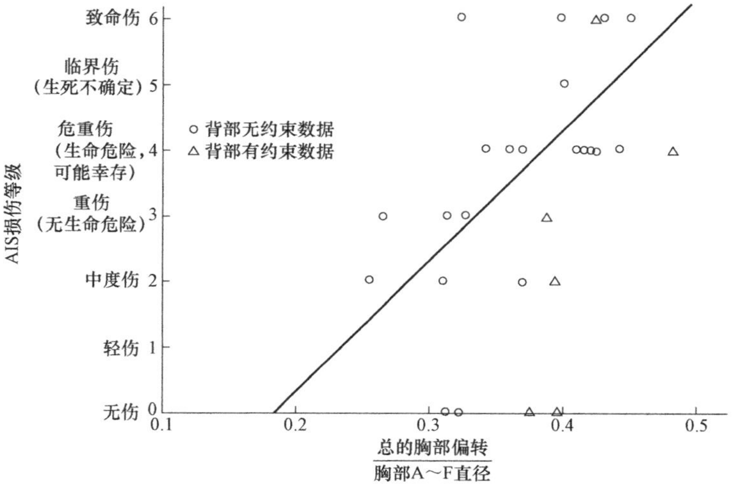
致命伤 6
临界伤（生死不确定）5
危重伤（生命危险，可能幸存）4
重伤（无生命危险）3
中度伤 2
轻伤 1
无伤 0
AIS损伤等级
○ 背部无约束数据
△ 背部有约束数据
0.1
0.2
0.3
0.4
0.5
总的胸部偏转
胸部A～F直径

图 5–8　AIS 损伤等级与标准化胸部变形的关系

给出了根据胸部标准化的偏移与简明损伤等级（AIS）的关系，最小二乘法拟合表明相关系数为 0.772。

有效位移指数（EDI）已被 Brinn 和 Staffeld 应用到胸部损伤上。他们指出，有证据表明，胸廓偏移可能是胸部损伤起主导作用的准则，并且测量这个偏移是计算胸部生存能力指数的基础。但是，遭受全身减速的人体志愿者经受的真实痛苦才是基于加速度考虑独立危险指数的理由。使用自然频率 15 Hz，临界阻尼的 25%，测得对人体志愿者暴露获得的最大 EDI 为 2.2。根据可控能量吸收的脊柱试验，建议 EDI 为 2.8 作为目前设计拟人化假人的试验极限。

在佩戴着测量仪器的专业高台跳水运动员进行的 16 次对气垫俯冲试验的基础上，结合着早先研究的结果，建议胸前后向长时间的加速度耐限水平为 60*g*，脉冲持续时间 100 ms。联邦机动车安全标准（FMVSS）208 指定胸部加速度可接受的水平为 60*g*。该加速度是假人胸部质量中心测量的结果。

Kroell 等人对未麻醉猪的钝体胸部冲击研究后得出结论，压缩和加速度两者都是冲击暴露严重程度的主要参数。其实，不论哪个参数，在另一个保持不变的情况下增加时，都能见到损伤加重。从本质上说，较好的对数回归模型已经发现心脏破裂和 AIS–4 可能有关系，或因速度和压缩水平之积，包括黏性效应，产生的损伤重于仅标准化压缩或脊柱峰值加速度产生的损伤。当撞击速度为 30 m/s 时，施加标准化压缩水平 0.15 就出现严重心脏破裂。在 15 m/s 和相当压缩水平时，没观察到有这种损伤。

Lau 和 Viano 概述了几种不同的胸部损伤准则。他们指出，加速度准则的有效性局限于预测骨骼损伤的严重程度，而预测软组织不成功。最大的胸部压缩是胸部损伤严重程度的最好指标。研究表明，人体志愿者在准静态加载中能忍受 20%的胸部压缩，无损伤。当冲击速度在 5～7 m/s 之间，人尸胸部压缩超过 20%时，常出现肋骨骨折。最大压缩 40%则引起肋骨多发骨折。最近的数据分析表明，胸部最大压缩 40%与乘员遭受 AIS 4 或胸部重伤的风险相当。但是，这个准则是用冲击速度在 5～7 m/s 之间导出的，并且大家知道，即使中等冲击速度下的损伤，也可能出现在最大压缩出现之前。

Lau 和 Viano 研究发现，为了解软组织损伤，必须考虑评估软组织对刺激的反应力。兔的肺损伤严重程度是随着胸压缩或冲击速度增加而加重的。对猪进行的研究表明，对胸骨或心肌冲击的速度是心室纤维性颤动危险扩展的主要决定因素。

Lau 和 Viano 的研究发现，基于软组织对刺激反应力的评估展示出的黏性准则是人体许多部位在变形速度为 3～30 m/s 时软组织损伤的最好指标，如图 5–9 所示。当变形速度在 3 m/s 以下时，冲击速度对软组织损伤的影响逐渐变小。

当速度很小时，压缩准则就成为最好的指标。在速度小于 1 m/s 时，损伤基本上就是组织被压破而产生的。当变形速度接近 30 m/s 时，冲击速度就成为决定损伤后果的占主导地位的因素，而压缩影响则成为次要的因素。在这些非常高的速度上，爆炸损伤先是在肺里出现，然后在其他空腔器官里出现。作者指出，产生 1.3 m/s 峰值黏性冲击响应（变形速度与瞬间压缩之积），则引起 AIS 4 以上胸部损伤的概率为 100%；产生 2 m/s 峰值黏性冲击响应，导致心脏破裂的概率为 100%。

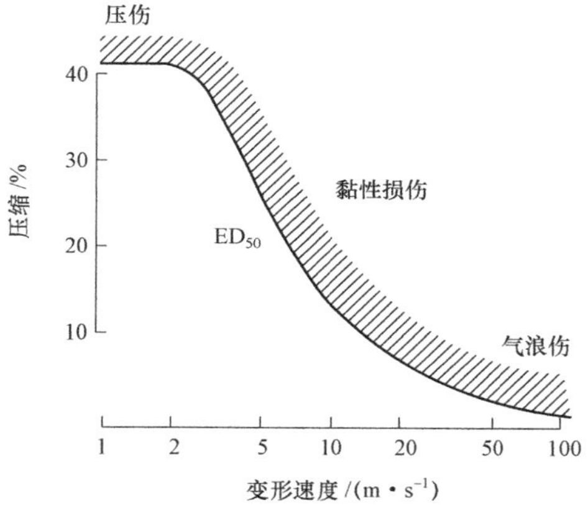
压伤
40
30
20
10
压缩 /%
黏性损伤
ED50
气浪伤
1
2
5
10
20
50
100
变形速度 /(m·s⁻¹)

图 5-9　黏性准则的有效范围和压缩准则

黏性标准也被称为软组织损伤标准，是考虑到软组织损伤取决于压缩量和压缩速度而制定的胸部区域的损伤准则。VC 值是指胸部变形速度和胸部变形量瞬时值的乘积的最大值。这两个值是通过测量肋骨变形（侧撞）或胸部变形（正撞）来确定的。

$$VC = v(t)C(t) = \frac{d[D(t)]}{dt}\frac{D(t)}{b} \tag{5-8}$$

式中，$v(t)$——由变形量 $D(t)$微分得到变形速度，m/s；

$C(t)$——瞬时压缩函数，即变形量 $D(t)$与初始的躯体厚度 b 的比值。

通常 VC 的最大值 VC_{max} 与胸部损伤风险密切相关。ECE R95（侧面碰撞）和 ECE R94（正面碰撞）都要求 VC_{max} 不大于 1.0 m/s。

上面所有的耐限数据都是只对前后方向的胸部冲击。后来负责制定机动车乘客侧向冲击防护标准的运输部门在确定人体侧向冲击耐限方面开展了大量的研究。胸部创伤指数（TTI）已被推荐为人体耐限准则。Morgan 等人的研究表明，TTI 是对侧向冲击导致的胸部损伤水平准确而有用的指标。TTI 是基于试验对象的年龄、第 4 或第 8 及第 12 胸椎的最大横向绝对加速度，以及被试者的质量计算得出的。在计算 TTI 时，使用了尸体试验的数据，为确定损伤概率函数，生成了损伤概率曲线。图 5–10 给出了左侧和右侧冲击的 AIS 4 即重伤曲线。与左侧相比，右侧冲击的损伤风险增加似乎源于肝脏损伤程度增加，这是腹部不对称引起的。

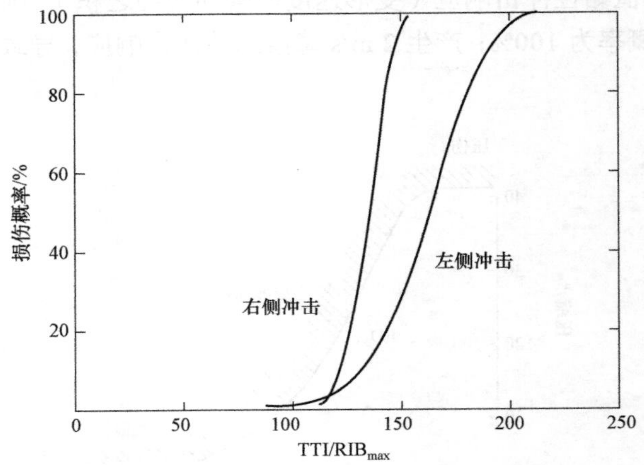

损伤概率/%
100
80
60
40
20
0
50
100
150
200
250
TTI/RIB$_{max}$
右侧冲击
左侧冲击

图 5–10　左、右侧冲击的 AIS–4 曲线

TTI 是用于侧面碰撞中的胸部损伤准则。该准则假设损伤的发生与被撞侧胸廓下侧的最大侧向加速度平均值相关。另外，TTI 考虑了试验对象的质量和年龄，因此综合了运动信息与试验对象个人体型参数。TTI 的定义如下：

$$\mathrm{TTI}=1.4\mathrm{AGE}+0.5(\mathrm{RIB}_y+\mathrm{T12}_y)\left(\frac{m}{m_{\mathrm{std}}}\right) \tag{5-9}$$

式中，AGE——试验对象的年龄，岁；

RIB_y——被撞侧第 4 根和第 8 根肋骨侧向加速度绝对值的最大值，g；

$\mathrm{T12}_y$——第 12 胸椎侧向加速度绝对值的最大值，g；

m——试验对象质量，kg；

m_{std}——标准质量，75 kg。

使用 50 百分位的美式侧碰撞假人进行试验评估时，可以计算另一个版本的 TTI，称为 TTI（d）。上述公式中的年龄忽略，质量比取 1.0，求出的即是 TTI（d）。

当 TTI 用于飞机时，应该小心使用，因为它和侧向冲击假人都是为汽车侧向冲击研究而特意提出的。在这些研究中，乘客载荷具有侵入和冲击力的性质。对于非冲击力的情况，比较长时间的 G 载荷，正如飞机坠机过程中最常见到的，使用 TTI 的准确性需要进一步研究。

正面碰撞和侧面碰撞环境中胸部耐受限度的指标见表 5–3 和表 5–4。

表 5–3　正面碰撞中胸部耐受限度

耐受限度	损伤等级	参考文献
力： 胸骨为 3.3 kN 胸廓和肩部为 8.8 kN	 轻微损伤 轻微损伤	Patrick 等（1969）
加速度：60g Hybrid Ⅲ的 3 ms 值	骨折	FMVSS 208（旧版本）
位移量： 58 mm 52 mm 63 mm	 无肋骨骨折 5 百分位 Hybrid Ⅲ的上限 50 百分位 Hybrid Ⅲ的上限	 Stalnaker 等（1974） FMVSS 208 FMVSS 208
压缩： 20% 40%	 肋骨开始骨折 连枷胸	 Kroell 等（1971，1974） Kroell 等（1971，1974）
VC_{max}： 1.0 m/s 1.3 m/s	 AIS≥4 的可能性为 25% AIS≥4 的可能性为 50%	Viano 和 Lau（1985）
胸部综合指数 CTI： $A_{max}/60g+d_{max}/76$ mm	 AIS≥3 的可能性为 50%	 Kleinberger 等（1998）

表 5–4　侧向碰撞中胸部耐受限度

耐受限度	损伤等级	参考文献
力： 7.4 kN 10.2 kN 5.5 kN	 AIS 0 AIS 3 AIS≥4 的可能性为 25%	 Tarriere（1979） Tarriere（1979） Viano（1989）
加速度： T8–Y 轴 45.2g T12–Y 轴 31.6g 60g	 AIS≥4 的可能性为 25% AIS≥4 的可能性为 25% AIS≥4 的可能性为 25%	 Viano（1989） Viano（1989） Cavanaugh（1993）
胸部损伤指数 TTI（d）： 85g 90g 145g 151g	 四门车 SID 假人测试最大值 二门车 SID 假人测试最大值 AIS≥4 的可能性为 25% AIS≥4 的可能性为 25%	 FMVSS 214 FMVSS 214 Cavanaugh（1993） Pintar（1997）

续表

耐受限度	损伤等级	参考文献
单侧胸部压缩： 35% 33%	 AIS 3 AIS≥4 的可能性为 25%	 Stalnaker（1979） Cavanaugh（1993）
胸部整体压缩：38.4%	AIS≥4 的可能性为 25%	Viano（1989）
单侧胸的 VC_{max}：0.85 m/s	AIS≥4 的可能性为 25%	Cavanaugh（1993）
胸部整体的 VC_{max}: 1.0 m/s 1.47 m/s	 AIS≥3 的可能性为 50% AIS≥4 的可能性为 25%	 Viano（1989） Viano（1989）

第四节　腹部冲击耐限

1980 年以前，对腹部生物力学方面的研究非常有限，有关腹部对钝冲击伤耐限的信息很少。部分原因是描述外形变化很大的腹内器官的力学特性很困难，部分原因是更为关注人体比较危险器官的损伤防护。试验发现，腹部施加载荷部位的表面性质对腹部的载荷反应影响很大。他们还发现，腹内器官对应变速率是敏感的，特别是肝脏，冲击时组织内产生的动态压力就能使它受伤破坏。

近期的研究表明，肝脏是最常见的损伤器官。发现脾脏也是易被撕裂的器官，不过，这个较小的器官由于胸廓肋骨的保护，活动较为自由，因此受伤的可能性较小。肾脏、胰腺和肾上腺都很少损伤。

Cavanaugh 等用 12 具无防腐人尸进行了试验，以寻找下腹的损伤耐限和力学响应。冲击的基面主要在下腹腰椎 L3 水平位置。它与胰腺头下部、肾和十二指肠下部、下腔静脉和腹主动脉呈一直线。对着 L3 水平的冲击极少或碰不着肋骨，于是，得到的响应主要涉及实性的内脏器官（胰腺、肾脏）和空腔的弹性结构。这些研究发现，人尸下腹部的力–偏移曲线上载荷部分，从零到峰值几乎是直线上升，而无载荷的滞后部分则近似为一垂线；腹部的坚硬程度和冲击头速度、力矩及动能之间存在着很明显的关系。与对着腹部倾斜部和中部冲击的动物试验相比，尸体的力–偏移响应结果十分不明显。他们认为这是理所当然的，下腹比起上腹硬度较小，而上腹又比胸部硬度较小。他们还发现，下腹显示有黏弹性。

Rouhana 等人用大白兔进行了试验研究，以确定限定的力或能量吸收材料使损伤减轻的效果。他们发现，腹部重伤的概率与初始冲击速度及腹部的最大压力很有关系。在对猪的研究中，Lau 和 Viano 发现，黏性响应 1.4 m/s 有 100% 的可能性造成肝脏前、后向严重撕裂伤（AIS 等于或大于 5）。

第五节　脊柱冲击耐限

为了解脊柱的损伤耐限，需简要描述人体脊柱的解剖。脊柱是由一条有 33 块脊椎的弯曲脊骨与韧带及椎间盘一起组成的。在脊柱下端，4 个椎骨融合形成尾骨，就在这之上，5 个椎骨融合形成骶骨。脊柱的弯曲部分习惯上划分成 3 段：颈部脊柱，有 7 个椎骨，C1～C7；胸部脊柱，有 12 个椎骨（与肋骨以关节相连），T1～T12；在脊背下面的腰部脊柱，有 5 个椎骨，L1～L5。

一、试验数据

$+G_z$ 冲击常造成脊椎的椎骨损伤，特别是腰部上段和胸部下段，在那里冲击力的方向平行于脊柱。研究表明，年龄对脊椎椎骨的强度有负作用。在对临床和手术数据的研究中，Kazarian 发现，在弹射或轻型机/直升机坠机中，胸腰段脊柱是最易于损伤的部位，颈–胸连接部（C5～C7）次之。

前叶楔形骨折是最常见的非致命损伤。脊椎椎体前部在相邻脊椎的载荷作用下易于损毁。它被认为是比较良性的损伤，常可完全恢复。疼痛和不适可造成几周短暂的障碍。

骨折脱臼是比较严重的损伤。脊柱的任何部位都可能有损伤，但在大多数的飞机坠机中，损伤发生在胸腰段和颈–胸段。次于骨折的脊髓损伤（瘫痪）不常见。暴力骨折模式通常是一个或多个椎骨体粉碎性骨折，伴有上面的脊椎在下面脊椎上部分或不完全的移位。

Coltman 等人研究了遭受$+G_z$载荷的坐着的人的人体脊柱损伤阈值。使用未防腐尸体进行了 15 次试验、发现年龄为 44～63 岁尸体的脊柱损伤阈值大大低于年轻、健康的美军飞行员。于是进行骨压缩强度试验，以获得一个使尸体与美军飞行员人群之间显示有某种关系的基准线。用于评价脊柱损伤可能性的参数是脊柱载荷与强度的比值（SLSR）。SLSR 定义如下：

$$\mathrm{SLSR}=\frac{\text{施加的轴向脊柱载荷}}{\text{最大压缩强度}} \tag{5–10}$$

尸体数据如图 5–11 所示。图上画出了 SLSR 与脊柱的损伤比的关系曲线。该图表明，保持 10%的损伤比，SLSR 应该在 0.26 或以下。

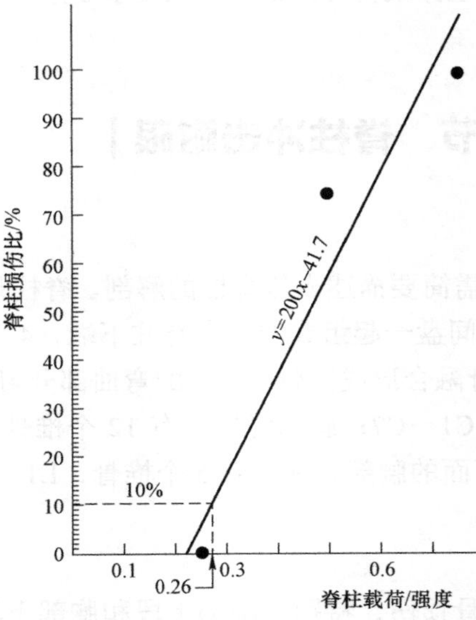

100
90
80
70
60
50
40
30
20
10
0
脊柱损伤比/%
y=200x−41.7
10%
0.1
0.3
0.6
0.9
0.26
脊柱载荷/强度

图 5–11　脊柱损伤比随脊柱载荷/强度（SLSR）的变化

与压缩强度相对应的数据是脊柱损伤比，根据这个关系及脊柱峰值载荷与能量吸收器极限载荷因子间的关系（由能量吸收乘员座椅试验获得），可得出估算的脊柱损伤比随能量吸收器极限载荷因子的变化（图 5–12）。

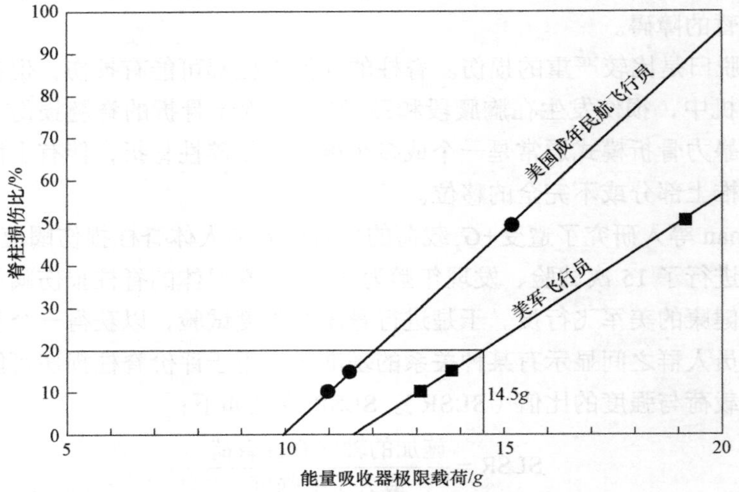

100
90
80
70
60
50
40
30
20
10
0
脊柱损伤比/%
美国成年民航飞行员
美军飞行员
14.5g
5
10
15
20
能量吸收器极限载荷/g

图 5–12　能量吸收器极限载荷与脊柱损伤比之间的关系

脊柱也可因头部受到冲击而损伤。Hodgson 和 Thomas 测量了防腐尸体颈椎的载荷和应变，该尸体以垂直坐着的姿态被固定在液压缸下。头部装有加载装置，在 C2、C4 和 C6 测量应变。

二、数学模型预测

已研究了各种预测脊柱对 G_z 载荷响应的数学模型。脊柱受到惯性载荷，造成压缩性骨折是显而易见的损伤机制。因此，早期的模型是假定所有载荷都是由椎体承担的一维弹簧–质量系统模型。这种模型在弹射座椅评价中被广泛使用。

但是，这种简化的研究方法不能预测所有形式的脊柱损伤，也不能评估脊柱弯曲的意义。比较全面的研究方法是包括 Soechting 的弯曲梁模型及 Orne 和 Liu 的独立参数模型，该模型认为离心加载的效应如同脊柱弯曲。这些模型有希望用于评价坠机中脊柱损伤的可能性。

1. 动态响应指数

人体对平行于脊柱的垂直向上方向（$+G_z$）施加的短时间加速度响应可用图 5–13 所示的一个单一的集中质量块和弹簧阻尼系统模拟。在这个模型中，假定作用于脊椎上引起变形的整个人体的质量能用这个单一的质量块代表。在使用中，可由下式获得：

$$\ddot{\delta}+2\xi\omega_n\dot{\delta}+\omega_n^2\delta=z \tag{5–11}$$

$$\mathrm{DRI}=\frac{\omega_n^2\delta_{max}}{g} \tag{5–12}$$

式中，δ——变形，in；

ξ——阻尼比；

z——加速度输出，in/s^2；

DRI——动态响应指数；

ω_n^2——模拟自然频率，$\omega_n=\sqrt{k/m}$，rad/s；

g——386 in/s^2。

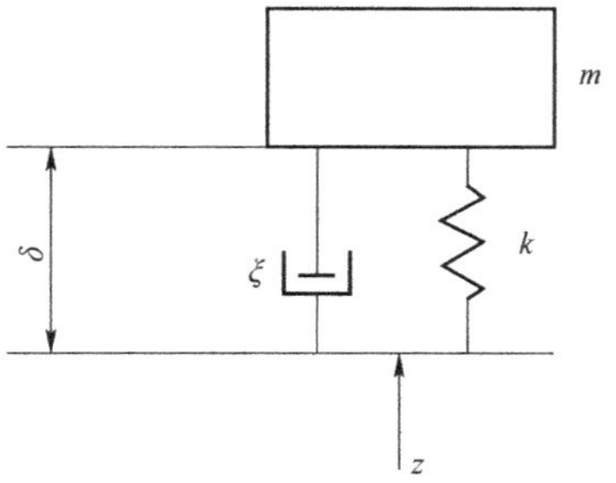
m
δ
ξ
k
z

m—质量（lb · s/in）；k—刚度（lb/in）。

图 5–13　人体脊柱集中参数模型

该模型用于预测各种短时间加速度脉冲引起的脊柱最大变形及在椎体内产生的相应的力。模型的弹簧刚度由人尸椎骨试验确定；阻尼比根据人体被试者振动和冲击测量的机械阻抗确定。

为确定脊柱损伤（DRI）模型和实际飞机弹射座椅遭受到损伤之间的相关

程度，图 5–14 示出了实际操作的加速度环境与实际脊柱损伤比之间的关系。该模型的响应是用 DRI 值表示的。可以看出，损伤概率随 DRI 变化，不过尸体的数据表明它的损伤概率比实际操作经验数据高。可能是因为躯干段完整的活体脊柱将比尸体段更强壮。

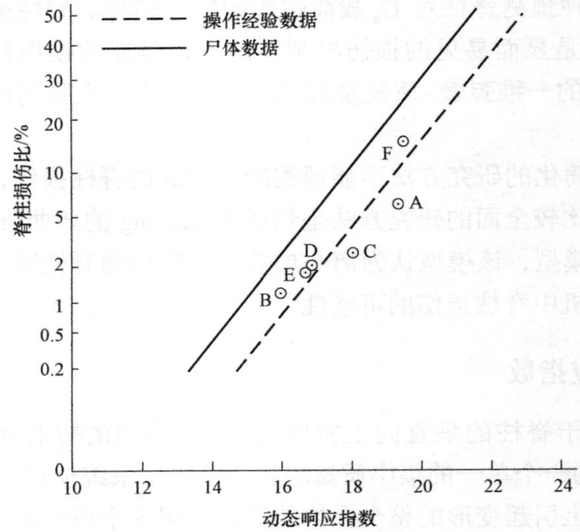
操作经验数据
尸体数据
脊柱损伤比/%
50
40
30
20
10
5
2
1
0.5
0.2
0
10
12
14
16
18
20
22
24
动态响应指数
A
B
C
D
E
F

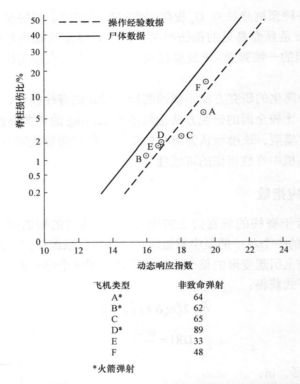

飞机类型	非致命弹射
A*	64
B*	62
C	65
D*	89
E	33
F	48

*火箭弹射

图 5–14　实验室数据与实际操作经验对比估算的脊柱损伤概率

为确定可接受的座椅加速度环境，空军采用了一个把加速度分量与 DRI 综合起来的系统。在 MIL–S–9479 规范中，施加到座椅乘员身上的加速度水平要根据加速度、时间和 DRI 确定，正如如下关系所示：

$$\sqrt{\left(\frac{G_x}{G_{xL}}\right)^2+\left(\frac{G_y}{G_{yL}}\right)^2+\left(\frac{\mathrm{DRI}}{\mathrm{DRI_L}}\right)^2}\leqslant 1.0 \qquad (5\text{–}13)$$

式中，G_x、G_y——在 x 和 y 方向测量的加速度值；

G_{xL}、G_{yL}——极限加速度参数，是规范中给出的加速度–时间曲线上的读数。

DRI 是根据公式（5–12），对 z 正方向计算出来的 DRI。DRI_L 是 DRI 的极限值。合加速度矢量偏离 z 轴锥度小于 5°，则 DRI_L 的值取 18，否则，DRI_L 值取 16。

对空军飞行人员平均年龄 27.9 岁的人群来说，根据式（5–12）计算 DRI 使用的模型系数是对应于所规定的脊柱正向（眼球向下）的情况。其模型系数如下：

$$\omega_n=52.9\ \text{rad/s}$$

$$\zeta=0.224$$

DRI 对预测弹射座椅$+G_z$加速度的脊柱损伤可能性是有效的。但是，应该牢记，它是复杂动态系统的一个简化模型，它是适用于弹射座椅加速度–时间脉冲的模型，而该脉冲可能与坠机脉冲很不相同。尤其是坠机起始增长率的数值量级可能大于弹射座椅脉冲。另外，冲击时脊柱的位置可能对脊椎损伤的敏感性影响很大。因此，直升机飞行员在他的座椅里向前倾斜，预计与垂直向上且约束完好的弹射座椅乘员有着不同的响应，于是他对冲击的耐限就较低。

2. 韦恩州立大学的 2 维模型

King 和 Prasad 研究了一个 2 维脊柱模型，该模型考虑了单个椎骨间载荷传递的细节。该模型考虑了脊柱的自然弯曲，以及弯曲和惯性偏心载荷对脊柱的影响。该模型模拟了头颈部的运动，并能够研究头颈部运动对胸和腰部脊柱中力与力矩的影响，也适合对前额矢状面内冲击响应的研究。输入加速度脉冲可以是时间的随机函数。模型有约束和支撑系统，以便能正确地模拟飞行器中坐着的乘员。验证模型的试验数据是根据尸体试验获得的，该试验是用垂直和过伸模型的脊柱进行的，以便使该模型具有模拟两种脊柱外形的能力。

在数学研究中进行如下假设：

① 24 个椎体、头部和骨盆都是限制在额中矢状面里运动的刚体。

② 每个刚体在额中矢状面有 3 个自由度：2 个平动和 1 个转动。

③ 椎间盘没有质量，脊柱的变形是在椎间盘上发生的。

④ 椎间盘可被一个弹簧和阻尼系统代替：轴向力由一个弹簧和阻尼代替，再安排另外的弹簧和阻尼来复原因相邻椎体间的相对角运动而产生的扭矩。

⑤ 小平面和薄膜用无质量的硬杆连到椎体上的弹簧。

⑥ 每一个硬的椎体假设都承担一部分偏离脊柱中心线的躯干重量。

⑦ 硬的椎体的排列尽可能接近地模拟脊柱曲线。

对每个脊椎都导出运动方程，总共 78 个 2 阶微分方程，使用计算机进行数值计算求解。

为验证模型，进行了人尸试验。加速度输入施加在盆骨上，头顶保持应力不受约束。验证参数是相邻椎骨间的力，椎间载荷传感器给出该力的数值和作用线。模型预测和试验数据的比较如图 5–15 所示。该图为脊柱在不同方向上的 2 次 10g 的试验，在第 2 和第 3 腰椎之间测量的载荷。呈现的是椎体间的载荷（IVL）和小平面上的那些载荷，这些载荷限制了椎体的旋转。脊柱初始弯曲的意义通过竖直和过伸模型（躯干向后旋转）之间响应上的不同显示出来。如果脊椎动态骨折载荷已知，该模型似乎有可能在脊柱损伤预测上有用。

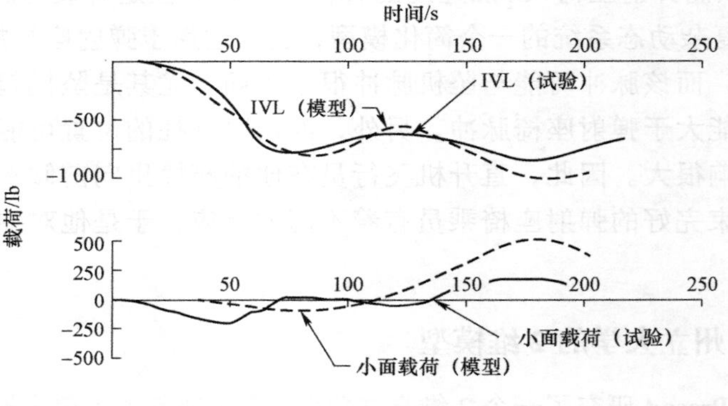
时间/s
50
100
150
200
250
IVL（试验）
IVL（模型）
−500
−1 000
载荷/lb
500
250
0
−250
−500
小面载荷（试验）
小面载荷（模型）
(a)

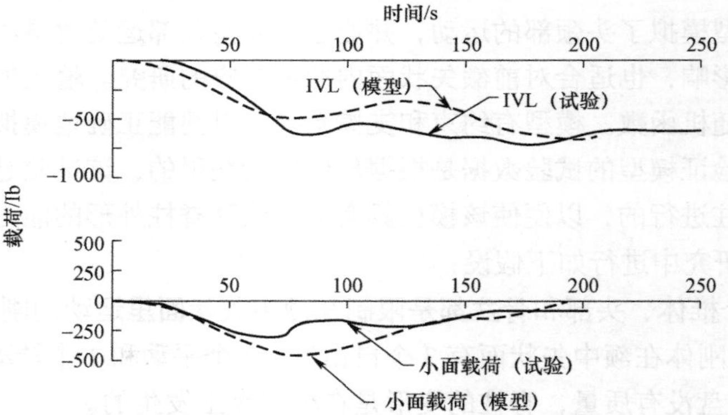
时间/s
50
100
150
200
250
IVL（模型）
IVL（试验）
−500
−1 000
载荷/lb
500
250
0
−250
−500
小面载荷（试验）
小面载荷（模型）
(b)

图 5–15　脊柱竖直（a）与过伸（b）下 10g 试验的模型输出和试验数据比较

3. 美国空军头–脊柱模型

在美国空军航空医学实验室的赞助下，为评价飞行员被弹射中的机械响应，研制了一具人体脊柱、躯干和头部的三维离散模型图（5–16）。该模型已发展得相当通用，适合于人体其他部位的响应问题，比如飞机坠机中乘员的响应和头–脊柱系统对随机载荷的响应。由于对所施加的载荷方向无限制，因此可处理的情况更广泛。

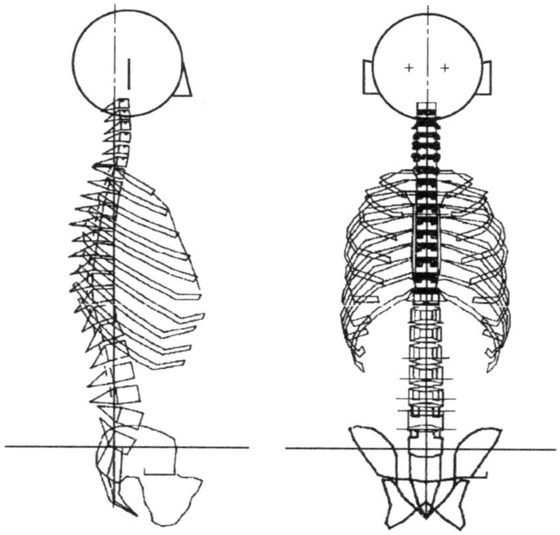

图 5–16　头–脊柱三维模型

通过表达一段段骨骼的刚体，比如椎骨、骨盆、头部和肋骨，然后通过表达韧带、软骨关节、内脏及连接组织的可变形元件相互连接起来描述解剖上的模拟。也包括弹射环境的其他方面，比如安全带和座椅几何外形的表达技术。该模型对大位移的情况和非线性材料处理均是有效的。

这个基础模型在格式上是模块结构，是对实际结构的简化。整套模型虽然有点复杂，并涉及大量的计算工作，但可得到各种简化模型，这种简化模型在计算某一环境范围内整个模型的响应上是相当有效的。有两个求解方法：直接对时间积分，要么用显式的集中差分法，要么用隐式的梯形法，以及频率分析法。

已对各种情况进行模拟，包括不同的增长率、不同角度弹射、腰曲率效应，以及头部偏心加载。通过模拟发现，较大的腰部曲率和垂直方向的加速度均会引起脊柱内很大的弯曲力矩，都使脊柱产生很大的弯曲效应。在脊柱低的抗弯刚度、起始曲率及质量偏心的组合使得没有约束或没有脊柱–躯干–肌肉组织交互作用情况下，则不能保持 $10g$ 弹射稳定。

整套模型主要用于研究胸廓和内脏对脊柱响应的影响。躯干的抗弯刚度实质上是靠内脏模型增加，尽管内脏自身没有抗弯刚度。不过，内脏使轴向载荷大大降低。

4. 头/颈关节模拟

美国海军生物力学实验室用一个相当简单的 2 枢轴模拟系统来描述确定人体头/颈部对冲击加速度的响应。图 5–17 中的这一模型定义了颈部的两端。底部（T1）和枕髁定义为两个关节。T1 是颈/躯干关节，枕髁形成头/颈关节。头部解剖基点（位于两个外耳中心连线中点）的位置和角度可用于确定枕髁在颈部顶端的位置，两个关节点直线连接。虽然这条直线不表示颈部真实的长度和角度，但它可用于表明颈部的相对运动。

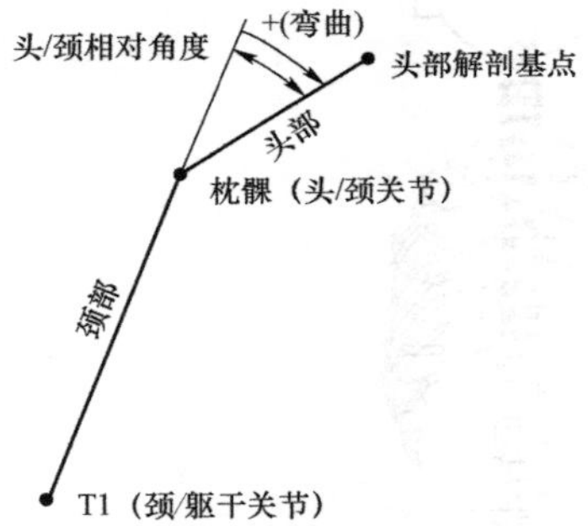
头/颈相对角度
+(弯曲)
头部解剖基点
头部
枕髁（头/颈关节）
颈部
T1（颈/躯干关节）

图 5–17　头/颈部运动轨迹中关节、连接和头/颈相对角度的判别

Wismans 等人建议，对每个冲击方向都有一个单独的模拟系统。每一个冲击方向的模拟几何参数都是一样的，甚至颈部连杆长度和上枢轴位置也都是一样的相关参数。对于躯干下枢轴位置，似乎各个冲击方向有微小差别。还有，这个连杆系统的起始位置的每一个冲击方向都有不同。颈部起始的连杆旋转，在迎面冲击中几乎是 18°，在斜向冲击中是 11°，在侧向冲击中接近 0°。

Seeman 等使用这个连杆模型模拟了杆式 Hybrid Ⅲ假人颈部对滑橇–G_x 加速度的响应。他们发现，如果通过把颈/躯干关节后移和 T1 解剖原点下移，或者把头/颈部关节移动到头部解剖原点和颈/躯干关节后移到 T1 解剖原点之后，有可能得到似人的模拟。

应该指出，用这个模型在–G_x 冲击方向已进行过一些研究，并且目前这个推荐的模拟系统仅能考虑危险性低的冲击，即人体志愿者的试验条件。依然可以从人尸体试验那里获得额外的较高暴露水平的信息。假如得到这样的数据，那么就可能需要校准这个推荐的模拟系统。

三、脊椎压缩强度

坐着的人体躯干在受到惯性载荷作用时，迫切需要准确的强度和变形特性数据。King、Kazarian 和 Hodgson 等对暴露在+G_z 载荷作用的头和脊柱的研究提供了基础数据。图 5–18 给出美军飞行员和美国民航成年飞行人群的椎骨极限压缩强度。美国飞行员的数据是根据平均年龄 31 岁的尸体数据获得的，美国民航成年飞行人群的数据是根据平均年龄 56 岁的尸体数据获得。

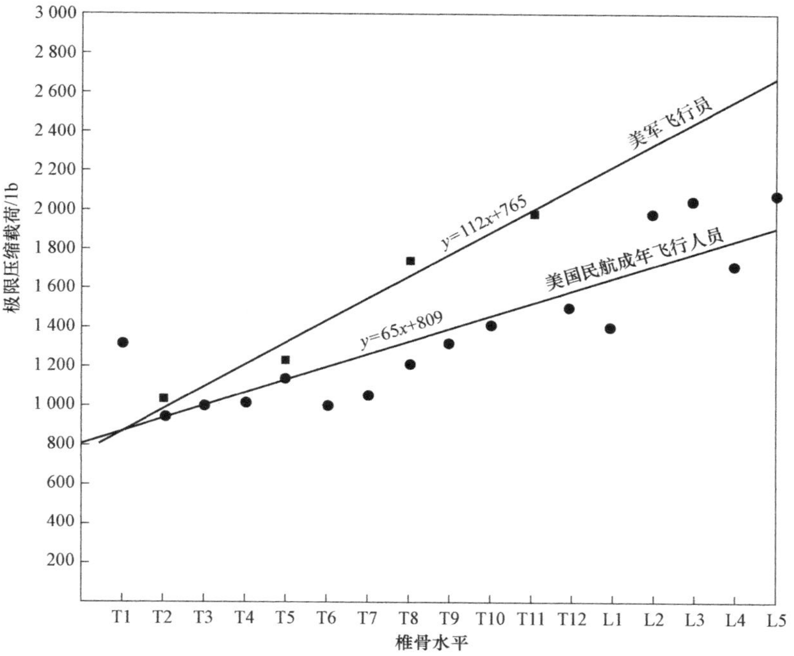
极限压缩载荷/1b
3 000
2 800
2 600
2 400
2 200
2 000
1 800
1 600
1 400
1 200
1 000
800
600
400
200
美军飞行员
y=112x+765
美国民航成年飞行人员
y=65x+809
T1 T2 T3 T4 T5 T6 T7 T8 T9 T10 T11 T12 L1 L2 L3 L4 L5
椎骨水平

图 5-18　不同人群椎骨极限压缩强度

第六节　下肢冲击耐限

一、股骨冲击力峰值耐限

纵向冲击膝部造成股骨骨折已有广泛的研究，可能是因为这种类型的损伤在汽车事故中频繁发生。根据 Patrick 等所获得的尸体数据，King 等建议，峰值骨折载荷 1 700 lb 作为实际使用的标准。Powell 试验报告指出，这个值对 20 m/s 以下的冲击是保守的。联邦机动车安全标准 208 规定最大轴向载荷 2 250 lb。

Viano 提出了一个评价人体膝部容许载荷对作用力暴露时间依赖关系的标准。根据以前使用的两具新鲜的，已做防腐的尸体膝部冲击试验数据，Viano 建议使用如下的股骨损伤标准（FIC）来确定膝部容许的峰值载荷：

$$F\text{（kN）}=23.14-0.71t\text{（ms）},\ t<20\ \text{m/s} \qquad (5-14)$$

$$F\,(\text{kN})=8.90,\ t\geqslant 20\ \text{m/s} \tag{5-15}$$

或按英制单位：

$$F\,(\text{lb})=5\,200-160t\,(\text{ms}),\ t<20\ \text{m/s} \tag{5-14a}$$

$$F\,(\text{lb})=2\,000,\ t\geqslant 20\ \text{ms} \tag{5-15a}$$

方程（5–14）和方程（5–15）的关系解释如图 5–19 所示。

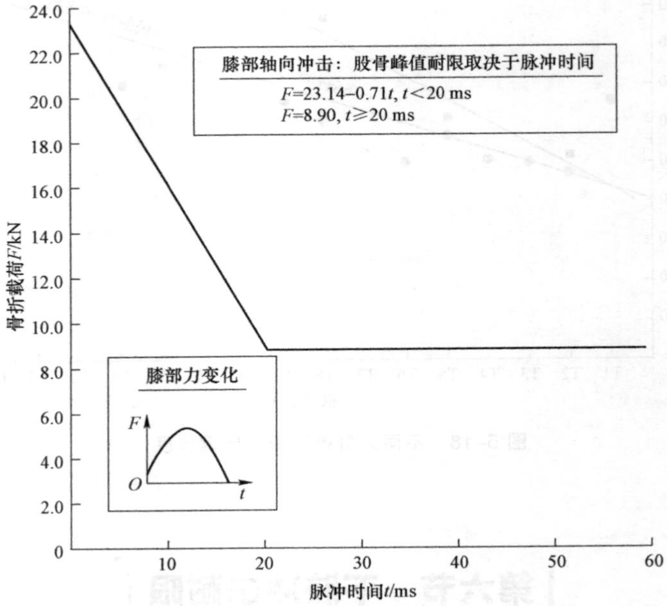
膝部轴向冲击：股骨峰值耐限取决于脉冲时间
F=23.14–0.71t, t<20 ms
F=8.90, t≥20 ms
膝部力变化
F
O
t
骨折载荷F/kN
24.0
22.0
20.0
18.0
16.0
14.0
12.0
10.0
8.0
6.0
4.0
2.0
0
10
20
30
40
50
60
脉冲时间t/ms

图 5–19 股骨损伤准则

二、小腿及足部对轴向冲击的耐限

Yoganandan 于 1996 年使用小型摆锤对 26 只完整成年小腿标本进行了动态轴向冲击试验，如图 5–20 所示。

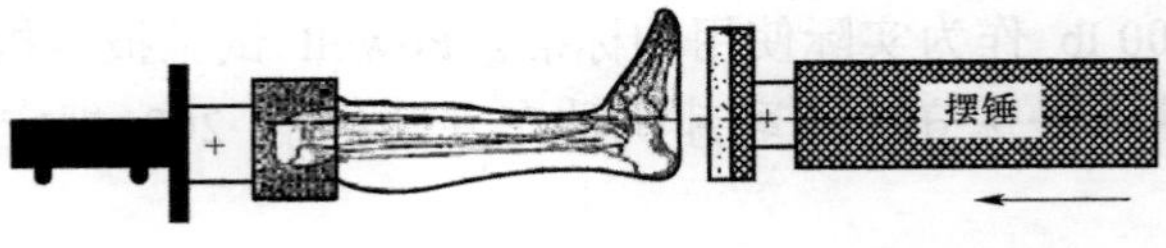
摆锤

图 5–20 PMHS 小腿 MCW 动态轴向冲击试验装置

记录摆锤冲头及胫骨上端的力。统计分析使用威布尔方法导出风险函数。足/踝部骨折概率随标本年龄和在胫骨远端测量的动态轴向力变化。摆锤最大速度范围在 2.2～7.6 m/s，胫骨骨折力范围在 4.3～11.4 kN。该试验结果与韦恩州立大学和 Calpan 公司类似的研究结果结合一起，可导出足/踝部的损伤风险方程。该模型已用有 52 个标本的样本进行了研究，年龄范围 27～85 岁。图 5–21 示出了足/踝部损伤随年龄和胫骨力（峰值）变化的概率分布。加/减 1 倍标准差的范围线用虚线表示，实心圆点代表骨折和无骨折的数据点。报道的骨折包括有关节的内外骨折（关节外侧或内侧）及胫骨远端部分的骨折。

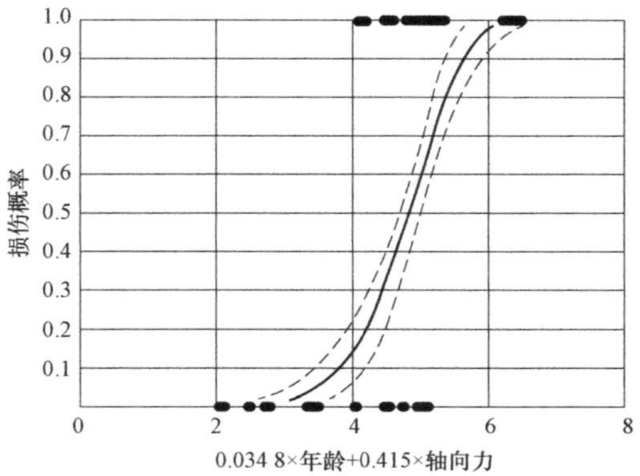
损伤概率
1.0
0.9
0.8
0.7
0.6
0.5
0.4
0.3
0.2
0.1
0
2
4
6
8
0.034 8×年龄+0.415×轴向力

图 5–21　不同年龄在不同胫骨轴向冲击力作用下的足/踝部损伤概率

基于图 5–21 所示的关系，足/踝部损伤概率可表示为：

$$P(\text{骨折})=1-\left\{\exp\left[-\left(\frac{0.034\,8\times\text{年龄}+0.415\times\text{轴向力}}{5.130\,76}\right)^{7.425\,82}\right]\right\} \quad (5\text{–}16)$$

式中，P（骨折）——足/踝部骨折概率；

轴向力——胫骨最大轴向力数值（kN）。

使用上述 Weibull 概率方程可计算任何年龄的足/踝部骨折风险随胫骨力的变化。图 5–22 所示是 25 岁、45 岁和 65 岁的踝部损伤风险曲线。

基于图 5–22 所示曲线，25 岁、45 岁和 65 岁的耐限值分别是 7.0 kN、5.4 kN 和 3.8 kN，足/踝部骨折风险（AIS 2+）为 10%。为保护军事飞行器的多数乘员（估计年龄范围为 20～45 岁），选择耐限值 5.4 kN（适用于 45 岁）。因为 Yoganandan 使用的标本多数为男性（52 个标本中有 39 个），并且平均标本体重为 75 kg，这个耐限值对中等身材的男性和多数女性都是适当的。

Yoganandan 损伤风险模型考虑到了影响小腿骨折耐限的最重要的因素：年龄。因为用于进行这类试验的标本通常都是老年人，损伤风险模型没有考虑这个因素（Seipel，2001；Griffin，2001；Kuppa，2001），所给出的耐限值非常高。

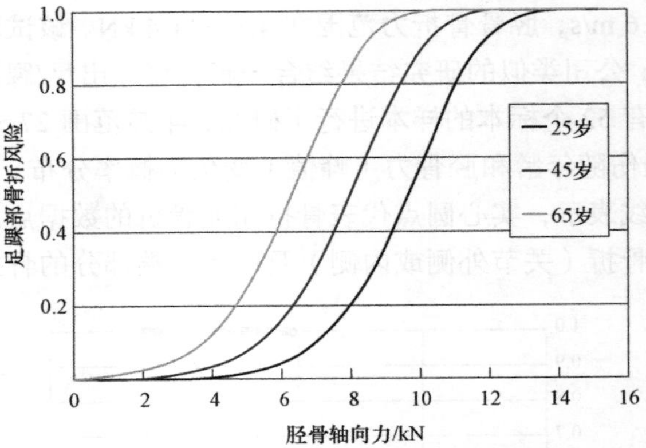
1.0
0.8
0.6
0.4
0.2
0
2
4
6
8
10
12
14
16
足踝部骨折风险
胫骨轴向力/kN
—25岁
—45岁
—65岁

图 5–22　25 岁、45 岁和 65 岁的踝部损伤风险曲线（根据 Yoganandan（1996）的数据）

被 Funk（Funk，2002）考虑了年龄、性别和体重的损伤风险模型也是一个相当不错的模型。因为用于研究模型的样本尺寸大（52 个标本）及样本年龄范围广（27～85 岁），故选用 Yoganandan 模型而不选 Funk 模型。Funk 模型适用于 30 个标本，年龄范围为 41～74 岁。但是，Funk 和 Yoganandan 都相当适用于年龄 45 岁，所以有把握估算出这个年龄的小腿损伤耐限值。

第七节　坠机环境下人体冲击耐限

本节的目的是简要地给飞机系统设计者提供人体在坠机环境下对所经受的冲击力的耐限数据。了解人体耐限，对理解并有效地进行抗坠毁设计是至关重要的。在生物力学领域已开展了大量的研究，并且已确定了一般的指导原则。但是，还有许多不确定和争议的地方，需要有更多的研究提供出正确的数据。一个明显的困难是，通常对一个标本加压超过破坏点，以便确定其耐限范围，这在处理作用在人体上力的致伤和致命范围时行不通。必须使用人体志愿者进行试验，并且大多数都是低于临界水平的试验，只有极少数接近冲击力的临界范围，得到珍贵但常不能核实的数据。像黑猩猩、猴、熊、猪、老鼠这样的试验动物，已被用来力图较好地描述冲击力的致伤和致命范围。人尸体已被作为试验标本使用。尽管这些方法在研究的许多方面提供了有价值的数据，但把这些数据可靠地外推到活人的方法目前还没有得到。

人体数学模型已成功地用来研究人体对坠机力的整体运动学响应，以及评估飞行器内部的抗坠力。本节讨论与损伤预测直接相关的数学模型，作为机械模型的拟人假人已对人体的物理相似性精确到较高的水平。但是，数学和机械模拟结果的解释却仍存在问题，因为由预测变量表示的耐限水平既不十分确定，也不具有普遍一致性。下面首先讨论影响冲击耐限的因素，然后概述人体的冲击耐限。

一、影响人体耐限的因素

1. 人体特性

人体对冲击力的耐限与包括像年龄、性别和一般健康状况那样的个体特征有关。军用系统一般适用于年轻人，并且是在身体状况比一般人群好的时期使用，而许多耐限数据是对一般人群的。于是，在某些情况下，某种保守成分就会渗入设计军用飞机时耐限标准的应用。但不管怎么样，全身耐限标准是根据包括以竖直姿势坐着的被试者试验制定的。因为直升机飞行员不大可能在飞行时保持这样的姿势，特别是在接近地面时，对$+G_z$过载的耐限在实际坠机状况下就会明显地降低。

2. 约束系统

坠机时总体生存可能性在很大程度上取决于约束方式。严重撞击时，很难防止手臂和腿接触舱内结构，但使用上下躯干约束来防止像头和胸这样的身体重要部位碰撞周围结构，可大大降低撞击环境下的重伤或致命伤的可能性。在所有影响人体耐限的因素当中，人体的约束方法为设计者实施抗坠毁设计提供了最大的机会。约束系统的效果取决于合力在它上面分布的面积、在身体上约束施加的位置及约束系统限制运动的程度。身体与约束系统接触面积越大，人体耐限就越高。约束系统应该在身体最能抵抗减速力施加载荷的部位，以及最可能把力分散到身体其余地方的部位。这些部位主要是骨盆和肩部结构。绕胸部的额外约束已表明增加了眼球向外加速度（$-G_x$）的耐限。在软组织上，约束系统的使用效果有降低的趋势，常造成约束系统与身体结构之间的撞击。运动应始终被限制在绝对最小的范围内，并保持必要的舒适性和所要求的运动。

（1）腰带

当只用腰带约束时，乘员对冲击加速度的耐限会相当低。研究者回顾了来自运输机坠机环境的志愿者动态试验现存所有数据，分析了仅腰带约束对人体耐限的影响，并确定了运输机座椅设计的最低人体耐限。因为该数据是在人体被试者试验中获得的，故耐限水平是最低水平，可生存能力水平肯定会大些。

在面向前的座椅中，纵向冲击会造成腰带上方的躯干转动、头部的挥鞭、上躯干时常对腿的冲击，造成胸、头和颈部损伤。头部因与周围环境冲击造成的损伤对仅用腰带约束的乘员非常普遍。当纵向力与一垂向分量组合时，就会使乘员在腰带下方有某种程度的滑动，这个运动常被称为潜滑，可使腰带沿腹部上移。这种纵向的脉冲分量常造成上躯干在腰带上方屈曲，伴随有约束力集中在某一点，不在骨盆带上。在这种情况下，耐限是相当低的。

（2）肩部背带和腰带拉紧带

加一根肩部背带可以大大减少头部冲击损伤，并有助于使脊柱与竖直的冲击力保持一致。但是这个标准的要求可能对同时存在垂直和纵向分量的冲击不令人满意。因躯干下方紧贴着肩带的压力会使这些约束带向上把腰带拉到腹部，并紧贴着胸廓肋骨的下缘。腰带的这种运动可使骨盆在腰带下面向前移动，造成脊柱严重弯曲。在这个弯曲位置，脊椎很可能有向前压缩的骨折，并且如果腰带滑动离开骨盆结构顶端（髂骨棘顶端上方），由于内脏碰撞，就会发生严重损伤。腰带拉紧带通过肩带防止腰带上升，几乎可能使冲击耐限提高一倍。

在新型军用机乘员座椅上使用的约束系统，按 MIL–S–58095 规定由腰带、腰带拉紧带组成，两条肩带通过单点释放环连接。在一些直升机中使用的这种单个腰带拉紧带和装在两侧的腰带拉紧带在坠机中已表现出优良的性能。

约束系统松紧的程度可影响某一给定加速度脉冲的耐限。一般说来，乘员与座椅间连接环的延伸性能越低，乘员对冲击加速度的耐限越高。约束系统松弛也会造成乘员承受作用到座椅上的加速度力放大率明显大于紧身系统出现的力。乘员的惯性将使他的速度几乎保持不变，与座椅速度减小无关，直到约束系统开始松弛。此时，乘员的速度突然降到座椅速度，造成高 G 水平。这常称为动态超调。动态超调是个复杂现象，涉及弹性、几何学、质量分布，因而就涉及乘员的自然频率、约束与座椅系统。

3. 坠机状态

已经提出的人体耐限值均是根据某一方向受到一次冲击作用的载荷确定的，而这在坠机中并不总是这种情况。坠机通常涉及有多个冲击，起始冲击随后的这些冲击常常是比较严重的。人体对多个坠机冲击耐限可能不像大家已知道的人体对单一冲击的耐限水平那么高。

二、人体的冲击耐限

本节描述充分约束（包括整个躯干约束）下坐姿乘员对不同方向的冲击耐限。

1. $-G_x$ 冲击耐限

所施加的加速度过载大小和作用时间对人体耐限有着确切的作用，如图 5–23 所示。正如这个曲线表示的那样，背–胸向加速度过载为 45*g*，脉冲时间小于 0.044 s 时某些被试者能承受。类似情况，当作用时间增加到 0.2 s 时，能忍受的数值就下降到 25*g*。所以，图 5–23 所示加速度过载的耐受限度是作用时间的函数。

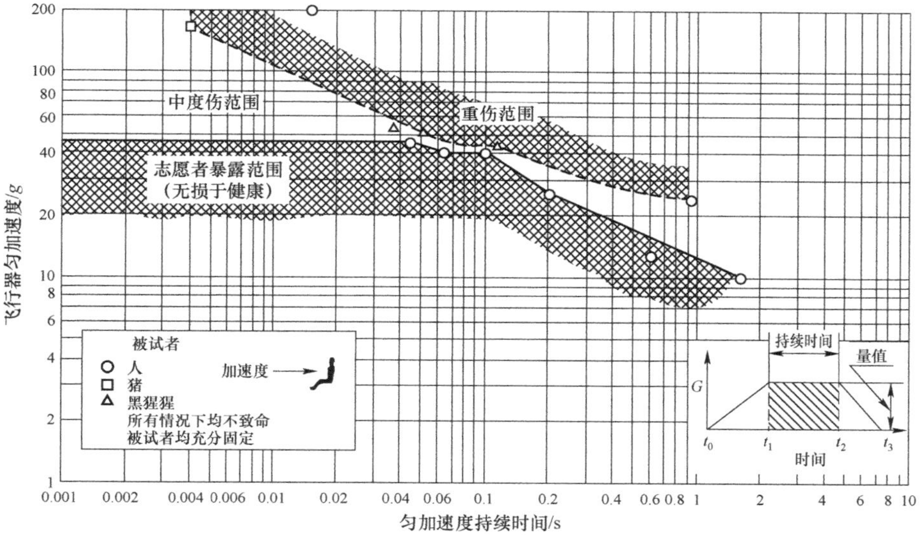
中度伤范围
重伤范围
志愿者暴露范围
（无损于健康）
飞行器匀加速度/g
匀加速度持续时间/s
被试者
人
猪
黑猩猩
所有情况下均不致命
被试者均充分固定
加速度
持续时间
量值
G
时间

图 5–23　不同被试者经受的胸背向加速度作用时间和量值

图 5–23 所示的全身耐限数据是所收集的各种全躯干约束，有时是头部约束下的数据。如果约束不太好，则耐限水平会明显下降，会出现一些健康欠佳和损伤的情况。

至于全身减速，所施加过载的增长率对人体耐限有确切的影响。在某种冲击条件下，正如图 5–24 所示曲线表明的那样，增长率可能是一个决定性因素。在目前的试验情况下，增长率低比增长率高的更易耐受。在另一些冲击情况下，比如自由落体冲击中出现的那种极其短的作用时间，遭受的增长率有 28 000*g*/s 那样高，就表现得对人体耐限的影响很小。这说明，在一定范围内，增长率的作用与人体及人体不同的器官自然频率有关。

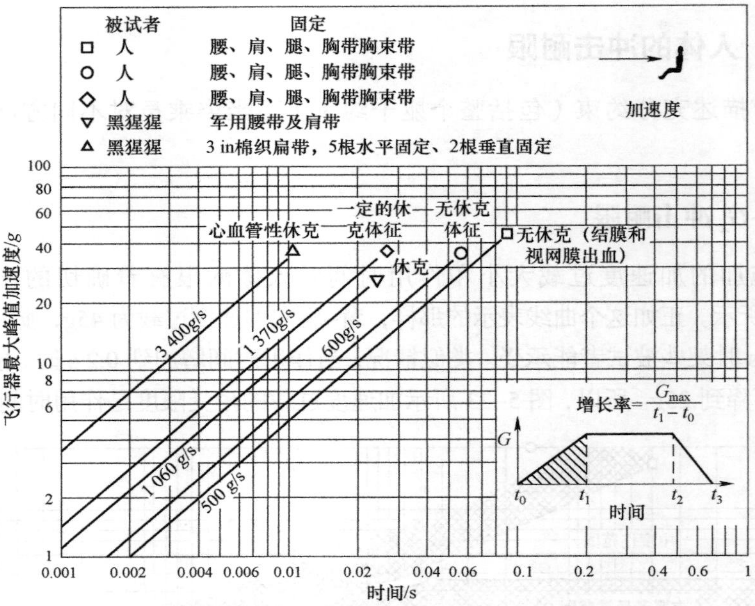
被试者
固定
□ 人 腰、肩、腿、胸带胸束带
○ 人 腰、肩、腿、胸带胸束带
◇ 人 腰、肩、腿、胸带胸束带
▽ 黑猩猩 军用腰带及肩带
△ 黑猩猩 3 in棉织扁带，5根水平固定、2根垂直固定
加速度
心血管性休克
一定的休克体征
无休克体征
无休克（结膜和视网膜出血）
休克
3 400g/s
1 370g/s
600g/s
1 060 g/s
500 g/s
增长率= Gmax / (t1 − t0)
G
t0
t1
t2
t3
时间
飞行器最大峰值加速度/g
时间/s

图 5-24　不同被试者经受的胸背向加速度变化的起始速率

2. $+G_x$ 冲击耐限

$+G_x$ 即眼球向内加速度的耐受限度目前还未准确确定。由于这时整个椅背提供着十分充分的约束，可以很有把握地假定，其能力将会高于脊柱向加速度。在面向后的座椅上，以底部持续时间 0.04 s，车次一次试验在胸部测得最大值 83g。但试验后这个被试者极其虚弱，出现休克，需立即治疗。所以，人体胸向耐限大概在 0.04 s、83g 和 0.1 s、45g 这两个值之间的某个值，对$-G_x$（眼球向外）情况来说，这是已被公认的极端情况（图 5-23、图 5-25）。增长率对$+G_x$耐力的影响如图 5-26 所示。一般来说，增长率越大，耐受性越低。

3. $+G_z$ 冲击耐限

人体在向前或向后的方向（G_x）上遭受到垂直于身体长轴的力，比遭受到平行于身体长轴（G_z）的力有更强的抗击力，这一点比较图 5-23 和图 5-27 就可以看出。$+G_z$ 载荷耐力明显低的主要原因是腰椎在承受过大的压缩载荷时容易出现骨折。毕竟是腰椎承受着躯干上部的大部分载荷。脊柱要承担躯干上部的最大载荷就必须呈直线状态。

人体的骨骼外形和质量分布是这样的：垂直载荷施加的面积小于前后（G_x）载荷施加的面积，因此，垂直载荷应力大于胸向载荷的应力。此外，沿长轴方

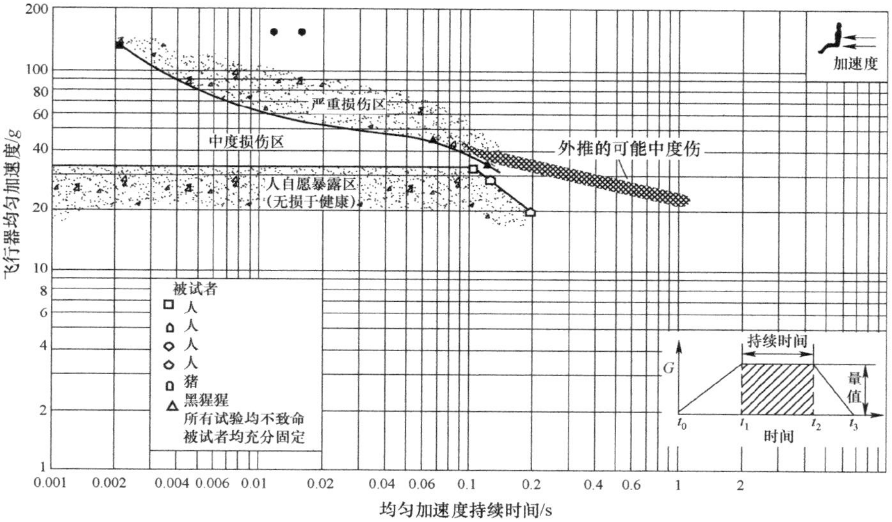
加速度
严重损伤区
中度损伤区
外推的可能中度伤
人自愿暴露区
（无损于健康）
被试者
人
人
人
人
猪
黑猩猩
所有试验均不致命
被试者均充分固定
持续时间
G
量值
t_0
t_1
t_2
t_3
时间
飞行器均匀加速度/g
均匀加速度持续时间/s

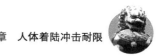

图 5-25　不同被试者经受的背胸向加速度作用时间和量值

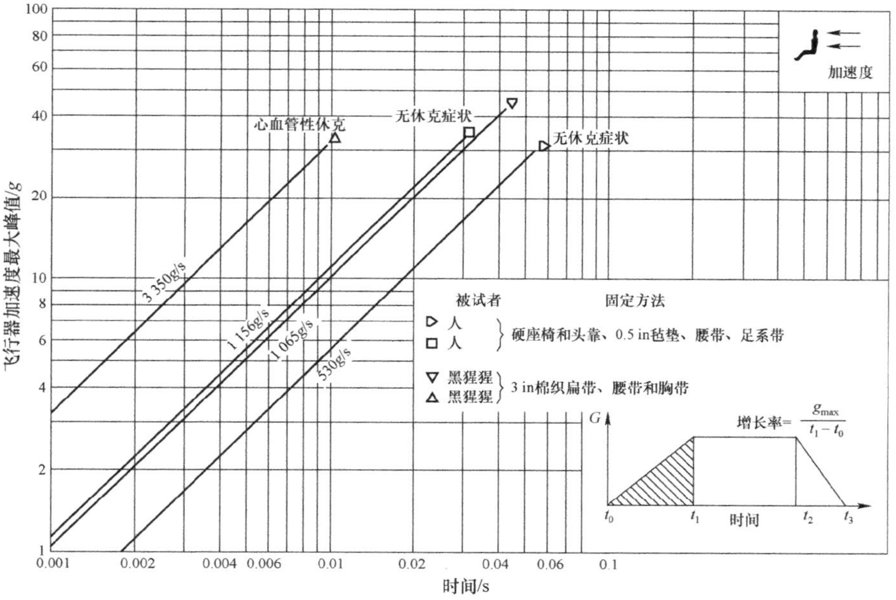
加速度
心血管性休克
无休克症状
无休克症状
3 350g/s
1 156g/s
1 065g/s
530g/s
被试者
固定方法
人
人
硬座椅和头靠、0.5 in毡垫、腰带、足系带
黑猩猩
黑猩猩
3 in棉织扁带、腰带和胸带
G
增长率= $\frac{g_{max}}{t_1-t_0}$
t_0
t_1
时间
t_2
t_3
飞行器加速度最大峰值/g
时间/s

图 5-26　不同被试者经受的背胸向加速度变化的起始速率

向，人体外形允许体腔内的内脏有较大的位移。平行于人体长轴作用的，即头向或尾向（G_z）作用的力在内脏的悬挂系统上就产生大于胸向（G_x）作用的力产生的应变，因此，内脏损伤的可能性就增加。

与横向情况一样，增长率也影响着竖直向加速度耐限，但没有足够的数据去确定这一影响的范围。图 5–28 给出了一组现有数据。

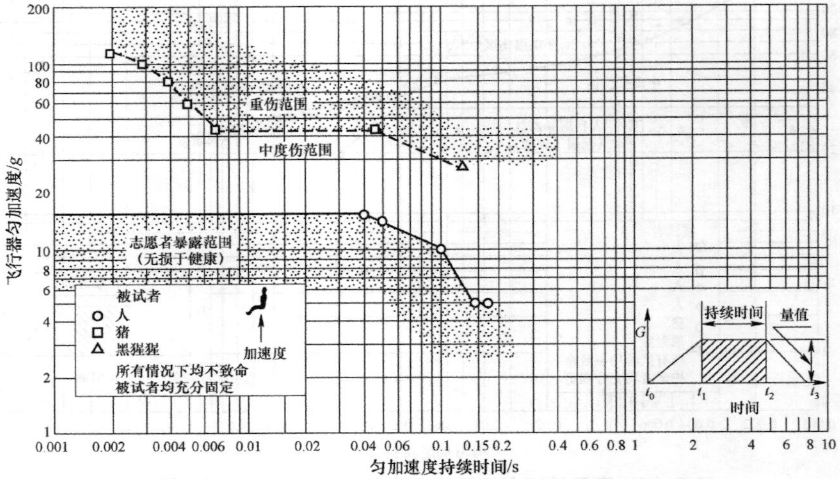
飞行器匀加速度/g
匀加速度持续时间/s
重伤范围
中度伤范围
志愿者暴露范围
（无损于健康）
被试者
人
猪
黑猩猩
所有情况下均不致命
被试者均充分固定
加速度
持续时间
量值
G
时间

图 5–27　不同被试者经受的头向加速度作用时间和量

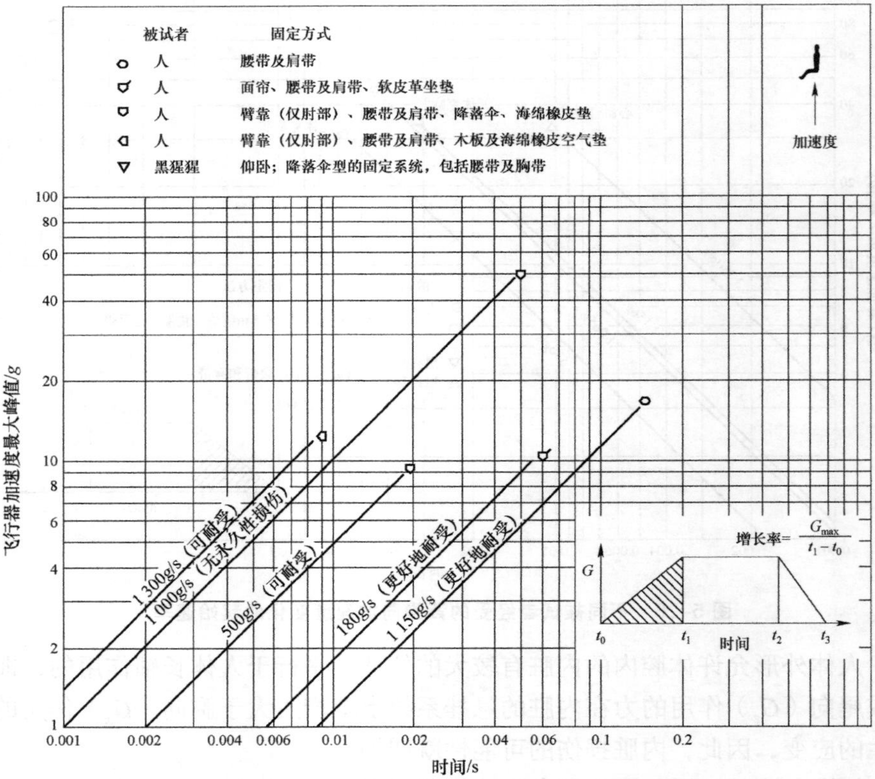
被试者
固定方式
人　腰带及肩带
人　面帘、腰带及肩带、软皮革坐垫
人　臂靠（仅肘部）、腰带及肩带、降落伞、海绵橡皮垫
人　臂靠（仅肘部）、腰带及肩带、木板及海绵橡皮空气垫
黑猩猩　仰卧；降落伞型的固定系统，包括腰带及胸带
加速度
飞行器加速度最大峰值/g
时间/s
1 300g/s（可耐受）
1 000g/s（无永久性损伤）
500g/s（可耐受）
180g/s（更好地耐受）
1 150g/s（更好地耐受）
增长率=
G
时间

图 5–28　不同被试者经受的头向加速度变化的起始速率

4. $-G_z$ 冲击耐限

人体尾向，即眼球向上（$-G_z$）加速度耐受限度大约为 15g、0.1 s（图 5-29）。所有尾向加速度人体试验都使用肩带/背带/腰带。大多数试验都有腰带拉紧带，15g 的耐受限度就是基于这一情况。

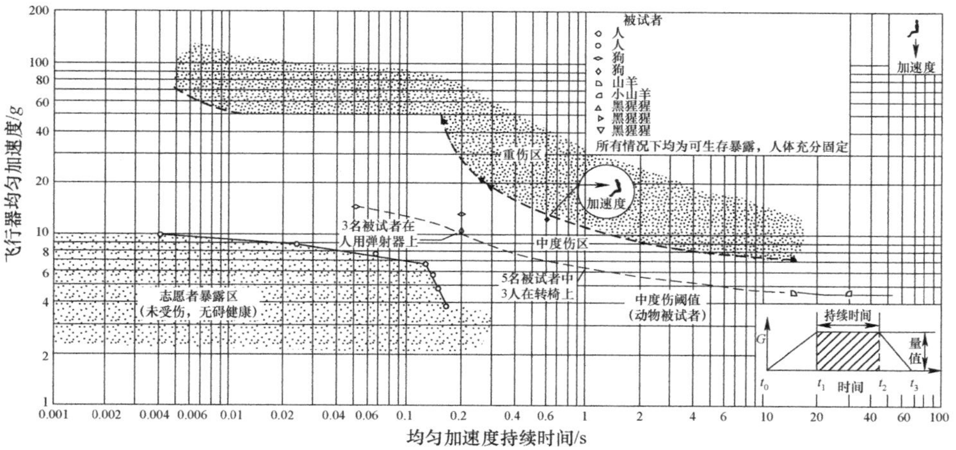

被试者
人
人
狗
狗
山羊
小山羊
黑猩猩
黑猩猩
黑猩猩
所有情况下均为可生存暴露，人体充分固定
加速度
重伤区
加速度
3名被试者在
人用弹射器上
中度伤区
5名被试者中
3人在转椅上
中度伤阈值
（动物被试者）
志愿者暴露区
（未受伤，无碍健康）
持续时间
G
量值
t_0　t_1　时间　t_2　t_3
飞行器均匀加速度/g
200
100
80
60
40
20
10
8
6
4
2
1
0.001　0.002　0.004　0.006　0.01　0.02　0.04　0.06　0.1　0.2　0.4　0.6　1　2　4　6　10　20　40　60　100
均匀加速度持续时间/s

图 5-29　不同被试者遭受尾向加速度的持续时间和大小

在图 5-30 中概述了少量几个起始增长率数据，说明$-G_z$ 极限随飞行器起始增长率的变化。图中斜平行线表示严重性增长率。

在增长率 80g/s 下，人体耐受的尾向加速度可达到 8g。这个暴露已由达到强烈碰撞程度的被试者描述了。此时的约束安全带是标准的腰带和肩带。随后的试验表明，增加上腰带下系带，增长率降低到 60g/s，则使被试者耐限增加到 10g 的稳定状态。这些试验的被试者主诉没有因暴露而产生不舒服。

5. G_y 冲击耐限

人体侧向加速度（G_y）耐限研究得非常少。一种研究是只使用腰带约束，另一种研究是使用腰带/肩带约束，这两种研究提供了一些数据。两种情况下，均以侧板作为附加约束。在只有腰带约束的情况下，志愿者能抗击峰值平均大约 9g、持续时间大约 0.1 s 的脉冲。在这个水平上，试验终止，因为对脊柱侧弯曲的担心增加。在腰带和肩带共同约束的情况下，志愿者能抗击加速度约 11.5g、持续时间约 0.1 s 的脉冲，无永久性生理改变。在这个水平上，试验终止，因为参加试验的 2 个被试者中有 1 人可能出现心血管紊乱。该试验报告中未提出人体侧向冲击的极限值。从这些试验中可以得出这样的结论：被试者在

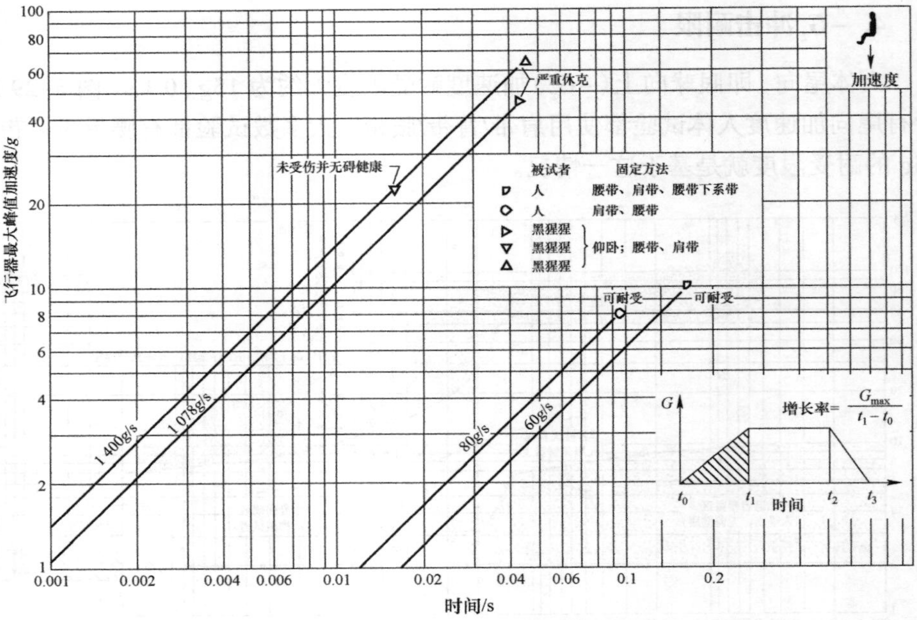
飞行器最大峰值加速度/g
100
80
60
40
20
10
8
6
4
2
1
0.001
0.002
0.004
0.006
0.01
0.02
0.04
0.06
0.1
0.2
时间/s
严重休克
加速度
未受伤并无碍健康
被试者 固定方法
人 腰带、肩带、腰带下系带
人 肩带、腰带
黑猩猩
黑猩猩
黑猩猩
仰卧；腰带、肩带
可耐受
可耐受
1 400g/s
1 078g/s
80g/s
60g/s
G
增长率= $\frac{G_{max}}{t_1-t_0}$
t_0
t_1
时间
t_2
t_3

图 5-30 不同被试者经受的尾向加速度变化的起始速率

使用腰带和肩带约束下能很好地耐受 11.5*g*、0.1 s。被试者的耐限可能超过此水平，至少在 20*g*、0.1 s。

一系列的人体志愿者试验支持上述数值，这些试验测量了头和颈部对全身加速度$+G_y$的惯性响应。加速度输入范围是（2～7.5）*g* 的脉冲（长持续时间）到（5～11）*g* 的脉冲（短持续时间）。

第八节 飞船着陆人体冲击耐限

载人航天器完成航天任务后，经过离轨、过渡、再入最后着陆返回地面，着陆是载人航天的最后一环。载人航天器在着陆的瞬间会产生较大的着陆冲击力，着陆冲击过载值的大小不仅取决于伞系统性能，还与着陆点地形、地质、气象条件、着陆角等有关。因此，为解决载人航天中人体对冲击过载耐受性问题，工程与医学相互合作，在工程技术上，设法改进降落伞系统。减小着陆速度、增加着陆缓冲火箭发动机、座椅上增设吸能杆等。在医学方面为提高人体耐限加强防护措施等方面做了大量工作。这样，在正常飞行中遇到的着陆冲击问题得到合理解决，保证航天员安全返回。

然而，美苏载人航天史表明，返回着陆阶段事故发生率较高，飞船返回着陆远离预定着陆点已发生多起，如“双子星座 8 号”飞船落在日本以南 1 600 km 的太平洋海面上；“上升 2 号”降落在偏离着陆点 3 200 km 的密林深雪里；“联盟 23 号”夜间落在离岸 2 km 冰封的腾吉斯湖面上；“联盟 18 号”降落在阿尔泰山悬崖上等。发生着陆事故 3 起，如“阿波罗 13 号”飞船着陆时，三顶主伞只打开两顶，造成 16*g* 冲击；“联盟 38 号”飞船着陆缓冲火箭发动机失灵，造成冲击过载达 50*g*；“联盟 1 号”飞船的主伞未打开，飞船以高速着陆撞毁，航天员被摔死。可见，一旦发生异常着陆，则会使航天员遭到较高的冲击过载。

一、人体对胸–背向（$+G_x$）冲击耐限

人体对冲击过载的效应，在不同方向上表现出各向异性，考虑到人体对胸–背向（$+G_x$）冲击过载耐受能力高于头–盆向（$+G_z$）和侧向（$\pm G_y$）。为减少动力学因素对人体影响，在载人飞船上通常让航天员取仰卧姿势，承受胸–背向重力作用。

关于人体对胸–背向冲击过载耐限问题，苏联和美国在载人航天早期就曾做过一些研究。美国学者 Stapp 曾用火箭车做过$+G_x$人体冲击试验，以 10*g* 开始，按 5*g* 向上递增，最高达到 35.4*g*、160 ms、1 200*g*/s。试验中超过 30*g* 时，被试者出现血压下降、脉搏微弱、呼吸浅快、面色苍白等休克症状。Stapp 还利用霍洛曼基地滑橇，研究了“阿波罗”飞船返回舱着陆，选用 58 名志愿者做了 146 次试验，采用 16 种体位，座椅固定 3 种状态，倾斜 0°～360°，偏航 0°～180°，滚转 0°～180°，按 10° 调整座椅姿态，冲击过载为（6～26.3）*g*、68～130 ms、（250～2 130）*g*/s。试验结果表明，在各种体位状态下，119 人没有明显的反应，少数人出现不适，在面向前 45° 姿态下，在 25.4*g*、140 ms 出现第 6、7 胸椎周围软组织疼痛持续 60 天。Brown 利用 Daisy 线性减速器模拟着陆冲击，研究“阿波罗”飞船着陆时可能遇到的应急着陆条件，选 79 名男性军事人员，模拟 24 种撞击方式（图 5–31）。共做了 288 人次冲击试验，冲击 *G* 值（5.5～30.7）*g*，被试者系标准安全带及戴头盔。其中以胸–背向过载为主的 8 种体位，即图 5–31 中体位 17～24，以胸–背向为主，与头、足、左、右侧 45° 夹角的 8 种体位，以$+G_x$为主，伴有$\pm G_z$、$\pm G_y$共 115 例，其中胸–背向伴有盆–头向（图 5–31 中 17、18、24）共 56 例，（11～29）*g*、（930～1 990）*g*/s、0.125～0.145 s，被试者主诉胸痛、腹腔内脏牵拉痛、呼吸困难、头痛眩晕及四肢疼痛等；体位 19 和 23 为胸–背向伴有侧向共 35 例，（16.3～30.7）*g*、0.125～0.145 s、（920～1 880）*g*/s，主诉呼吸困难、眩晕、胸痛和四肢痛；体位 21、22、20 为

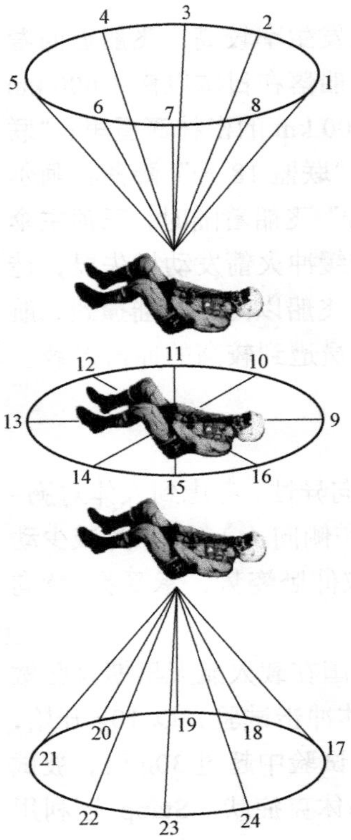
1
2
3
4
5
6
7
8
9
10
11
12
13
14
15
16
17
18
19
20
21
22
23
24
图 5-31　24 种过载

胸–背向伴有头–盆向 24 例，这类体位试验时，过载较前两种体位稍低些，为（15～21）g，其中有 1 例在 20g、1 310g/s、0.14 s，1 例在 19g、1 390g/s、0.19 s 时主诉眩晕、视力模糊、心率变慢等。所有上述这种体位试验，症状一般在短时间消失，长者几天就消失，没有造成明显的损伤。Weis 利用 AMRL 垂直落塔研究了 6 种加速度曲线，7 种体位，选了 20 名空军人员，冲击过载为（13～26）g、50～60 ms、（200～2 000）g/s，开展了胸–背向、侧向和头–盆向夹角 45° 的冲击试验，被试者主诉有一过性头痛与胸部疼痛，有的发生短暂的室性期前收缩等异常心律，从试验结果来看，尚未达到人体耐受极限。王玉兰等曾利用垂直落塔观察了 44 人次胸–背向着陆冲击，冲击过载为（7～19）g、44～124 ms，结果表明，当胸部响应加速度达（26～28）g_x、0.123 s 时，被试者出现胸痛、背痛、胸廓挤压性剧痛，个别的出现面色苍白、室性期前收缩等异常心律、脑电慢波增多等症状。一般认为人体对+G_x 冲击耐限为峰值≤30g_x，作用时间＜0.1 s。

高 G_x 值冲击会引起人体损伤。Beeding 进行人体+G_x 冲击试验时，发现当 40g_x、40 ms、2 139g/s 时，被试者发生休克，血压测不到，5 min 血压恢复到 9.3/5.3 kPa，冲击后意识丧失约 0.5 min，下背剧痛，住院 5 天。Halcomb 报道救生舱从行驶的卡车上抛下造成硬着陆冲击，过载为 43g，50 ms，1 200g/s，被试者发生第三胸椎骨折。Stapp 观察了 2 只黑熊在高达 83g、73 ms 冲击作用下，发现肺、肝、脾都有损伤，腰椎 5、6 骨折；还做了 17 只成年猩猩共 23 次冲击试验，冲击过载为（33～107）g，83～527 ms。冲击过载在（40～47）g，内脏没有明显的严重损伤，但试验后有的表现昏睡、畏光、肌痛等状态，4 天后才逐渐恢复；（53～7）g 出现休克，2 h 才渐渐清醒；（67～73）g 发生深度休克；85g 出现发绀，呼吸困难，血压、脉搏都有了变化，4 h 后才清醒；96g_x 出现致命性内脏伤，心脏、肺和肝严重出血，肾和脾充血与出血等损伤。Cook 等用黑熊试验，在 70g、0.02 s 冲击下，引起内脏严重损伤，器官破裂大出血。王玉兰等在动物冲击损伤试验研究中，也发现当冲击过载达 60g 时家犬心脏、肺脏和肝脏有出血损伤，胸腹内压、心室内压明显增高达几倍。

综合上述试验报道，$+G_x$ 冲击对人体的影响，在生理反应主要表现为胸痛、呼吸困难、心律异常、脑电慢波增加、休克等症状。Taxes 指出胸背向冲击人体耐限预兆是不同程度休克、面色苍白、出冷汗、血压下降、心动徐缓等。高 G_x 冲击在病理方面主要表现以心脏和肺脏出血性损伤为主的广泛内脏损伤。所以，为了防止应急着陆时造成人员伤亡，除工程技术上采取一系列措施，减少返回舱着陆冲击过载，从人体工程学角度还应对影响人体耐限的因素加以探讨。

二、人体坐姿着陆（$+G_z$）冲击耐限

着陆冲击是航空航天中经常遇到的特殊力学环境因素。人体对冲击的耐受能力一直是人们十分关注的问题。人体冲击试验具有一定的危险性，通常只在低过载短时间冲击条件下观察人的生理和心理反应，不能用活人做高过载的试验，常用犬或猪等做试验以观察损伤特点及机理。成自龙等研究了用成龄猕猴代替人进行冲击试验的可行性，并提出了人的冲击耐受限值，为制定人体对坐姿着陆冲击（$+G_z$）耐限的国家标准提供依据。

该研究采用国家试验动物中心提供的 50 只雄性成龄猕猴，从空军飞行部队挑选 86 名歼击机飞行员，分别测量了体重、头高、躯干高、肩宽、胸围、腹围、上肢长和下肢长。然后用 SAS 统计软件做主成分分析得到频数分布图。根据最大秩相关原理得出了二者形体特征相关值，制成了猕猴与人匹配对号表。接着进行猕猴和人在低 G 值条件下动态响应规律的研究，从匹配表中任意选择部分人和猴进行冲击试验。在冲击平台上安装加速度传感器记录输入值，头顶部、肩部和髂部安装加速度传感器记录输出值，测量结果均记录在 Sony-FE39A 磁记录仪上，并与 D6000 信号分析仪、HP7475A 绘图仪相连接直接进行数据处理与绘图。试验前、后拍摄脊柱正、侧位的 X 光片，试验前、中、后记录心电图和呼吸等指标，并用高速摄影机拍摄冲击瞬间身体的位移情况。

在上述研究的基础上，对猕猴继续进行中、高 G 值（20～35）g 的冲击试验，每次冲击后观察 1 h 左右，然后将其处死，大体解剖检查各脏器的损伤情况，并且取材做组织学检查，分析猕猴对冲击过载（G）的耐受能力。最后，将所测得的数据集中起来进行变点分析和模糊集分析。

结果表明，猴和人的形体特性分布曲线很相似（图 5-32），根据各自主分量得分多少对数据进行筛选和匹配，进而对人体和猕猴做典型相关分析，经相关值运算，得出总体相关值为 0.96，说明在一定条件下利用猕猴群中部分成龄猴代替人体做高过载试验是可行的。

根据平台、人和猴身体不同部位的加速度峰值和脉宽的测量值，对冲击加速度曲线进行时域和频域分析发现，猴与人动态响应曲线的形状没有明显的不同；以冲击平台为同一输入值，猴与人身体不同部位的响应时间均滞后平台，

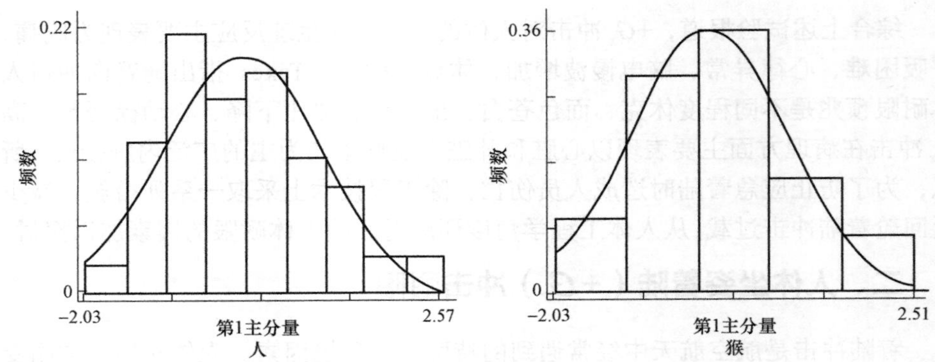
0.22
频数
0
−2.03
第1主分量
人
2.57
0.36
频数
0
−2.03
第1主分量
猴
2.51

图 5–32　频数分布图

猴头部滞后 14 ms，肩部滞后 7 ms，骼部滞后 4 ms；人头部滞后 18 ms，肩部滞后 10 ms，骼部滞后 5 ms。然而，不同部位的滞后规律都是一样的，不论是猴还是人，都是头部滞后时间大于肩部，肩部滞后时间大于骼部，只是人的数值要比猴大。二者峰值的超调量（超调量为身体不同部位的峰值/平台峰值）不一样，人体各组和各部位的超调量均小于 1；猴子各组和各部位的超调量均大于 1。

为了进一步研究猴与人的传递特性，对骼部、肩部和头部的加速度曲线进行了频域分析。结果表明，特征性的谐振频率共同在 7～9 Hz；10 Hz 左右有两个峰值，各部位结点略有不同，说明有机体结构是个复杂的多自由度构体，从功率谱密度分析（PSD）来看，也反映了同样的规律。在本研究中还观察到头顶部的测量值重复性更好，更能满足传感器的要求，所以，头顶部是研究猴与人动态响应值转换的较好部位。

1. 猕猴坐姿着陆（$+G_z$）冲击耐限

根据本试验结果和以往大量的动物试验资料，初步制定了不同冲击过载作用下动物损伤程度分类表（表 5–5）和动物损伤情况类推到人体的临床专家意见表（表 5–5 和表 5–6）。

表 5–5　动物冲击（$+G_z$）损伤程度分类标准

头部过载值/g	生理检查				病理检查			损伤程度分类
	瞳孔光反应	心率/（次 · min^{-1}）	心电	体感电位	解剖所见	肺、肝切片改变率/%	X 光片	
20 以下	正常	正常	正常	正常	正常	0	正常	无伤
20～25	正常	稍增加	偶有窦性心律不齐	正常		10	正常	轻度

续表

头部过载值/g	生理检查				病理检查			损伤程度分类
	瞳孔光反应	心率/（次·min^{-1}）	心电	体感电位	解剖所见	肺、肝切片改变率/%	X 光片	
25～30	异常，5 min 时内恢复	减慢小于 10	偶有房室传导阻滞	潜时延长 N_1＜3 ms	肺有小片出血肝有出血点	60	正常	中度
30 以上	异常，半小时内恢复	减慢大于 10	严重房室传导阻滞	潜时延长 N_1＜5 ms	肺、肝片状出血或撕裂	90	偶有骨折	重度

表 5–6　动物损伤情况类推到人临床专家意见表

损伤程度	临床处理意见	对人的影响
无伤	不需要特殊处理	可能有部分人短期头痛
轻伤	休息，止痛，对症处理	头痛，记忆力短期内下降
中伤	休息，止痛，对症处理，必要时用脱水剂如 20%的甘露醇	头痛，呕吐，一过性意识丧失，逆行性遗忘
重伤	止痛，脱水，神经营养剂，有颅脑血肿者应手术治疗，卧床休息	头痛，呕吐，短暂意识丧失，记忆力下降，神经功能部分受损，可见病理反射，脑脊液有红细胞等

冲击试验发现，作用时间相同时，机体的生理反应随冲击过载增大而越来越严重。当过载值达到某一临界值后，机体会产生不同程度的损伤。这些临界点（变点）可以理解为不同损伤区间的耐受值。本研究对测得的数据进行了变点分析，计算得到 3 个变点，即 23.11g、26.66g、35.78g，于是就可以得到猕猴的损伤区间（y）划分结果，安全区：y＜23.11g；轻伤区：23.11g≤y＜26.66g；中伤区：26.66g≤y＜35.78g；重伤区：y≥35.78g。

2. 人体坐姿着陆冲击耐受区间

分析了猕猴低、中 G 值及人体低、中 G 值时的试验数据，以 u 表示猴头部加速度峰值，V 表示人头部加速度峰值，利用统计中的线性回归方法，计算得到二者峰值的转换关系式，即低 G 值时，V=0.603u，中 G 值时，V=0.594u。前者显著性检验为 F=351.82＞$F_{0.01}$（1,25）=7.77，后者为 F=211.15＞$F_{0.01}$（1,25）。高 G 值时，人体不能进行损伤试验，龙升照等提出人–机系统中的模糊概念可以用正态形模糊集合来描述，于是利用多年来的试验数据，构造了人和猴的中 G 值、高 G 值四个模糊集合。经运算，得到高 G 值时人体与猴峰值之间的转换关系式为 V=0.584u。将猴的 13.94g、15.84g、20.90g 三个变点值递推到人体上，

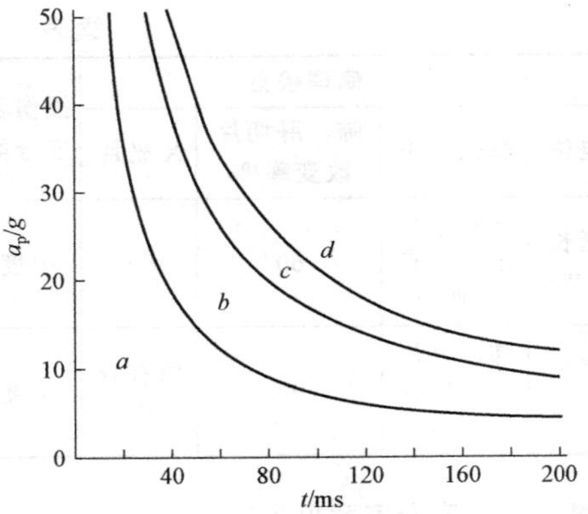
50
40
30
20
10
0
40
80
120
160
200
a_p/g
t/ms
a
b
c
d

a—安全区；*b*—轻度区；*c*—中伤区；*d*—重伤区。

图 5-33　人体坐姿着陆冲击（$+G_z$）耐受曲线

参照人体冲击试验中人的主观反映及医学指标，大致可划分出人体的耐受区间。根据高过载短时间同低过载长时间对机体造成损伤的相似规律，导出耐限曲线（图 5-33）。

3. 讨论

1984 年在开展着陆冲击生物效应及动态反应特点研究时发现，当冲击过载为 15*g*（＜35 ms）时，被试者感觉猛蹲一下，胸部和胃部一阵发热；18*g*（＜50 ms），头部有刺痛感，难受；22*g*（＜80 ms），感到头部猛击一下，内脏往下拉，非常难受，个别人面色苍白，出冷汗，甚至虚脱。这与国外资料报道也很相近，例如，美国在《人–系统整合标准》中明确规定，人对$+G_z$过载限值为 15*g*，增长率为 500*g*/s。别烈高沃依等著的《航天安全指南》一书中规定，人对$+G_z$过载限值为（20～22）*g*，作用时间为 0.1～0.2 s。综合提出，人对坐着的着陆冲击过载耐受区间，若以头部为准，安全区时加速度峰值≤14*g*，作用时间≤50 ms；轻伤区时加速度峰值为（14～16）*g*，作用时间为 50～100 ms；中伤区时加速度峰值为（16～21）*g*，作用时间为 100 ms；重伤区为加速度峰值＞21*g*，作用时间＞100 ms。本节中得到的人体对坐姿着陆冲击的耐受曲线最佳使用范围是加速度峰值≤23*g*,作用时间≤100 ms，冲击波形为近似等腰三角波。

根据大量的动物试验和部分人体冲击试验资料，初步提出人体不同耐受区间的医学要求，大致分为 5 个等级水平：A. 冲击时只有蹲的感觉而不痛：B. 局部有轻痛感，心率加快，脑体感电位（BSEP，以下雷同）P_z 波波幅≤5 μV；C. 冲击瞬间头部和胸部有一过性震痛，出现功能性心电图，BSEP 中的 P 波波幅≤10 μV，冲击后的 3～5 min 内，EEG 上可有阵发性 θ 波出现，a 波峰值下降，脑脊液、尿分析和 X 光片检查均正常；D. 冲击后 10 h 内疼痛明显，BSEP 的 P_z 波波幅≤15 μV，潜时减慢（N_1≤5 ms），内脏有扩张性痛，尤其是胃不舒服，心率减慢（＜10 次/min），需要住院治疗者，时间不超过 3 个月，并且无永久性伤残；E. 冲击后极度疼痛，BSEP 的 P_z 波波幅＞15 μV，心率减慢（＞10 次/min），ECG 不正常，需住院治疗，但时间不超过一年，出院后生活能自理。由于应急救生时各种环境因素复杂和个体差异，我们认为，可以把 A、B 和 C 作为安全限值的医学标准，把 D 或 E 作为人体救生限值的医学标准。

三、国外标准规定的航天着陆冲击限值

美国航空航天标准 NASA–STD3000 NOLI/REV.A 规定飞船着陆冲击安全设计要求：脉冲作用时间小于 1 s，$\pm G_x$ 和 $\pm G_y$ 峰值均小于 20g，增长率小于 1 000g/s，$\pm G_z$ 峰值小于 15g，增长率小于 500g/s。

苏联别烈高沃依等著的《航天安全指南》中指出：冲击过载增长速度在（200～500）g/s 范围内，当作用时间为 0.1～0.2 s 时，忍受极限相当于（20～22）g。这个极限在横向加速度时明显提高。规定对人允许冲击过载：当作用时间为 0.37 s 时，在胸背方向达到 46g 和在背胸方向达到 35g。在冲击过载增长速度为（2 000～3 000）g/s，并且过载量超出（25～30）g 时，可能产生全身振荡（抖动）及局部损伤的不利症状。

四、长期空间站驻留后航天员着陆冲击耐力分析

最新颁布的 NASA3001 标准规定，使用 Brinkely 动态响应模型（the Brinkley Dynamic Response Criterion，BDRC）进行瞬时直线加速度（包括着陆冲击、开伞冲击等）损伤风险的评估，在计算动态响应的 β 值时，已经考虑了长期失重因素的影响（详见附件 B 中的相关内容）。使用 Brinkley 动态响应模型的条件如下：

① 加速度持续时间小于或等于 0.5 s 的加速度（比如，离地升空、发射中止、着陆冲击、降落伞展开）。

② 束缚系统至少应包括骨盆束缚、躯干束缚及抗下潜约束等，提供乘员的束缚不低于传统 5 点约束。

③ 合适的预先拉紧约束，以消除松弛。

④ 座椅和人体之间没有间隙（或者束缚系统和人体之间，包括服装充气的情况）。

⑤ 座椅填充物或坐垫应避免将传递给乘员的瞬时直线加速度放大。

⑥ 服装不能改变人体的固有频率和阻尼。

⑦ 座椅乘员的头部通过飞行头盔来保护。头盔质量必须小于 2.3 kg，必须包含衬垫并通过 ANSI Z–90 或相当的标准（美国国家标准学会，1992）。

⑧ 要求应用 Brinkley 模型的所有事件期间全部乘员都类似地被约束。

如果满足上述条件，Brinkley 动态响应模型就可以有效地使用；按照方程（5–17）计算损伤风险 β 值，必须限定 β 不大于 1.0。

$$\beta=\sqrt{\left(\frac{\mathrm{DR}_x(t)}{\mathrm{DR}_x^{\lim}}\right)^2+\left(\frac{\mathrm{DR}_y(t)}{\mathrm{DR}_y^{\lim}}\right)^2+\left(\frac{\mathrm{DR}_z(t)}{\mathrm{DR}_z^{\lim}}\right)^2} \tag{5–17}$$

式中，$DR_x(t)$、$DR_y(t)$、$DR_z(t)$使用 Brinkley 动态响应模型计算。三个轴中每个轴的量纲为 1 的动态响应由方程（5–18）给出：

$$DR = \frac{\omega_n^2 \chi}{g} \tag{5–18}$$

式中，χ 是动态系统（座椅和人体组成的）沿每个轴的弹性变形，并且通过解方程（5–19）得出。

$$\ddot{\chi} + 2\xi\omega_n\dot{\chi} + \omega_n^2\chi = A \tag{5–19}$$

式中，A——沿每个轴向在座椅上测量的加速度，因为座椅的轴不是惯性坐标系，所以必须根据角运动的直线成分考虑旋转加速度的影响。

g——重力加速度；

$\ddot{\chi}$——在惯性坐标系中乘员的加速度；

$\dot{\chi}$——乘员在座椅坐标系中的相对速度；

χ——乘员身体相对于座椅坐标系中相对位移（正值代表身体压缩）；

ξ——表 5–7 中定义的阻尼系数比；

ω_n——表 5–7 中定义的动态系统的无阻尼自然频率。

表 5–7 Brinkley 模型系数

系数	x		y		z	
	眼球向外	眼球向内	眼球向左	眼球向右	眼球向上	眼球向下
	$x<0$	$x>0$	$y<0$	$y>0$	$z<0$	$z>0$
ω_n	60.8	62.8	58.0	58.0	47.1	52.9
ξ	0.04	0.2	0.09	0.09	0.24	0.224

损伤风险 β 值的计算程序如下：

① 寻找临界点沿每个轴 t 时刻的加速度。

② 求解二次微分方程（5–18）得到乘员的位移（x）。

③ 利用方程（5–17）得到每个轴的 t 时刻动态响应（DR（t））。

④ 先使用表 5–8 中的低风险 DR 限值（长期失重下或者非失重下）。

⑤ 使用方程（5–16）、低风险 DR 限值及每时刻的动态响应计算 β。

⑥ 按时间增量重复计算，直到得出 β 最大值为止。

⑦ 如果 β 小于或等于 1.0，那么加速度满足 Brinkley 低风险标准。如果 β 最大值大于 1.0，则选择应用表 5–8 中的中风险 DR 限值，并重复步骤⑤和⑥。

⑧ 如果 β 小于或等于 1.0，那么加速度满足 Brinkley 中度风险标准。如果

β最大值大于 1.0，则选择应用表 5–8 中的高风险 DR 限值，并重复步骤⑤和⑥。

⑨ 如果β小于或等于 1.0，那么加速度满足 Brinkley 高度风险标准。如果β最大值大于 1.0，则加速度超过 Brinkley 高风险标准。

表 5–8 动态响应限值

损伤风险水平	DR_x^{lim}		DR_y^{lim}		DR_z^{lim}	
	眼球向外	眼球向内	眼球向左	眼球向右	眼球向上	眼球向下
	$DR_x<0$	$DR_x>0$	$DR_y<0$	$DR_y>0$	$DR_z<0$	$DR_z>0$
长期失重下低风险	–28	35	–14［–15］*	14［15］*	–11.5	13
非失重下低风险	–28	35	–14［–15］*	14［15］*	–13.4	15.2
长期失重下中风险	–35	40	–17［–20］*	17［20］*	–14.1	15.4
非失重下中风险	–35	40	–17［–20］*	17［20］*	–16.5	18.0
长期失重下高风险	–46	46	–22［–30］*	22［30］*	–17.5	19.5
非失重下高风险	–46	46	–22［–30］*	22［30］*	–20.4	22.8

* 中括号中的数值假定使用了侧向支撑（限制侧向身体运动）。

在时间小于或等于 0.5 s 的加速度（比如，名义上的上升段、发射中止、着陆冲击及降落伞展开）条件下，动态响应模型提供了一种针对名义的或偏离名义的失败或多种失败事件中的损伤风险评价方法。在所有情况下，期望动态响应限值β处于低风险水平（大约 0.5%）。如果航天员保护原则没有被适当地应用，并且/或多种偏离正常飞行事件发生，那么载荷可能产生中度风险（大约 5%）或高风险（大约 50%），造成持续的严重损伤或丧失能力的损伤。

使用 Brinkley 动态响应模型限值填补了针对长期失重的航天员安全评价的空白。从表 5–8 可以看出，在长期失重和非失重条件下，人体 x 和 y 方向上的动态响应限值相同，而在 z 方向上长期失重下，动态响应限值降低，大约 14%。换言之，在 x 和 y 方向上长期失重的影响可以忽略不计，重点考虑在 z 轴方向的耐力降低问题。为使问题简化，这里采用一个比例因子的形式（称为失调因子），表征长期航天驻留（失重环境）对航天员着陆冲击耐力的影响。失调因子可以定义为长期空间驻留后脊椎骨或下肢骨的强度与飞行前脊椎骨或下肢骨强度的比值。失调因子是一个比例系数，其与长期空间驻留后椎骨/股骨、胫骨等骨密度（BMD）丢失密切相关。国际空间站研究结果表明：

$$\text{乘员股骨和胫骨的失调因子}\ \phi=0.75 \tag{5–20}$$

$$\text{乘员脊柱的失调因子}\ \xi=0.86 \tag{5–21}$$

上述失调因子是从典型的国际空间站长期探索任务（约 6 个月）中发生的航天员 BMD 变化中推算出来的。但是，由于有限的任务持续时间，这些失调因子比较适用于不大于 6 个月的任务。更长时间连续空间驻留下的失调因子仍需要进一步研究。

第九节　跳伞着陆人体冲击耐限

一、跳伞着陆损伤

为研究跳伞是否引起脊柱产生永久性变化，芬兰学者研究了 50 名伞兵（每名伞兵平均跳伞 490 次）和 50 名相应的对照者。在伞兵和对照者的 X 光片里发现，颈部脊柱（46%和 20%；$P<0.01$）和胸部脊柱（62%和 28%；$P<0.05$）不同，而腰部脊柱差异不显著（44%和 36%；不显著）。伞兵经常发生颈部僵直，但颈部和背部其他的症状两组都是一样的。伞兵脊柱退行性变化频率增加可能与其在训练期间曾多次受到冲击载荷作用而造成的微损伤有关。

许多研究表明，跳伞着陆伤最多的部位为下肢，其次为腰背、脊柱及骨盆。据我国空军统计，被追跳伞着陆伤中，下肢伤占 32%、脊柱及腰背伤占 28%、上肢及头部损伤各占 18%。

造成跳伞员着陆伤不仅与垂直着陆速度有关，而且与着陆姿势等因素有关。通常，跳伞员在着陆过程中采用下蹲动作，因而使身体各部分发生相对位移，巧妙地形成了一个自缓冲系统。然而人体各个部分的缓冲性能是不一样的，只有下肢的缓冲性能最强。跳伞者在着陆当时能否有效地利用这一缓冲是跳伞成败的关键。各个国家都规定了各自的着陆姿态，其目的都是发挥身体的自缓冲作用，避免形成过大的冲击力而负伤。所谓正确的着陆姿态，从理论上讲，就是能充分地利用身体自缓冲能力的着陆姿态。在正确的着陆姿态下，即使垂直着陆速度比较大，也不会受伤。相反，着陆姿态不正确或不完全正确，即使垂直着陆速度比较小，也难免受损伤。

二、垂直着陆速度耐限

从理论推导来看，我国飞行员对垂直着陆速度的耐限是很大的。例如体重为 70 kg 的飞行员，在理想的条件下跳伞，即着陆姿态完全符合规定，着陆地面为平坦的黄土地面，允许垂直着陆速度的耐限在 9.9～10.7 m/s 之间。人体对垂直着陆速度的耐限，是根据着陆瞬间脊柱胸腰结合部受力情况推导出来的。

选择胸腰结合部是否受伤作为人体垂直着陆速度的理论耐限，因为在正常着陆姿态下，这个部位是易受损的。根据调查，跳伞员经常腰痛。特别是在新入伍的伞兵训练中尤为普遍。国外也有类似的报告。苏 Адексеев А.П.发表了 836 名跳伞人员调查资料，大部分人患有腰痛病。通过 X 射线检查，发现脊柱有退行性变化；芬兰的 P. Mustaioki 也报道了军事跳伞员脊柱的退行性变化。由于着陆时要做滚转动作，故其颈部和后背损伤较多。早期的意大利的一篇关于跳伞 X 射线变化报告中，也提到伞兵学员大半有腰椎退行性变化。以上材料充分说明，在正常着陆姿态下脊柱是易损部位。例如，我国跳伞标准规定了正确的着陆姿势，即双脚首先着地、上身保持直立、下肢保持弯曲等。即使保持上述姿态着陆，在过大的冲击载荷作用下，胸腰椎结合部仍易受损伤。

在飞行员被迫弹射跳伞伤亡调查中的着陆伤中，以四肢伤和骨盆及尾骨骨折较多，这大多是由于不正常的着陆姿态造成的。而在正常或比较正常的着陆姿态下，四肢不易受损而胸腰结合部易受伤。因此，确定人体垂直着陆速度的耐限应该以正常的着陆姿态为前提条件。

如果仅从耐限考虑，可以把救生伞的垂直着陆速度定得高一些，这样可以把伞做得小一些，节省大量原材料，降低成本，也便于装机，然而又不能用耐受极限值作为规定垂直着陆速度的标准。因为耐受的极限值是在理想的条件下推导出来的，而在实际跳伞过程中，这些条件很难完全具备。

即使使用略低于耐限值的垂直着陆速度，预期效果也不佳。理由如下：

① 随着垂直着陆速度的增加，身体各部分所受到的冲击力也随着增加，其增长规律为：

$$F=317.684\mathrm{e}^{0.228v} \tag{5-22}$$

从上述关系式中可以看出，冲击力的增长率将随着垂直着陆速度的增加而呈指数增加。这种结果显然对使用高垂速着陆不利。

② 跳伞着陆通常发生在紧急情况下，此时飞行员处于高度精神紧张状态，再加上平时缺乏跳伞训练，着陆姿态往往不完全符合标准。在这种情况下，下肢的缓冲作用未能充分发挥出来。高垂速加上不正确的着陆姿态这两种因素促使身体各部受力猛增，远远超过身体的耐限而导致重伤。如在低垂速下仅使足部扭伤，而在高垂速下，有可能造成下肢或足部骨折；又如在低垂速下，臀部接地仅造成尾骨骨折，但同样是臀部接地，在高垂速下有可能造成骨盆粉碎性骨折。总之，原来在低垂速下可能是轻伤的，在高垂速下往往会形成重伤；而在低垂速下原来是重伤的，在高垂速下可能导致死亡。

③ 人伞系统重量对垂直着陆速度有影响。人伞系统重量增加，垂直着陆速度就加大。而人伞系统重量中包括人、伞与装备的重量。人的体重是不一样的，而伞与装备又不能做到因人而异。夏装的伞与装备总质量为 31.39 kg，冬装的伞与装备的总质量为 33.39 kg，二者差别不大。从中国飞行员体重分布情况来看，体重最轻的人是 50 kg，体重最重的为 105 kg，而在规定伞的垂直着陆速度时，是以 70 kg 体重为准的，这就意味着体重超过 70 kg 的人将以高于规定的垂速着陆。如果遇上气压降低或空气密度变小，则垂直着陆速度还将进一步加大。因此，从照顾全局出发，还是不宜把降落伞的垂直着陆速度提高。

降落伞的垂直着陆速度既不能高，也不能太低，应选定合适的着陆速度。前面已经说明了着陆姿态的好坏对着陆伤影响很大，因此，在选定垂直着陆速度时，必须充分考虑这一影响，才能使所选的垂速比较合理。尽管我们国家对着陆姿态有着明确的规定，但在实际跳伞过程中，由于跳伞员在飞行事故后紧张的心理状态，缺乏持久性的着陆姿态的训练和养成，以及不利的地面情况及水平风速过大等各种因素的影响，使得跳伞员着陆时不能或不完全能保持规定的着陆姿态，故出现不同程度的轻、重损伤是很自然的。但作为个体，跳伞后是否出现损伤又是随机的。因此，有必要估算一下，在各种垂直着陆速度下跳伞时可能出现的损伤概率。

任何跳伞者按照规定的着陆姿态在一定范围内的垂直着陆速度下着陆都不会受伤。因为在规定的着陆姿态下，比较好地利用了下肢的缓冲作用。然而，在缓冲性能不佳的情况下，达到什么程度会受伤，却因人而异。这是因为每个人的体型结构不同，在完全一样的不良着陆姿态下，其身体各部分的相对位移量却不相同，因而各部分受力也不一样。可以通过计算脊柱胸腰结合部受力大小来确定是否受损。根据航空医学研究所杨企文的研究报告，可认为该部受力超过 5 197.52 N 有可能导致损伤。如果把下肢的缓冲状态从没有缓冲到完全符合规定的缓冲姿态分为 14 个等级，称为 14 等着陆姿态（见表 5–9）。当然，也可以分成更多的等级或略少的等级。等级分得越高，所得的结果越精确，但计算量也大为增加。不同的人其脊柱受损时的姿态等级是不一样的。如果飞行员在某着陆速度下在第 4 姿态等级时，胸腰结合部受力刚刚超过了 5 197.52 N。这就是说，在 14 种着陆姿态下，4 等以下的几种姿态都会造成损伤；5 等以上的 10 种姿态都不会受损伤。对该飞行员来说，14 等级的着陆姿态都可能随机地出现，故其损伤概率为 4/14=0.286，其不受伤的概率为 0.714；假如另一飞行员，在某垂直着陆速度下，其受损的姿态等级为 6，则其某速度下损伤概率为 0.429，其不受损的概率为 0.571，余者类推。假定这 14 个等级的缓冲状态均以均等的概率出现，用全概率公式计算：

$$P_{(\mathrm{B})}=\sum_{i=1}^{n}P_{(\mathrm{A}i)}P_{(\mathrm{B/A}i)} \tag{5-23}$$

表 5-9　14 个等级缓冲状态的大小腿角度量值　（°）

缓冲系数	大腿	小腿	等级
1.00	88.5	37.0	14
0.95	84.1	35.2	13
0.90	79.7	33.3	12
0.85	75.2	31.5	11
0.80	70.8	29.6	10
0.75	66.4	27.8	9
0.70	62.0	25.9	8
0.65	57.5	24.1	7
0.60	53.1	22.2	6
0.55	48.7	20.4	5
0.50	44.3	18.5	4
0.45	39.8	16.7	3
0.40	35.4	14.8	2
0.35	31.0	13.0	1

注：缓冲系数为 1 时，完全符合规定的着陆姿态。

计算结果见表 5-10。我们使用了一个 300 名中国歼击机飞行员的人体测量资料，其体型、体重的分布是有代表性的，故可将计算结果推广到任一飞行员跳伞时可能导致损伤的概率。表 5-10 中 7 m/s 或 7 m/s 以上的垂直着陆速度是不足取的，因为损伤概率超过了 50%，只能取 7 m/s 以下的速度。然而垂速越小，要求伞衣面积越大。如 5 m/s 的垂速，则伞衣面积达 84 m^2，比救生 7 甲的伞衣面积大了 27 m^2。如垂速更低，则伞衣面积还要大。大面积的伞衣给装机和开伞带来许多麻烦，还影响低空救生性能，因此把垂直着陆速度选在 5～7 m/s 范围之内较妥。考虑到 6 m/s 在上述速度范围之内比较适中，并且在我国试用了 30 多年，已被设计、制造和使用各有关部门所默许，故仍选用 6 m/s 垂速为限值。

表 5-10　不同垂直着陆速度时的损伤概率（计算值）

垂直着陆速度/（m·s⁻¹）	损伤概率
4.0	0.083
4.5	0.151
5.0	0.220
5.5	0.290
6.0	0.362
6.5	0.432
7.0	0.501
7.5	＞0.500

为了统一计量，所确定的 6 m/s 垂速是指海平面标准大气条件下的垂速。因此，各地区所测得的结果必须通过下述公式转化成海平面标准大气条件下的垂速。

$$v_b = v_c\sqrt{\frac{\rho_c}{\rho_o}} \tag{5-24}$$

式中，v_b——海平面标准大气条件下的垂直着陆速度，m/s；

ρ_c——实测空气密度，kg/m³；

ρ_o——海平面空气密度，kg/m³；

v_c——实测的垂直着陆速度，m/s。

在实际测量中，由于直接测出着陆瞬间的垂速是困难的，通常以距离地面 35 m 以下人伞系统平均垂直降落速度代替之。

参 考 文 献

［1］Stapp J P. Human tolerance to deceleration: summary of 166 Runs［J］. J Aviat Med，1951（2）：42–45.

［2］Stapp J P, Taylor E R. Space cabin landing imPact vector effects on human physiology［J］. Aerospace Med，1964（35）：1117–1132.

［3］Broum W K, Rothstein T D, Foster L P. Human response to predicted Apollo landing imPact in selected body Orientations［J］. Aerospace Med，1966，37（4）：394–398.

［4］Weis E B, Brinkley J W, Clarke N P. Human response to several imPact acceleration、orientation and patterns [J]. Aerospace Med，1963 (34): 1122–1129.

[5] 王玉兰，成自龙，韩延方，等. 人体对胸背向 ($+G_x$) 着陆冲击反应特点的研究 [J]. 航天医学与医学工程，1992，5 (2): 96–101.

[6] Stapp J P. Biodynamics of deceleration imPact and blast in Randel HW. Aerospace Medicine[M]. Second Edition. Batimore The Williams & Willeins Company，Batimore，1971.

[7] Cook J E, Mosely J D. Visceral displacement in black bears subjected to abrupt deceleration [J]. Aerospace Med，1960，31 (1): 1–8.

[8] Brinkley J W, Gierke H E. Foundations of Space Biology and Medicine, Vol 2, Chapter 3, ImPact Accelerations [Z]. AD771612，1973: 1–43.

[9] 王玉兰. 飞船着陆冲击中人体耐限分析 [J]. 航天医学与医学工程，1996，9 (1): 60–64.

[10] 曾文艺，成自龙，刘来福. 坐姿冲击状态下称猴及人体响应值的耐限研究 [J]. 北京师范大学学报 (自然科学版)，1996 (3): 312–315.

[11] 龙升照，何开源，等. 人–机系统中人的 Fuzzy 概念的确定 [J]. 模糊数学，1981 (1): 91.

[12] 王玉兰，成自龙，韩延方，等. 着陆冲击生物效应及动态反应特点的研究 [J]. 航天医学与医学工程，1990，3 (1): 32–37.

[13] 别烈高沃依，等. 航天安全指南 [M]. 孙治帮，等译. 北京：航空工业出版社，1991.

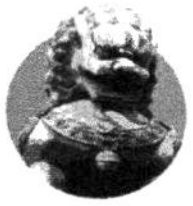

第六章

着陆冲击防护技术

第一节　防护设计的基本原则

着陆冲击防护系统的核心目的是保护冲击环境中乘员的生命安全或提高应急情况下的生存率。因此，防护系统的设计应以保护乘员安全为中心，力求在各种限定条件下，使防护系统与人的适配关系良好，并能够最大限度地发挥防护系统的效能。经过大量研究，人们提出了冲击防护设计应遵循的基本原则。这些原则可概括为五个字母，即“CREEP”，C 代表乘员生存空间（Container）、R 代表乘员束缚系统（Restraint）、第一个 E 代表乘员周围的环境（Environment）、第二个 E 代表能量吸收（Energy Absorption）、P 代表失事后的因素（Post–Crash Factors）。

1. 确保乘员的生存空间

在坠毁事故中，如果乘员所在的空间（座椅及其周围）被严重挤压变形、溃败破坏或者外部物体穿透，将严重威胁乘员的生命安全。因此，必须通过加强座椅及乘员周围机械结构框架的强度设计，在着陆冲击过程中将结构变形控制在允许的程度，以确保乘员的生存空间。

2. 合理使用束缚系统

乘员束缚系统是预防冲击伤害最有效的基本措施。对座舱内的物体如仪器、设备的固定和约束也同样重要。束缚系统可以使乘员在冲击过程中保持良好的体位，在冲击加速度作用下减少人体各部分之间的相对运动，以减少损伤。Stapp曾试验证明，良好的束缚系统使人对减速过载的耐受值由 $17g$ 提高到 $40g$，甚至束缚系统束缚的松与紧造成人体的动态响应可以相差 58%。

3. 避免乘员周围环境的伤害

这涉及每个乘员撞击范围内放置的可能致伤的物体。理想的设计应该防止乘员与座舱内部结构接触。假如在预知的失事中，这种接触撞击无法避免，那么该物体应该被重新放置。如果不行，就要对物体的表面进行处理，通过覆盖软的填充物来防止乘员在接触碰撞中受到伤害。

4. 设置高效能量吸收器件

在严重的坠毁或碰撞事故中，尽管有良好的约束和座椅系统，冲击加速度也会超过人体生理耐受极限。在这种情况下，提出以可控的方式吸收撞击能量的方法，会大大扩展生存包线。例如，汽车设计者通过汽车前后的安全杠吸收撞击能量来实现缓冲，从而减少乘员承受的力。然而，直升机主要趋向于在垂直方向造成很高加速度撞击。在坠毁过程中，除了在底部增加结构吸收撞击能量外，直升机座椅也要吸收能量。这些座椅上的吸能器通过缓冲行程吸收能量，从而减小乘员承受的加速度。在坠毁着陆过程中，起落架等着陆装置也吸收大部分垂直方向的冲击能量。在飞船返回舱中，除了良好的束缚固定和座椅坐垫系统外，还配有座椅缓冲器。在着陆过程中，如果载荷较大（超过预设值时），座椅缓冲器就开始启动工作，吸收人–座椅系统的冲击能量，从而减小乘员的冲击加速度，确保着陆安全。

5. 考虑失事后的因素

在许多坠毁失事中，乘员免于撞击幸存下来，但死于失事后的危害，像火灾、溺亡或极端热、冷的自然环境。这些情况常因无力逃出失事飞行器而恶化，因为飞行器里的障碍物或应急出口堵塞，或者出口的数量或尺寸不够。因此，理想的设计要考虑失事后的逃生问题。

第二节　直升机抗坠毁防护技术

直升机由于飞行高度低，执行任务特殊，所以事故发生率相对较高，特别是武装直升机在执行作战任务时容易受到攻击，飞行速度和姿态无法控制，发生机毁人亡的概率更高。因此，需要采取有效措施，来提高直升机和飞行人员坠地后的生存率。提高直升机抗坠毁能力是提高其坠地后生存率的关键。采取必要的抗坠毁防护措施，即利用机体结构变形和座椅吸能来消耗坠机时作用到飞行人员身体上的冲击能量，使人体承受的过载在生理耐受极限以下，才能确保飞行人员的生命安全。本节重点介绍抗坠毁救生的总体要求、抗坠毁座椅、人体约束系统及防护头盔等内容。

一、抗坠毁救生总体要求

抗坠毁救生系统应保护机上人员在坠机引起的各种危害下不至于出现严重损伤或死亡事故。一旦坠机停止，系统还必须为机内人员提供足够的时间和相应的措施，以便其快速、安全撤离。此外，随机所携带的生存和营救设备在坠机时应得到保护，并可在坠机后迅速取得，以用于后续的生存与营救。

抗坠毁防护系统对人员的总要求为：消除中度撞击事故导致的损伤和致命伤，并在严重的、可生还的事故中将这种伤亡降到最低程度。

合理的防护设计应全面考虑如下因素：

① 根据主机的特性和任务特点，研究其可能出现的坠机条件，从而确定抗坠毁救生系统的防护包线。

② 人体在坠机过程中对加速度的动态响应。

③ 人体对冲击加速度的承受极限，包括整个身体及身体不同部位(如头部、颈部、腰部、股骨等）的耐限，以及不同个体的身材和耐限的差异。

④ 人体在坠机过程中的伤害机理。

⑤ 主机的总体结构对抗坠毁救生系统及乘员生存防护方面的影响。

抗坠毁救生系统包括专门用于坠机防护的设备及具有抗坠功能的机体结构和分系统，如抗坠毁座椅、人体约束系统、告警指示系统、应急离机通道、吸能起落架、抗坠燃油系统、货物固定系统等。下面主要介绍缓冲起落架、主机身结构、抗坠毁座椅、人体约束系统及防护头盔等内容。

二、起落架缓冲设计

起落架的缓冲能力和能量吸收能力对于保护主机身特别是前后驾驶舱的安全起了至关重要的作用。通常有雪橇式和跪式起落架，其中跪式起落架是用于抗坠毁设计的理想吸能结构。它由主起落架和尾起落架两部分组成。在正常着陆状态，有常规的油压减振系统；对于坠毁工况，利用其下跪能力，压力释放，阀门动作，打开“下跪”辅助机构，通过液压系统，大部分冲击能量被起落架上的缓冲器吸收。这时机身主体位于起落架上方，其受载主要来自缓冲器支点，机身变形很小，可以忽略其吸能效应，起到了大幅度减小冲击力的作用。因此，通常飞机抗坠毁安全设计中要求，在起落架、机身和座椅所分别吸收的冲击能量中，起落架吸收的冲击能量应占有尽可能多的份额。起落架的减速能力应至少在旋翼升力等于设计总重力的情况下，以 6.1 m/s 的撞击速度变化量撞击到平坦、坚硬地面时不使机身触地。

三、主机身结构缓冲设计

当作为抗坠毁的第一道防线，起落架被破坏以后，主机身触地，主机身就成为保护乘员/驾驶员的第二道防线。以往坠机事故统计数据发现，由机身变形致使人员被挤压死亡和二次撞击死亡的情形十分普遍。因此，在主机身设计时，要求主机身应具有足够的强度和良好的塑性变形能力，但最大变形量通常不能超过 15%，以便最大限度地吸收动能和减缓冲击力的影响。设计时，既要考虑在机身下腹部着陆或发生铲地（刨削、犁地）时尽可能地吸收冲击动能，又要尽可能减小质量。为此，必须优化主机身的吸能材料和吸能结构。例如，选用与传统航空轻金属材料（如铝合金）的能量吸收特性相媲美的新材料；选用一些特殊的结构形式，如波纹板、开缝圆管或方管、撕裂型蘑菇圆管、压屈型皱管和蜂窝结构等，通过它们在冲击过程中的失效模式（如连续压碎、撕裂、皱曲）来吸收大量的能量，同时减小冲击力的幅值。

四、抗坠毁座椅（含吸能器）

在直升机抗坠毁吸能措施中，起落架一般采用滑橇式或液压作动筒式，坠地后大约能吸收一半的坠地能量；机体下部结构可采用蜂窝夹层材料，利用其坠地后的变形来吸收一部分能量；座椅是与飞行员直接接触的第三道防线。飞机座椅的特性不仅与飞行员的工作效率及舒适性密切相关，而且直接影响飞行员的生存率。抗坠毁座椅是直升机抗坠毁救生系统的重要组成部分，它的核心部件是吸能装置，通过吸收消耗传递到飞行人员身体上的冲击能量，可以保证其生命安全。

1. 结构与原理

抗坠毁座椅一般由主结构、次结构两部分组成。座椅主结构包括底座、椅盆、骨架、吸能装置、约束系统等部分，用于实现抗坠毁等主要功能；座椅次结构主要包括头靠、背靠、扶手、调节杆、座椅垫等部分，用于实现座椅的辅助功能。

座椅在坠地瞬间的工作过程为：在坠撞力的作用下，乘员和座椅椅盆以预定的启动载荷沿座椅骨架的两个滑柱向下移动，直到坠撞力小于启动载荷时停止。在此过程中所产生的最大加速度和作用时间不能超过人体耐限，即座椅中的吸能装置吸收了大部分的能量，将其降低到人体能够忍受的程度。

下式说明坠撞力衰减或吸收的原理：

$$G=\frac{v_0^2-v_t^2}{2gs} \tag{6-1}$$

式中，G——坠撞平均负过载；

v_0——坠地前初速度，m/s；

v_t——坠毁后的末速度，m/s；

g——重力加速度，9.8 m/s^2；

s——乘员和椅盆的位移，m。

上式表明，坠撞平均过载与乘员和椅盆的位移成反比，位移越长，过载越小，即位移越长，吸收能量越多。但是，椅盆相对于机体地板的距离是有限的，所以乘员的位移也是有限的，坠撞能量吸收也是有限的。为了保证坠撞过程中乘员的安全，需要根据直升机的坠撞生存率和座舱的几何尺寸精心设计吸能性良好的座椅。

2. 主要设计要求

抗坠毁座椅的设计要求包括材料、结构、强度及可调节性等，最主要的是强度要求，包括静态强度要求和动态强度要求。美军标 MIL–STD–58095A（AV）规定了非弹射类空勤人员抗坠毁座椅系统设计、制造、试验的通用要求，对座椅的结构强度、撞击力衰减及约束系统的强度提出了要求，并规定了动、静态试验方法。具体参数参见上述美军标准，这里不再赘述。国军标 GJB 3838—99

直升机抗坠毁座椅通用规范要求座椅材料不能出现脆性破坏，承力结构件选用高延伸率（不低于 10%）材料制造，重要结构件在选用厚度小于 8 mm 的薄板时，延伸率不低于 4% 且不允许出现明显塑性变形。不允许使用镁合金材料。

3. 吸能装置

吸能装置是抗坠毁座椅吸能的核心部件，其功能是通过变形来限制所传递的力，保证在冲击过程中人体所承受的过载不超过生理耐受极限（预设启动载荷）。当发生坠撞地面事故时，座椅应按国军标 GJB 232 要求保证驾驶员过载不超过规定的人体生理耐限。

GJB 3838 要求座椅动力试验按 4 种指定情况进行，见表 6–1。试验时，惯性卷筒放在“自动锁闭”位置，假人束缚于座椅，检查座椅结构完整性。除试验 2 外，试验座椅都放在中间位置，试验 2 座椅处于最高位置。所有试验（除试验 3 外），用 95 百分位穿着服装重 105 kg HybridⅢ假人。试验 3 用 50 百分位 HybridⅢ假人。对于所有试验，假人脚将牢固在带有反力矩的脚蹬上。对于试验 3，可调吸能器将载荷设置在驾驶员位置的 5 百分位假人上。对于试验 1、2、4，应设置在驾驶员位置的 95 百分位假人上。对于试验 3 和 4，用一个加速度传感器刚性连接在椅盆下表面座椅参考点前 144 mm 处，测量平行于椅背的切线加速度值。在试验 3 和 4 中，使用 SAEJ211 60 级仪器系统测量加速度值不大于 23*g*、作用总时间不大于 0.025 s。按累加方式对所有加速度幅度超过 23*g* 的时间周期进行叠加。对于试验 3 和 4，座椅允许最小可接受冲击距离是 241 mm。

表 6–1　直升机坠撞动力学试验要求（95%抗坠毁生存率）

试验	构形（人椅姿态）	参数及限值					假人百分位
		t_1/s	t_2/s	G_{min}/g	G_{max}/g	v_{min}/（m·s^{-1}）	
1	俯仰–30°，翻滚 10°，偏航 0°	0.043	0.061	46	51	15.2（垂直向）	95
2	俯仰 180°，翻滚 0°，偏航 30°	0.066	0.100	28	33	15.2（水平向）	95
3	俯仰 0°，翻滚 0°，偏航 0°	0.036	0.051	46	51	12.8（垂直向）	50/5
4	俯仰 0°，翻滚 0°，偏航 0°	0.036	0.051	46	51	12.8（垂直向）	95

其中，表 6–1 中参数定义如图 6–1 所示。

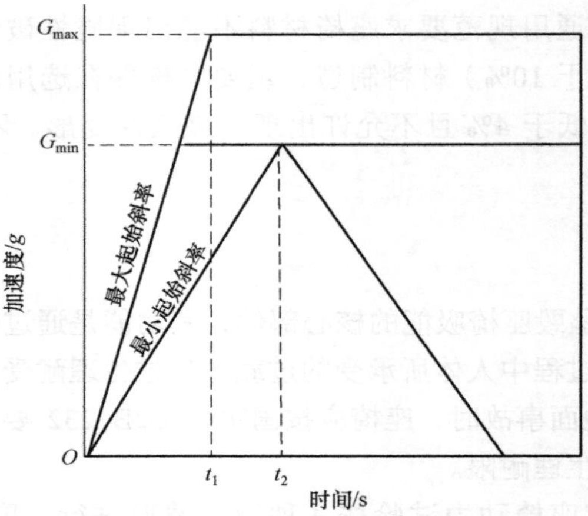
G_{max}
G_{min}
加速度/g
最大起始斜率
最小起始斜率
O
t_1
t_2
时间/s

图 6–1　直升机坠撞动力学试验参数定义

如果采购方要求其他生存率，可参考表 6–2。

表 6–2　65%～90%抗坠毁生存率试验要求

抗坠毁生存率/%	v_z/（m·s^{-1}）	G_{max}/g	G_{min}/g
90	11.2	33	28
85	10.2	28	23
75	9.12	19	14
65	8.32	14.5	9.5

决定吸能装置的因素有：

① 输入的坠机脉冲的波形、峰值及持续时间；

② 乘员的有效质量；

③ 座椅可动部分的质量；

④ 座椅垫的特性；

⑤ 可用缓冲行程。

在上述因素中，乘员的有效质量是变化的，其他因素都可以预定不变。因此，确定吸能装置启动载荷的因素是乘员的有效质量。乘员的有效质量包括乘员着装和膝盖以上乘员质量及其所携带的全部装备的质量。

在直升机抗坠毁吸能座椅技术的发展过程中，人们提出了多种吸能机理或方案。例如，UH–60“黑鹰”机组装甲座椅采用的是翻转管吸能器，贝尔 230/430 驾驶员座椅采用的是可压碎复合材料圆柱吸器。下面介绍这两种有代表性的吸能器的原理。

（1）翻转管吸能器吸能原理

圆管在受到轴向压缩过程中，可以通过翻转的方式，以其塑性变形吸收大量的能量。圆管在翻转过程中有很长的行程及稳定的翻转力，是非常理想的能量吸收构件。

在准静态加载的情况下，初始翻转后的载荷–位移曲线有一个平台，对应于稳态翻转载荷。稳态翻转载荷 F 是实际使用中非常关注的物理量。

设初始半径为 R_0，厚度为 t_0 的圆管，翻转过程中轴向弯曲半径是常数 b（定义为翻转半径），材料的屈服应力为 σ_y。对于理想刚塑性材料，根据最小能量法可以推导出翻转力的公式如下：

$$F = \pi R_0 t_0 \sigma_y \left[\frac{t_0}{2b} + \frac{2}{\sqrt{3}} \ln\left(1 + \frac{2b}{R_0}\right) \right] \tag{6-2}$$

（2）可压碎蜂窝材料吸能原理

蜂窝材料是典型的多胞材料，具有较好的能量吸收特性。典型的六角形蜂窝材料是由一系列六角形胞元组成的。描述多胞材料的重要参数是相对密度 $\bar{\rho}$：

$$\bar{\rho} = \frac{\rho}{\rho_s} \tag{6-3}$$

式中，ρ——多胞材料的表观密度；

ρ_s——构成多胞材料的固体密度。

相应的孔隙率，即多胞材料中空隙占总体积的比值，为$\left(1 - \frac{\rho}{\rho_s}\right)$。

六角形蜂窝面内单轴压缩典型的应力–应变曲线由 3 个阶段组成：第一阶段响应是线性的，当达到临界应力时，线弹性段结束；之后此临界应力的水平在很大的应变范围内几乎保持不变，即为第二阶段的平台区；最后阶段由于胞元被压实，应力会随应变急剧增加。与能量吸收密切相关的两个参数是平台应力 σ_p 和压实应变 ε_D。

当多胞材料组成的圆柱体被撞击时，碰撞瞬间的最大初始应力为：

$$\sigma_D = \sigma_p + \frac{\rho_0 v_0^2}{\varepsilon_D} \tag{6-4}$$

式中，右侧第一项为准静态平台应力；第二项为惯性效应引起的动力增强项。可压碎多胞材料在碰撞过程中随碰撞速度不同，变形模式也不同。平台应力与碰撞速度的平方成正比。

平台应力是能量吸收的重要指标，对于六角形蜂窝动态压溃过程，Ruan 等人给出了由数值仿真拟合出的经验公式：

$$\frac{\sigma_D}{\sigma_y}=0.8\left(\frac{h}{l}\right)^2+\left[62\left(\frac{h}{l}\right)^2+41\left(\frac{h}{l}\right)+0.01\right]\cdot 10^{-6}v^2 \qquad (6-5)$$

式中，σ_y——构成胞元材料的屈服极限；

h/l——胞元壁厚长度的比值；

v——碰撞速度。

（3）吸能器的新发展

早期的固定载荷吸能器（FLEA）是针对 95%生存率坠机环境，按照第 50 百分位男性质量而设计的，即吸能装置的启动载荷不能随乘员的质量而变化。这样的话，对于第 5 百分位的乘员来说，其所承受的加速度过载大（可能超过人体生理极限），位移距离小；而对于 95 百分位的乘员来说，其承受的加速度过载小，位移距离大，往往会因为行程不够而引起损伤。

理想的吸能器要能够保证任何乘员在坠撞过程中承受的加速度过载都低于人体生理耐限值，且人椅的位移行程尽可能小，以满足飞机的特定要求。这就需要所谓的变载荷吸能器（VLEA），即要求吸能装置的启动载荷随乘员质量的不同而变化。美国海军航空发展中心研发的加速度敏感式自动变载吸能器（ASAVLEA），是一种液压式的被动变载吸能器，通过减压阀感应加速度而控制油液流量的大小，能够自动感应乘员的质量而使得乘员和椅盆加速度保持在人体可接受的最佳值。这个最佳值的确定原则是在不超过人体冲击加速度耐受极限的前提下，尽可能减小乘员和椅盆的位移。这样既可以避免乘员“冲到底”而受伤，又可以减小座舱尺寸。

总之，理想的吸能装置应满足如下要求：

① 能够预定载荷–位移曲线；

② 载荷–位移曲线的特性可自动随乘员和座椅有效质量的不同而变化；

③ 坠撞能量吸收率高，缓冲行程最短；

④ 能够防止冲击后座椅系统反弹；

⑤ 长寿命和高可靠性；

⑥ 成本低，经济性好；

⑦ 质量小，体积小。

4. 人体约束系统

在直升机坠地瞬间，引起乘员伤害的主要有加速度伤和接触撞击伤，而接触撞击伤产生的机会大约是加速度伤的 5 倍以上。加速度伤可以通过抗坠毁吸能来防护，而接触撞击伤必须通过乘员约束系统来防护。

对约束系统的设计要求：① 要有足够的强度，GJB 3210—98 5.2.2.5 条款规定约束系统绑带能承受 17.8 kN 的载荷，在 8.9 kN 净拉伸载荷作用下，1.22 m 的最小绑带长度的伸长量不大于 100 mm；② 要能够将人体约束好，尽可能受力均匀分布。约束系统的均匀性取决于约束的部位和约束点的数量。单纯的约束系统又称为安全带。根据约束点数分为二点式、三点式、四点式和五点式。二点式安全带实际上是一条腰带，通过左、右两点将腰带固定，民航客机旅客座椅通常是这种安全带；三点式增加了一条肩带约束，汽车驾驶员座椅和直升机客舱内的乘员座椅为这种形式；四点式安全带为腰带和双肩带约束，能够对人体躯干提供较好的约束，现役直升机驾驶员座椅大多采用这种形式；五点式是在四点式的基础上，增加了一条裆带约束，可防止人体在坠机过程中相对座椅的下潜位移（图 6–2），减少所谓的下潜损伤。

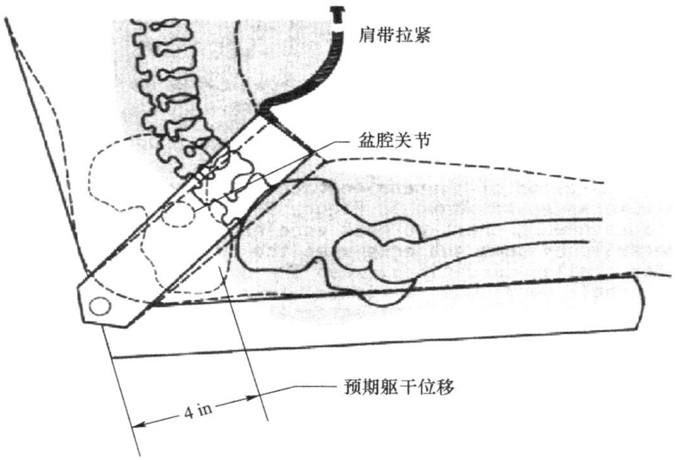
肩带拉紧
盆腔关节
预期躯干位移
4 in

图 6–2 腹部约束腰带下的骨盆下潜位移

不同约束系统下，人体肢体运动的范围是不同的，也称为撞击包线不同。撞击包线（Strike envelop）指乘员在受约束的情况下，晃动头、胸和挥动四肢等所及范围构成的空间界限。撞击包线可参考《军用直升机抗坠毁要求》（GJB 2681—96）或 USARTL–79–22A–22E 设计（两者一致）。

五点式约束下，肢体触及的范围比二点式约束下的肢体运动范围大大缩小（图 6–3 和图 6–4），可有效降低二次撞击损伤的发生率。

在五点式约束系统中，还有一个很重要的部件就是应急锁定机构，通常被称为“惯性卷筒”。它的作用是当乘员受到一个定量的惯性力作用，出现前倾趋

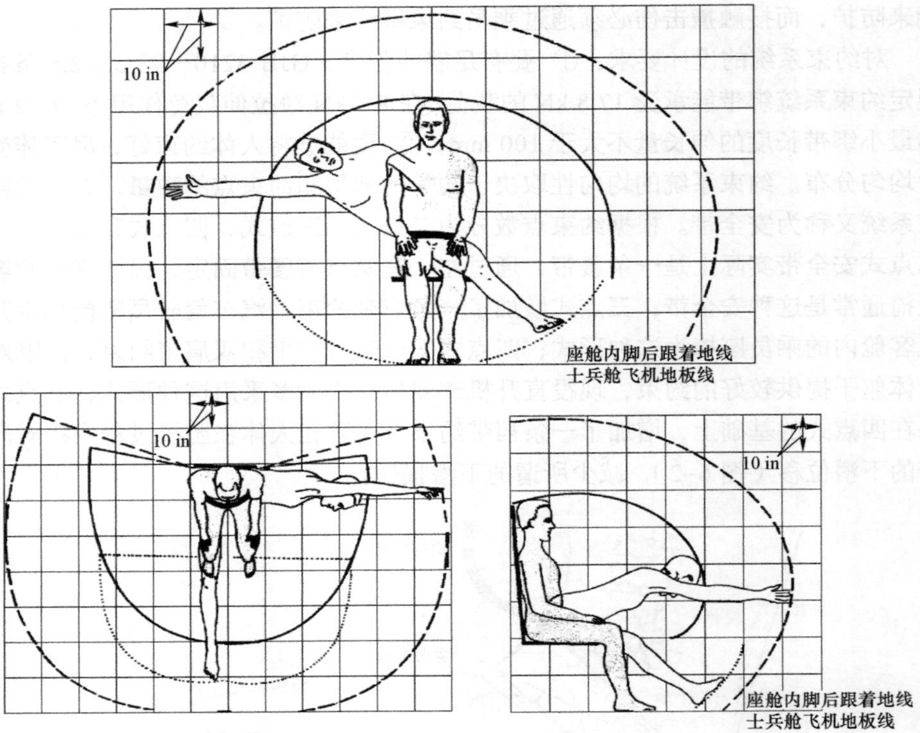
10 in
座舱内脚后跟着地线
士兵舱飞机地板线
10 in
10 in
座舱内脚后跟着地线
士兵舱飞机地板线

图 6–3　仅用腰部安全带约束固定下肢体触及的范围

向时，能够有效地约束住乘员，防止产生撞击伤。MA–16 型惯性卷筒是美军使用在约束机构中的新型惯性筒，可以在全方向的安装位置及肩带的任意伸出长度锁定卷带轴。锁定时，卷带的位移量不大于 38 cm；增加了机体敏感的模式，提高了坠机瞬间约束肩带锁定的可靠性。

人体约束系统的新发展是充气式人体约束系统。它主要包括充气气囊、充气装置、用于激发充气的撞击传感器及监控系统。其工作原理是：根据坠撞冲击的情况，撞击传感器接触闭合，产生电能，激发燃气发生器工作，随后燃气充满气囊，以对乘员形成约束。美国海军和陆军在五点式安全带限制系统的基础上，发展了一种“可充气的人体及头部固定系统”。这种系统由束带/气囊、固体燃料气体发生器和摔机传感器 3 个主要部分组成。固体燃料气体发生器位于气囊内，传感器敏感元件与飞机的电力系统相连接。气囊位于肩带下，由高强度、质量小的织物制成。当座舱底板上的传感器快速检测出直升机发生坠机时，引爆位于两气囊内的雷管，气体发生器产生的气体在 20 ms 内将气囊充胀，大约 1 s 后，气压因冷却而降低，气囊闭缩。此外，座舱气囊系统（CABS）类似于汽

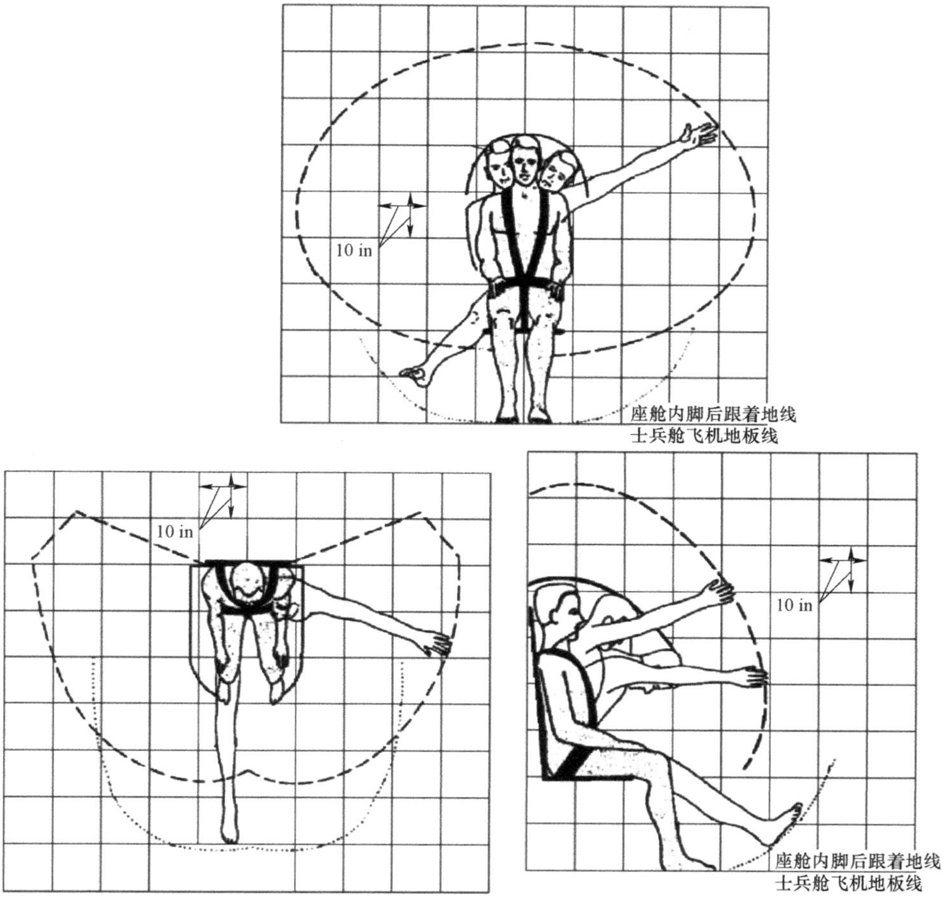
10 in
座舱内脚后跟着地线
士兵舱飞机地板线
10 in
10 in
座舱内脚后跟着地线
士兵舱飞机地板线

图 6-4 五点式充分约束固定下肢体触及的范围

车驾驶员气囊，其主要差别是特定的气囊外形、半球面传感器和气体发生器。CABS 由 3 个气囊组成：一个在飞行员的胸前，两个分别在其两侧，和四点式安全带一起使用，可对头部、躯干和四肢进行约束，防止飞行员在坠机过程中产生位移，以减少与座舱结构的碰撞。该系统的试验结果表明，气囊的约束可把致命的碰撞转化成可生存的碰撞。直升机采用充气约束系统后，将会进一步提高乘员坠机生存率。

5. 座椅垫

在抗坠毁座椅中，配置的座椅垫包括坐垫和背垫，一般要求起到舒适作用。座椅垫的设计应尽可能起到缓冲作用。《直升机抗坠毁座椅通用规范》

（GJB 3838—99）关于椅垫的设计要求是舒适和耐用，椅垫不能当作坠毁能量吸收装置，95 百分位体重的驾驶员乘坐时，椅垫压缩厚度不大于 2/3；位于椅盆中的椅垫，在人体臀部最低点处，椅垫被压缩到 13～19 mm 厚度范围内（当 1g 时），当直升机飞行中进行机动动作、乘员活动及发生坠地时，椅垫不允许发生错位或者分离。

如果坐垫的刚度设计不合适，也可能会使人体上的动态响应超过椅盆上的输入载荷，即出现“动态超调”现象。坠机瞬间，座椅垫的压缩量不宜过大，人体躯干下移，会引起约束系统的松弛，可能给乘员带来撞击伤。座椅垫舒适性主要应使乘员保持最舒适的坐姿，保证人体的腰曲弧线保持正常而不受拉伸变形，腰背部肌肉处于放松状态，即符合人体生理要求；座椅垫应有与人体最贴合的外形，肩部、腰、臀部及大腿部都应有合适的支撑。此外，还有体压分布，最舒适的体压分布应该是尽可能均匀，不应有突变，避免应力集中。最后是座椅垫的振动衰减特性，坐垫应最大限度地衰减 20～40 Hz 频率范围的振动，背垫应最大限度地衰减 4～8 Hz 频率范围的振动。总之，座椅垫的设计应综合考虑舒适性和抗坠毁性的要求，应从座椅垫的材料、几何外形、尺寸、密度、硬度、加载速率敏感性、通气性、回弹率等方面进行研究和考虑。

五、气囊/可展开蜂窝状复合材料吸能结构

航行器的防撞性主要关注的是冲击载荷的衰减和乘员损伤的缓解。可压碎结构如底层地板结构和能量吸收座椅是舱内非常有效的防护装置；然而，飞行器舱内狭小空间限制了它们的有效性发挥。舱外可展开吸能装置不像舱内装备那样有苛刻的要求。因为它们具有可展性，所以它们有足够大的空间去吸收能量。但是，舱外缓冲防护设备也有自身装载限制，往往需要复杂的控制系统和硬件，并且增加的质量会影响飞机的机动性能。

在过去，外部安装安全气囊吸收能量的概念已经被评估。类似于汽车的安全气囊系统，在受到冲击前立即打开，通过主动或被动的通风系统提供衰减。安全气囊设计的难点是经常会有一个来自很高的水平速度方向的剪切力引起它的失效。另外，因为排气方面缺乏主动控制性及在不平坦地形上缺乏有效性，因此，NASA 兰利研究中心的研究人员正在考虑其他的替代办法，例如采用一个新的蜂窝型复合材料可展开吸能装置（DEA）。DEA 吸能装置最初设计用于 NASA“猎户座”飞船防护，随后被考虑应用在民用航行器上，可作为用于衰减坠毁载荷的一种具有潜力的装置。2009 年 12 月 2 日，他们进行了一个全尺寸的坠毁试验，碰撞试验成功地展示了使用 DEA 来衰减动态载荷的可行性。试验把 DEA 连接到装有测量仪器的 MD–500 直升机的底部，以 14.2 m/s（46.5 fps）

合成速度撞击混凝土地面。响应数据表明，机身经历垂直方向 15g 和水平方向 8g 的峰值加速度。应变仪和高速摄影测量的机身变形数据表明，机身受到冲击作用后，保持相对完好。假人数据通过了各种损伤的标准，表明所有乘员未受伤害。

六、保护头盔

保护头盔是飞行员的重要防护救生装备之一。保护头盔具有的功能如下：

① 碰撞和高速气流吹袭防护功能。

② 保证飞行员的语音通信联络功能。

③ 保证正常视觉和眼部防护功能。

④ 与供氧面罩、瞄准具、夜视仪等配套使用功能。

⑤ 军用直升机保护头盔的防弹功能。

⑥ 满足特殊需要，如具备通风、散热和保暖功能。

随着科学技术的发展，头盔具备的功能越来越多，不仅具有基本的防护和通信功能，还是一个安装平台，夜视、瞄准、显示等元器件在小型化后装到头盔上，使得头盔走向综合化。下面主要讨论头盔的组成、碰撞能量吸收性能及评价标准。

直升机飞行人员保护头盔主要由防护外壳、护目镜组件、吸能系统、通信装置和固定组件等组成。防护外壳是保护头盔的主要构件，它支撑其他构件，使头盔形成一个整体，与吸能系统等结合起来，起到碰撞防护和高速气流防护作用。吸能系统是吸收碰撞动能、防止或减轻因碰撞而引起头部损伤的装置。其通常有三种形式：硬衬垫+软衬垫、调节网+软衬垫、硬衬垫+调节网+软衬垫。

碰撞能量吸收性能是保护头盔最重要的防护性能之一。它要求将头盔佩戴到规定的头型上进行碰撞，吸收一定能量后，传递到头型上的加速度应不超过人体耐限。由于试验方法不同，各国对此的具体要求也不同。其试验方法的区别主要在于试验头型的结构和质量、头盔与试验台座的碰撞形式。试验头型要求与人体头部的频率响应和结构近似，质量一般为 5 kg，撞击形式有落头式、摆头式和落锤式 3 种。落头式是多数国家采用的方法。试验时，将头盔安装在头型上，垂直提升到要求的高度，然后释放，使其碰撞平面和半球面台座。对直升机飞行人员保护头盔的吸能性要求高于普通保护头盔。1986 年颁布的美军标 MIL–H–43925C 规定，保护头盔的碰撞速度为 5.33 m/s 时，加速度峰值不超过 400g。到 20 世纪 90 年代对吸能性要求进行了修改，要求碰撞部位分别是前部、头部、顶部、左侧、右侧、左耳罩部和右耳罩部。除了顶部的碰撞速度为 4.88 m/s 时，加速度峰值不得超过 150g 外，其他部位均要求碰撞速度为 6.0 m/s

时，加速度峰值不得超过 175g。

七、着陆后的生存与救生：救生装备、生存技能

火、烟雾、燃油和水可能会影响坠毁后乘员的生存。坠毁案例中，高达 42%的死亡是由于火灾。在 20 世纪 70 年代，美国陆军对燃料系统提出防撞性要求。自此以后，这一因素致死率大大下降。目前多数航行器带有专用的燃料防撞系统。着陆（水）后，乘员应配备适当的个人救生装备，在逃离坠毁的直升机后，主动进行求救联络和生存自救。

通过对国外直升机坠毁防护技术的综述可以看出，目前直升机抗坠毁设计的发展趋势正由被动防护技术向主动防护技术发展；由单一防护向综合防护发展；由传统防护材料向新型轻质吸能材料发展。

相关直升机抗坠毁要求详见：

GJB 2681—96《军用直升机抗坠毁要求》；

GJB 3838—99《直升机抗坠毁座椅通用规范》。

|第三节　民用航空着陆冲击防护技术|

据统计，飞机起飞和着陆阶段的事故率最频繁，尤其是着陆段，占 46%左右，但由于考虑了抗坠毁性要求，用了防坠撞设计措施，使得着陆阶段事故死亡率仅占整个飞机死亡事故的 3%。目前，对于民用航空飞机，与乘客和机组成员安全防护措施有关的标准和规范主要有：

GJB 3210—98《飞机坠撞安全要求（适用于轻型固定翼和直升机）》；

TSO–C127A《旋翼类和运输类飞机座椅系统》；

SAE AS 8049A《民用旋翼航空器、运输类飞机和通用航空飞机座椅的性能标准》；

CA25.562–1A《运输类飞机座椅约束系统与乘员保护的动态评估》；

CCAR25/FAR25/CS25《运输类飞机适航标准》。

一、设计总则

民航飞机安全设计总则一般要求飞机在规定的着陆冲击或坠撞条件下，能防止乘员死亡和使乘员受伤的人数及受伤的程度减至最小，并尽可能地使飞机

的破坏减至最小。为此，需要对可生存坠撞设计的诸多要素进行优化组合，以及在对各部件的性能进行研究和分析的基础上进行综合权衡和择优。

二、鉴定试验及评估

飞机全尺寸坠撞试验是验证飞机结构和各系统在表 6–3 规定的撞击条件下，防止乘员死亡和使乘员受伤的人数及受伤的程度减至最小的能力的理想手段。鉴定和试验条件见表 6–3。

表 6–3　撞击设计条件（起落架放下）

序号	撞击方向		撞击物体	速度变化量 $\Delta v/(\mathrm{m \cdot s^{-1}})$
1	纵向（驾驶舱）		坚硬的垂直障碍物	6.1
2	纵向（后舱）		坚硬的垂直障碍物	12.2
3	垂直		坚硬的水平面	12.8
4	横向	轻型固定翼飞机	坚硬的水平面	7.6
5	横向	直升机	坚硬的水平面	9.1
6	大角度组合撞击	垂直	坚硬的水平面	12.8
7	大角度组合撞击	纵向	坚硬的水平面	8.2
8	小角度组合撞击	垂直	松软泥土	4.3
9	小角度组合撞击	纵向	松软泥土	30.5

注：① 引自标准《飞机坠撞安全要求（GJB 3210—98）》。② 表中第 3 项和第 6 项在起落架收起的情况下，座椅与机身组合体沿垂直方向的设计，垂直速度变化量至少应为 7.9 m/s。③ 具体型号的撞击设计条件由订购方和承制方在合同中规定。④《军用直升机抗坠毁要求（GJB 2681—96）》所规定的坠撞条件与该标准一致）。

详细要求如下：

1. 纵向撞击（Δv_x）

当飞机基本结构以 6.1 m/s 的纵向速度变化量撞击到坚硬的垂直障碍物时，驾驶舱的变形能力能维持驾驶员和副驾驶员的生存空间，并能使他们从飞机中撤离。在这种撞击条件下，发动机、减速器和直升机的旋翼系统（除桨叶外）都应保持在飞机原来位置上。当飞机基本结构以 12.2 m/s 的纵向速度变化量撞击到坚硬的垂直障碍物时，后舱的长度减少量不超过 15%。由此引起的隔框、地板和顶棚的向内弯曲变形不能伤害乘员和妨碍乘员撤离。

为减少纵向撞击遇到的铲地效应，设计时，需在可能产生刨削或犁地的部位，设计成大而平滑的表面，增加被撞区域的滑动趋势；保持滑行表面完整性，使机身头部或发动舱向内弯折效应最小；机身头部应设计成当机身长度的前25%部分受到均匀分布的向上 10g、向后 4g 载荷时，能消除任何刨削和犁地趋势。另外，为减少纵向撞击遇到的弯折效应，要求在表 6–3 撞击条件下，所有载人舱段的机身结构应有足够的强度，要求乘员的位置要远离机身可能的断裂区，使乘员生存空间内弯曲量最小。

2. 垂直撞击（Δv_y）

设计人员应以分析的方法证明：① 当旋翼的升力等于基本设计重力且在起落架放下的情况下，直升机以 12.8 m/s 的速度变化量垂直撞击到坚硬的水平面上时，驾驶舱和后舱的高度减少量不超过 15%，且不使乘员受到致伤的过载；当垂直撞击速度变化量超过 12.8 m/s 时，乘员舱顶部结构不应发生灾难性的塌陷，并能维持乘员的生存空间；② 当起落架收起的情况下，飞机以 7.9 m/s 的速度变化量垂直撞击到坚硬的水平面上时，驾驶舱和后舱的高度减少量不超过 15%，且不使乘员受到致伤的过载；③ 当飞机的撞击姿态在俯仰角为+15° ～–5° 、横滚+10° ～–10° 范围内，起落架收起或放下时，上述①、②两条要求均应得到满足。

为此，设计中应采取以下主要措施：安装大质量组件时，应确保飞机追撞时它们不落入乘员所在区域；增加驾驶舱和后舱垂直方向的强度和刚度，防止结构塌落而伤害乘员；在驾驶舱和后舱地板下方及其他适当位置上设置坠撞衰减结构；装备能够尽量多吸收坠撞能量的起落架、驾驶员座椅和乘员座椅。

3. 侧向撞击（Δv_z）

飞机在受到 7.6 m/s（轻型固定翼飞机）和 9.1 m/s（直升机）速度变化量的侧向撞击时，要求：驾驶舱和后舱的宽度减少量不超过 15%；座舱盖、门和口盖破坏后，使乘员的躯体和四肢不致卡在破损结构的夹缝中。

4. 组合撞击

直升机在旋翼升力等于基本设计重力且起落架放下的情况下，承受组合撞击时，驾驶舱或后舱空间的减小不致对乘员造成严重伤害。

① 横滚角和俯仰角姿态包线：以横滚角为横轴，俯仰角为纵轴，以 8 个坐标点（10，0）、（10，10）、（5，15）（–5，15）、（–10，10）、（–10，0）、（–5，–5）、（5，–5）依次连线围成横滚角和俯仰角姿态包线。在包线内，垂直速度变化量

和纵向速度变化量分别为 12.8 m/s、8.2 m/s，组合撞击在坚硬的水平面上。

② 小角度撞击设计状态：土壤承载比 2.5，飞机俯仰角−5°，飞机翻滚角 ±10°，飞机偏航角 ±20°，飞机航迹角−8°，撞击地面纵向速度 30.5 m/s、垂直速度 4.3 m/s。组合撞击在松软泥土里。

5. 滚转撞击

飞机设计应承受以 90° 角（侧倒）或 180° 角（倒置）的姿态撞击地面和滚动时产生的撞击载荷。假定飞机前身侧面或顶部撞击地面时，陷入 50 mm 深的泥土中，且载荷均匀分布在机身长度的前 25%上，则机身应承载 4*g* 的载荷。在这种载荷作用下，不允许有使就座并被约束的乘员致伤的结构变形。对于上述两种情况，4*g* 的分布载荷是指从垂直于机身蒙皮（即压力）到平行于机身蒙皮（剪力）的任意角度的载荷。当按这种条件设计时，假定门、窗及类似的开口不承受任何负载。

如果飞机不出现上述滚转情况，则按以下方法进行设计：假定飞机以最可能的姿态翻倒在地面上（此时乘员也处于危险状态）。按各个方向分别施加下列载荷：4*g* 的载荷，方向垂直于地面；4*g* 的载荷，方向沿纵向与地面平行；2*g* 的载荷，方向沿横向与地面平行。

6. 乘员的保护

座椅是保护乘员衰减坠撞力的重要装置。在座椅周围应留足够的空间，以防座椅变形时与周围结构干涉，并使座椅在吸收能量时的正常运动受到影响。正、副驾驶员座椅的设计可参考美军标 MIL−S−58095 设计，前向、侧向和后向的后舱座椅可参考 MIL−S−85510 设计。

美国机动车工程师协会航空和宇航标准（SAE AS 8049A），将民用旋翼航空器、运输类飞机和通用航空飞机座椅分为 3 类：A—运输类飞机座椅，B—普通类旋翼航空器或运输类旋翼航空器，C—通用航空飞机。针对不同类型座椅提出动态性能鉴定试验要求，每种座椅最少进行两次动态冲击试验。座椅和约束系统装置作为一个系统来提供着陆冲击时乘员的保护。两次试验，惯性载荷分别主要沿乘员脊柱方向和飞机纵轴。

试验 1：冲击力主要沿着乘员脊柱方向，再加上一个向前冲击分量（合加速度方向为俯仰角−70°），假人姿态为俯仰 0°、翻滚 0°、偏航 0°。这个试验在向下和向前组合冲击加载状态下评估座椅结构强度的充分性、临界的骨盆/腰椎载荷和结构的永久变形，获取仿真试验假人（ATD）头部的位移−时间、速度−时间、加速度−时间曲线。

试验 2：在主要冲击力沿着飞机纵轴、加上一个横向冲击力分量的试验条件下用于确定系统性能，该条件下合加速度方向沿飞机纵向，假人姿态偏航 0°。这个试验评估座椅结构强度是否充分及结构的永久变形、骨盆约束和上躯干约束（如果采用时）的特性和载荷，并得出 ATD 头部的位移–时间、速度–时间、加速度–时间曲线，以及加载座椅导轨或连接头上的椅腿载荷。

为了模拟飞机地板变形，某些类型单排座椅要求在动态冲击试验前安装模拟工装架，这样可以验证座椅约束系统即使在着陆冲击力作用下，飞机及座椅已经严重变形情况下，也仍然连接在飞机机体上并且性能正常。具体见表 6–4。

表 6–4　座椅约束系统动态试验

座椅类型	试验	构形（人椅姿态）/（°）	地板变形/(°)		参数及限值			备注
			滚转角度	俯仰角度	$t_{r_{max}}$/s	G_{min}/g	v_{min}/（m·s⁻¹）	
A	1	偏航 0	0	0	0.08	14（俯仰–70°）	10.67	试验用假人为 ATD 假人（具体参见美国联邦条例汇编第 49 卷运输篇） *为机组人员
	2	偏航 10	10	10	0.09	16（飞机纵向）	13.41	
A B	1	偏航 0	0	0	0.031	30（俯仰–70°）	9.41	
	2	偏航 10	10	10	0.071	18.40	12.80	
B C	1	偏航 0	0	0	0.05*/0.06	19*/15	9.45	
	2	偏航 10	10	10	0.05*/0.06	26*/21	12.80	

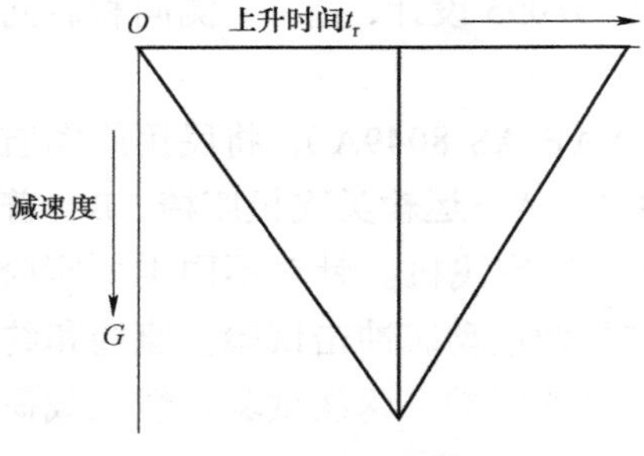
O
上升时间t_r
减速度
G

图 6–5　SAE 座椅约束系统动态试验：试验脉冲模拟飞机地板减速度–时间曲线

表 6–4 中，t_r 定义为上升时间，如图 6–5 所示。

对于民用多排座椅的情况，在试验时安置前、后两只座椅，座椅的前、后间距设置与多排座椅的间距相同。与试验 2 相似，在有或没有地板变形情况下作为另一个附加试验条件，该试验结果为直接评估头和股骨的损伤判据（如果试验还要验证结构性能，则需要地板变形）。这些损伤判据取决于座椅节距、座椅乘员状态及试验 2 条件下从–10° 到+10° 偏航姿态范围内头部位移路线与硬结构的影响。头部位移路径可以在 ATD 假人头部做标记，用光测或高速摄像拍摄，随后用头部损伤判据 HIC 进行评估。

7. 头部的保护设计要求

在设计头部的保护时，需要考虑：

① 刚性或半刚性的结构元件尽可能布置在头部撞击线之外。

② 在头部撞击包线内的一些部位，要采用合适的吸能衬垫材料、可脱落的易碎板、外形平滑的表面或塑性材料。这些部位包括门窗、门框、操作台、仪表板、控制盒、驾驶杆、座椅靠背、电器开关盒及飞行员的个人装具等。

③ 光电管之类的物体，在合力不大于 1 340 N 时应脱落。

④ 带有显示器的头盔质量应限制在 1.8 kg 以内。

在不适宜用易碎和塑性材料的部位，应使用吸能衬垫。衬垫材料的特性如下：

① 应力–应变的特性要在图 6–6 可接受范围内。

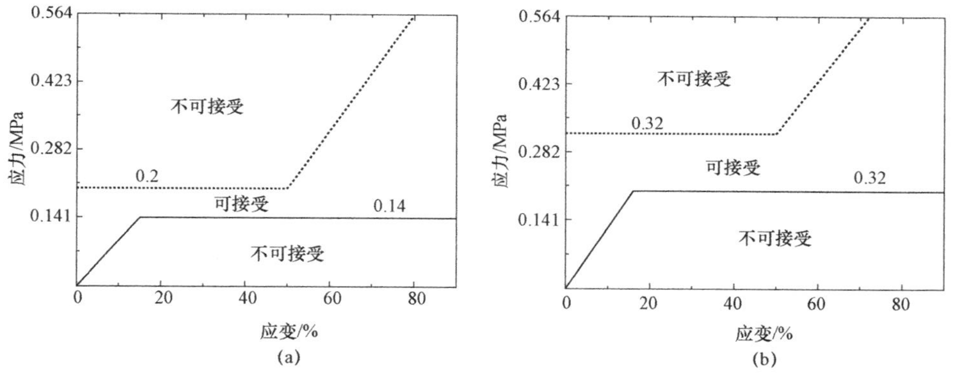
0.564
0.423
0.282
0.141
应力/MPa
不可接受
0.2
可接受
0.14
不可接受
0
20
40
60
80
应变/%
(a)
0.564
0.423
0.282
0.141
应力/MPa
不可接受
0.32
可接受
0.32
不可接受
0
20
40
60
80
应变/%
(b)

图 6–6 头部防护衬垫的应力–应变特性

（a）衬垫厚度大于 25 mm；（b）衬垫厚度小于等于 25 mm

② 衬垫材料应具有足够的厚度，使其压缩时将头部的速度从 7.62 m/s 减至 0。在此过程中，头部吸收的动能约 145 N · m（相当于撞击速度为 7.62 m/s，一个质量为 5 kg 的头所吸收的能量）。国军标 3838 中 3.8.6 条直接要求头靠衬垫厚度为 25 mm，但给出的头靠衬垫应力–应变特性为衬垫厚度小于等于 25 mm。

③ 在头部撞击中，衬垫不得在拐角破裂和被锋利的棱边割透。

④ 需要包覆衬垫的棱边和拐角的圆弧半径不小于 12.7 mm。

8. 下肢的保护

应采取吸能衬垫、易碎板和塑性材料来防止乘员下肢在撞击包线内受到伤害。主要有以下设计要求和特点：

① 无论实际作用力有多大，易碎板都应设计成在不大于 3 560 N 力的作用

下破碎。易碎板破碎时，不能有伤及乘员的尖角或锐边。

② 吸能衬垫的厚度不应小于 19 mm，其作用面积不大于半径为 50 mm 的圆。

③ 脚蹬应给脚后跟和脚关节提供支持，防止脚在坠撞中被卡住。两脚蹬之间要求小于 50 mm 或大于 127 mm，脚蹬与结构之间的间隙要求大于 76 mm。

④ 脚操纵系统的周围结构应有足够的强度，以防在表 8-3 规定的坠撞条件下造成夹、卡和损伤。

上肢的保护按下肢保护的前两条设计。

9. 损伤判据

美国联邦航空局咨询通报《碰撞时人员的损伤判据（AC 21-22）》给出了在民用航空器中乘员损伤判据。其中的判据很多以机动车安全标准为参考，并作为其防护系统类似判据的指导。例如：

① 头部与仪表盘和椅背碰撞的判据参考联邦机动车安全标准 201 号《在内部碰撞中乘员的防护（49CFR 571.201）》。

② 航空器中后向座椅和头靠的设计参考联邦机动车安全标准 202 号《头部约束（49CFR 571.202）》。

③ 转向操纵器碰撞胸部、颈部和脸部损伤判据参考联邦机动车安全标准 203 号《司机与转向操纵系统碰撞的防护（49CFR 571.203）》。

④ 为使头部、胸部和大腿损伤减至最小的判据参考联邦机动车安全标准 208 号《乘员碰撞防护（49CFR 571.208）》。

⑤ 整个身体垂直加速度引起的脊柱损伤限值参考军用标准 5809（AV）《非弹射机组乘员座椅系统地坠撞安全通用规范（MIL-S-58095（AV））》。

通报总结了建议用于评估民用航空器中冲击损伤防护系统性能的碰撞损伤数据。

① 全身碰撞耐受极限：

（Ⅰ）$-G_x$（两点约束）如图 6-7 所示；

（Ⅱ）$+G_z$（两点约束）如图 6-8 所示；

（Ⅲ）$-G_y$（两点约束）如图 6-9 所示；

（Ⅳ）$-G_x$（三点约束）如图 6-10 所示。

② 头部损伤，HIC＜1 000，（t_2-t_1）＜0.05 s。

③ 胸部损伤，对角线肩带载荷 7.8 kN；

④ 腹部损伤，没有建议定量的数据；

⑤ 腿部损伤：

（Ⅰ）沿股骨中线，10 kN；
（Ⅱ）膝盖（集中载荷），2.5 kN；
（Ⅲ）横向（小腿），4.45 kN。
⑥ 脊柱损伤–骨盆压缩载荷，6.7 kN。

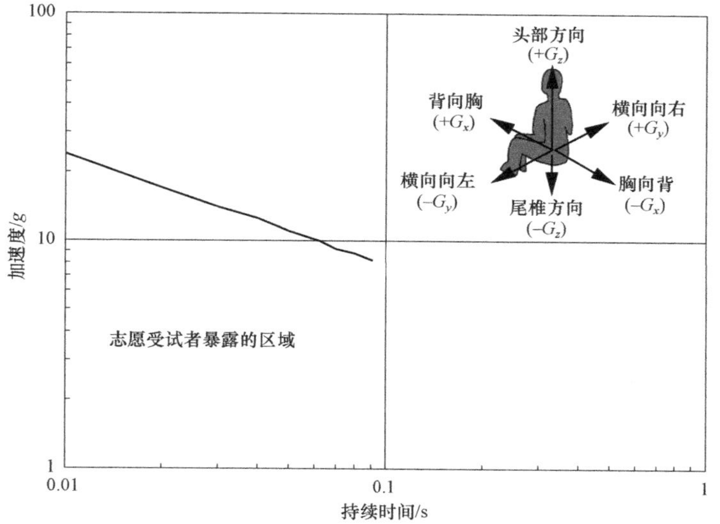

100
10
1
0.01
0.1
1
加速度/g
持续时间/s
头部方向
(+G_z)
背向胸
(+G_x)
横向向右
(+G_y)
横向向左
(−G_y)
尾椎方向
(−G_z)
胸向背
(−G_x)
志愿受试者暴露的区域

图 6–7　二点约束时–G_x 方向碰撞耐受限值

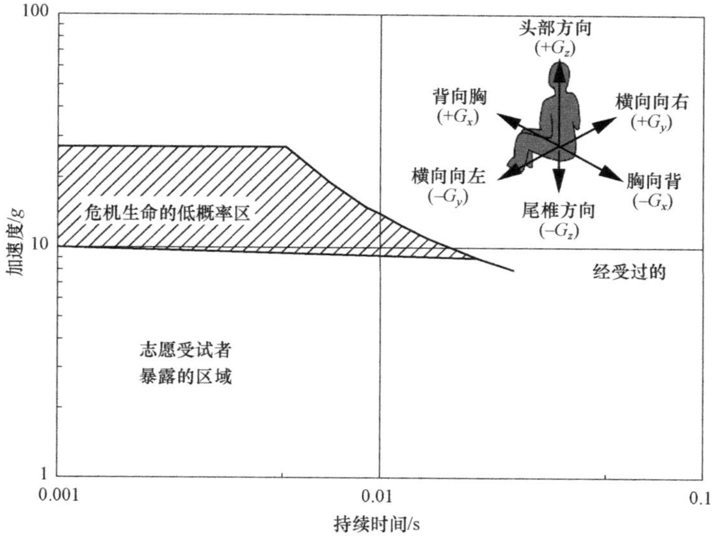

100
10
1
0.001
0.01
0.1
加速度/g
持续时间/s
头部方向
(+G_z)
背向胸
(+G_x)
横向向右
(+G_y)
横向向左
(−G_y)
尾椎方向
(−G_z)
胸向背
(−G_x)
危机生命的低概率区
经受过的
志愿受试者
暴露的区域

图 6–8　二点约束时+G_z 方向碰撞耐受限值

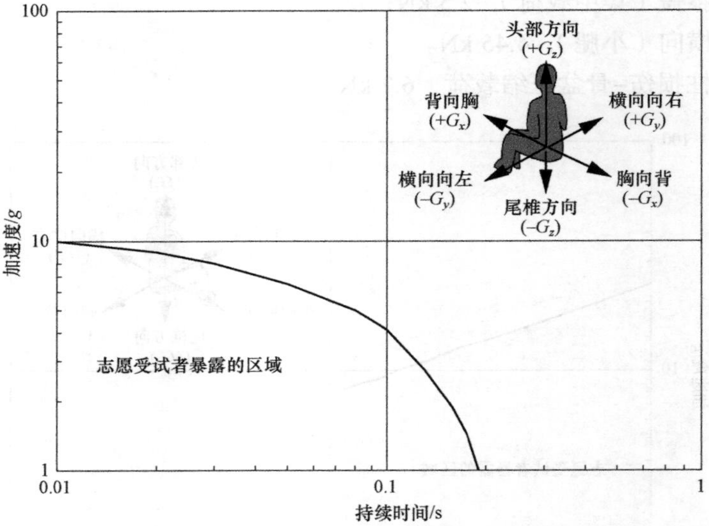
100
10
1
0.01
0.1
1
加速度/g
持续时间/s
头部方向
(+G_z)
背向胸
(+G_x)
横向向右
(+G_y)
横向向左
(−G_y)
胸向背
(−G_x)
尾椎方向
(−G_z)
志愿受试者暴露的区域

图 6-9　二点约束时−G_y方向碰撞耐受限值

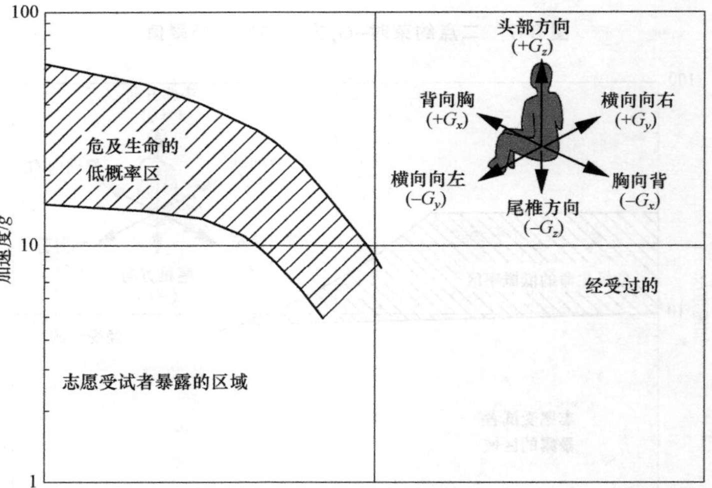
100
10
1
0.01
0.1
1
加速度/g
持续时间/s
头部方向
(+G_z)
背向胸
(+G_x)
横向向右
(+G_y)
横向向左
(−G_y)
胸向背
(−G_x)
尾椎方向
(−G_z)
危及生命的
低概率区
经受过的
志愿受试者暴露的区域

图 6-10　三点约束时−G_x方向碰撞耐受限值

第四节　跳伞着陆冲击防护技术

一、跳伞着陆冲击过载的特点及影响因素

跳伞者接地时，由于运动速度骤然消失而产生的冲击力，称为着陆冲击过载。其方向从头到足。平均着陆冲击过载的大小取决于人体着陆速度和缓冲距离，其计算公式为：

$$G=\frac{v^2}{2gs} \tag{6-6}$$

式中，G——着陆冲击过载；

v——着陆速度（m/s）；

g——重力加速度（m/s^2）；

s——缓冲距离（m）。

上式表明，着陆冲击过载的大小与着陆速度的平方成正比，与缓冲距离成反比。着陆冲击过载的影响因素主要有：

① 垂直坠落速度；

② 水平速度；

③ 体重及附加质量；

④ 着陆点地质条件；

⑤ 着陆姿势等。

二、跳伞着陆冲击伤的特点

跳伞着陆伤最多的部位为下肢，其次为腰背、脊柱及骨盆。根据我国空军统计，被迫跳伞着陆伤中，下肢伤占32%，脊柱及腰背伤占28%，上肢及头部伤占18%。

三、防护措施

预防跳伞着陆外伤的措施是综合性的，其中最主要的是保持正确的着陆姿势和选择好着陆场地。主要防护措施有：

1. 保持正确的着陆姿势

一般采用半蹲着陆姿势，充分利用下肢缓冲功能，减少冲击过载。正确的半蹲姿势是：身体端正，处于半蹲状态；两膝靠齐夹紧并稍微弯曲，腿稍微向前伸，两脚并拢，脚跟在一条线上，脚掌与接触地面平行；两手握住操纵带，全身肌肉紧张，面向运动前方，目视着陆地点，接地有弹性。正确的着陆姿势，可以保证两脚同时接地，防止受力不均匀而受伤；还可以使冲击力沿脚掌、膝关节、髋关节等不断改变传递方向而被分解和消散。在有风着陆时，两腿伸出的角度应根据风速大小而不同，正确的姿势是两腿伸出的方向与身体重心运动轨迹的方向一致，防止着地瞬间身体向前扑倒或仰卧跌倒。正确的着陆姿势可以通过平台跳伞姿势训练来掌握。

2. 选择好着陆场地

跳伞训练时，可以预先选择良好的着陆场地和气象条件。在紧急情况下被迫跳伞时，应注意观察将要着陆的周围环境，及早操纵降落伞，设法避开不利的着陆场所；尽量选择松软的着陆地点，可以增大缓冲距离，减小着陆冲击力。

3. 佩戴个人防护装备

个人防护装备对于防止着陆外伤起到很重要的作用。例如，采用能吸收冲击能量的鞋、防护靴子，可以减缓冲击力的作用；佩戴护踝、护膝装具，可以防止着陆时关节扭伤；带保护头盔，可以防止着陆时头部的碰撞伤。

第五节　载人飞船着陆冲击防护技术

一、飞船返回过程及着陆冲击特征

飞船返回地面是航天飞行的最后阶段，也是环境最复杂、最恶劣的一段。飞船返回一般要经历脱离轨道、再入大气层、打开降落伞减速和地面着陆等过程。首先，飞船从运行姿态调整到返回姿态，包括让轨道舱与返回舱脱离。然后，飞船以很高的速度（约 8 km/s）进入大气层，会与大气产生剧烈摩擦，产生几千度的高温，因此，必须有先进的防热措施。进入黑障区后，周围产生的等离子气体层会屏蔽电磁波，使得返回舱暂时与地面失去联系，随着速度和高度的进一步降低，大约到 40 km 的高度时，飞船与地面的联系将会恢复。在再入过程中，航天员要承受较大的过载，为了确保安全，这一过载必须被限制在人的耐受范围内。返回舱降入稠密大气层后（约 10 km 高度），回收控制系统开始工作，打开降落伞进一步减速；着地前（距离地面约 1 m），着陆缓冲火箭发动机开始工作，使返回舱以较低的速度实现软着陆，确保航天员着陆安全。另外，还要通过导航技术保证落点精度，以便及时发现和营救。

从上述飞船返回着陆过程可以总结出其着陆冲击的特点：一是正常情况下，飞船采用降落伞和着陆缓冲火箭发动机软着陆方式，着陆冲击过载较小，能够满足航天员的安全性要求。在返回过程中，低空风场对舱–伞系统（图 6–11）的运动特性及落地时返回舱的摆角、姿态、速度、角速度、过载等一些参数均产生影响。一般情况下，返回舱落地时的摆角不超过 10°。但是，风速和着陆瞬时返回舱的姿态具有随机性，这样可能会增加着陆冲击过载。因此，飞船返回时对气象条件有一定的限制要求。例如，俄罗斯的“联盟号”飞船能够在平均风速不大于 15 m/s 的条件下正常着陆，并允许水上应急溅落，以确保航天员安全。二是在着陆缓冲火箭发动机故障情况下，飞船返回舱着地垂直速度为 6～8 m/s，着陆冲击过载相对较大，即所谓的硬着陆。在这种工况下，必须利用其舱底结构、座椅缓冲器、座椅赋形坐垫等联合缓冲作用，降低各个方向的冲击，使航天员经受的冲击过载符合安全性要求。三是应急救生情况下，飞船可能降落在陆地上，也可能在海上降落。一般来说，陆地降落着陆冲击峰值较高，作用时间较短，而海上降落与此相反。俄罗斯的“联盟号”飞船、我国的“神舟”飞船均采用正常情况下陆地降落，应急情况下可能海上降落的设计模式，而美国的“阿波罗”飞船采用正常情况下为海上降落，应急情况下考虑陆地降落的模式。不管采用哪种降落模式，着陆冲击过载必须满足航天员安全性要求。

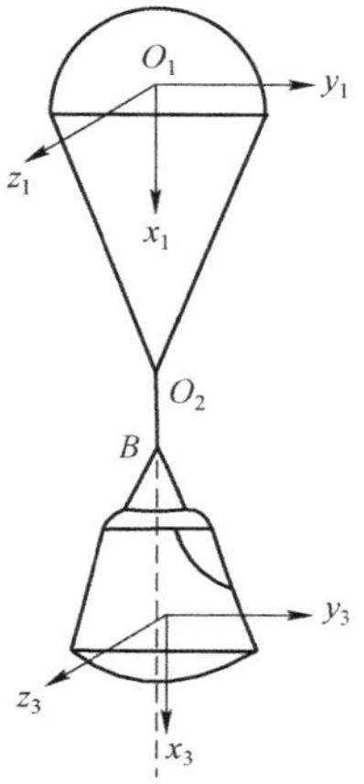

O_1
y_1
z_1
x_1
O_2
B
y_3
z_3
x_3

图 6–11 舱–伞系统模型

在着陆的瞬间，飞船会产生较大的冲击力，对人体产生很大的影响，某些情况下甚至会威胁到航天员的生命安全。载人航天的历史表明，返回着陆阶段的事故发生率较高，例如，“联盟 1 号”飞船的主伞未打开，飞船以高速撞毁，航天员遇难；“联盟 35 号”飞船着陆时缓冲火箭发动机未能发挥作用，造成冲击过载高达 50g 左右，造成航天员脊柱骨折等严重损伤。可见，一旦飞船发生非正常着陆情况，航天员常会遇到较高的冲击过载，对其生命安全构成极大的威胁。因此，必须清楚了解影响着陆冲击力的因素及影响人体耐力极限的因素，从工程上采取必要的防护措施，才能确保航天员的生命安全。

二、影响飞船着陆冲击过载的主要因素

着陆冲击过载值的大小主要与下列因素有关：

① 着地瞬间的初速度；

② 着陆点地形、地质情况；

③ 风速等气象条件；

④ 着陆角度、触地部位；

⑤ 大底结构吸能性能；

⑥ 座椅坐垫系统吸能特性；

⑦ 人体约束系统的性能。

其中，与乘员保护直接相关的因素有：

1. 座椅安装角度及座椅吸能装置

一般来讲，航天员在飞船中采取仰卧姿态返回着陆，正常着陆时，人体承受胸–背向冲击为主，耐限较高。但返回下降过程受风与伞的影响，常发生摆动，因此，着陆瞬间返回舱可能发生以一定角度的倾斜着陆。这样航天员承受的不只是胸背向冲击过载，可能是各轴向的复合矢量。人对着陆冲击过载的耐受以胸–背向（$+G_x$）耐限最高，其次是头–盆向（$+G_z$），再次是侧向（$\pm G_y$），耐受最低的是盆–头向（$-G_z$）。各国学者对此问题都做过一些试验研究，其结果表明，垂直坐着的冲击损伤最重，后倾仰卧位损伤较轻，并发现不同角度冲击，易损伤脏器略不同，垂直位冲击脊柱、肺和肝脏损伤较重，前倾位心脏发生损伤较多，右倾位易出现肝损伤。返回舱向头向倾斜，则会加大$-G_z$效应，向足方面倾斜，会加大$+G_z$效应，着陆冲击以$+G_x$为主，伴有$\pm G_z$、$\pm G_y$时，都比单纯$+G_x$耐受值低。所以，飞船返回着陆时，应尽量控制其姿态，使作用力与身体胸–背向轴向平行。座椅在返回舱地板上的安装角度取仰卧位，背部与水平面的夹角约为 20°，这样基本上可以保证着陆时以$+G_x$载荷为主。在座椅上安装吸能装置，可以在飞船硬着陆情况下，有效吸收着地瞬间从座舱地板传递到座椅的能量，从而有效衰减传递到座椅上乘员的冲击载荷。

2. 椅垫的力学特性

航天员的座椅上装有合体椅垫，它可以提高航天员的舒适性，还可以限制身体变形，使作用力均匀地分布在身体上，以减少应力集中。可是椅垫的材料力学特性的选择，直接关系着人体的动态响应，返回着陆时，冲击力经座椅、

椅垫传递到人体。人–椅之间同椅垫的弹性交联而存在一个共振频率，此外，人体各部位又有各自的共振频率，因此，在一定时间相位时，在人体某一部位可以出现相互叠加，致使某部位耐受的冲击过载高于原冲击值。人们将它称为人体的超调。我们曾将 3 种不同密度的泡沫塑料组合成 4 种椅垫分别放在座椅内，被试者承受胸–背向 $11g_x$ 冲击，结果 4 种椅垫测得人体的动态响应差别较大，胸部响应加速度最大值为 $18.1g_x$，最小值为 $14g_x$，两者相差 $4.1g_x$。许多航空航天设计专家曾提出，理想的椅垫应是较硬的适合人体的赋形椅垫，这样能在人体上测得加速度等于或接近座椅上的加速度，椅垫弹性越大，动态超调反应也越大，但是椅垫太硬，使人感到不舒服，所以往往选用不同密度材料组成，如“联盟号”飞船座椅的椅垫，上层为类似于木头的硬质材料，下层选用软质材料，起减振作用。所以垫子的反弹力越小越好，最好具有部分不可恢复性质。良好的椅垫可以提高机体耐受，否则，会增加人体的动态响应。

3. 人体约束系统性能

约束系统主要用来保护航天员在起飞、返回、着陆过程中，保持良好的体位，在外力作用下减少人体各部分之间的相对运动，减少损伤。着陆冲击力在人体的分布是随人体的支持系统与固定方式而改变的。Clarke 等用狒狒做冲击试验，所收集的数据如图 6–12 所示。该图表明，两种约束固定系统的平均致死的加速度水平有很大差别。Stapp 曾试验证明，良好的约束系统使人对减速过载的耐受值由 $17g$ 提高到 $40g$，甚至约束系统束缚的松与紧造成人体的动态响应可以相差 58%。由于人体属于黏弹性体，弹性物体被激励时，物体上的加速度 $a=\omega^2x$（ω 为物体固有频率，x 为物体相对平衡位置的位移），所以，x 越大，加速度 a

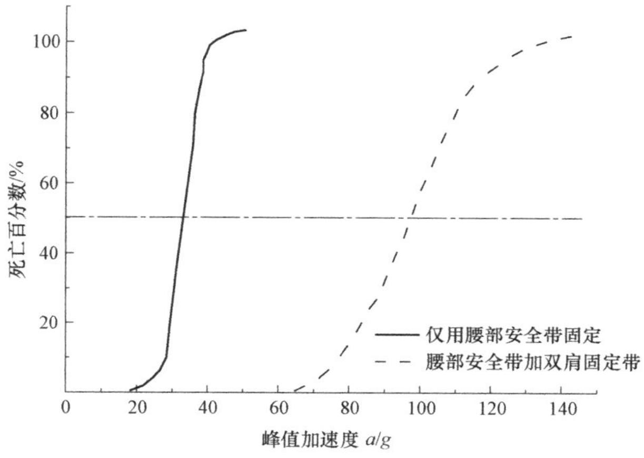
100
80
60
40
20
0
死亡百分数/%
20
40
60
80
100
120
140
峰值加速度 a/g
仅用腰部安全带固定
腰部安全带加双肩固定带

图 6–12 用腰部安全带和用腰部安全带加双肩固定带时的死亡率

就越大。Tames 提出，在任一冲击条件下身体支持与约束系统是测定损伤概率中的基本因素。鉴于约束系统对冲击耐限的影响，当使用人体的耐限时，必须考虑束缚系统结构。

三、飞船着陆冲击评价标准

美国航空航天标准 NASA–STD3000 NOLI/REV.A 规定，飞船着陆冲击安全设计要求：脉冲作用时间小于 1 s，$\pm G_x$ 和 $\pm G_y$ 峰值均小于 20*g*，增长率小于 1 000*g*/s，$\pm G_z$ 峰值小于 15*g*，增长率小于 500*g*/s。

苏联别烈高沃依等著的《航天安全指南》中指出：冲击过载增长速度在（200～500）*g*/s 范围内，当作用时间为 0.1～0.2 s 时，忍受极限相当于（20～22）*g*。这个极限在横向加速度时明显提高。规定：对人允许冲击过载，当作用时间为 0.37 s 时，在胸背方向达到 46*g* 和在背胸方向达到 35*g*。在冲击过载增长速度为（2 000～3 000）*g*/s，并且过载量超出（25～30）*g* 时，可能产生全身振荡（抖动）及局部损伤的不利症状。

我国对飞船着陆冲击人体耐力问题也进行了深入研究，王玉兰等在水刹车式冲击塔上进行了人体$+G_x$冲击试验，结果表明，人体胸部响应过载 15*g*，胸部轻度疼痛；人体胸部响应过载 20*g*，胸部中度疼痛；人体胸部响应过载 25*g*，胸部重度疼痛；人体胸部响应过载 26*g*，胸部重度疼痛，接近生理耐限水平。成自龙等分别对人体和猕猴进行了$+G_z$ 着陆冲击试验，经过试验和理论分析得出下列结论：峰值小于 14*g*，脉冲作用时间小于 50 ms，属于安全区；峰值（14～16）*g*，脉冲作用时间 50～100 ms，属于轻伤区；峰值（16～21）*g*，脉冲作用时间 100 ms，属于中伤区（需住院）；峰值大于 21*g*，脉冲作用时间大于 100 ms，属于重伤区。

飞船在非正常着陆情况下，着地时可能产生较高的冲击过载((20～50)*g*)，可能会造成人体局部损伤，如严重的头部损伤、脊柱损伤等。关于头部损伤程度的评估，可以采用国际上流行的头部损伤标准（HIC＜1 000）；关于脊柱损伤的评估，可以采用动态响应指数（DRI＜16）。在飞船着陆时同时受到 G_x、G_y 和 G_z 作用的情况下，可采用 Brinkley 动态响应模型计算损伤风险 β 值，NASA–STD3001 标准规定要求 β<1。

考虑到长期航天飞行失重因素对人体机能产生的不利影响，长期航天后，航天员的冲击耐限降低。NASA–STD3001 中给出了相应的计算 β 值的方法，具体计算方法详见附录 B。

四、飞船着陆冲击防护技术

返回舱构型通常由钟形或圆锥形上部和球冠形底部组成，内部布局分为乘员区和设备区两部分。乘员区位于上部，包括乘员座椅、控制和显示仪表设备等；设备区位于座椅以下的底部，包括飞行控制、生命保障、测控通信、返回着陆、供配电等仪器设备。返回舱着陆时，底部首先触地。相对于再入过载，返回舱着陆时经历的冲击载荷环境更为复杂和严酷。着陆冲击工况是一个由舱体和地面土壤组成的复杂力学系统，返回舱着陆时的动能实际上被舱体和土壤分别吸收，能量分配与舱体结构特性和地面土质状况有关。对着陆冲击问题尚无成熟的定量分析方法，目前的研究手段以定性分析和试验验证为主。试验结果表明，返回舱在“硬着陆”工况下作用在舱体上的冲击过载峰值高达数十 G_x，必须采取防护设计措施，以保证乘员安全和着陆待援相关的仪器设备正常工作。

1. 防护指标要求

根据人体生理指标，人体能够承受的冲击过载为胸背向不得超过 $35g_x$。因此，返回舱设计应具备着陆缓冲功能，保证在最恶劣的“硬着陆”工况下作用在乘员身体上的冲击载荷低于以上生理指标。返回舱的着陆缓冲设计应从系统层面综合考虑，充分发挥由触地点至乘员之间的传力路径上各环节的缓冲吸能潜力，主要包括座椅缓冲系统和返回舱底部结构。通过优化舱底结构设计，保证与着陆待援相关的仪器设备正常工作。

2. 座椅缓冲系统

座椅缓冲系统是吸收着陆冲击能量、保护乘员最有效的环节，“联盟号”系列飞船返回舱、“阿波罗”飞船指令舱均配置有座椅缓冲系统。典型的座椅缓冲系统由座椅缓冲装置、金属结构座椅、赋形缓冲垫、束缚带组成。每个座椅在返回舱内有头部和脚部两个安装支撑点，头部由座椅缓冲装置支撑，与座椅缓冲装置以滑槽连接，脚部以铰链形式与舱体结构连接。座椅缓冲装置外形为杆状，上、下端分别与舱体结构连接固定，中部通过一个可沿缓冲装置轴向运动的活塞筒以滑块与座椅头部的滑槽连接。座椅与缓冲装置的装配关系如图 6–13（a）所示。赋形缓冲垫由玻璃钢和泡沫塑料制成，外形与座椅型面吻合，内腔与乘员个人体形吻合，安放在金属座椅内，具有辅助缓冲作用。在飞船发射和返回着陆阶段，乘员在座椅中就座并以束缚带固定。

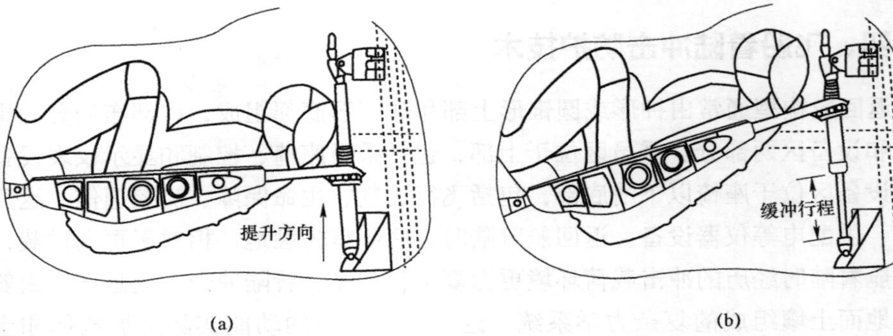
提升方向
(a)
缓冲行程
(b)

图 6-13　座椅与缓冲装置的装配关系

座椅缓冲系统的主要功能包括提升和缓冲。在返回再入过程中，座椅的安装角度为有利于乘员承受再入过载的状态，如上所述。在返回舱着陆前，座椅缓冲装置的活塞筒在高压气体推动下向上运动，带动座椅绕脚部连接铰链转动提升，活塞筒运动至缓冲装置上端锁定，形成缓冲行程，如图 6–13（b）所示。在返回舱着陆时，缓冲装置的活塞筒在乘员及座椅的冲击惯性作用下向下运动，带动缓冲装置内部的吸能结构产生塑性变形或金属切削，从而吸收冲击能量，发挥缓冲作用。返回舱内的仪器设备、电缆、管路布局应留出座椅提升和缓冲的运动空间，保证座椅及缓冲装置动作顺畅，不能与周边任何物体碰撞。座椅缓冲装置提升动作的动力为高压气体，有燃气和冷气两种气源形式。燃气提升是以火工装置工作产生的高压燃气驱动缓冲装置，其优点是系统简单可靠，不需要发射前的准备工作，便于在轨长期储存；主要问题是燃气成分中含有剧毒的 CO，如泄漏到舱内，其浓度将超过安全限，存在重大安全隐患。冷气提升是以气瓶储存的高压空气驱动缓冲装置，其优点是无毒、安全，全系统可测试；缺点为系统复杂，由气瓶、充放气阀门、控制阀门、管路等多个环节组成，发射前需充装压缩空气，气体会以一定的漏率泄漏，不利于在轨长期储存。安全性是载人航天器设计应考虑的首要因素，两者权衡，冷气提升方式更为可取。

座椅缓冲系统在返回舱上的装配调试过程较复杂，为确保提升动作可靠执行，在返回舱总装全部完成后，需进行提升试验，以检查装配效果及运动空间。对于燃气提升方式，其火工装置已预置在缓冲装置内，不能进行真实的点火提升试验，只能靠人力推动缓冲装置活塞筒和座椅，进行手动提升试验。冷气提升方式的气瓶和管路系统可反复充、放气，因此，可进行真实的气动提升试验，甚至能够在飞船综合测试过程中进行包括指令发送、供电、执行机构动作在内的全系统测试。为保证运动空间检查的准确性，提升试验时，须在座椅内安装着航天服的仿真形体假人。试验结果表明，在着陆反推发动机工作、返回舱以

3 m/s 左右速度软着陆的情况下，着陆冲击载荷不足以触发座椅缓冲系统完全动作，缓冲行程只有全行程的 2%～4%，座椅的胸背向冲击加速度只有+10g_x 左右，远低于人体生理指标。在着陆反推发动机不工作、返回舱以 6～8 m/s 速度硬着陆的情况下，座椅缓冲系统完全动作，缓冲行程达到全行程的 92%，能够将高达+60g_x 的垂直冲击加速度衰减至座椅胸背向冲击加速度+30g_x 左右，仍在人体生理指标允许范围内，飞船系统的缓冲吸能效果显著。

返回舱底部为球冠形金属密封结构，着陆时首先触地，在硬着陆情况下会发生较大的塑性变形。返回舱底部布置有大量的仪器设备，通常采用金属大梁结构作为仪器设备安装的基础。因此，大梁布局及金属底结构设计也会对返回舱的着陆缓冲性能产生较大影响。返回舱底部大梁的布局分为两种：一是平行布局，3 根主梁平行布置，中间主梁位于金属底中心；二是交叉布局，大梁沿横、纵两个方向布置，不经过金属底中心区域。返回舱着陆时，底部最先触地部位取决于着陆瞬间的舱体摇摆姿态，但中心区域的触地概率最高。两种大梁布局的冲击试验分析结果表明，平行布局大梁上的冲击加速度–时间曲线峰值约+55g_x，并且存在两个峰值。分析其原因，第一个峰值是球形金属底触地冲击形成的，金属底与主梁之间设计有一定的间隙，金属底冲击变形，与主梁接触后，产生二次冲击，形成第二个加速度峰值。相比之下，交叉布局大梁由于在中心区域没有主梁，留出了金属底变形吸能空间，所以不存在二次冲击效应，冲击峰值也降低至+47g_x 左右，其冲击加速度–时间曲线没有第二个峰值，且明显平缓。由上述分析可知，合理设计返回舱底部结构、发挥其缓冲吸能潜力是改善着陆冲击环境的有效措施。返回舱底部设备安装大梁刚度较大，应避开触地撞击概率最高的中心区域布置，留出金属底变形吸能空间，避免二次冲击效应。

第六节　深空探测着陆防护技术

一、载人登月着陆冲击防护技术

载人登月对促进通信、遥测、材料、计算机、自动控制、系统工程与生命保障等诸多技术的发展，提升我国的科技创新能力，促进高技术的产业化，带动信息技术、微机电技术、新能源、新材料和新工艺技术的发展，带动经济、社会和文化的发展具有重要战略意义。

1969 年 7 月 24 日，美国“阿波罗 11 号”首次实现载人登月，载人指令舱以第二宇宙速度安全返回地面。随后的 1969 年 11 月到 1972 年 12 月，美国相继发射了“阿波罗 12 号”～“阿波罗 17 号”登月飞船，共计 12 名宇航员登陆月球。同期苏联从“探测器–4”到“探测器–8”（1967—1970 年）共实施生产了 15 个产品（外形与“联盟号”的接近，最大直径 2.72 m，质量约 2.8 t，再入速度 11 km/s，开伞高度 7.5 km），仅 5 个成功或部分成功再入，最终搁置载人登月计划。目前美国又准备重返月球计划。

登月舱是个高度集成系统。以“阿波罗”登月舱为例，其登月舱由下降级和上升级组成，地面起飞时质量 14.7 t，宽 4.3 m，最大高度约 7 m。下降级：由着陆发动机、4 条着陆腿和 4 个仪器舱组成。上升级：为登月舱主体，上升级由宇航员“座”舱、返回发动机、推进剂贮箱、仪器舱和控制系统组成，有导航、控制、通信、生命保障和电源等设备，航天员完成月面活动后，还要驾驶上升级返回环月轨道与指挥舱会合。由于登月舱靠近月面时，航天员需要通过窗口观察月面地形地貌情况，判断月表环境是否与目标着陆区域吻合，并控制着陆器姿态实现安全着陆。因此，在着陆阶段不能对航天员的身体自由度进行过多的限制。所以，登月舱内航天员的姿态、位置设计就很重要，需着重考虑航天员的生命保障、生理需求及活动方案的特点。“阿波罗”着陆器着陆时，航天员是处在站立状态的，以免对航天员的操作造成不便，如图 6–14 所示。例如，“阿波罗 11 号”的所谓座舱中，只是一个能容纳 2 名航天员的站位，登月舱内没有供航天员坐的座椅。即便如此，“阿波罗 11 号”着陆前，由于导航电脑系统出现数据延迟，使得着陆器错过了目标着陆区域，因此，宇航员手动控制驾驶着陆器向前飞行一段距离，然后着陆在比较平坦的月面上，实际着陆点与预定的着陆点相距近 4 km。由于着陆过程经历的时间比预定时间长，下降段主发动机消耗了更多的推进剂，着陆器着陆后，剩余推进剂仅能供发动机使用 11 s，是所有着陆任务中推进剂剩余量最少的一次。

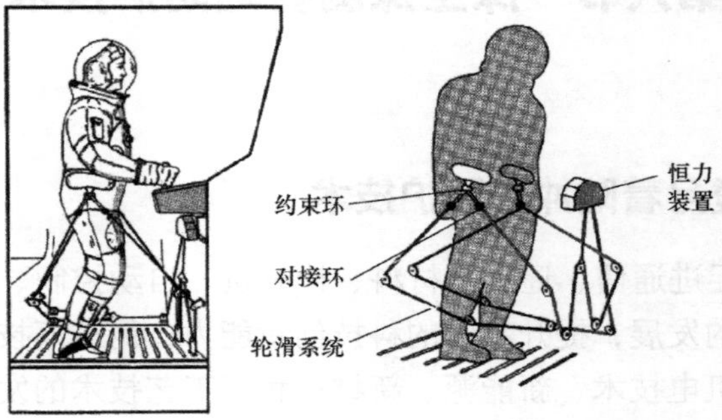
恒力
装置
约束环
对接环
轮滑系统

图 6–14 “阿波罗”登月航天员着陆姿态及约束系统

载人登月最后的着陆过程极为复杂。宇航员驾驶登月舱在 1/6g 重力环境安全着陆月面是极其复杂的任务。登月舱下降段下降至高度 2 m 左右时做悬停，发动机射流造成月壤的搬运，月球表面是模糊不清的，可能出现各种意想不到的情况，登月舱有可能发生倾覆或者坠撞。站姿状态下如果倾覆或者坠撞，可能出现肢体摔打损伤，对后续出舱登月和安全返回造成严重影响。

二、深空探测着陆冲击防护技术

未来 10 年科学的发展趋势，是以月球和火星探测为重点，进行月球及远的载人火星任务，实现载人探测小行星和火星，人类的空间探索向着更深远的宇宙迈进，拓展人类活动的疆域，促进新知识的发现、引领新技术的发展并获取新的战略资源；同时，为研究太阳系的起源和演化、可居住星球的历史和未来，以及寻找地外生命提供线索。2013 年，各航天国家先后制定和公布了一系列深空探索领域科学计划。俄罗斯航天署发布“2013—2020 年俄罗斯航天行动”国家计划，8 项重点领域之一是发展行星际飞行和人类在行星表面活动的全系列新技术。美国国家航空航天局（NASA）正式发布“战略太空技术投资计划”（SSTIP），8 项核心技术投资之一是进入、下降和着陆（EDL）技术研究，加强建模与仿真领域工作。欧空局（ESA）制定出“2016—2018 火星探索计划”（ExoMars）。印度启动首个“火星探测计划”（MOM），并成功发射了火星探测器“曼加里安号”（Mangalyaan），在全球太空竞赛中追赶美国、俄罗斯的脚步。日本宇宙开发战略本部通过未来 5 年日本宇宙事业发展基本计划，出台新版“宇宙基本计划”。韩国公布“2040 宇宙远景”计划，开发出载人宇宙飞船，2030 年研制出火星登陆舱。中国的“嫦娥三号”成功实施月面软着陆，中国由此成为全世界第三个实现月面软着陆的国家。

火星探索和开发具有十分重要的科学意义和经济价值。火星探索不仅起到带动计算机、通信、测控、材料等一系列基础学科和高新技术全面发展的龙头和牵引作用，而且对研究太阳系及宇宙的起源、演变和现状，对进一步认识地球环境的形成和演变，认识各行星之间的关系，有着深远的科学意义。

自 1962 年苏联成功发射“火星 1 号”探测器并飞掠火星以来，人类火星探测之旅的帷幕就正式揭起，航天史也掀起了火星探测热的新篇章（图 6–15）。各航天大国相继制定了火星探测计划，如火星侦察兵计划、曙光女神计划、MarsDrive 等。自 1971 年“卫星 24 号”“火星 2 号”及“火星 3 号”，到近十年来的火星探测漫游者：“勇气号”、“机遇号”（2003 年）、“凤凰号”（2007—2008 年），火星科学实验室：“好奇号”（2011 年）等，目前世界上已有 20 余次探测器着陆。这些着陆探测器对火星进行了详细的考察，并向地球发回了大量数据。未来 15 年火星计划还有洞察号（2016 年）、火星微量气体任务（2016 年）、ExoMars 着陆未来任务器（2016 年）与轨道卫星（2018 年）、火星样本取回任务（2018+）。

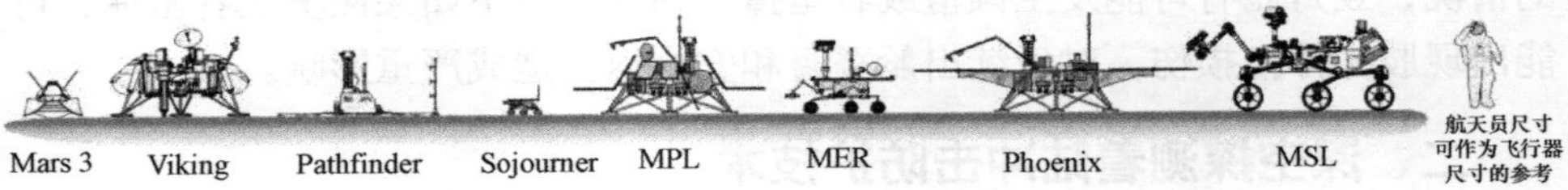
Mars 3
Viking
Pathfinder
Sojourner
MPL
MER
Phoenix
MSL
航天员尺寸可作为飞行器尺寸的参考

图 6–15　典型的火星着陆器

载人火星探索的关键之一是着陆安全。较载人飞船返回地球着陆而言，火星极寒的气温、稀薄的气压、极速的尘暴、复杂的地形地貌等环境参数，以及难以遥控的飞船降落方式、落速、姿态角等着陆工况，使载人火星登陆充满诸多不确定性和风险。尤其是从地面发射到火星登陆，失重飞行历时近一年，人体机能发生诸多退行性变化，抗冲击耐力下降明显。尽管空间飞行骨丢失造成人体机能、耐力下降及工程风险增加问题被认识得很早，并且已有各种预防和锻炼措施，但有研究通过对 80 多位在国际空间站工作累计超过 215 天的乘员的骨密度进行统计分析，表明该问题至今仍未得到很好的解决。

由于火星大气稀薄，经降落伞减速后，探测器的下降速度仍高达 25～35 m/s。飞行器在着陆过程中将产生较大的冲击加速度载荷。人类登陆火星必须要解决的关键技术是飞行器的软着陆技术。要确保舱体结构、精密电子设备、乘员的安全，必须对飞行器进行缓冲防护和安全性评估鉴定。鉴于火星大气成分、地理环境、重力条件等方面与地球存在较大差别，目前主要有 3 种缓冲模式，见表 6–5。

表 6–5　深空探测器缓冲着陆系统的主要模式

模式	形式		实例
软着陆缓冲机构 图 6–16（a）和图 6–16（d）	可展开式	向下展开	美国“阿波罗”（Apollo）登月舱；苏联“月球–17”着陆器；欧洲“月球–2000”（EM–2000）；“嫦娥三号”
		向上展开	
	不可展开式		苏联“L3M”登月舱
空中悬吊机 图 6–16（b）	悬吊机降落巡视器		美国“火星科学实验室”（MSL）；“好奇号”（Curiosity）
气囊缓冲装置 图 6–16（c）	单气囊式		美国“火星探测巡视器”（MER），内装“勇气号”（Spirit）、“机遇号”（Opportunity）火星表面巡视器
	多气囊式		苏联“月球–9”；美国“火星探路者”（MPF）着陆器

1. 软着陆缓冲机构

软着陆机构，一般采用 3 条支腿机构，支腿吸能方式用蜂窝铝金属（如“嫦娥三号”“海盗号”及美国火星 DRA5（图 6–16（e））或液压缓冲机构（如“勘测者”和“月球”系列）。2014 年 9 月刚从国际空间站返回的俄罗斯 Soyuz TMA–14M 乘员 Artemyev 在加加林宇航中心，利用 Soyuz 返回舱内卡兹别克座椅开展地面模拟火星登陆工况，探索载人火星着陆的影响和操作方案的可行性，预示着俄罗斯未来大型载人登陆舱火星登陆方式已经具备雏形（图 6–16（d））。相对而言，蜂窝铝支腿机构结构简单，性能稳定；液压支腿吸能效率高，例如马红磊等人提出过一种液压气刹缓冲机构，但结构复杂，易受温度场影响。总体而言，软着陆机构的优点是容易与着陆器结构集成，能够承受很大的质量；缺点是受支架高度所带来的稳定性问题的限制，其对着陆点的地形要求高，着陆表面不能有大的坡度、岩石和凹坑等较为恶劣的地形。同时，探测器离地面有一定的高度，着陆器重心过高，会增大着陆时发生翻覆等危险的概率，探测车出舱着陆比较烦琐和困难，例如“嫦娥三号”的“玉兔”登陆过程复杂、耗时。

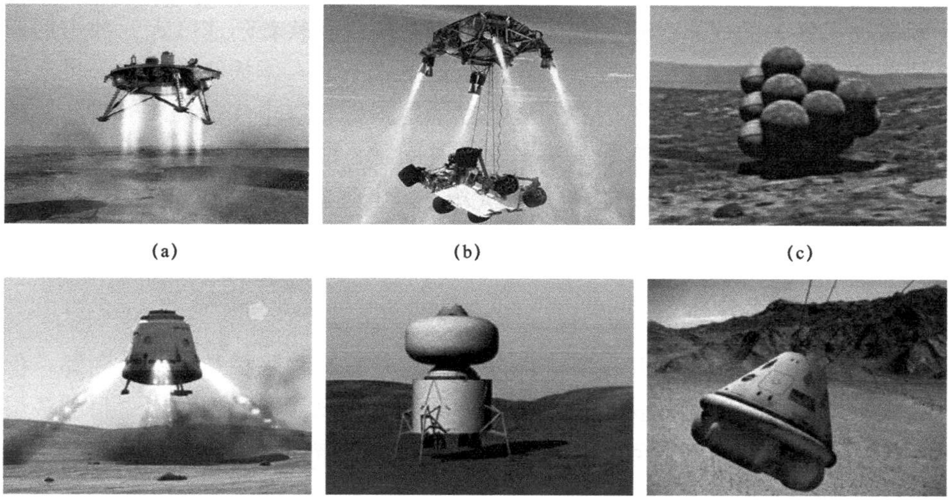

(a)　(b)　(c)　(d)　(e)　(f)

图 6–16　典型深空探测器着陆模式（（a）～（c）已有；（d）～（f）在研）

（a）缓冲支腿机构；（b）空中悬停；（c）全封闭气囊；（d）带支腿登陆舱；（e）DRA5 支腿机构；（f）气囊缓冲登陆舱

2. 空中悬吊机

2012 年 8 月，美国 NASA 火星科学实验室的“好奇号”，采用空中悬吊机着陆机构成功在火星表面上着陆，展现了大载荷、精确平稳、可靠性高的优越性。着陆时，探测器经过高达 15g 加速度的急剧减速和巨型降落伞高速充气所带来的强力冲击，速度降到约 90 m/s 后切伞抛伞，由下降级吊挂着漫游车落向火星表面，接近火星表面时，下降级的 8 台反推火箭点火，900 kg 的“好奇号”的 6 个轮子触地后，吊绳被切断，下降级抛掷到安全距离以外。同时，该着陆方式也暴露了自身的不足，主要是需要配备大推力的反推火箭，着陆时反推火箭姿态、点火时间及强度控制系统十分精细复杂，任何小的失误都有可能造成软着陆的失败，并且整个系统造价也十分高昂。

3. 缓冲气囊装置

气囊具有结构简单、质量小、可折叠、造价低廉、工作性能稳定，对地形、地貌参数不敏感等诸多优点，可以很好地满足未知外星球环境着陆任务要求，在航天器与飞行器着陆、回收领域得到广泛应用，例如火星“机遇号”“探路者号”及美国在研的登月舱（图 6–16（f））等。但对于载人着陆器而言，如果采用目前的全封闭气囊，由于飞船增加了质量，因而需要非常庞大的气囊系统，无疑增加了任务的成本。最主要的问题是全封闭气囊软着陆速度大，冲击加速度载荷高，弹跳多次才能平稳。该弹跳载荷模式下，人体损伤机制这一科学问题尚不清晰。降落伞牵引下的着陆器基本采用多层气囊排气式缓冲软着陆，排气释放冲击动能，有可能有效解决多次弹跳问题，成本也大为降低。美国在研“猎户座”飞船着陆气囊系统为 6 个气囊组，每个气囊采用内外层嵌套式双层结构，但其内层仍为封闭式，内外结构较复杂，高速冲击时，有可能造成二次冲击。

4. 综合对比分析

综合比较而言，以上几种着陆器外部或舱外软着陆防护装置各有利弊。但从航天器性能稳定、制造快、成本低的指导思想和设计理念来对比，目前多层气囊排气式着陆器缓冲模式虽有不足，但具有较多潜在优势，很可能成为载人火星着陆研究的重点方向。

每种登陆舱着陆冲击时的冲击载荷环境都与舱体的底盘结构、着陆速度、着陆姿态，以及着陆环境的风速、风向、地表性质、地面不平度等因素有关，而火星的这些极端、恶劣、多变的着陆工况和环境参数，使冲击载荷环境更为复杂。已知的无人火星着陆器着陆冲击数据表明，舱内具有较高的冲击加速度。要确保乘员的生命安全，仅靠外部防护缓冲装置不足以满足载人着陆的安全要求。当冲击过载超过人的耐限时，会造成人体损伤，直接威胁乘员的生命安全。因此，综合研究载人火星探测着陆冲击对人体的影响及提出有效的舱内、外综合匹配的着陆系统模式，对于确保乘员的生命安全更有意义。

对舱内着陆冲击防护技术的研究工作主要集中在提升舱内缓冲座椅的抗冲击性能方面。从工作原理来看，主要是吸能机构和材料的设计。吸能机构的性能直接影响着座椅的抗冲击性能，其设计是根据冲击脉宽、乘员的有效质量、座椅悬置部分质量、座椅坐垫特性及有效冲程来确定的。座椅吸能机构主要分为翻卷管样式、膨管式、悬臂式、液压式、气囊式等。根据吸能机构，启动载荷的变化又分为变载吸能式、加速度敏感式、自动变载式等。这些不同吸能机构和变载模式目前主要用于提高直升机抗坠毁性能上。另一个提升缓冲能力的途径是从吸能材料上谋求突破，例如通过优化设计 Skydex 材料微观结构来提升材料抗冲击性能，但对于新材料的应用，在航天领域较为慎重。

从发展历程和趋势来看，对舱内着陆冲击防护技术的研究工作应该更加符合轻、好、省的理念。早在苏联“东方号”任务时，弹道式返回飞船就采用半卧式弹射座椅返回系统。美国“水星”项目也采用半卧式姿态，并在大量人体耐力试验基础上，调整了冲击作用方向。为使座椅系统轻质化，采用了轻质玻璃纤维增强座椅和个性化的坐垫，成功、有效地提升了乘员抗荷能力。苏联“上升号”沿用了半卧式成功经验，为增加舱内乘员数量，座椅系统要求小型化、吸能化，研制出了配有标准化坐垫的 Elbrus 座椅系统，苏联“联盟号”时已将坐垫发展成为俄飞船目前仍在使用的卡兹别克（Kazbek）座椅，首次使用赋形吸能坐垫。美国为了降低探月成本，在“双子星座”任务中采用水上着陆和 Vostok 弹射座椅系统；后续的“阿波罗”任务仍采用弹道式返回和半躺悬挂式座椅配标准坐垫。目前在研的“猎户座”飞船效仿较经济实用的“阿波罗”模式，与此同时，NASA 还支持并探索了“猎户座”飞船返回着陆气囊式缓冲座椅系统的可行性，但该方案采用简单金属架结构，未采用赋形方式，额定载人 6 人。也有分析认为座舱内乘员人数最佳为 3 人，可节省空间和飞行成本。在国内，为提高座椅的缓冲性能，有学者通过简化力学模型分析和力学试验验证，探讨了飞行器坐垫缓冲设计的原理和方法，并认为通过坐垫整体刚度特性的良好设计，能够显著降低冲击过载的峰值，然而目前的坐垫在个别重点部位防护效果仍然有限，例如，对乘员头盆向过载的防护仍然存在一定风险。对比分析以上这些现有飞船座椅，主要存在的不足是体积和质量大，占用飞船宝贵空间和有效载荷，且缓冲性能有限。从着陆器轻、好、省的设计理念和原则来看，气囊座椅将成为深空探测软着陆最佳方案，关键问题是解决好内外气囊与舱体、乘员的适配性与评估。

马红磊等人也提出过一种多层气囊着陆缓冲座椅（图 6-17），其特征是：它包括由内向外逐层包裹的多层气囊，各层气囊内部均设有在充气后使其保持形状的拉布，在气囊壁上设有多个由爆破膜开启的排气孔，且外层气囊排气孔的总截面积逐层小于内层气囊排气孔的总截面积，外层气囊爆破膜的开启压力逐层小于内层气囊爆破膜的开启压力。在缓冲过程开始前，各层气囊充满气体，乘员乘坐其上，并由束缚带固定；缓冲过程中，各层气囊的爆破膜达到预设压力时开启，以不同速率泄压，以此实现大幅度延展冲击载荷的脉宽，削弱冲击载荷的峰值。由于具有多层气囊，因而任一气囊的损坏仍不会使着陆缓冲座椅完全失效，故使其可靠性得到提高。

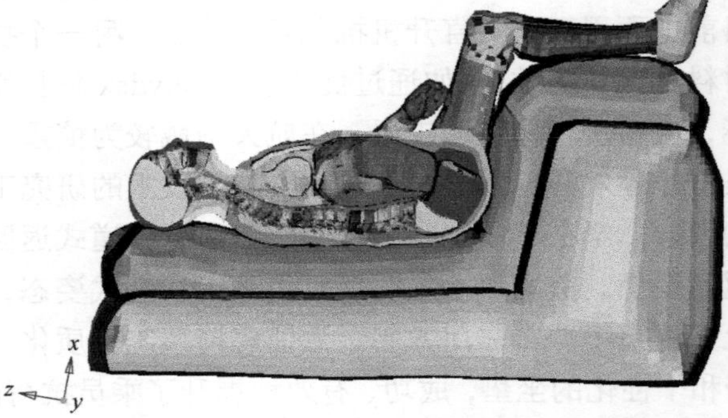
x
z
y

图 6-17　载人火星着陆缓冲气囊概念座椅（见彩插）

第七节　载人空降战车空投防护技术

空降装甲车，是一种具有高战略机动性和突击能力，能满足空运、空投和机降需要的装甲车辆，是空降兵部队快速部署的重要装备。空降装甲车的列装从根本上提高了空降兵部队的地面机动作战和应急机动部队大纵深快速反应、联合作战和应付突发事件的综合作战能力。

载人空投是空降车的新技术特征之一。载人空投可以大大减少空降车着陆后车辆的准备时间，提高空投和地面作战的转换速度。统计结果表明，载人空投后，空降车的战场准备时间仅是人车分离空投战场准备时间的 10%～20%，可以极大地提高空降车的战场反应速度，保证空降战车的战略和战术机动性。

世界上最成熟的空降战车是苏联的 BMD 系列空降车族，包括从 BMD-1 到 BMD-4 系列型号。BMD 系列空降车采用的空投系统有 3 种，即多伞货台空投系统、降落伞-火箭制动空投系统及无货台空投系统。这 3 种空投系统与 BMD 空降车匹配，都完成了载人空投任务。

最早的载人空投是苏联空降兵在20世纪70年代初期完成的。1973年1月5日，在苏联斯洛博通卡伞降场，一架安–12运输机用MKS多伞空投系统，完成了世界上第一次人员乘BMD伞兵战车空降的壮举。进行载人试投的是梁赞空降兵学校的少校教员祖耶夫和空降兵亚历山大•马卡洛夫上尉。1976年1月23日，在普斯科夫郊区，第76近卫空降师基斯洛沃伞降场完成了使用PRSM–925–83降落伞–火箭制动战车空投系统的载人空投。1983年4月23日，由尼古拉等人乘坐BMD–1伞兵战车，使用“舍里夫”无货台空投系统，成功地从伊尔–76飞机空投下来。1998年8月，俄罗斯又成功实施了伞兵战车满员载人空投试验。这次试验是俄军第76近卫空降师所属一个伞兵团的7名官兵，使用“舍里夫”无货台空投系统，乘坐BMD–3伞兵战车从伊尔–76飞机空投下来的。

载人空降战车高强度的着陆冲击极易造成乘员的损伤，不仅关系到乘员的生命安全，也关系到整个空投任务的成败。为确保载人空投着陆时乘员的生命安全，必须有科学的空降车着陆冲击的安全性指标要求，空降系统与空降车及人—椅系统的综合匹配和载员的安全性防护技术等。目前，俄罗斯已经掌握了较为成熟的空降车载人空投技术，其核心技术主要从载人航天飞船返回着陆技术移植而来，但由于空降车和载人飞船是两种不同的复杂系统，两者在总体结构、布局、使用背景等方面都有较大差异。

一、BMD空投技术

BMD空投技术也是移植于载人飞船技术。载人飞船在工程研制和验证阶段要进行综合空投试验。采用大型货运飞机将飞船在高空空投来验证伞、舱、防护系统性能及匹配性。BMD在此投放系统基础上稍加改进（图6–18）。这里仅介绍PRSM降落伞–火箭制动战车空投系统及用PBS无货台战车空投系统（图6–19、图6–20）。

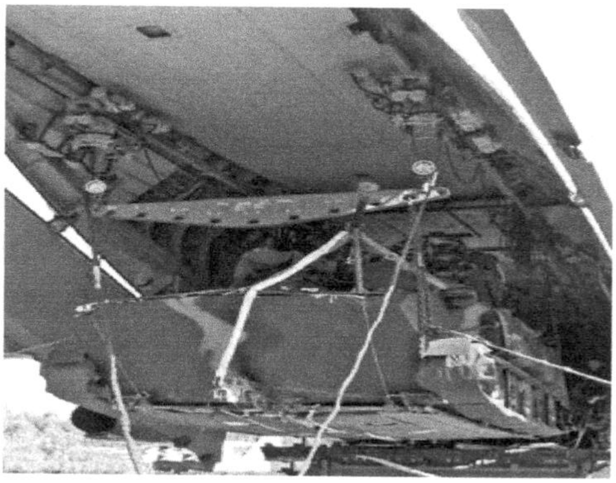

图6–18　BMD投放平台

第一阶段：当载机到达空降场上空，驾驶员打开飞机货舱门，按下“投放”按钮，使挂在机尾部的牵引伞抛出，在气流作用下打开充气。在大小为 8～10 m^2 的牵引伞的拉力作用下，打开与飞机地板锁在一起的固定–牵引锁，并将战车沿飞机地板上的中央导轨和两条滚棒向外拉离飞机货舱。

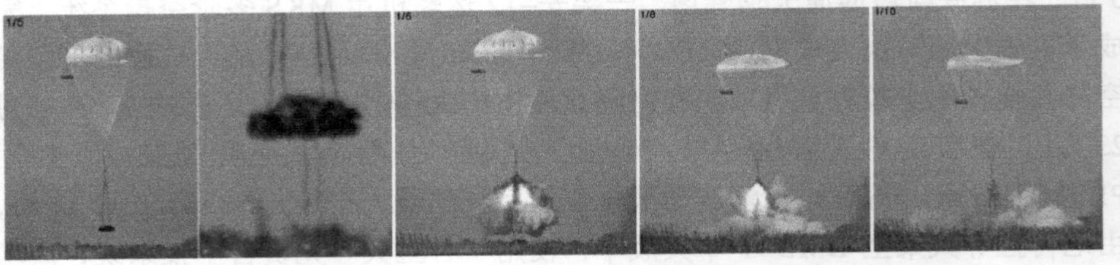

图 6–19　PRSM 降落伞–火箭制动战车空投系统

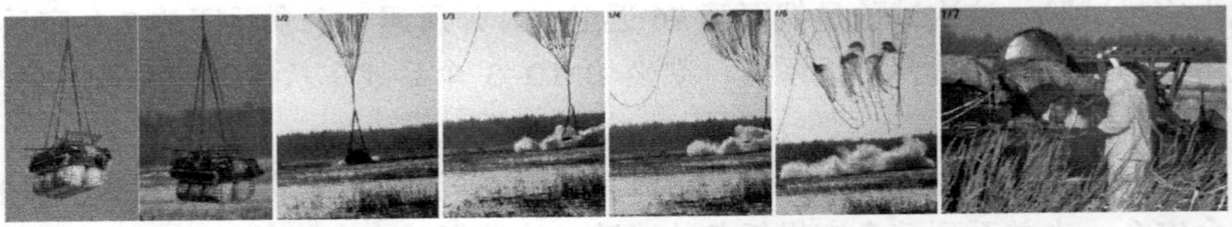

图 6–20　PBS 无货台战车空投系统

第二阶段：战车脱离飞机瞬间，开锁装置在弹簧作用下打开牵引锁，使牵引伞与战车分离并迅速拉开辅助引导伞，通过该伞可迅速将主伞打开。在使用 PBS 无货台空投系统时，在辅助引导伞拉开主伞的同时，打开稳定减速伞，保证系统进一步减速，防止空投战车过度翻滚，以保持较好的开伞姿态。

第三阶段：用 PRSM 降落伞–火箭制动战车空投系统空投时，用 1 具 540 m^2 或 3 具 350 m^2 的主伞。当主伞系统拉直时，拉绳启动探杆开锁器，在离机 12 s 后，探杆由水平状态转向垂直状态，使探杆移至工作位置并由触杆锁锁定，触杆伸出规定的长度。在主伞系统拉直的同时，提起 4 台 PRD 固体燃料发动机组件，吊带系统拉直，打开了火箭缓冲系统的保险。火箭发动机组件进入准备工作状态。

用 PBS 无货台战车空投系统空投时，使用 MKS–760φ–4 多伞系统（760φ 代表单伞面积 760 m^2，4 代表降落伞数量为 4 具）的主伞或 9 具 MKS–350–9 型的多伞系统。当主伞系统拉直时，带动连动机构，解脱滑板和缓冲气囊的约束，使滑板和缓冲气囊靠自重下落，缓冲气囊展开，自然充气涨满。

第四阶段：此时使用 PRSM 降落伞制动战车空投系统空投的战车，以 16～23 m/s 的速度下降。当探杆触地瞬间，接通电路，点燃火箭，火药燃烧的气体从喷口喷出，产生反推力，使战车再次减速，下降速度减小到 4～5 m/s。着陆时，左、右滑板也起到缓冲作用，减小了战车与地面的冲击力。触杆触地时变形脱落，触杆只能使用一次。

用 PBS 无货台战车空投系统空投的战车下降速度为 8 m/s，着陆瞬间气囊被压缩，排气孔泄气，缓冲系统工作，减小了战车与地面的冲击力。在战车着陆瞬间，作用在主伞上的空气阻力突然减小，分离锁迅速工作，使车辆和伞系统分离，以防在有风条件下战车被刮起的落伞拉翻或拖曳。

二、舱内防护技术

载人空降战车内的冲击防护措施借鉴了载人飞船的舱内防护技术（图 6–21）。首先，车内加装“卡兹别克”空投座椅。这是用宇宙飞船上使用的座椅改装的，座椅使乘员呈仰卧状，座椅头部有减震器，从而使载员在着陆时，人员脊柱不会受到冲击伤害。其次，战车上的降落伞连接点改用火工品，即在着陆或着水后，当车内人员确认着陆或着水后，按下开关，就将降落伞连接点解脱掉。车内还安装有自动脱离信号显示装置。

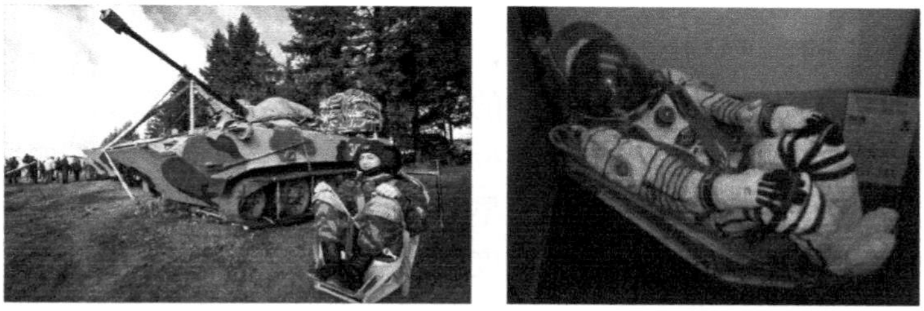

(a)　　(b)

图 6–21　BMD 战车与“联盟号”飞船座椅

（a）BMD 战车座椅；（b）“联盟号”飞船座椅

第八节　舰载机着舰冲击防护技术

航空母舰是捍卫海域、保卫领土的重要军事力量。由功能各异的多种舰载机所组成的航母航空联队是航母的强大作战威力所在，担负着为以航母为核心的水面舰艇编队夺取局部海域制空权、制海权，实施对陆打击、反潜作战、远程预警、作战指挥等重要的作战使命。舰载机在海上母舰这种移动平台上安全起飞和降落是航母关键技术之一。

舰载机在风浪中纵、横向运动着的航母上完成着舰，任务复杂且危险。着舰受到进场速度、阻拦或水平速度、下沉速度、飞机俯仰角、飞机滚转角、飞机滚转速率、飞机偏航角、偏离中心目标距离等多变量的影响，着舰必须综合考虑这些参数。在20世纪50年代，着舰事故率高达35次/万次，后来由于改进了着舰引导技术，增加了一些辅助设备，事故率开始逐年下降，但直到1964年，夜间舰载机着舰事故率仍然高达10次/万次，而同年3.1次/万次的日间舰载机着舰事故率也远高于同时期陆基飞机的着陆事故率。舰载机进舰可能发生的着舰事故不仅影响着舰载机的生存率和战斗力，甚至还会危及整个航空母舰本身的安全。早在20世纪60年代，美军根据着舰环境，提出了美军标MIL-A-8863(ASG)，对着陆冲击情况下的变量与着陆类型给出了详细的描述和限制，以减少事故率。几经补充和修订，1993年07月19日颁发更为详细的美军标MIL-A-8863C(AS)。各国根据自己飞机、航母等具体不同，制定不同的标准。

一、着舰引导技术

早期的舰载机主要是螺旋桨飞机，由于它的质量小、体积小、飞行速度很低，在航母上降落时，飞行员有足够的反应时间，故最早期的舰载机采用陆基飞机相同的着陆方式，由站在飞行甲板末端左侧的着舰信号官通过手持旗板打信号来指挥舰载机进舰与着舰，辅以早期的阻拦装置制动，就可以满足着舰要求。这种方式着舰的水平和垂直加速度过载对乘员不构成致命威胁。第二次世界大战后，随着航空技术的发展，飞机着舰的速度也相对提高到120节，原有的引导技术已经不适应，事故率也激增。为此，英国对航母进行了改造，提出倾斜甲板设计方案，延长了着舰纵向距离。同时，给舰载机安装进场动力补偿系统，实现了等角下滑方式着舰，即着舰后一直保持下滑航迹角、俯仰角、速度和下沉率不变，直至舰载机与甲板啮合为止，实现撞击式着舰。这两项技术降低了事故率，提高了飞行员的生存率。与此同时，英国还研制了光学助降系统，飞行员在光学系统引导下着舰，提高了操作的精确性。该系统后被继续升级成菲涅尔透镜光学助降系统。该装置能发射出一束柱状光束来引导，但驾驶员只有在空间的某一个特定角度才可以看到这个光束。随着战机的发展、速度的提升，给飞行员准备的时间就更短，甚至来不及准备，从而造成航迹偏差较大，影响着陆的安全。20世纪以后光电技术得到迅猛发展，先后有电视、红外、激光等技术逐渐应用到着舰引导系统中。典型的激光中线定位仪器，大幅提升了导引距离，但缺点是该系统对天气较为敏感。20世纪60年代，美国又率先研制自动着舰系统，通过雷达和计算机进行飞行控制着舰，确保飞机沿着预定的理想下滑轨道进舰与着舰。该系统已成为主要技术手段之一，并被不断完善。目前正在研究和发展的还有激光目视助降系统、激光扫描舰载机监视系统、联合精密进舰与着陆（舰）系统等。

二、着舰阻拦技术

着舰阻拦装置是舰载机着舰水平减速的主要装置。其形式有重力式、摩擦刹车式、液压缓冲式和先进阻拦装置等，而目前现役的航母上仍在使用的只有液压缓冲式。

历史上第一台阻拦装置是 Mark 1 重力型阻拦装置。所谓的重力型，是指在该巡洋舰的尾部，每隔 3 ft 横向布置一条每端各带一个 50 lb 砂包的绳索，每根绳索由几个支撑装置支撑。为了增加勾住阻拦索的概率，当时在飞机上装有 3 对阻拦钩。1911 年 1 月 18 日，美国人尤里驾驶 1 000 磅的飞机在美国“宾夕法尼亚”号巡洋舰尾上成功地运用该装置降落。Mark 2 型阻拦装置在甲板上面的部分十分类似于今天的液压阻拦装置，由缆鼓、回收电动机、制动系统和弹簧缆索张紧器等组成。最早的液压型阻拦装置原型由美国海军航空局于 1930 年设计，但试验结果发现，两条阻拦索不能等长和同步拉出。Mark 3 型阻拦装置在液压型阻拦装置原型和 Mark2 的基础上，改进了阻拦索连接方式和活塞结构，基本成为目前液压装置雏形。Mark 4 较 Mark 3 改动不多，只是将 Mark 3 型阻拦装置的一个轴上由串列 10 个滑轮改为双轴各串列 5 个滑轮，允许的液压缸油液压力从 5 500 lb/in^2 增加到 10 000 lb/in^2，其最大阻拦能力为重 11 000 lb、着舰初速度为 61 节的飞机。Mark 4 也因此成为第二次世界大战时被大量使用的航母阻拦装置。随着舰载机作战要求和装备的提升及复飞技术的出现、航母斜角甲板思想的提出及实现，以及着舰载机光学助降装置的完善和改进，对阻拦技术也提出了更高的要求。2005 年，美国海军开始着手开发更先进的阻拦装置（AAG），与传统装置相比，先进阻拦装置在体积和质量上都有明显的减小，拦阻效率更高，保障费用低，同时，降低对人员、维护的需求，大幅度提高安全性，并且更为关键的是，还能回收拦阻过程中的能量，并通过发电回收。

三、着舰个体防护技术

尽管航母通过完善引导系统、优化阻拦装置等手段来提升舰载机起落架缓冲性能，舰载机着舰着陆时，仍要经历较大的水平和垂直冲击过载，容易对颈椎造成损伤。尤其是人员佩戴复杂作战系统的头盔后，由于头部质量特性的改变、质心的偏移，会增加颈椎承受载荷，进一步加剧颈部损伤的概率。因此，需要安装必要的缓冲机构，以吸收和降低佩戴头盔经历冲击载荷时，作用在颈椎的动能，起到颈椎防护作用。

颈椎防护装置的发明与研究目前已有一些文献和专利报道。根据防护方向，主要分为三大类：

第一类是预防水平方向碰撞的支撑系统。例如，在汽车安全领域，由美国密西根大学设计并应用于 F1 赛车的 HANS 系统、宝马公司设计的 BMW 颈托。佩戴这些装置，虽然头部能自由地左右运动，并且具有一定的防护水平向冲击（如 whiplash 损伤）能力，但对飞行员着陆时垂直向冲击不能起到有效的防护作用，并且影响操作和观察。

第二类是预防头盆方向（垂直方向）冲击的头盔支撑系统。例如，2005 年美国专利（U.S.Pat.No.6968576 B2）为头盆向防护设计了头盔支撑系统，该装置采用双路液压或单路气压缓冲杆外加体积较大的先导阀控制，正常操作时，头部可自由运动，冲击时，先导阀锁定，缓冲器起到头盔支撑防护作用。然而，根据对弹射、着陆冲击等情况头部损伤机理的研究，造成颈部损伤不仅有垂直向加速度，头盆向也非常重要，并且头盔上安装显示器等监控设备时，对水平向影响更大。因此，该装置存在的主要问题是不能有效防护水平向冲击载荷，且开启和锁闭控制系统复杂。与之具有类似缺陷的还有美国 1965 年的专利（U.S.Pat.No.3189917），其涉及一种头盔支撑的领圈，该领圈由肩膀增高至头盔边缘，可防护头碰向冲击，但仍不能防护水平向。1994 年，美国专利（U.S.Pat.No.5287562）涉及一种类似汽车安全气囊式的颈部防护装置，该气囊折叠在头盔边缘，头盔上装有电控开关和气体产生装置，遇冲击时打开。该装置一方面会增加头盔重力，另一方面，影响飞行员颈部附近供养气路等装备。

第三类主要是医用固定支撑头部的气囊或全包围式固定颈托，其作用主要是支撑头部和限制头部运动。显然这些装置限制人员正常的运动和操作，无法应用到实际作战和训练中。

因此，针对舰载机着舰、直升机坠机、跳伞落地、载人空降战车着陆等既有垂直向又有水平向冲击过载、易造成颈椎损伤的问题，十分有必要设计和开发一种既不影响正常操作，又能在冲击时起到防护作用的简单、有效的系统装置。

针对以上这个问题，马红磊等人发明了一种抗冲击护颈头盔系统，其特征是两根缓冲器成交叉状安装于头盔后部和护肩垫之间，缓冲器内有自控限速活塞，其开启和闭合由自控限速阀实现。当活塞体快速运动时，造成压力平衡栓两侧产生较大压力差，压力大于弹簧阻尼时，压力平衡栓向压力较小的一侧方向运动，栓体上柱状销钉关闭气孔，活塞体运动受限，缓冲器实现抗拉和抗压功能，发挥保护乘员的作用；压力较小时，活塞体在弹簧作用下恢复平衡和开启位置，气孔打开，活塞体恢复自由运动，不影响头部正常操作活动。该防护措施也可以在飞行员弹射、直升机坠机、跳伞落地、载人空降战车着陆等冲击时对乘员颈椎起到保护作用，对保障生存能力和提升作战能力具有重要的军事意义和社会价值。

参 考 文 献

[1] 余同希，邱信明. 冲击动力学 [M]. 北京：清华大学出版社，2011.

[2] 杨国甫. 直升机防护救生系统技术与发展 [M]. 北京：航空工业出版社，2013.

[3] 朱光辰. 载人飞船返回舱再入着陆力学环境防护技术改进，航天返回与遥感，2010，31 (5)：9–15.

[4] 孙喜庆，姜世忠. 航空航天医学全书. 航空航天生物动力学 [M]. 西安：第四军医大学出版社，2013.

[5] 王玉兰，成自龙，韩延方，等. 不同角度着陆冲击损伤特点比较 [C]. 中华医学会北京航空医学分会六届学术会议论文集，1993：61–66.

[6] Dehart R L. 航空航天医学基础 [M]. 航空航天医学基础翻译组，译. 北京：解放军出版社，1990.

[7] 别烈高沃依，等. 航天安全指南 [M]. 孙治邦，等译. 北京：航空工业出版社，1991.

[8] 成自龙，韩延方，曾文艺，等. 人体坐姿着陆冲击（$+G_z$）耐限区间的研究 [J]. 航天医学与医学工程，1997，10 (5)：340–343.

[9] Eiband A M. Human tolerance to rapidly applied accelerations：A summary of the literature [Z]. NASA Memorandum，No. 5–19–59E，1959.

[10] 刘炳坤，马红磊，姜世忠. 人体对冲击加速度耐受限度研究进展 [J]. 生物医学工程学杂志，2010，27 (2)：444–447.

[11] 刘炳坤，祝郁，马红磊，杨鸿慧，张剑锋. 碰撞环境中乘员颈部损伤标准及防护方法评述. 现代航空航天救生技术 [M]. 北京：蓝天出版社，2011.

[12] NASA space flight human-system standard，Volume 2：Human factors，habitability，and environmental health [Z]. NASA–STD–3001，2011.

[13] 马红磊，李建军，刘炳坤，等. 一种液压气刹缓冲杆 [P]. ZL201020586858. 8.

[14] 马红磊，肖艳华，祝郁，白延强. 空降战车缓冲座椅 [P]. ZL201110015459. 5.

[15] 李新飞. 舰载机起降关键技术仿真研究 [D]. 哈尔滨：哈尔滨工程大学，2012.

[16] 吴明磊，马春生，刘威，等. 弹射时装显示器头盔对人体的生物力学效应 [J]. 中华航空航天医学杂志，2005，16 (4)：267–271.

[17] 马红磊，肖艳华，王健全，祝郁，刘炳坤，等. 一种缓冲器及抗冲击护

颈头盔系统［P］. ZL201410165875.7.

［18］马红磊，肖艳华，祝郁，刘炳坤，刘洪涛，吴大蔚，白延强. 安全气囊式飞船缓冲座垫［P］. ZL201418000063.8.

［19］Feng Zhu, Liqiang Dong, Honglei Ma, Cliff C Chou, King H Yang. Parameterized optimal design of a novel cellular energy absorber［J］. International Journal of Mechanical Sciences，2004(86)：60–68.

［20］Pathological Aspects and Associated Biodynamics in Aircraft Accident Investigation［Z］. AC/323（HFM–113）TP/57.

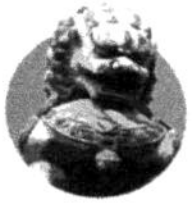

第七章

常用测量技术

第一节　冲击加速度或冲击力的测量

在冲击生物力学研究中，通常需要测量冲击环境的加速度、冲击力等。此外，在进行人体的冲击响应研究时，还需要测量人体或假人关键部位的加速度或冲击力。通常需要在结构上或人体上选定测量点，固定安装冲击加速度传感器或力传感器，采集冲击信号，经过适当的变换（如放大、滤波等），再经过模/数转换，将模拟信号转换为数字信号，由计算机进行数字处理、记录和显示。本节简要介绍常用的传感器、放大器及数据采集与分析系统。

一、传感器

冲击研究常用的传感器有加速度传感器、力传感器等。传感器根据工作原理，可分为压电式、压阻式、电容式、电感式、光电式等。

1. 选择传感器的主要权衡因素

（1）传感器的质量

传感器作为被测物体的附加质量，必然会影响其运动状态。质量越大，其影响程度越大。因此，要求传感器的质量远小于被测物体传感器安装点的动态质量。

（2）传感器的灵敏度

灵敏度越高，在电路不放大的基础上，质量越大，机械增益越大，传感器的输出越大，系统信噪比越高，抗干扰能力和分辨率也越强。灵敏度的选择受到质量、频率响应和量程的制约。在通常情况下，灵敏度越高，传感器的质量越大，量程和谐振频率也越低。一般来讲，在满足频率响应、质量和量程的要求下，应尽量选择高灵敏度的传感器，这样可以降低信号调理器的增益，提高系统的信噪比。

（3）传感器的量程

量程即测量范围，是指传感器在一定的非线性误差范围内所能测量的最大测量值。通用型压电加速度传感器的非线性误差大多为 1%。IEPE 电压输出型压电加速度传感器的测量范围是由在线性误差范围内所允许的最大输出信号电压决定的，最大输出电压量值一般都为 ± 5 V，通过换算就可以得到传感器的最大量程，即最大输出电压与灵敏度的比值。电荷输出型测量范围受传感器机械刚度的制约，在同样条件下，传感器敏感芯体受机械弹性区间非线性制约的最大信号输出要比 IEPE 型传感器的量程大得多，其值大多需要通过试验来确定。在选择最大测量范围时，要考虑被测信号频率组成及传感器本身的自然谐振频率，避免传感器产生谐振分量。在量程上，应有足够的安全空间，以保证信号不产生失真。

（4）传感器的测量频率响应范围

传感器的频率测量范围是指传感器在规定的频率响应幅值误差内所能响应的频率范围。截止频率与误差测量直接相关，所允许的误差范围越大，则其频率范围也越宽。传感器的高频率响应取决于传感器的机械特性（结构设计、制造、安装形式和安装质量），低频响应则由传感器和后继仪器的综合电参数决定。高频截止频率高的传感器，必然体积小、质量小；而用于低频测量的高灵敏度传感器，相对来说则一定体积大、质量大。

2. 压电式加速度传感器

压电式加速度传感器内部由敏感质量和压电元件组成，利用压电元件（压电陶瓷、压电石英）的压电效应，当传感器受到力的作用后，其内部的压电元件上也受到同样大小的力，压电元件的两面形成与力成正比的电荷信号。其优点是频率响应范围宽、量程范围大、稳定性好、耐高温、结构简单、坚固耐用、尺寸小、质量小、安装方便、受外界干扰小，并且压电材料受力后自动产生电荷信号，不需要任何外界电源，是被最为广泛使用的冲击、振动测量的传感器。缺点是不能测量零频率的信号，不适合静态测量。

3. 压阻式加速度传感器

具有直流耦合输出，能够响应低至 0 Hz 的加速度信号，因此，这种类型的传感器适合同时测试静态和动态的加速度。当需要测量静态加速度和低频加速度时，可以优先选择。

4. 力传感器

通常使用的力传感器有压电式石英力传感器和应变式力传感器。压电式石英力传感器结构刚度大、体积小、质量小、固有频率高等特点。应变式力传感器是利用弹性敏感元件和应变计将被测压力转换为相应电阻值变化的力传感器，具有结构紧凑、性能稳定、抗过载能力强等优点。

二、电荷放大器

电荷放大器与压电传感器配合，将压电传感器放出的电荷 q 放大成与之成正比的电压信号，其原理如图 7-1 所示。

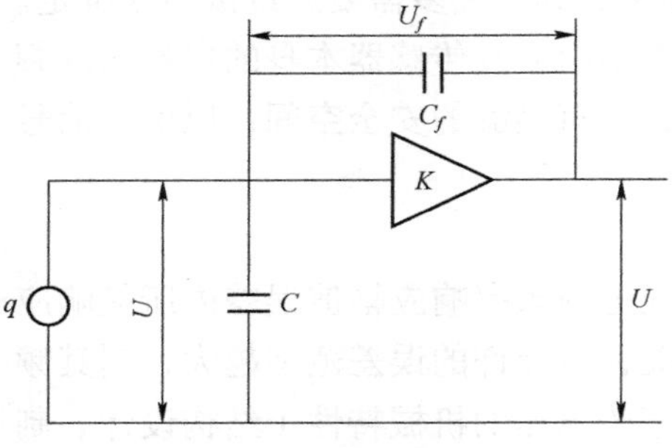
U_f
C_f
K
q
U
C
U

图 7-1　电荷放大器

在深度电压负反馈条件下，应用克希荷夫定律，有

$$q = Cu_i + C_f u_f$$

$$u_f = u_i - u_0$$

式中，$u_0 = Ku_i$（K 为运算放大器的开环增益）。

解出 u_0，得

$$u_0 = \frac{-K_q}{C + (1+K)C_f} \tag{7-1}$$

对于电荷放大器，K 远大于 1，（$1+K$）C_f 远大于 C，因此，式（7-1）又可近似为

$$u_0 = -\frac{q}{C_f} \tag{7-2}$$

可见，电荷放大器的输出电压 u_0 与传感器放出的电荷成正比，与反馈电容 C_f 成反比。调节反馈电容，可以控制电荷放大器输出电压的大小。现代电荷放大器还具有高、低通滤波器及积分、过载警告等多种辅助功能。

三、数据采集与分析系统（DEWE2000）

DEWE2000 DAQ–system 是一种便携式数据采集与分析系统，具有 16 路相互隔离的数据通道，最大可扩展为 256 路数据通道，实现多路信号的采集和处理。配备的 A/D 采集板最大采样频率 1.25 MHz。此外，还需配备 15 寸高精度显示器、700 MHz Intel 处理器、256 MB 内存、40 GB 硬盘、CD 刻录机、微软操作系统。可接 180～265 V 交流电源或 10～32 V 直流电源。放大器模块可根据需要配置，并且与选择的传感器类型相匹配，可以是电压放大器模块、电荷放大器模块或应变放大模块。这些模块均具有较高的频率范围、低通滤波功能、放大功能等。配备的数据采集软件 DASYLAB，可根据用户需要自行编程，界面友好，操作使用方便。同时，配备数据后处理软件 FLEXPRO，可进一步对试验测量的数据做时域或频域分析，形成标准化的测试分析报告等。该设备结构紧凑、质量小（约 9.5 kg），并且抗冲击、振动性能满足军用标准 MIL–STD–810C。

四、对冲击加速度测量系统的性能要求

人体生物力学研究结果表明，人体对不同频率冲击信号的响应不同，人体对低频冲击脉冲的响应更加剧烈，类似于低通滤波器的特性。因此，在涉及人体冲击响应的研究试验中，对冲击测量系统应有所规定，才能使测量数据统一和规范，并且能够客观反映人的生物力学特性。

1. 传感器

① 传感器的满量程范围，应不大于测量范围的 2 倍。

② 传感器的静态精度、均方根误差不应超过满量程的 1%。

③ 传感器的工作频率至少要保证 0～160 Hz 平直。配套仪器仪表不应有损于传感器的通频带。

④ 传感器的阻尼比在 0.6～0.7。

2. 放大器

① 采用直流放大器。

② 放大器的频响范围应大于传感器的通频带。

③ 放大器的零漂不得大于 0.5%。

3. 滤波器

采用低通滤波器。分析有关座椅的结构、工程技术问题时，其通频带上限

不应低于 160 Hz，其幅频特性曲线应保持 0～160 Hz 平坦。其截止频率的斜率应不小于 6 dB/倍频程。应用于分析人体反应等问题时，采用 0～80 Hz 的低通滤波器，其截止频率的斜率应不小于 6 dB/倍频程。

4. 数据的传输

加速度信号的传输方式可以是有线的，直接将电信号送给数据采集系统；也可以是无线的，通过遥测系统发射和接收。

5. 数据的记录

将加速度信息传输到磁记录仪、计算机或其他设备接收。可用模拟信号也可用数字信号记录、显示和读取。

6. 测试系统的精度

测试系统的精度用系统均方根误差表示，系统测量误差不应大于传感器满量程的 5%。

五、SAE 碰撞试验的仪器要求

为使不同来源的试验结果对比方便且有意义，美国机动车工程师协会推荐常规碰撞试验的测试技术要求《碰撞试验的仪器（SAE J211）》。该要求中所指仪器为专用于公路交通运输车辆碰撞试验的仪器，包括它们的部件及乘员替代物试验用的仪器。通常该要求在飞机坠撞、飞船返回等着陆冲击生物力学领域也会被采用，例如《直升机抗坠毁座椅通用规范（GJB 3838—99）》对座椅椅盆加速度测量要求用 SAE J211 60 级仪器系统测量。具体关于数据通道的选择，SAE J211 的建议见表 7–1。

表 7–1　频率响应特性等级

典型的试验测试项目	通道级别#
运载工具的结构加速度对使用于	
运载工具整体对比	60①
模拟碰撞的输入	60
部件分析	600
速度或位移的积分	180
屏障表面作用力	60
约束带系统载荷	60

续表

典型的试验测试项目	通道级别#
拟人的试验装置（假人）	
头部的加速度（直线及角度）	1 000
颈	
力	1 000②③
力矩	600②③
胸	
脊柱加速度	180
肋骨加速度	1 000②
胸骨加速度	1 000②
挠度	180
腰椎	
力	1 000④
力矩	1 000④
骨盆	
加速度	1 000②
力	1 000④
力矩	1 000④
股骨/膝/胫骨/踝	
力	600
力矩	600②
位移	180②
滑车加速度	60
操纵杆载荷	600
头形物加速度	1 000

滤波能引起客观的时间滞后（例如，在通道级别为 60 时，滞后大约 2.5 ms）。当比较胶片和电测数据（或进行积分）时，应当考虑这些影响。

① 当要求在一个给定方向上给出框架或物体的综合加速度，并且使用的频率响应特性级别较高时，在记录输出值之前，可以用两个或更多个（安装位置不同）传感器的输出值予以平均的方法来改进数据的“清晰度”。

② 与规定滤波器频率等级的理由有关的资料包含在 SAE“安全试验分委员会”于 1986 年 4 月 16 日、9 月 24 日及 11 月 21 日举行的会议记录中。

③ 在使用混合Ⅲ型冲击试验假人，以颈部作用力及头部加速度来计算头部碰撞力时，就需要这些等级。

④ 对于这个等级没有理论说明。由于缺乏依据，选用 1 000 级。

第二节　应力、应变测量

应变计电测技术是一种确定构件表面应力状态的试验应力分析方法。在冲击损伤生物力学研究中广泛使用，主要用来测试骨组织及软组织的应变和应力状态。其原理是：将电阻应变片粘贴在被测量构件表面上，当构件受力时，应变片的阻值发生相应的变化。通过电阻应变仪（简称应变仪）测定应变片中电阻值的改变，并换算成应变值或者输出与应变成正比的电压信号，用记录仪器记录下来，就得到被测量的应变或应力。本节主要介绍一般环境下应变电测原理及测试方法。

一、应变计的工作原理与构造

应变计的基本原理是利用金属丝的电阻应变效应作为传感元件，即将金属丝粘贴在构件表面上，当构件产生变形时，金属丝也将随着一起变形，于是构件表面的应变量直接转换为金属丝电阻的相对变化。

应变计的构造简单：将一条很细的具有高电阻率的金属丝绕成栅形，用胶水粘在两片薄纸之间，再焊上较粗的引出线，就制成了早期常用的丝绕式应变计。常用的应变计一般由敏感栅、引出线、基底、覆盖层和黏结剂五部分组成。

二、应变计的分类和工作特性

1. 应变计的分类

根据敏感栅所用材料不同，可将应变计分为金属电阻应变计和半导体应变计两大类。现着重讨论金属电阻应变计的分类。

（1）按照制造方法分类

按照敏感栅的制造方法，可以分为金属丝式应变计和金属箔式应变计。

① 金属丝式应变计的敏感栅是由直径为0.01～0.05 mm的铜镍合金或镍铬合金金属丝制成的。又分为丝绕式和短接式两种。由于应变计敏感栅除了纵栅外，还有横栅（圆弧形或直线形），因此，当应变计受到轴线方向的应变时，同时还能感受到横向的应变，这就是应变计的横向效应。丝绕式应变计敏感栅横向部分呈圆弧形，其横向效应较大，故测量精度较差，性能不够稳定，但

价格较低，粘贴方便。短接式应变计敏感栅横向部分平直且较粗，电阻值很小，故横向效应很小，测量精度较高，但由于焊接点多，故容易损坏，且疲劳寿命较低。

② 金属箔式应变计的敏感栅是用厚度为0.002～0.005 mm的铜镍合金或镍铬合金的金属箔，采用刻图、制版、光刻及腐蚀等工艺过程制成的。由于制造工艺自动化，可大量生产，并可把敏感栅制成各种形状和尺寸的应变计，横向部分为较宽的栅条，故横向效应较小；栅箔薄且宽，因而粘贴牢固、散热性能好、疲劳寿命长，并能够较好地反映构件表面的变形，使测量精度较高。由于以上优点，故箔式应变计在各个测量领域得到广泛的应用。

（2）按照结构形状分类

按敏感栅的结构形状，金属电阻应变计可分为单轴应变计和多轴应变计（应变花）。

① 单轴应变计是指只有一个敏感栅的应变计。这种应变计可用来测量一个方向的应变。若把几个同向单轴敏感栅粘贴在同一个基底上，则称为单轴多栅应变计，这种应变计可方便地用来测量构件表面的应变梯度。

② 多轴应变计（应变花）是具有两个或两个以上的轴线相交成一定角度的敏感栅制成的应变计，通常称为应变花。其敏感栅可由金属丝或金属箔制成。采用应变花可方便地确定平面应变状态下构件上某一点处的主应变及方向。

2. 应变计的工作特性

应变计的工作性能的好坏直接影响应变测量的精度，因此，对应变计的性能提出了种种要求。常温应变计有如下工作特性：

（1）应变计电阻

指应变计未经安装，也不受外力，在室温下测得的电阻值。在允许通过同样工作电流时，选用较大电阻的应变计可提高应变计的工作电压，使得输出信号加大，测量精度提高。应变计的生成已经趋向标准化，国产应变计的名义电阻一般取 120 Ω，也有采用 350 Ω 的。

（2）灵敏系数

应变计安装在单向应力状态的试件表面，且其轴线与应力方向一致，则应变计电阻的相对变化与其轴向应变之比定义为应变计的灵敏系数。灵敏系数是使用应变计时的重要参数。

（3）机械滞后

在温度不变的情况下，对安装好应变计的试件进行加载和卸载。同一应变值下，比较加载、卸载时的两个指示应变，它们存在一定的差值。取两个指标应变的最大差值为应变计的机械滞后量。机械滞后现象总是存在的，需要在正式测量前对试样进行 3 次以上的加载、卸载循环，以减少机械滞后的影响。

（4）绝缘电阻

绝缘电阻指应变计引出线与构件之间的电阻值，可由绝缘电阻测试仪测出。它是安装应变计的黏结剂的固化程度及是否受潮的标志。

（5）蠕变

应变计的蠕变现象是指当试件在某恒定应变下及某不变温度下，应变计的指示应变随时间稍有下降的现象。

（6）应变极限

应变极限指应变计能测量的最大应变量。在特制的试件上，贴上应变计进行测定。在试件受拉时，应变计的指示应变与试件的实际应变的相对误差达到某规定值（10%）时，认为应变计失去正常工作能力，此实际应变值即为应变计的极限应变。

（7）横向效应系数

对于同一个单向应变值，将应变计垂直于此应变方向粘贴和沿着此应变方向粘贴所测得两个指标应变的比值（取百分数）称为横向效应系数。取值一般为百分之几。

（8）疲劳寿命

疲劳寿命指应变计在一定幅值的交变应力下，能保证正常工作的循环次数。对于静态测量，此性能参数可不加以考虑。

三、应变计的粘贴与防护

为了在测量中获得较高的精确度和稳定性，把应变片认真、仔细地粘贴到结构上是很重要的。应变计的粘贴应控制好以下几个环节：被测应变表面的机械处理及化学处理；将应变计粘贴到被测表面上及焊线和引出导线上等。每个环节均有一些操作的工艺过程及基本要求。

1. 机械处理

基本要求：测点表面应磨平、打光，但也不能太光滑，因为太光滑反而使应变片不易贴上去。

操作工艺：首先把被测表面的氧化物、油漆等除掉，用锉刀或砂轮磨平表面，不应有刀痕存在，一般把准备贴应变片的那小块面积用细砂纸打光。

2. 化学处理

基本要求：除掉准备贴应变片表面上的油污、有机物等，使表面易于为黏结剂粘牢，真正使应变片达到传递表面变形的目的。

操作工艺：一般经机械处理后的表面，用丙酮洗刷一次即可。也可以用甲苯作为第一道溶剂，丙酮作为第二道溶剂，最后用醋酸乙酯，用一小镊子夹一团干净的棉花来涂刷，当发现用醋酸乙酯涂过的地方变成白色时，即表明清洁工作已经完成。

3. 应变片的粘贴

应变片和构件表面粘贴的可靠性将直接影响到测量精度。因此，选择合适的黏结剂，并遵守一定的粘贴工艺规程是保证试验顺利进行的重要环节。

① 黏结剂的选择。粘贴应变计时，采用合成的黏结剂，分为有机和无机两大类。无机黏结剂用于高温应变计的粘贴。常温应变计的粘贴采用有机黏结剂，常用 501、502 胶。

② 粘贴应变计。一般先在应变计底面和粘贴表面上各涂一层薄而均匀的胶，用镊子将应变计放上并调好位置，然后盖上氟塑料薄膜，用手指滚压，挤出多余的胶，并排除气泡，使应变计与构件完全贴合。适当时间后，由应变计无引线的一段开始向引线端揭掉薄膜。

4. 黏结层固化

对于常用的 501、502 胶，用它们粘贴应变计时，常温下数小时后即可充分固化。对需要加温固化的黏结剂，则应严格按照规程进行。一般采用红外线灯照射，但加温速度不宜过快，以免产生气泡。

5. 粘贴质量检查

除了对应变计的外观进行检查外，还应检查应变计是否粘贴良好，位置是否正确，有无短路或断路，绝缘电阻是否符合要求等。

6. 连接线的焊接与固定

为了与测量仪器相接，应变计的引出线需与连接线焊接。在常温静载测量时，连接线一般采用多股铜线。为防止因扯动连接线而将应变计拉坏，应将连接线捆扎固定。

7. 应变计的防护

主要是采取防潮和防油措施。对于常温应变计，常采用硅胶密封剂防护，即用硅胶直接涂在经过一般清洁处理的应变计上，在室温下经 12～24 h 即可黏结固化，它是一种很好的防潮剂。

四、测量电路

采用惠斯通电桥原理，如图 7–2 所示。

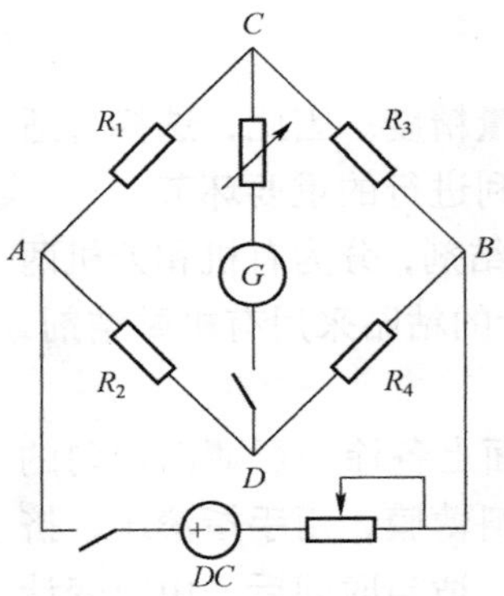
C
R1
R3
A
B
G
R2
R4
D
DC

图 7–2 惠斯通电桥原理图

$$R_1R_4=R_2R_3$$

输出电压 $U_{BD}=0$，此时电桥平衡。

设处于初始平衡状态的电桥，当各桥臂相应的电阻增量为 ΔR_1、ΔR_2、ΔR_3、ΔR_4 时，略去高阶微量，得到

$$U_{BD}=U_{AC}\frac{R_1R_2}{(R_1+R_2)^2}\left(\frac{\Delta R_1}{R_1}-\frac{\Delta R_2}{R_2}-\frac{\Delta R_3}{R_3}-\frac{\Delta R_4}{R_4}\right) \quad (7\text{–}3)$$

实际使用时，用得最多的是等臂电桥。

4 个桥臂电阻均相等的电桥称为等臂电桥。即 $R_1=R_2=R_3=R_4$，此时上述公式可写为

$$U_{BD}=\frac{U_{AC}}{4}\left(\frac{\Delta R_1}{R_1}-\frac{\Delta R_2}{R_2}-\frac{\Delta R_3}{R_3}-\frac{\Delta R_4}{R_4}\right)$$

如果 4 个桥臂电阻都是应变计，它们的灵敏系数 K 均相同，将关系式 $\frac{\Delta R}{R}=K\varepsilon$ 代入上式，得到输出电压为

$$U_{BD}=\frac{U_{AC}K}{4}(\varepsilon_1-\varepsilon_2-\varepsilon_3+\varepsilon_4) \quad (7\text{–}4)$$

式中，ε_1、ε_2、ε_3、ε_4 分别是 R_1、R_2、R_3、R_4 所感受的应变。

如果只有桥臂 AB 为工作应变计，即仅 R_1 有一增量 ΔR，感受应变 ε 时，输出电压为

$$U_{BD}=\frac{U_{AC}}{4}K\varepsilon$$

五、电阻应变仪

电阻应变仪（简称应变仪）的功能是配合电阻应变计组成电桥，并将应变

电桥的输出电压放大，以便由指示仪表以刻度或数值显示静态应变数值，或者向记录仪器输出模拟应变变化的电信号。

按照频率响应范围，可将应变仪分为静态应变仪和动态应变仪两类。前者专供测量不随时间变化或变化极缓的应变，后者则是测量量随时间变化的应变。还有一种所谓的静动态应变仪，可供测量变化频率不太高的动态应变（100～200 Hz），但仍以静态应变为主。

应变仪的基本组成如图 7-3 所示。

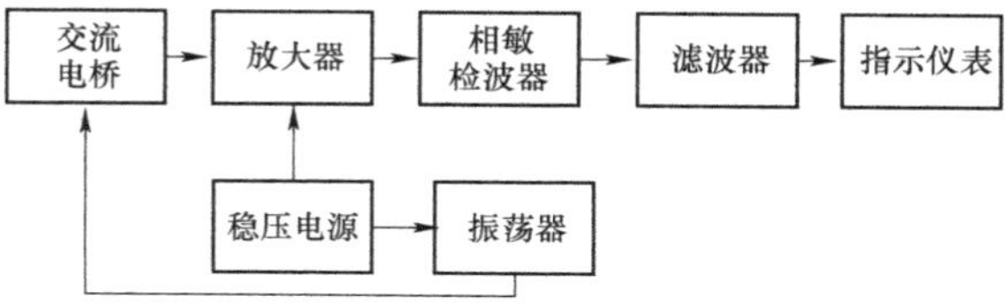
交流电桥
放大器
相敏检波器
滤波器
指示仪表
稳压电源
振荡器

图 7-3　交流电桥电阻应变仪方框图

六、温度效应的补偿

粘贴在构件上的应变计，其敏感栅的电阻随构件的应变而改变。当温度发生变化时，也会引起应变计敏感栅电阻的变化，并且当电阻丝材料与构件材料的热膨胀系数不同时，温度变化造成电阻丝受到附加的伸长或缩短，也会引起电阻的变化。环境温度的改变引起的电阻变化与承载时应变引起的电阻变化通常在同一个数量级上，两者混在一起，必然使测得的应变值包含环境温度引起的虚假应变，为实际测量带来很大的测量误差。显然，在测量中必须消除温度效应的影响，其措施是进行温度补偿。补偿原理是利用电桥的基本特性来实现的。

电桥具有如下特性，即相邻桥臂电阻感受的应变相减，而两相对桥臂电阻所感受的应变相加。温度补偿正是利用了电桥的这一特征。

1. 补偿块补偿法

取一应变计作为补偿片，将它贴在一块与构件材料相同，但不受力的试件（称为补偿块）上，并将补偿块放在被测构件附近，处于同一温度场中。贴在构件上的应变计称为工作应变计。电桥连接时，使工作应变计和补偿应变计在相邻的两个桥臂中。由于工作应变计和补偿应变计粘贴部位的温度始终相同，因此，该相邻两臂由温度引起的电阻值改变也相同，则总的电桥读数应变为相邻两桥臂感受的应变相减，即消除了温度变化引起的虚假应变。

2. 工作片补偿法

在这种方法中，不需要补偿块和补偿片，而是在同一被测试件上粘贴几个工作应变计，将它们适当接入电桥中，当试件受力且测点环境温度变化时，每个应变计的应变中都包含外力和温度引起的应变。根据电桥的特性，在应变仪的读数中，温度变化引起的应变可相互抵消，从而得到所要测量的真实应变。

七、应变计接入电桥的方法

在实际测量中，可利用电桥的基本特性，采用各电阻应变计在电桥中不同的连接方法来达到各种不同的测量目的：实现温度补偿；从比较复杂的组合应变中测出指定成分而排除其他成分；扩大应变仪的读数，以减小读数误差，提高测量灵敏度。

1. 全桥接线法

在测量电桥的 4 个桥臂上全部接电阻应变计，称为全桥接线法。

2. 半桥接线法

若在测量电桥的桥臂 *AB* 和 *BC* 上接电阻应变计，而另外两桥臂 *AD* 和 *DC* 接电阻应变仪的内部电阻，则称为半桥接线法。

八、贴片方位及应变/应力换算

当被测构件表面主应力方向已知时，贴片的方位及主应力的确定通常都容易解决。为解决普遍情况下的应力测量，确定两个主应力的大小和方向，就需要在一个测点上沿不同方向粘贴多个应变计，于是产生了应变花（多轴应变计）。

1. 主应力方向已知的情况

如果能明确判断测点为单向应力状态，主应力 σ 方向已知，则只要沿主应力方向粘贴一个应变计即可。测得该点的主应变，由单向胡克定律即可求得主应力，即

$$\sigma=E\varepsilon$$

式中，E——被测构件材料的弹性模量。

若已知平面应力状态的两个主方向，如承受内压的薄壁容器，其主应力 σ_1 和 σ_2 分别沿其轴向和周向。此时只需要在表面被测点沿这两个方向各粘贴一个应变计，测得主应变 ε_1 和 ε_2 后，由广义胡克定律可求得两个主应力大小。

$$\sigma_1 = \frac{E}{1-\mu^2}(\varepsilon_1 + \mu\varepsilon_2) \quad (7\text{–}5)$$

$$\sigma_2 = \frac{E}{1-\mu^2}(\varepsilon_2 + \mu\varepsilon_1) \quad (7\text{–}6)$$

式中，E、μ——被测构件材料的弹性模量和泊松比。

2. 主应力方向未知的情况

一般来说，应变计总是贴在没有外力作用的表面上，故该点处于平面应力状态。若主应力的方位未知，加上两个主应力的大小，即存在 3 个未知量 σ_1、σ_2 和方位角 Φ_0。此时可在该点沿 3 个不同方向粘贴 3 个应变计，根据测得的应变换算出主应力的大小和主应力方向角。换算公式如下。

基本公式为

$$\varepsilon_\Phi = \frac{\varepsilon_x + \varepsilon_y}{2} + \frac{\varepsilon_x - \varepsilon_y}{2}\cos 2\Phi - \frac{\gamma_{xy}}{2}\sin 2\Phi \quad (7\text{–}7)$$

$$\frac{\gamma_\Phi}{2} = \frac{\varepsilon_x - \varepsilon_y}{2}\sin 2\Phi + \frac{\gamma_{xy}}{2}\cos 2\Phi \quad (7\text{–}8)$$

主应变的大小为

$$\varepsilon_{\max} = \frac{\varepsilon_x + \varepsilon_y}{2} + \sqrt{\left(\frac{\varepsilon_x - \varepsilon_y}{2}\right)^2 + \left(\frac{\gamma_{xy}}{2}\right)^2} \quad (7\text{–}9)$$

$$\varepsilon_{\min} = \frac{\varepsilon_x + \varepsilon_y}{2} \sqrt{\left(\frac{\varepsilon_x - \varepsilon_y}{2}\right)^2 + \left(\frac{\gamma_{xy}}{2}\right)^2} \quad (7\text{–}10)$$

主应变的方位角 Φ_0 为

$$\tan 2\Phi_0 = \frac{\gamma_{xy}}{\varepsilon_x - \varepsilon_y} \quad (7\text{–}11)$$

应变–应力换算关系：要找出应变和应力换算关系，必须首先确定主应变及主方向，为此，必须知道被测点的 ε_x、ε_y、γ_{xy}。但应用应变仪直接测量应变时，只能测出线应变，剪切应变是无法直接测量的。所以，一般在被测点沿 3 个任意选定的互不平行的方向，其方向角分别为 Φ_a、Φ_b、Φ_c，根据第一个基本公式，将直接测得的 ε_a、ε_b、ε_c 分别代入，联立求解方程组，即可解出 ε_x、ε_y、γ_{xy}。然后求出主应变和方向角，最后求出主应力及方向角。

为了简化计算，通常选择特殊角度，采用应变花进行测量。应用最广的三轴直角应变花，其换算公式如下。

主应变：

$$\varepsilon_{\max}=\frac{\varepsilon_0+\varepsilon_{90}}{2}+\frac{1}{\sqrt{2}}\sqrt{(\varepsilon_0-\varepsilon_{45})^2+(\varepsilon_{45}-\varepsilon_{90})^2} \tag{7-12}$$

$$\varepsilon_{\max}=\frac{\varepsilon_0+\varepsilon_{90}}{2}-\frac{1}{\sqrt{2}}\sqrt{(\varepsilon_0-\varepsilon_{45})^2+(\varepsilon_{45}-\varepsilon_{90})^2} \tag{7-13}$$

主应变方向：

$$\tan 2\Phi_0=\frac{(\varepsilon_{45}-\varepsilon_{90})-(\varepsilon_0-\varepsilon_{45})}{(\varepsilon_{45}-\varepsilon_{90})+(\varepsilon_0-\varepsilon_{90})} \tag{7-14}$$

主应力：

$$\left.\begin{matrix}\sigma_{\max}\\ \sigma_{\min}\end{matrix}\right\}=\frac{E}{1-\mu^2}\left[\frac{1+\mu}{2}(\varepsilon_0+\varepsilon_{90})\pm\frac{1-\mu}{\sqrt{2}}\sqrt{(\varepsilon_0-\varepsilon_{45})^2+(\varepsilon_{45}-\varepsilon_{90})^2}\right] \tag{7-15}$$

其他形式的应变花的换算公式参考相关参考书，这里不再赘述。

第三节　霍普金森杆测试（SHPB）

一、SHPB 测试装置

SHPB 测试装置是测试材料在高应变率下应力–应变关系的主要试验设备。它可以对试件进行动态拉伸与压缩试验。在中等应变率 $10^2\sim10^4\ \mathrm{s}^{-1}$ 范围内，是一种被普遍认可和广为应用的测试技术。

二、设备组成和基本原理

SHPB 测试装置主要是由撞击杆、输入杆、输出杆、缓冲器组成，如图 7–4 所示。此外，还有辅助设备：超动态应变仪、瞬态波形记录仪、应变计、计算机等。该装置的核心部分是两段分离的弹性杆：输入杆和输出杆。试件夹在两杆之间。它的工作过程是：撞击杆在气枪中在高压气体推力作用下加速到一定的撞击速度，并以此速度撞击输入杆的端部，产生一个持续时间取决于撞击杆长度的入射弹性压力脉冲。当初始的压力脉冲经撞击杆的自由段反射成一拉力脉冲并回到撞击面时，撞击杆对输入杆卸载，于是在输入杆中便产生一个波长为撞击杆长两倍的入射波。输入杆中的入射波到达试件时，一部分被界面反射回输入杆形成反射波，另一部分则穿过试件到达输出杆形成透射波，透射波再由吸收杆捕获，最后由阻尼器吸收。利用粘在输入杆和输出杆上的电阻应变计，记录下入射、反射和透射脉冲信号的应变–时间曲线，以确定试件两端面的动载荷位移，便可以推导确定试件材料的应力–应变关系。

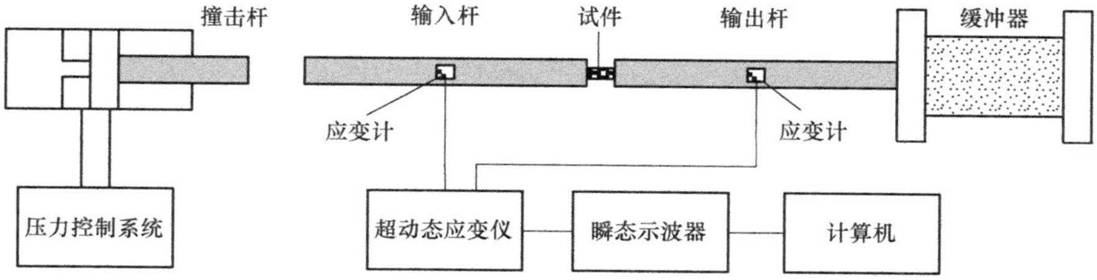
撞击杆
输入杆
试件
输出杆
缓冲器
应变计
应变计
压力控制系统
超动态应变仪
瞬态示波器
计算机

图 7–4　SHPB 装置示意图

为了从弹性波信号获得可靠的应力和应变，在设计 SHPB 时，需要满足如下几何条件：

① 输入杆的长度和输出杆的长度应远大于撞击杆的长度；

② 试件的长度应远小于撞击杆的长度。

第一个条件是为了保证在输入杆和输出杆中长度为撞击杆长度 2 倍的压缩脉冲，由应变计记录下来时不受远端反射的影响；第二个条件是为了保证压缩脉冲在试件两端之间多次来回反射，使试件达到一种均匀的应力和应变状态。

三、试验结果的分析

试件两端的力和速度可以由以下方程给出

$$F_{\text{input}}(t)=S_B E[\varepsilon_i(t)+\varepsilon_r(t)]$$
$$F_{\text{output}}(t)=S_B E\varepsilon_t(t)$$
$$v_{\text{input}}(t)=C_0[\varepsilon_i(t)-\varepsilon_r(t)]$$
$$v_{\text{output}}(t)=C_0\varepsilon_t(t)$$

式中，$F_{\text{input}}(t)$、$F_{\text{output}}(t)$、$v_{\text{input}}(t)$、$v_{\text{output}}(t)$——分别是试件左、右两个界面上的力和物质点速度；

S_B、E、C_0——分别是杆的横截面积、弹性模量和弹性压缩波的波速；

$\varepsilon_i(t)$、$\varepsilon_r(t)$、$\varepsilon_t(t)$——分别是试件中的入射、反射和透射的应变脉冲，可由应变计直接测得。

由于试件中的应力场和应变场沿试件长度方向是均匀的，所以由试件两端的力和速度关系式，可以得到试件中的应力–应变曲线。

首先，根据试件两端的速度差计算试件的压缩应变率 $\dot{\varepsilon}_{s(t)}$：

$$\dot{\varepsilon_{s(t)}}=\frac{v_{\mathrm{output}}(t)-v_{\mathrm{input}}(t)}{L_s}$$

同时，根据均匀变形的基本假设，任意时刻试件都处于左、右两侧受力平衡的状态，即 $F_{\mathrm{input}}(t)=F_{\mathrm{output}}(t)$，于是，试件中的应力可以表示为

$$\sigma_s(t)=\frac{F_{\mathrm{output}}(t)}{S_s}$$

上述两式中，L_s、S_s 分别是试件的长度和横截面积。

由于在均匀变形基本假设下，试件中应变均匀，一定有 $\varepsilon_i(t)+\varepsilon_r(t)=\varepsilon_t(t)$，则得到

$$\dot{\varepsilon_{s(t)}}=\frac{2C_0}{L_s}\varepsilon_r(t) \tag{7-16}$$

再对上式积分，得出试件的应变为

$$\varepsilon_s(t)=\frac{2C_0}{L_s}\int_0^t\varepsilon_r(t)\,\mathrm{d}t \tag{7-17}$$

同时，试件内的应力可以根据试件与输出杆的界面上的合力求出

$$\sigma_s(t)=\frac{S_B E}{S_S}\varepsilon_t(t) \tag{7-18}$$

上述只用到反射和透射这两组应变信号，就得出了试件的应变率、应变和应力，所以这套公式被称为 SHPB 分析的二波公式。

但是，从实际测试经验中发现，上述均匀性变形假设在快速加载下不是完全正确的。因此，为了计算非均匀受力的影响，可以采用两界面上的平均力来计算试件中的应力，即

$$\sigma_s(t)=\frac{F_{\mathrm{input}}(t)+F_{\mathrm{output}}(t)}{S_s}$$

试件中的应力、应变率及应变仍可以用 3 组应变信号表示出来，分别为

$$\sigma_s(t)=\frac{S_B E}{2S_s}[\varepsilon_t(t)+\varepsilon_r(t)+\varepsilon_i(t)] \tag{7-19}$$

$$\dot{\varepsilon_{s(t)}}=\frac{C_0}{L_s}[\varepsilon_t(t)+\varepsilon_r(t)-\varepsilon_i(t)] \tag{7-20}$$

$$\varepsilon_s(t)=\frac{C_0}{L_s}\int_0^t[\varepsilon_t(t)+\varepsilon_r(t)-\varepsilon_i(t)]\,\mathrm{d}t \tag{7-21}$$

上述 3 个公式综合考虑了入射波、反射波和透射波共 3 组应变信号，所以

被称为三波公式。第一公式和第三公式联立消去时间 t，就可以得到试件材料的应力–应变关系曲线。

第四节　生理参数遥测系统

使用生理参数无线遥测系统可以方便地对参加试验者的生命体征参数进行连续测量和监督，及时发现情况，尽早处理和干预，以确保试验安全。在人体冲击试验中，经常使用日本生产的无线遥测系统。下面简要介绍其性能。

WEP–4204K/4208K 遥测系统采用数字式数据传输和双天线接收方式,具有液晶显示、触摸屏操作、快捷键操作功能。

① 遥测参数：ECG，呼吸、血氧饱和度 SpO_2，血压等。可根据需要配置多参数发射盒。

② 多种形式显示画面：可显示所有测量波形和数据。

③ 3 级视觉和听觉报警。

④ 多项数据显示：心率、呼吸频率、血氧饱和度、脉搏，室性早搏、心电图 ST 段水平、温度、无创血压、有创血压。

⑤ 9 种心律不齐检测。

⑥ 24 小时 15 项趋势图。

⑦ 生命体征 11 项数据列表。

⑧ ECG 全息回顾画面。

⑨ 可连接网络打印机。

第五节　冲击运动的数字高速摄影测量

数字高速摄影可以捕获冲击运动瞬间的图像，慢镜头回放，可以使人看清楚冲击期间物体发生运动的情况。事先做好图像标定，并对感兴趣的部位做好标记，利用数字图像处理软件，可以实现自动、快速跟踪标记点在冲击运动过程中的像素坐标，再进一步分析获得标记点的位移、速度和加速度变化的信息。这种测量方法属于非接触测量，因此没有附加质量等因素的影响。高速摄影设备通常应用于大型的爆炸冲击试验、汽车碰撞试验等现场测试中，获得试验现场的第一手资料，并有利于对运动数据的分析及损伤机理或机制的分析。

数字高速摄影机类型很多，但基本原理大致相同。利用图像传感器把运动序列图像转换成电信号，经过放大、调理和模/数转换成数字信号，再进行存储、记录和显示。利用计算机对拍摄的高速运动物体的序列图像做进一步分析和处理，追踪关键点或标志点，分析计算获得物体运动的位移、速度、加速度等变化曲线。数字高速摄影机性能的关键参数包括图像分辨率、帧频率、位移、速度或加速度的测量误差等。

加拿大 Mega Speed Corp 公司的系列数字高速摄影机具有较高性价比，可满足各种研究试验的需要。其主要性能参数如下。

传感器类型：Mega Speed 黑白或彩色 CMOS 传感器。

① 最大分辨率：MS70K&75K：504×504；MS80K：2 300×1 700。

② 像素尺寸：MS70K：16 μm×16 μm；MS80K：8 μm×8 μm。

③ 快门速度：2 μs～30 ms，2 μs 连续可调。

④ 光谱范围：400～1 000 nm。

⑤ A/D 转换：8 bit。

⑥ 触发：TTL 开始、TTL 停止、快照模式等。

⑦ 闪光同步：TTL 电平，3～5 V DC 高电平。

⑧ 相机尺寸：100 mm×100 mm×152 mm。

⑨ 相机质量：1.6 kg。

⑩ 电缆长度：标准 5 m，6～50 m 可选。

⑪ 视频输出：高速数据到计算机或通过 NTSC 或 PAL 接口。

⑫ 拍摄速度：可任意设置。

⑬ 以太网：10/100/1 000M 以太网。

⑭ 后焦点：17.5 mm。

⑮ 镜头接口：C–mount。

⑯ 电源要求：6 V DC 或 220 V AC。

⑰ 增益调节：可进行软件设置。

⑱ 图像尺寸：可进行软件设置。

⑲ 采集模式：自动、手动或触发器控制。

⑳ 文件存储：AVI 或 JPG、BMP。

㉑ 图像处理：可用软件进行图像增强。

㉒ 相机内存：标准 4.3 GB、6.5 GB、8.6 GB 或 13 GB 可选。

㉓ 数据下载：高速图像下载，4.3 GB 图像下载时间小于 80 s。

㉔ 数据备份：下载过程中，视频图像可以保存到外接 VCR 上。

㉕ 图像回放：1～300 fps 回放速度可调。

㉖ 计算机要求：Win2000 或 WinXP，2 GHz，1 GB RAM，20 GB 硬盘。

㉗ 软件：图像分析、目标跟踪、速度测量、AVI 格式编辑、注释和图像处理等。

㉘ 抗冲击：50g。

参考文献

[1] 盖秉政. 实验力学 [M]. 哈尔滨：哈尔滨工业大学出版社，2006.

[2] 邹广平. 材料力学实验基础 [M]. 哈尔滨：哈尔滨工业大学出版社，2010.

[3] 余希同，邱信明. 冲击动力学 [M]. 北京：清华大学出版社，2011.

[4] GJB 963—90，弹射加速度测试系统性能要求 [S].

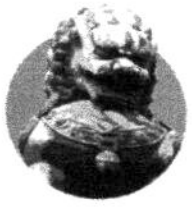

第八章

试验技术及仿真分析

第一节　常用动物及试验技术

一、动物试验的基本原则

1. 试验动物伦理原则

① 尊重动物生命的原则：充分考虑动物的权益，善待动物，防止或减少动物的应激、痛苦、伤害和死亡。制止针对动物的野蛮行为，采取痛苦量最少的方法处置动物。

② 保证人员安全的原则：试验动物项目要确实保证从业人员的安全和社会公众的安全。

③ 遵守人类道德标准的原则：动物试验方法和目的要符合人类的道德伦理标准和国际惯例。

④ 必要性原则：各类试验动物的饲养和应用或处置必须有充分的理由，试验动物或动物试验项目应通过伦理审查。

⑤ 利益平衡原则：动物试验应符合当代社会公认的道德伦理价值观，兼顾动物和人类利益；在全面、客观地评估动物所受的伤害和应用者由此可能获取的利益基础上，进行动物试验。

⑥ 与国际接轨应坚持动物与人法律地位不能平等和坚持分类分步实施的基本原则；反对极端的动物权利保护主义。与国际接轨，应遵守我国法规、规定，应符合我国国情，采取分类逐步实施的原则，反对盲目效法和崇洋媚外的各类激进的做法。

2. 动物试验的“3R”原则

1959 年，英国动物学家 W.M.S.Russell 和微生物学家 R.L.Burch 在其《人道主义实验技术原理》一书中首次提出了动物试验替代方法，即减少（reduction）、替代（replacement）和优化（refinement）的“3R”理论，其核心是动物保护，即精打细算地少用、不用动物。

（1）减少

指在试验中使用较少的动物获取同样多的试验数据，或使用一定数量的动物能获得更多试验数据的科学方法。要达到这一目的，在试验前必须在充分调研的基础上，进行科学的试验设计。减少动物使用数量是在尊重科学原则和技术规范的前提下进行的。在一些科研工作中，减少动物使用量有时是比较容易做到的。很多研究方案是可以调整的，也可以选取不同的研究路线。

（2）替代

指选用其他方法而不用动物进行的试验，以及使用没有知觉的试验材料代替有感知的动物，或使用低等动物替代高级动物的试验方法。替代的分类有：① 根据是否使用动物或动物组织，替代方法可分为相对替代和绝对替代两类，前者指利用动物细胞、组织及器官进行体外试验研究或利用低等动物替代高等动物试验方法；后者是在试验中完全不用动物。② 按照替代物的不同，可分为直接替代和间接替代。前者如利用志愿者或人类的组织等；后者如利用 X 试剂替代试验兔热原试验等。③ 根据动物被替代的程度，可分为部分替代，例如利用其他替代试验手段来代替动物试验中的一部分；全部替代：利用非动物试验方法取代原有的动物试验方法。

（3）优化

指在符合科学原则和试验目标的基础上，通过精炼动物试验设计方案、完善试验程序、改进试验技术，以减少动物使用数量和避免或减轻动物的伤害的试验方法。优化是在科学化、规范化、标准化的基础上，对动物试验进行提炼和精简的过程。研究内容涉及试验设计、试验技术、人员培训、动物饲养和管理等方面，其中动物试验方案的优化是核心内容。

二、试验动物的选择

通常利用动物试验研究较高量级的加速度作用下机体的生理反应、损伤部位、损伤程度和损伤的机理。大鼠、豚鼠、兔、犬、小型猪、猕猴是较常用的冲击试验动物。因为不同种类的动物在解剖结构和组织器官的生物力学特性方面存在明显差异，所以其对加速度的生理反应和损伤程度的差异较大，利用动物试验得出的结果在生理反应和损伤机制的认识方面有一定的参考价值，但所得出的损伤阈值不能直接应用到人。相对来说，猕猴的解剖结构和组织器官的生物力学特性方面和人类具有相似性，通常用于损伤性的研究中，但耐限的数值也不可以直接推算到人，需要谨慎、科学地推理。根据试验目的选择不同种类的动物，开展试验研究。下面简要介绍几种常用动物的生物学特性及选择试验动物的一般要求，供选择动物时参考。

1. 常用试验动物的生物学特性

（1）大鼠的生物学特性

由于大鼠体型相对较小，遗传学较为一致，对试验条件反应也较为近似，常被誉为精密的生物工具。

1）一般特性。

夜行动物，喜欢安静环境，食性广泛。喜欢啃咬，性情温顺，抗病力强。嗅觉灵敏，对噪声敏感，对饲养环境中湿度要求严格，汗腺极不发达，无胆囊，不能呕吐，肝脏共分 6 叶，再生能力强，部分切除术后仍可再生。

2）生理学特点。

① 生长快、繁殖力强。雄鼠 2 月龄、雌鼠 2.5 月龄达到性成熟。寿命 2～3 年。大鼠妊娠期 19～23 天，平均 22 天，平均窝产子 6～14 只。成年大鼠雄性体重为 300～600 g，雌性为 250～500 g。

② 成年雌性鼠在动情周期不同阶段，阴道黏膜可发生典型变化。

③ 大鼠心电图中没有 S–T 段，甚至有的导联也不见 T 波。

（2）豚鼠的生物学特性

1）一般特性。

草食性动物，喜欢食用维生素多的禾本科嫩草或干饲料。胆小温顺，对外界刺激极为敏感。不伤人，喜欢安静、干燥、清洁的环境。喜爱活动、爱群居。听觉发达，能识别多种不同声音。

2）生理学特点。

性成熟早，雌鼠在 30～45 日龄，雄性鼠在 70 日龄性成熟。性周期为 15～

17天，妊娠期为59～72天，一般产子3～4只，哺乳期2～3周。寿命一般4～5年，最长可达8年。红细胞计数较其他啮齿类动物低，外周血和骨髓细胞的形态与人的相似。自动调节体温能力差，饲养最适温度18～22 ℃。自身不能合成维生素C，必须补充青绿饲料。血清中含补体丰富且稳定，免疫学试验中所用补体多来源于豚鼠。

（3）兔的生物学特性

1）一般特性。

草食性动物，性情温顺，群居性差，适于单笼饲养。听觉、嗅觉十分灵敏，胆小怕惊。厌湿喜干，怕热；夜行性、嗜眠性；有食软粪特性；胸腔构造与其他动物不同，纵隔将胸腔分成左、右两室，互不相通。暴露心脏时，不需要人工呼吸。在回盲处有特有的圆小囊，其囊壁富有淋巴滤泡，不断分泌碱性液体，也可以中和盲肠中微生物分解纤维素所产生的各种有机酸，有利于消化吸收。

2）生理学特点。

属于恒温动物，正常体温38.5～39.5 ℃，对致热物质反应敏感，适用于热原试验。汗腺不发达。130～190日龄开始换毛，意味着发育成熟。兔有季节性换毛，换毛期间抵抗力差，易发疾病。妊娠期30～33天，产仔数为4～10只，哺乳期40～45天。生育年龄5～6年。平均寿命8年。

（4）犬的生物学特性

1）一般特性。

肉食性动物。喜欢肉类和脂肪，同时喜欢咬肉骨头。消化道短，食物通过消化道时间短。嗅觉、听觉灵敏，视力差，群居性。寿命10～20年，品种个体差异较大。成年体重，袖珍型3 kg以下；小型10 kg以下；中型10～25 kg；大型25 kg以上。

2）生理学特点。

神经类型分4种：多血质（活泼的）、黏液质（安静的）、胆汁质（不可抑制的）、忧郁质（衰弱的）。犬成熟280～400天，适配年龄雄性1.5～2岁、雌性1～1.5岁。正常体温38.5～39.5 ℃，心率80～120次/min，呼吸频率15～30次/min，收缩压17.77～25.20 kPa，舒张压10～16.27 kPa。

（5）小型猪的生物学特性

1）一般特性。

杂食性动物，性格温顺，易于调教，喜群居，嗅觉灵敏。具有翻拱天性，对外界温湿度变化敏感。与人类生理结构具有相似性，心血管系统、消化系统、皮肤、营养需要、骨骼发育及矿物质代谢等都与人类的情况极其相似。寿命最长达27年，平均17年。通常成年小型猪体重在30 kg左右（6月龄），而微型猪最小在 15 kg 左右。

2）生理学特点

唾液腺可分泌含量较多的淀粉酶，胃分泌各种消化酶，胆囊浓缩胆汁能力低。母源抗体不能通过胎盘屏障。性成熟雌性 4～8 月龄，雄性 6～10 月龄。生理指标：心率 55～60 次/min，呼吸频率 12～18 次/min，收缩压 22.5 kPa，舒张压 14.4 kPa。

（6）猕猴的生物学特性

由于非人灵长类是人类的近属动物，其组织结构、生理和代谢功能同人类相似，应用此类动物进行研究和试验，可以成为研究人类健康和疾病问题的理想动物模型。在探讨困扰人类的艾滋病、肿瘤、麻疹、疟疾和肝炎等疾病时，非人灵长类是首选或唯一的试验动物。

1）一般特性。

一般栖居于树木和岩石坡面上，少数在平原地面上。一般难以驯养。喜欢清洁卫生，经常整理自己的皮毛，清除皮屑、异物和寄生虫，并把这些东西塞进嘴里吃下去或吐出来。缺乏维生素 C 合成酶，所需维生素 C 来源于饲料。聪明伶俐、模仿力极强。视觉较人类敏锐，嗅觉不灵敏。视网膜有黄斑，有中央凹，视网膜与人类的十分相似，有立体感，能辨别物体的形状和空间位置；有色觉，能辨别各种颜色，并有双目视力。听觉敏锐，有发达的触觉和味觉。对痢疾杆菌和结核杆菌高度敏感，并且携带可感染人的 B 病毒。其活动和觅食均在白天，群居性较强。

2）生理学特点。

雄猴性成熟为 4.5 岁，雌猴 3.5 岁。雌猴为单子宫，月经周期为 28 天，月经期多为 2～3 天。雌猴怀孕期为 164 天，哺乳期为 7～14 个月。每年可怀 1 胎，每胎产 1 仔。主要生理指标：正常体温白天为 38～39 ℃，夜间为 36～37 ℃。心率（168 ± 32）次/min，心率随年龄增长而减慢。收缩压（16.00 ± 3.47）kPa，舒张压（11.20 ± 1.60）kPa，呼吸频率 40 次/min，潮气量 21.0 mL。

2. 选择试验动物的一般要求

① 动物的年龄和体重。为减少个体差异，应根据试验目的选择适龄动物进行试验。一般试验多选择成年动物，慢性和长期试验多选择幼年动物，老年动物仅用于老年医学研究。动物的年龄大体与体重相一致。提供动物单位应附有动物出生日期等有关资料，以备查阅。试验动物年龄、体重应尽可能相一致，相差不得超过 10%。

② 动物的性别。雌性动物经常受性周期的影响，机体反应性能变化较大，

如试验无特殊要求，一般应优先选择雄性动物，或雄雌各半，以免因性别差异而影响试验结果。

③ 注意生理状态和健康状况。处于怀孕或哺乳等生理状态的动物，对外界刺激反应经常有所改变，如无特殊要求，这种动物应从试验中删除，以减少个体差异。健康动物对周围环境的刺激反应灵敏，两眼有神，皮毛顺伏，整洁有光泽，体躯较大，结构对称，肌肉结实，体表淋巴结保持一定大小，表面光滑，有一定移动感，触摸时无疼痛反应。

④ 试验结果。外推到人时，应注意不同种类动物具有不同的功能和代谢特点，因此，在肯定试验结果，并推延到人群应用时，应更慎重，最好选用两种以上的动物进行比较。

三、动物试验方法

1. 动物的麻醉

试验动物的麻醉是指用物理或化学的方法，使动物全身或局部暂时痛觉消失或痛觉迟钝，以利于进行试验。麻醉的目的是使动物产生制动、镇静和镇痛，并保证动物的安全，从而满足动物试验的需要。同时，因某些试验动物性情较粗暴，易伤及试验者，也需要实施麻醉处理。由于试验目的不同，试验动物种类繁多，因此麻醉方法和麻醉用药各不相同。

麻醉前，需进行以下准备工作。

① 动物的准备。动物应禁食，大动物需禁食 10～12 h。在麻醉之前应准确称量动物体重。

② 麻醉剂准备。检查所选用的麻醉剂的质量、数量、浓度，以及预防麻醉过深所选用的急救器材、药品是否准备齐全。需要考虑麻醉剂的纯度问题，同种麻醉剂不同纯度，其麻醉效果往往差别较大。在寒冷的冬季，麻醉剂在注射前应加热至动物体温水平。

③ 麻醉剂量和麻醉方法的准备。麻醉剂量应准确计算。但是由于动物个体之间差异，对药物的耐受性不同，体重与所需剂量并不成正比，一般来说，衰弱和过胖的动物，其单位体重所需剂量较小。故文献资料提供的剂量仅供参考，切记不可盲目照搬。如有条件，最好做预试验，从而确定麻醉剂量。

2. 常用麻醉方法

（1）全身麻醉方法

① 吸入麻醉是将乙醚、氯仿等挥发性麻醉剂由动物经呼吸道吸入体内而产

生麻醉效果的方法。吸入麻醉通常适用于麻醉时间较短的动物或作为基础麻醉或注射麻醉的辅助麻醉。

② 注射麻醉是使用非挥发性全身麻醉药进行麻醉的方法。注射麻醉法简便，麻醉时间较长，适用于需长时间麻醉的动物试验。一般采用静脉注射、腹腔注射、肌肉注射等方法进行麻醉。兔、猫、犬、猪等大动物常采用静脉注射、肌肉注射的方法进行麻醉；大鼠、豚鼠等小动物常采用腹腔注射的方法。

③ 气管插管麻醉是将一特制的导管置入动物的气管内，建立人工的通气管，通过这一气管内的导管进行麻醉的方法。此方法的优点在于无论任何手术体位，都可以使动物保持呼吸通畅；可防止异物进入呼吸道，也便于清除气管内的分泌物；便于给氧吸入和辅助呼吸；能主动地对动物重要的生理功能指标进行监控、调整和控制，为试验创造最佳工作条件。

（2）局部麻醉方法

局部麻醉虽然在动物试验中用途不是很广泛，但猫、犬等大动物短时间内试验中可能会使用局部麻醉的方法。局部麻醉是用局部麻醉药阻滞周围神经末梢或神经干、神经节、神经丛的冲动传导，产生局限性麻醉区。局部麻醉的特点是动物可保持清醒状态，对重要器官功能干扰轻微，麻醉并发症少，是一种比较安全的麻醉方法。

3. 常用的麻醉药

（1）挥发性麻醉药

包括氧化亚氮、氟烷、甲氧氟烷、乙醚、氯仿等。

（2）挥发麻醉药

分为全身麻醉药和局部麻醉药。

1）全身麻醉药。

① 静脉麻醉药：硫喷妥钠、安定、咪唑安定、氯胺酮、普尔安、羟丁酸钠、安泰酮等。

② 肌肉松弛药：琥珀胆碱、管箭毒、爱肌松、卡肌松等。

③ 镇痛药：吗啡、哌替啶、芬太尼、纳洛酮、杜冷丁等。

④ 镇静催眠药：苯巴比妥钠、异戊巴比妥钠、戊巴比妥钠、速可巴比妥钠（速可眠）等。

⑤ 神经安定药：氯丙嗪、异丙嗪、乙酰丙嗪、利血平等。

2）局部麻醉药：可卡因、普鲁卡因、地卡因、利多卡因、布比卡因、氯普鲁卡因等。

3）常备急救药。

① 抗副交感神经药：阿托品、东莨菪碱等；

② 升压药：肾上腺素、去甲肾上腺素、异丙肾上腺素、麻黄素、多巴胺等；

③ 中枢兴奋药：可拉明、咖啡因、回苏灵等。

（3）几种常用动物麻醉药物的使用

① 乙醚吸入法。是最常用的麻醉方法，各种动物都可应用。优点是麻醉深度易于掌握，比较安全，而且麻醉后恢复比较快。缺点是局部刺激作用大，麻醉初期出现强烈兴奋现象，因此，麻醉前给予一定量吗啡和阿托品（基础麻醉），通常在麻醉 20～30 min，皮下注射盐酸或硫酸吗啡（每千克体重 5～10 mg）及阿托品（每千克体重 0.1 mg）。术中需要继续给予吸入乙醚，以维持麻醉状态，如发现角膜反射消失，必须立即停止麻醉。

② 苯巴比妥钠。此药作用持久，应用方便，在普通麻醉用量情况下对动物呼吸、血压和其他功能无多大影响。通常在试验前 0.5～1 h 用药，使用方法：犬腹腔注射 80～100 mg/（kg 体重），静脉注射 70～120 mg/（kg 体重）（一般每千克体重 70～80 mg 即可麻醉，但有的动物要 100～120 mg 才能麻醉，具体用量可根据动物的敏感性而定）。兔腹腔注射 150～200 mg/（kg 体重）。

③ 戊巴比妥钠。此药麻醉时间不长，一次给药的有效时间可延续 3～5 h，所以十分适合一般使用要求。给药后对动物循环和呼吸系统无显著抑制作用，药品也很便宜。配成 1%～3%生理盐水溶液，必要时可加热溶解，配好的药液在常温下放 1～2 月不失药效。静脉或腹腔注射后，很快进入麻醉期，使用剂量及方法：犬、猫、兔静脉注射 30～35 mg/（kg 体重），腹腔注射 40～45 mg/（kg 体重）。猕猴静脉麻醉，剂量 30 mg/（kg 体重）。

④ 硫喷妥钠。为黄色粉末，有硫臭味，易吸水。水溶液不稳定，故必须现用现配，常用浓度 1%～5%。此药静脉注射时，动物很快被麻醉，但苏醒也很快，一次给药麻醉时间仅维持 0.5～1 h。在时间长的试验过程中可重复注射。此药对肠胃无副作用，但对呼吸有抑制作用，故需要缓慢注射。使用剂量及方法：犬静脉注射 20～25 mg/（kg 体重），兔静脉注射 7～10 mg/（kg 体重）。静脉注射速度以 15 s 注射 2 mL 左右进行。小鼠 1%溶液腹腔注射 0.1～0.3 mL/只；大鼠 1%溶液腹腔注射 0.6～0.8 mL/只。

⑤ 巴比妥钠。剂量及方法：犬静脉注射 225 mg/（kg 体重）；兔腹腔注射 220 mg/（kg 体重）；鼠皮下注射 200 mg/（kg 体重）。

⑥ 氨基甲酸乙酯。比较温和，安全度大。多数动物都可使用，尤其适合小动物。剂量及方法：使用时配成 20%～25%水溶液。犬、兔静脉、腹腔注射 0.75～1 g/（kg 体重）。但在静脉注射时，必须溶解在生理盐水中，配成 5%或 10%溶液，及每 kg 体重 10～20 mL。鼠 1.5～2 g/（kg 体重），由腹腔注射。

⑦ 846 合剂。此药是一种复合全麻注射药，含有静松灵、依地酸、双氢埃托啡、氟哌啶醇。剂量及方法：犬肌肉注射 0.1～0.2 mL/（kg 体重），麻醉时间 1 h 左右，应用广泛，镇静效果良好，但偶现呕吐现象。猕猴可采用空腹状态下肌肉注射 0.1 mg/（kg 体重）进行全身麻醉。

4. 动物的采血

动物试验中，通常需要采集动物的血液和尿液，以进一步观察动物体内的生理、生化指标的变化。动物采血的方法很多，有的方法可取到的血液较多，而有的方法只能采到少量血，且不同种系动物的采血方法也不同。选择采用何种采血方法，需根据动物种类、试验要求和所需血量而定。常用动物采血部位、最大安全采血量和最小致死采血量见表 8–1。

表 8–1　常用动物采血部位、最大安全采血量和最小致死采血量　　mL

动物种类	采血部位	最大安全采血量	最小致死采血量
大鼠	尾尖、腹主动脉、颈动脉、颈静脉、心脏	1	2
豚鼠	耳缘静脉、耳中央动脉、心脏、颈动脉	5	10
兔	耳缘静脉、耳中央动脉、心脏、颈动脉	10	40
犬	颈静脉、股动脉、后肢外侧小隐静脉、前肢内侧皮下头静脉、心脏	50	300
猴	指尖、足跟、后肢皮下静脉、颈静脉等	15	60

血液标本保存注意事项：

血液标本应避光保存，保存容器以玻璃、聚氯乙烯和聚四氟乙烯制品为宜。低温下保存的样品不能在室温下慢慢溶解，而应放在 25～37 ℃水浴中短时间快速溶解，充分混匀，恢复到室温校正总量。血液标本必须避免重复的冻结溶解，这样会使血液成分改变。

血清一般保存于 4～6 ℃冰箱或冻结保存数天，多数成分是比较稳定的。全血切勿冰冻，因红细胞在冰点下受到物理作用的改变不可逆，将会溶血，影响测定结果。需要用全血或血浆的检验项目必须用抗凝容器盛血液标本，于 4～6 ℃冰箱中保存。全血在保存期间如发现界限不清，血浆与红细胞交界处有松散的红色，表示轻度溶血，红色增多，则是溶血加重，不能再使用。

血液中特别不稳定的成分，如氨、胆红素、酸性磷酸酶、同工酶、二氧化碳等，在采血后必须立即进行检验。血液中具有生物活性的酶在不同温度下保存，活性时间也不尽相同。多数酶保存时间越长，活性降低的可能性越大。如磷酸肌酸酶活性在−16 ℃放置 25 h，失活 6%；4 ℃保存 24 h，失活 47%；20 ℃保存 24 h，失活 70%。全血在保存过程中，钾、氨、乳酸含量会增加，二氧化碳含量会减少。

5. 冲击物理参数测量

在动物冲击试验前，根据试验目的和试验设计，调试冲击参数，包括冲击波形、峰值、持续时间等参数，并用加速度传感器或力传感器记录冲击参数变化历程曲线。需要注意的是加速度传感器安装固定位置及安装方式的选择，尽量消除动物皮毛等干扰因素的影响。

6. 生理指标观察与损伤评估

冲击后注意观察各组动物受伤情况、呼吸、瞳孔变化及昏迷时间、生存时间等。一般使用心电监护仪连续记录冲击载荷作用前、即刻、作用后的心率和平均动脉压等变化；必要情况下对试验各组动物进行 X 光检查、CT 影像学检查；对伤后动物观察 6 h 左右处死，进行大体解剖学观察，并对其组织取样，进行病理学观察。最后依据相关标准，对动物损伤程度进行科学评估，在冲击前后，可以取动物静脉血，进行生化分析或血液流变学分析。

有些情况下，为了解动物对冲击载荷作用下的响应和损伤机理，有时需要在冲击试验前，将试验动物麻醉后，进行手术安装传感器，以测定在冲击载荷作用下机体的反应。下面以猕猴为试验对象的头部冲击试验为例，说明动物冲击试验的一般方法。

试验目的：将冲击载荷施加到猴的头部，观察颅脑损伤程度与颅内压变化的关系，探讨头部冲击伤的机制。

试验方法：试验对象为健康的 28 只成年雄性猕猴，体重 7 kg 左右。动物随机划分为对照和试验组。对照组为 4 只猴。试验组的动物在冲击试验前进行戊巴比妥钠静脉麻醉，剂量 30 mg/（kg 体重）。随后，在其额部和枕部进行颅骨钻孔至硬脑膜外，颅内压测量仪的测压囊放置在颅骨和硬脑膜之间，并用骨蜡密封颅骨孔，缝合头皮。动物胸前安放心电电极和呼吸电极，随后将动物以坐姿固定到冲击试验机的座椅上，面部向着冲击头。头部不固定，可以活动并向前倾，以使其头部在受冲击时产生相对躯干的甩打运动，致使枕部撞击到座椅的头靠上，模拟在高速弹射的气流中头部向后的甩打运动。冲击前、中、后记录颅内压、心率和呼吸频率，观察瞳孔对光刺激和髌腱对锤击的生理反应。试验后的动物和对照组的动物进行空气针处死，在小脑延髓池抽取脑脊液，进行肌酸激酶脑型同工酶（CK2BB）测定，判别有无脑细胞损伤；每只动物都进行脑脊液的细胞学检查；观察颅骨和脑组织的大体解剖和病理切片。试验装置为液压式的动态加载机，可以模拟各种冲击力作用曲线。

第二节　人尸体冲击损伤试验技术

一、人尸体冲击试验的原则

人尸体冲击试验是指利用人类尸体样本（英文简称为 PMHS）为研究对象的冲击试验，包括利用整个人尸体的试验和尸体的某个部分如下肢、头部等试验。PMHS 是研究人体受力产生损伤响应的重要模型。例如，根据大量专门研究头部碰撞加速度情况的尸体试验，建立了韦恩州立大学脑震荡耐受曲线，简称 WSTC。人尸体冲击试验应遵循用于科学试验的自愿捐献原则和伦理原则。

二、人尸体的选择

尽管尸体和活人在解剖学上存在很大的相似性，在一定程度上被比喻为睡着的人，但选择尸体进行冲击试验时，应着重考虑下列问题：

① PMHS 的年龄和体重问题。年龄普遍偏高会带来机能退化问题，例如骨质疏松症，将导致在试验中过早出现骨折现象，与研究的目标人群相差较大。因此，应尽可能选择与研究目标人群年龄相近的 PMHS。此外，体重也对试验结果带来影响，应尽可能选择与研究目标人群体重也近似的 PMHS。

② PMHS 没有呼吸和血液流动、缺乏肌肉紧张和采用不同的处理技术（防腐处理），都会在很大程度上影响其生物力学响应。因此，应尽可能选择新鲜尸体，避免防腐处理等影响。

③ PMHS 骨骼系统无外伤或先天畸形，骨骼肌有弹性，组织器官完整。

三、人尸体冲击试验方法

① 标本准备。对于新鲜尸体标本，检查来源档案记录；肉眼体表观察，肌肉无僵直，关节活动正常；X 光检查全身骨骼情况。对于经过快速冷冻储藏的尸体标本，应先进行自然室温解冻后，再进行上述检查。然后，用药棉封堵耳

鼻口等，测量身高和体重；消毒处理后置入薄膜塑料袋中，袋口扎紧，以免体液污染设备。最后着装。

② 冲击前对标本重点部位进行 X 光检查或 CT 检查。对于重点测试部位，在安装传感器前和安装后，最好用 X 光检查是否到位。例如，在胸椎安装传感器时，用 X 光检查椎体位置、传感器螺丝固定位置等。如果用动态 X 光记录冲击过程中脑组织、脏器等运动情况，可用 X 光检测铅粒的布置位置情况。

③ 标本在座椅上约束固定。尽量使用束缚带。

④ 测试系统调试。检查通道级别、灵敏度设置、传感器信号等。

⑤ 冲击设备启动，测量设备触发工作。

⑥ 标本经历 1 次冲击过程。

⑦ 数据记录与分析。

⑧ 对试验后的标本进行大体观察，使用 X 光或 CT 检查骨骼损伤情况，解剖观察脊柱、内脏器官损伤等情况。

第三节　志愿者冲击试验技术

志愿者试验只能严格控制过载，使其远低于任何可能造成损伤的水平。通常把志愿者感到疼痛的那个值作为加载力的上限。志愿者试验的最大优点就是采用了正确的解剖学和生理状态，并且能够研究肌肉伸缩性的影响及冲击前支撑的影响。志愿者试验可分为两类：冲击生理耐限试验和冲击体验性试验。

一、冲击生理耐限试验

1. 一般要求

① 人体冲击试验的目的和意义、志愿者选拔要求、试验方案设计、志愿者的安全保障、故障预案、试验的预期结果、志愿者承担的风险和益处等内容，必须经过人体试验伦理委员会审查通过。

② 对参加选拔的志愿者进行身体健康检查，尤其要对脊柱肢体等骨骼系统、心脑血管系统等情况进行检查，必要时进行心理评定，确保受试者身心健康，并符合试验要求。

③ 在进行正式的人体冲击试验前，先用假人为试验对象，按照相同的约束固定状态，调试冲击参数，使其符合设计要求，严格控制试验量级，确保冲击载荷参数的稳定性和准确性。

④ 志愿者有知情同意权和随时退出试验的权利。

⑤ 试验过程中，应有医生参与，做好医学检查和意外急救的准备工作，以防万一。

⑥ 试验量级逐渐加大，生理监测指标异常时，立即终止试验。试验后，应再次进行体检，对试验后受试者的健康状况做出确认。

2. 试验终止指标

① 身体部位持续疼痛、胃部不适、恶心、内脏牵拉疼痛、出冷汗、面色苍白、身体虚弱症状等。

② 心率突然减慢，血压降低。

③ 严重心律异常。

④ 受试者主动要求终止试验。

3. 生理参数测量

一般在试验前、中、后遥测受试者心电；试验前、后测量受试者血压、心率、体温、呼吸等体征参数；试验前、后进行 X 光或 CT 检查等。

4. 冲击响应测量

冲击响应测量包括输入给人体的冲击载荷的测量，以及人体关键部位冲击响应的测量。一般采用加速度传感器拾取冲击设备、座椅及人体关键部位的冲击加速度信号，经过信号调理和放大设备处理后，进入计算机数据采集、存储和显示系统。值得注意的是，志愿者对加速度的生物力学响应的测量方面也存在问题，在感兴趣的部位可能无法安装和固定传感器，例如头部质心位置加速度的测量，只能在体表安装和固定传感器，也无法做到刚性固定，一般采用固定带束缚固定传感器。如果传感器安装不规范或有松动，则会产生较大的测量误差。因此，在正式进行人体冲击试验前，应首先进行预试验，充分考核人体关键部位上安装的传感器的牢固性和方向一致性、测量结果的稳定性等。此外，随着光学影像测量技术的发展，数字高速摄影技术可以被用来测量人体上感兴趣标志点的位移、速度和加速度，从而避免传感器安装带来的测量误差。

二、冲击体验性试验

1. 试验目的

冲击体验性试验的目的是，让体验者亲身经历冲击载荷的作用，增强心理承受能力和对冲击载荷作用的适应能力。例如，航天员着陆冲击体验性试验，主要目的是让航天员在地面试验条件下，体验飞船着陆到地球表面时冲击载荷的作用，以提前获得对冲击的亲身感受，增强实际情况下的心理承受能力和耐受能力。

2. 试验量级

一般是采用模拟正常飞行条件下的冲击载荷量级，对体验者来说是绝对安全的。因为冲击载荷的作用时间极其短暂，一般在几十毫秒或几百毫秒，所以经历一次冲击给人的印象不深刻。一般的体验应安排 2～3 次较为合适。

3. 试验方法与步骤

除了不用测量人体关键部位的加速度响应外，冲击体验性试验的方法和步骤与上述生理耐限试验的方法大致相同。

第四节 假人冲击试验技术

标准化的碰撞试验（冲击加速度）要求使用精确定义的、经过验证的试验装置。拟人试验装置（也称为假人）是碰撞试验中作为人的替代品而使用的机械装置，其能够在可能造成人体伤害的碰撞试验中测量载荷参数。假人由钢、铝（模拟骨骼）、聚合物（关节和皮肤）、泡沫材料（肌肉）等制成，其上装有多个加速度传感器和力传感器、位移传感器，以记录冲击过程中人体关键部位的加速度、力、变形等情况。

历史上研发的第一个假人使用在航空工业，是为了检测降落伞和弹射座椅的性能而研制的。在汽车工程中，假人用于新车认证试验和检测，以及评估安全设备（如安全气囊、安全带等）对车内乘员的保护特性。在载人航天领域，假人作为乘员替代品参与返回舱着陆冲击试验，以检验返回舱着陆缓冲系统的性能和评价乘员在着陆冲击过程中的安全性。

一、假人设计与要求

国外标准碰撞试验法规中采用的拟人试验装置，需要满足如下要求：

① 人体测量学指标和生物力学上的逼真度。假人应该重现人的尺寸、体重、体重分布、转动惯量和人体姿态。此外，还要重现人体在碰撞时的生物力学响应特性。例如，50 百分位的成年男性假人是建立在 20 世纪 60 年代美国人体测量数据基础上的（身高 1.75 m，体重 78.2 kg），他是在汽车碰撞试验中最常使用的假人。还有一些其他类型的假人，例如 5 百分位的女性假人（身高 1.510 m，体重 49.1 kg）、95 百分位男性假人（身高 1.873 m，体重 101.2 kg）及 3 岁、6 岁和 10 岁儿童假人。这些假人在生物力学上的逼真度必须与尸体及志愿者试验中取得的数值相比较来评估。

② 测量仪器碰撞试验假人应对测量参数敏感，允许对与损伤或损伤机理相关的参数进行测量。

③ 可重复性和耐用性假人试验必须能够持续地记录用于随后评估的数据，即使在试验中超出了临界极限值，假人也不能损坏。可重复性和再现性要求假人必须被定期校准。

④ 易于操作和调整姿势。

到现在为止，虽然已经研发出二十几种假人，但是并不是所有的假人都包含在官方的法规范围内。

二、假人冲击试验方法与评估指标

由于冲击载荷的量级较高，存在不确定性和损伤风险，因此，不能以活人为试验对象。具有与人相似力学特性的假人已经成为标准化的受试对象。目前，使用频率最高的是 Hybrid Ⅲ假人。随着生物力学研究的发展，性能更加完善的假人将会应用于安全性评价试验中。在试验中，除了要测量冲击环境的加速度外，还要采集假人关键部位动态响应的数据，并按照规范对采集的数据进行滤波处理，然后再判读特征参数，如峰值、作用时间、增长率、速度变化量等。此外，还要进一步进行分析处理，得出损伤指标参数的具体数值，如 HIC 值、DRI、CTI、VC_{max} 等。最后，按照相关标准，给出安全性评价意见。下面重点介绍美国 FMVSS 评价指标和欧盟 ECE 标准的比较，以及美国深空探测“猎户座”计划中准备采用的基于 THOR 假人的损伤评估指标的参考值。

1. 汽车碰撞中 FMVSS 和 ECE 评估指标的比较

FMVSS 和 ECE 规程相似，但是假人的类型、测试条件或评估方法则有所不同，并且有的地方用了不同的乘员耐受限度值。二者评估指标的比较见表 8–2。

表 8–2　FMVSS 和 ECE 评估指标的比较

前碰撞评估指标		
部位	**FMVSS 208**	**ECE R94**
假人	Hybrid Ⅲ 50 百分位男性假人，5 百分位女性假人	2 个 Hybrid Ⅲ 50 百分位男性假人
头部	$HIC_{15}<700$	HPC＜1 000，$a_{3ms}<80g$
颈部	$N_{ij}\leqslant 1.0$，–4.17 kN＜F_z＜4.0 kN（Hybrid Ⅲ 50 百分位男性假人） –2.62 kN＜F_z＜2.52 kN（Hybrid Ⅲ 5 百分位女性假人）	$M_{ext}<57$ N·m
胸腔	$a_{3ms}<60g$ 变形≤63 mm（Hybrid Ⅲ 50 百分位男性假人） 变形≤52 mm（Hybrid Ⅲ 5 百分位女性假人）	变形＜50 mm VC＜1.0 m/s
股骨	轴向力＜10 kN	不可超出给定的力区间
膝盖		错位＜15 mm
胫骨		轴向力＜8 kN，胫骨指数 TI≤1.3
侧碰撞评估指标		
部位	**FMVSS 214**	**ECE R95**
假人	ES–2，SIDⅡs	1 个 Euro–SID
头部	HIC_{36}＜1 000（两种假人）	HPC＜1 000
胸腔	$A_{max}<82g$（两种假人），胸部最大变形＜42 mm（ES–2）	VC＜1.0 m/s
腹部	F＜2.5 kN（ES–2）	内力＜2.5 kN
骨盆	F＜5.1 kN（SIDⅡs），F＜6 kN（ES–2）	耻骨力＜6 kN
注释：HPC 和 HIC_{36} 的计算公式相同，差别在于当头部碰撞的起点和终点时刻可以确定时，HPC 为这段时间内的最大值。		

2. 基于 THOR 假人的损伤评估参考值

载人航天历史事实表明，发射段和返回段是事故多发阶段，其安全风险较高。如何在地面模拟试验中或通过仿真手段预测航天员在发射中止飞行或返回着陆等情况下的过载损伤风险，是一个具有挑战性的难题。在地面模拟试验或仿真试验中，通常需要使用假人作为航天员的替身来经受各种复杂冲击过载的考验，通过测试数据或仿真计算分析航天员损伤的风险，并通过采取有效的防护措施来降低损伤风险至最低程度。在这些研究中，所使用假人的生物逼真性至关重要，直接影响到测试数据的正确性和评估结论的可靠性。美国 NASA 在“猎户座”计划中组织专家组专门论证了在当前技术下选择什么样的假人进行冲击过载损伤风险测试和评估最为合适。最终分析结果认为，THOR 假人是当前最适合的假人。专家组还结合载人航天实际情况及可接受的风险程度，初步明确了基于 THOR 假人的评估指标（表 8–3）。从表 8–3 中可以看出，旋转脑损伤的评价指标（BrIC）及胸部最大压缩量指标的可信度还不高，需要进一步研究。可以预测，随着技术的发展和人体生物力学研究的深入，改进版的 THOR 假人有希望成为载人航天领域乘员冲击过载损伤评估的重要工具或手段。

表 8–3　基于 THOR 假人的损伤评估参考值（IARV）

参数	短期航天（适应重力）		长期航天（适应微重力）		IARV 可信度（0～5）
	正常飞行	非正常飞行	正常飞行	非正常飞行	
HIC15 头部损伤指标	340	470	340	470	4
BrIC 头部旋转脑损伤标准	0.04	0.07	0.04	0.07	2
颈部轴向拉伸力/N	880	1 000	760	860	4
颈部轴向压缩力/N	590	1 100	500	950	3
最大胸部变形/N	25	32	25	32	2
肩部侧向力/N	2 700	3 300	2 700	3 300	4
髋部合力/N	1 600	2 900	1 200	2 200	3
胸部脊柱轴向压缩力/N	5 800	6 500	5 000	5 600	3
踝背屈力矩/（N·m）	18	31	14	23	3

三、假人的研究历史与发展趋势

坠机试验假人技术自 1968 年以来有明显的进步，那时第一个标准假人已被确定。目前已有几种设计，并且各个实验室根据不同的使用目的开发了多种类型的假人。不过，对用于飞机系统的评价来说，必须对冲击力的垂直分量给予特别的考虑，它使得飞机的坠机环境与汽车的撞击环境相比有很大不同，大多数假人都是为此研究而开发的。

下面简要地概述假人技术的进展，指出符合飞机系统试验要求的设计特点，并且总结假人和人体行为的比较研究。

1. 假人的研究历史

早期的假人设计是个粗糙的弹射座椅假人，在 1949 年由美国空军 Sierra 工程公司制造。该假人具有有限的几个关节和较差的生物逼真度，但它填补了一个重要的需求空白，不只是对飞机系统制造商，对汽车工业也是一样。Swearingen 对当时的拟人化假人做出了很有意义的改进，在 1949 年，他需要一具优于在当时所能得到的最为严格的试验假人，以便评价由于飞机座舱窗口破裂产生的爆炸减压。于是他设计了一具 120 lb 的假人。假人有大关节连接、逼真的人体质量分布，以及接近活人的重心。为确定爆炸减压的危险，利用这具假人进行了 500 次以上的气浪试验。在 1951 年，Swearingen 又对一具假人完成了进一步改进，它能够抗击（35～50）*g*。该假人已被用于评价通用航空的新型安全带。在 1954 年，Alderson 研究实验室（股份有限公司）生产出了第一批假人产品，并首次采用模块化设计。该设计满足 10 年以后的变化需要和允许根据知识的增长而增添新的部件。在 1967 年，有两个大的假人制造商售出了新的假人装置，其特点是在脊柱里和肩部增加了关节，以及增加了胸部的柔顺度。这些变化在生物力学响应方面有一些改进，但仍然远不及今天所达到的程度。

在 1968 年，SAE 操作规程建议 J963 发布，以作为 50 百分位标准男性生物力学试验装置的部分定义。J963 推荐了人体各节段的质量、重心位置、尺寸，以及各关节的运动范围。虽然惯性和许多设计细节未做详细说明，但它依然是朝向标准试验装置发展的第一步。1968 年和 1971 年，Alderson 提升了假人的设计，以满足 J963，然而在 1970 年，却出现了 Sierra 复制品。

（1）572 分册假人

在 1971 年，拟人化假人在汽车安全试验中的作用被国家公路交通安全局正式改变了。那时以前，假人用于确定类似安全系统的相关性能。这个新的法规则具有这种含义，即利用假人试验必须确知乘客在汽车事故中受伤的可能性，以及不同的试验机构应该得到同样的结果。把相关的结果过渡到实际测量仪器的结果就要求假人必须是标准化的试验装置，以及人体本身的合理模拟，因为法规的性能极限是基于人体的耐限数据。

1972 年，通用汽车公司生产了 Hybrid Ⅱ假人——一具 50 百分位的男性拟人化试验装置。这个假人利用来自 AldersonVIP-50A 假人的躯干和四肢，制造出允许增加偏转和阻尼的胸部。头部组件则根据 Sierra 292-1050 设计改造而来，做了若干解剖上的修改。颈部和腰部脊柱是由丁基合成橡胶柱组成的，腰部脊柱由一根内部钢索加强。和其他几处修改一起，Hybrid Ⅱ的设计形成了联邦管理局代码标题为《49（49CFR）572 分册假人规范》的基础。图 8–1 和表 8–4～表 8–6 给出了它的详细尺寸和惯性性质。Hybrid Ⅱ假人节段质量惯性矩列在表 8–7 中。

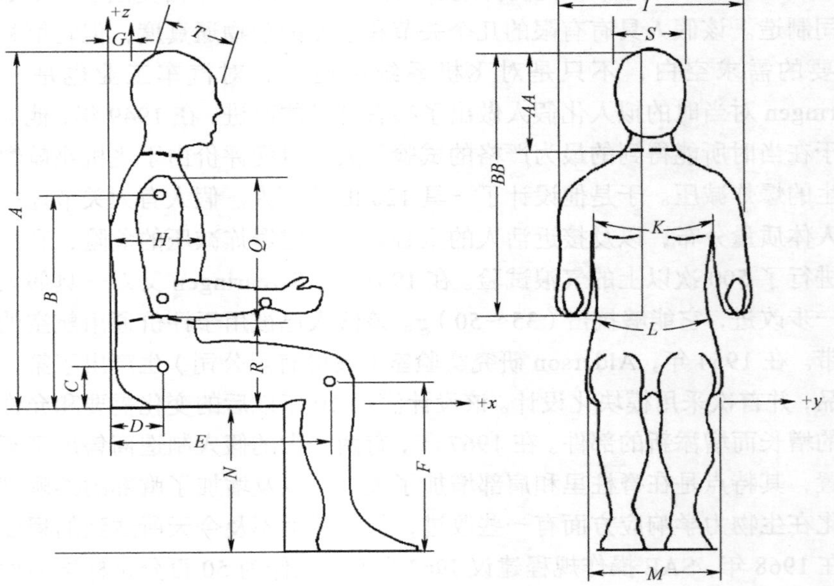
+z
G
T
A
H
Q
B
R
C
D
E
N
F
+x
I
S
AA
BB
K
L
+y
M

图 8–1　假人外形尺寸

表 8–4　假人外形尺寸（572 分册）

名称	图 37 代码	572 分册规范/in
坐高	*A*	35.7±0.1
肩旋转中心点高	*B*	22.1±0.3
臀旋转中心点高	*C*	3.9
臀旋转点距背部线距离	*D*	4.8
膝旋转点距背部线距离	*E*	20.4±0.3
膝旋转点距地板距离	*F*	19.6±0.3
头后部距背部线距离	*G*	1.7
胸厚	*H*	9.3±0.2
肩宽	*I*	18.1±0.3
胸乳峰围	*K*	37.4±0.6
腰最小处围长	*L*	32.0±0.6
臀宽	*M*	14.7±0.7
膝窝高	*N**	（17.3±0.2）

续表

名称	图 37 代码	572 分册规范/in
肩–肘长	*Q**	（14.1±0.3）
肘档高	*R**	（9.5±0.5）
头宽	*S**	（6.1±0.2）
头长	*T**	（7.7±0.2）
头部弓形线	*AA*	9.3
肩–胸弓形线	*BB*	25.1
*括号内是 SAE 规范值。		

表 8–5　假人部件质量（572 分册）　　lb

部位	50 百分位男性乘员	572 分册假人
头	9.44	10.5
上躯干（含腰椎）	13.1	11.5
下躯干（含内脏囊腔和大腿上部）	5.10	4.88
上臂	8.50	8.35
下臂	11.6	11.3
手	14.8	13.3
大腿	17.1	16.5
小腿	18.4	18.0
足	12.4	10.85
共计（含头、躯干和大腿内的测量设备）	37.0	36.6

表 8–6　重心位置（572 分册）　　in

部位	*x* 和 *z* 参考点	572 分册模型规范	
		x	*z*
头	头后部和顶部	+4.0+0.2	−4.7±0.1
上躯干	背线和头顶	+4.1+0.3	−17.2±0.3
下躯干和大腿上部	背线和头顶	+4.9+0.5	−31.0±0.5
上臂	肩旋转中心点	0.0+0.3	−5.0±0.3
前臂	肘旋转中心点	+4.2+0.3	0.0±0.3
手	腕旋转中心点	+2.2+0.3	0.0±0.3
大腿	膝部以大腿旋转中心为中心的旋转点	−6.7+0.3	0.0±0.3

续表

部位	x 和 z 参考点	572 分册模型规范	
		x	z
小腿	膝部以踝旋转中心为中心的旋转点	0.0+0.3	−8.0±0.3
足	踝旋转中心	+2.2+0.3	−1.7±0.3

注：轴线如图 8–1 所示，+x 向前，+z 向上。

表 8–7　Hybrid Ⅱ质量惯性矩

人体部位	惯性矩/(10^3 g · cm^2) *		
	I_x	I_y	I_z
头部	0.226	0.275	—
头/颈	0.310	0.367	0.233
上躯干（含腰椎）	2.18	1.79	—
下腹、骨盆和内脏囊腔	2.32*	1.73*	—
右上臂	0.134	0.132	0.022
右前臂（无手）	0.012	0.068	0.071
右大腿	0.127	0.873	0.890
右小腿（无足）	0.599	0.575	0.359

* 含腰段。

注：1. 测量期间，在头、胸和大腿内装有测量设备。

2. 测量精确度估计为±3%。

（2）Hybrid Ⅲ假人

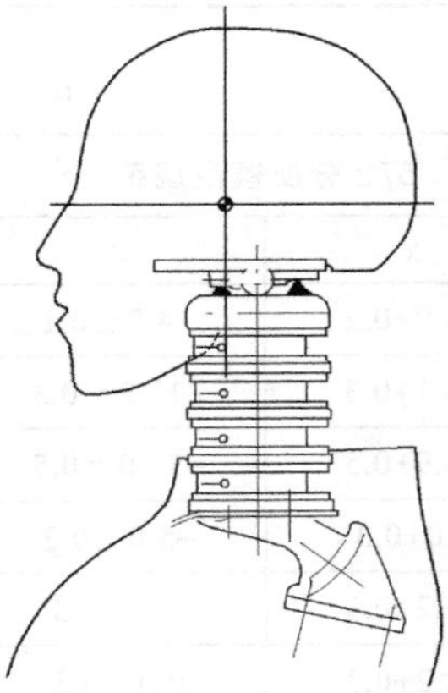

图 8–2　Hybrid Ⅲ假人头颈部

汽车行业的兴起使得拟人化的假人得到持续发展，并在 1975 年生产了 Hybrid Ⅲ假人。该假人大大改进了其构成部分的生物逼真度，特别是在头颈部系统、胸部，并重新分配了躯干下部的质量。另外，Hybrid Ⅲ还有颈部载荷和胸部偏转的传感器。

Hybrid Ⅲ头部由铝构成，并由厚度不变的乙烯基外皮全部覆盖。图 8–2 所示的颈部由 3 个用丁基合成橡胶弹性体的硬铝模拟椎骨元件组成，端部的铝板把颈部节段与头部及胸部连接在一起，再用一根钢索穿过颈部中心。

Hybrid Ⅲ胸部由 6 个金属肋骨组成，金属肋骨连接到一根焊接的钢脊柱上。胸部的其他软组织和刚性结构共同构成胸部模块，通过详细设计和调整，确保胸部的质量和重心位置。这根脊柱给颈、锁骨、肋骨及腰椎都提供了连接点。

Hybrid Ⅲ腰椎由聚丙烯酸酯弹性体制成，有模拟与胸部及骨盆连接的端板。两根钢索穿过腰椎中心。身体下部进行质量分布校正，并弯曲成正常坐姿状态。Hybrid Ⅲ也可以用活动关节连接的臀部和一根直的橡胶脊柱元件得到，这根直的橡胶脊柱元件与坐姿 Hybrid Ⅲ中弯曲的脊柱元件是相反的。这个标准 Hybrid Ⅲ假人最普遍地用在行人碰撞和飞机弹射试验中，在这种情况下，腿可以完全伸开。

Hybrid Ⅲ试验假人在 1986 年已合并到运输系统部门的坠机试验假人规范中了。从 1986 年 10 月 23 日开始，一直到 1991 年 8 月 31 日，制造商就有使用 572 分册假人还是使用 Hybrid Ⅲ的选择权了。自 1991 年 9 月 1 日起，Hybrid Ⅲ代替最早的 572 分册假人，并成为确定车辆与联邦车辆安全标准 208 的性能要求一致的唯一方法。

Hybrid Ⅲ假人的图纸和说明书可从国家公路交通安全管理局（NHTSA）得到。标准坐姿和站立的 Hybrid Ⅲ假人的几何与惯性特性已经确定，这些数据详见相关参考文献。

（3）侧向冲击假人

NHTSA 为便于使用他们已升级的侧向冲击标准，建议使用新的侧向冲击假人（SID）。这个建议的 SID 与 572 分册假人基本相同，但对胸部和膝部进行重新设计，以便在侧向产生更为像人的加速度响应。设计修改包括测量肋骨、脊柱和骨盆的加速度计、胸廓和脊柱间的冲击吸收器及肋骨与脊柱连接的橡胶铰。另外，为使 SID 的设计简单而合理，假人手臂或肩部不做关节连接，而是将手臂的质量合并到胸部质量里，并且为了得到适当的生物逼真性，还附加上了脲烷泡沫假臂。

SID 假人的冲击试验结果已与人尸体在实际的车辆与车辆撞击试验中的那些结果进行了比较，SID 的响应与尸体的响应相当一致。但在硬墙冲击中，SID 经受了比尸体更高的加速度。于是，在车辆有典型的惯性缓冲结构，而不是硬件结构之后，SID 的响应将有足够的生物逼真度。应该注意到，SID 是明确针对冲击载荷研制的，而不是针对飞机坠机中特有的长期横向加速度。

美国研制 SID 的同时，欧洲也在研制侧向冲击假人。正像美国一样，572 假人已经被改进为适合侧向冲击试验的假人了。因为 572 分册假人胸部和肩部的响应与尸体试验相比非常不灵活，手臂被修改成减小结构件尺寸，增加缓冲填料。在向前和向上两个方向增加肩部的灵活性，胸廓重新设计，使其有比较逼真的胸部偏转变形。

自那时以来，一个统一的欧洲侧向假人（EUROSID）在欧洲试验交通工具管理局赞助下，由欧洲实验室工作组共同设计研制出来了。头部是一个标准的 Hybrid Ⅲ头部，但颈部、胸部、肩部、腹部、骨盆及腿部都被修改了，以便呈现尸体身上见到的损伤。EUROSID 被设计成能根据胸部的偏转测量胸部损伤，但 NHTSA 发现，胸部偏转测量不能辨别冲击强度上的差别，比如硬的和有缓冲的表面之间的冲击强度差别。不过 EUROSID 胸部峰值加速度响应与 SID 相比十分合理。此外，与 SID 一样，EUROSID 也是专门为评价涉及乘客侵犯性冲击载荷的汽车侧向碰撞而研制的。

2. 假人和人体响应的比较

应用假人评价车辆系统会给乘客提供何种程度的防护时，存在两个基本问题：一是怎样使得假人响应准确地模拟人体的响应；二是为什么性能评价结果会因假人不同而不同，或者因实验室不同而不同？

第一个问题是一个难题。活着的真人响应只能限制在安全的加速度水平上，实质上低于抗坠设计条件。在高加速度水平上，人尸体的响应已用于假人设计上，但人尸体提供的模拟存在模拟质量的问题。Walsh 和 Romeo 报道了一系列的滑橇试验和全尺寸小汽车撞击试验，也有暴露于理想撞击环境的假人试验，这些试验中也都使用了腰部安全带和气囊。虽然尸体和假人之间的整个动力学响应都相当一致，但还是有一些在假人身上检验不到的损伤却在尸体上被发现了。

虽然 572 分册假人和 Hybrid Ⅲ假人在早期假人之上有大量的改进，但假人和人体的响应依然有一些明显不同。比如，因为面部发僵，当前的假人（铝颅骨上覆有乙烯基肉）在面部冲击环境下头部不会提供正确的加速度数据。因为面骨的破碎能提供减震性能，并使脑承受的加速度变弱，故对假人面部的严重冲击会造成不切实际的高头部加速度。

在对比人体和 Hybrid Ⅲ头颈部动态响应时，发现存在问题。例如，Seemann 等人对人体志愿者头颈部的动态响应和 Hybrid Ⅲ头颈部的响应进行了详细的比较与分析，他们发现，人体志愿者和假人的 $-x$ 和 $+z$ 加速度有明显的差别。例如，当人体遭受 $+z$ 加速度时，人体头部常一开始伸展，随后就弯曲；而 Hybrid Ⅲ的头颈部系统却不是这样，而是在对 $+z$ 加速度的响应中先弯曲，这表明 Hybrid Ⅲ颈部在矢状面内的响应不像人体的反应那样灵活，而是十分僵硬的。在 $-x$ 加速度的响应中，人体头部向下的移动远远超过假人头部。响应的时间也明显有差别，假人的头部是蹦跳运动，而人体头部却是继续向下运动。

为比较不同的假人设计，已实施了多项试验计划。Chandler 和 Christia 证明，由于假人比较复杂，试验变量可能超过试验者所能控制的数量。此外，还要顾及标准试验实践的要求。Massing、Naab 和 Yates 在试验中比较了若干个假人，假人要么有腰带约束和气囊，要么有能量吸收的钢制脊柱。有 2 个不同的实验室报告了一些滑橇试验。作为试验结果的例子，图 8–3 给出了头部的平均合加速度，即 5 个腰带约束假人各自的合加速度。图 8–4 给出了所报告同样假人的 10 次试验的头部平均合加速度，试验在 2 个不同实验室进行，分别是 FAA 民用航空医学研究所（CAMT）和 Calspan 公司。因为只有 1 个假人在 2 个不同设备上进行试验，数据在可比性上允许存在不足。但是，图 8–4 表明，性能评价结果的差别是存在的。

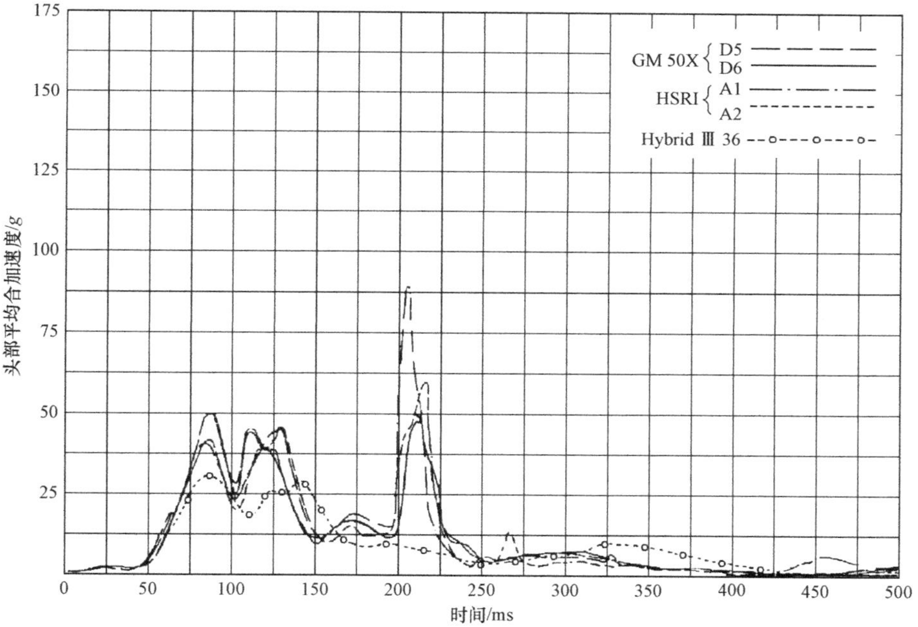
175
150
125
100
75
50
25
0
50
100
150
200
250
300
350
400
450
500
头部平均合加速度/g
时间/ms
GM 50X
D5
D6
HSRI
A1
A2
Hybrid Ⅲ 36

图 8–3　3 个不同假人设计头部平均合加速度比较

使用不同车辆和未加约束假人的一系列正面障碍物撞击试验，对比了 572 分册假人和 Hybrid Ⅲ假人的响应。试验分析结果表明，2 个假人的测量结果一般说来是类似的、合理的。观察所出现的响应差别，发现要么是假人拟人化上的不同，要么是车辆响应的不同。例如，Hybrid Ⅲ导出的 HIC 值高于 572 分册假人，因为 572 分册假人有较高的坐高，比较频繁地使它擦磨防晒板，而

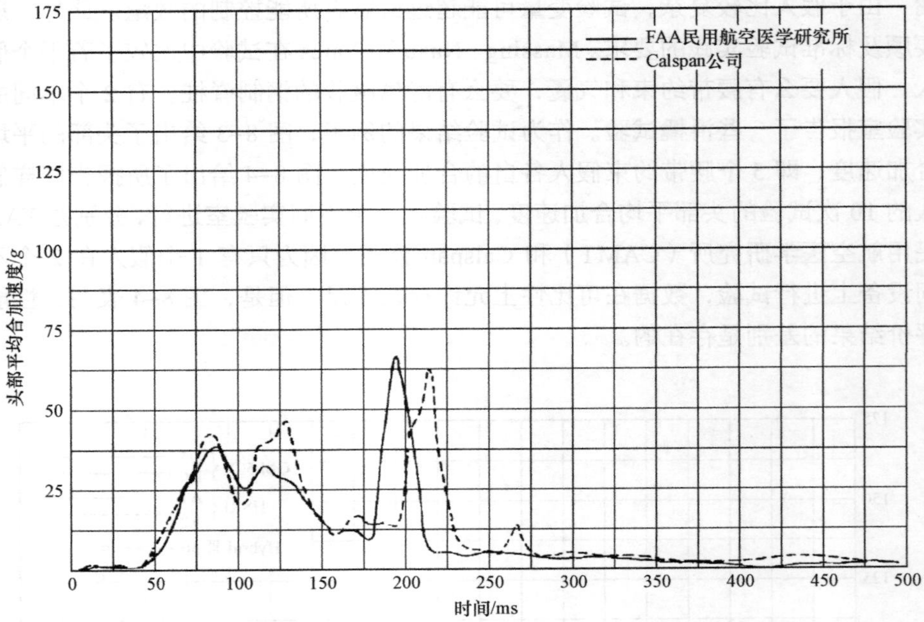
175
150
125
100
75
50
25
0
50
100
150
200
250
300
350
400
450
500
头部平均合加速度/g
时间/ms
FAA民用航空医学研究所
Calspan公司

图 8-4　2 个实验室进行的 HSRI 假人头部平均合加速度响应的比较

Hybrid Ⅲ相反，它是面部比较经常地碰撞钢制的转向盘边缘。

Kaleps 和 Whitestone 计算机模拟显示，Hybrid Ⅲ的坠机响应与 572 分册假人十分相似，主要区别是相位移，Hybrid Ⅲ的响应曲线稍微平滑些，还有些快。这些现象说明是由于起始位置稍有些不同，从数值上来看，Hybrid Ⅲ的数据比较稳定，它的结构一般更硬些。他们还发现，Hybrid Ⅲ坐着和站着的响应之间的差别非常小。

Backaitis 和 St-Laurent 研究了志愿者和 Hybrid Ⅲ在各种不同的载荷条件下胸部的偏转特性。结果表明，通过斜角肩带动态加载时，Hybrid Ⅲ假人的胸部比志愿者的胸部在拉紧和放松两种情况下都稍微硬些。他们还发现，假人的胸部的偏转读数受加载探头的表面积和载荷施加的位置与方向的影响大。Hybrid Ⅲ假人胸部偏转计量，小面积加载探头对从外面给予胸部压缩的测量值过低，而大面积探头加载时，对从外部产生的胸廓压缩的测量值又过高。试验还显示，Hybrid Ⅲ假人胸部的偏转形式是抛物线形，胸骨中部出现的偏转最小。但在人尸体上，表面偏转一直到胸廓底都是线性增加的。

Leung 等人进行了一系列的分析研究和滑橇试验，以确定 572 分册假人“下潜伤”的可能性。他们发现，572 分册假人下潜比人尸体还容易，因为它的骨盆形状与众不同。当他们通过修改腹部组织和骨盆形状来改变这个假人时，模拟人尸体的“下潜伤”可能性比标准 572 分册假人更容易。

Hybrid Ⅲ假人有类似于标准 572 分册假人的骨盆，但它的骨盆能够预测显示“下潜伤”。这个“下潜伤”显示器有载荷应变仪附加在髂骨上，测量骨盆上的腰带载荷。这个装置已被合并优化成一个腰带配置。使 Hybrid Ⅲ区别于 572 分册假人的一个办法是让它模拟驾驶员的懒散坐姿。这种模拟在 Hybrid Ⅲ有比 572 分册假人小一些的腹部，并且腰脊有一段是 45°。

3. 假人用于飞机系统评价的适用性

最近研制的全部假人都是为汽车试验设计的。在能量吸收座椅的动态试验中，飞机乘员体重的设计可发挥关键性的作用。期望这能评价对应于乘员尺寸范围的座椅，虽然这一般不实际。95 百分位假人能检验座椅结构的强度、约束系统及能量吸收行程是否足够；50 百分位假人试验可能会验证平均身高和体重乘员的系统性能；5 百分位假人有可能去经受较高 G 值的加速度，并能确定考虑小个乘客的一组冲击条件的严重程度。但是，假人的采购费和进行动态试验的成本二者都可能使这样的试验计划不切实际。一个替代的方法是通过分析来确定座椅设计的乘员防护能力，以及进行 95 百分位假人的动态试验去核实系统强度。

各种军用假人的设计必须根据军队飞行员人群确定。对三维数学模型和试验假人的人体尺寸、关节位置及质量分布特点已生成了陆、海、空三军数据库，这些尺寸可作为假人设计指南。

在选择用于飞机座椅试验假人时，必须考虑的另一个因素是，汽车试验所用的假人并不是对任何方向的冲击都能做出精确响应的假人。Hybrid Ⅲ已被设计成模拟对$-G_x$载荷的响应，而不是更为危险的$+G_z$方向。但是，脊柱是人体对飞机坠机载荷最容易受伤的部位。

目前，使用美军飞行员版，尺寸为 5 百分位、50 百分位和 95 百分位的 Hybrid Ⅲ假人是最好的办法。

4. 弹射系统假人

在空军和海军中，对研究用于弹射系统试验的先进拟人化假人，都有一股高涨的热情。Tieber 概括介绍了空军正在进行的工作，以及用于弹射试验假人要求的评价。弹射假人的这些设计要求已概括在表 8–8 中。

表 8–8 假人设计要求

要求分类	要求内容	要求保障
人体测量	尺寸、质量和惯性特性、外形	所要模拟的人群
数据采集	频道、采样率、采集和存储、尺寸、发热量和功率要求	所要试验的系统
适用性	耐用、安装、标定和试验前检验、维护、数据提取	试验条件
结构	强度和载荷承受能力，组件的包装、配置和装配	预期载荷和试验条件
生物逼真	对冲击和惯性载荷的响应、关节结构、组织真实性	试验目的
空气动力	实际飞行中的逼真运动	试验条件

（1）GARD 和 LRE 假人

弹射假人模型的前身是 GARD 假人模型，是由格鲁曼飞机公司和奥尔德森实验室在 1950 年联合研制的。GARD 假人模型复制了弹射座椅中人体的重心位置，关节很有限。因此，在 1970 年做了新的尝试，为弹射座椅试验研制一具更为完全的人体仿真体。为了检验肢体约束系统的效果，制造了肢体约束评估器，合并到目前使用的弹射座椅中。但是，复制人体动态特性的要求决定着先进的动态假人（ADAM）的发展。

（2）先进的动态假人（ADAM）

目前的乘员救生技术（CREST）计划，由莱特派特森空军基地发起研究，其中包括 ADAM 的研究。为检验应急离机时 CREST 弹射座椅的性能，ADAM 的设计目的是准确地描述人体的静态和动态特性。ADAM 的主要设计目的如下：

① 高程度的人体生物逼真模拟：

—人体测量尺寸；

—质量特征；

—动态响应。

② 弹射期间动态响应特性测量：

—头部载荷；

—骨盆载荷；

—假人模型的加速度；

—关节旋转。

③ 研制 128 数据通道的机载计算机控制测试设备，能够：

—提供信号情况并储存 4 s 以上；

—遥测并传递数据至地面站。

④ 弹射试验环境条件下的救生（即气流吹袭、高加速度载荷、温度等）。

ADAM 与 Hybrid Ⅲ、GARD、LRE 假人的力学特性及测试设备系统性能的比较见表 8–9 和表 8–10。

表 8–9 人体假人力学特性比较

参数	GARD			LRE	ADAM			Hybrid Ⅲ		
特征（百分位）	5	50	95	95	小	中	大	5	50	95
身高/cm	65.2	69.1	73.1	72.2	66.2	70.2	74.3	64.8	66.2	73.6
体重/kg	132.5	161.9	200.8	214.0	139.5	179.5	215.4	147.0	155.5	207.5
关节数	18			39	43			26		
装有仪器的关节数	0			33	39			0		
运动范围	有范围			接近人体范围	人体范围			有范围		
弹性限位	无			无	所有关节都有			有些关节有		
柔性颈部	无			有	有			有		
柔性脊柱	无			无	有			有		
腰椎有关节	无			有	有			无		
相邻关节有扭矩	有			无	有			有		
骨盆设计	坐姿/站姿			坐姿	坐姿/站姿			坐姿		

表 8–10 仪器测量系统性能

人体假人	类型	遥测	机载记录	控制缆线	数据频道数
GARD	无源数字计算机	有	无	无	22
LRE	计算机控制（部分）	有	有	有	96
ADAM	计算机控制（完全）	有	有	有	128
Hybrid Ⅲ	无源模拟计算机	无	无*	有	可变（<30）
*海军研究和发展中心（NADC）为 Hybrid Ⅲ研制了一台机载数据采集系统。					

已设计出的小尺寸和大尺寸的 ADAM 的人体测量数据与质量特点都是基于陆、海、空三军数据库的。大部分 ADAM 部件都是专门设计的，以满足设计规范，同时，还使用现有的 Hybrid Ⅲ头部和颈部。虽然如此，$+G_z$ 动态载荷下

能准确响应假人模型的颈部目前正在研制。根据人体肢体试验结果，弹射时相对气流速度达到 700 kn[①]时会出现肢体损伤，因此，该假人的四肢被设计成能够承受较大动态载荷作用下的运动。为了尽可能准确地模拟人体的自由度，ADAM 设计有 43 个自由度。部分关节自由度和旋转范围见表 8–11。设计了“软限位器”，以模拟达到运动极限时关节旋转阻力的增加。图 8–5 示出了肘部典型关节的旋转力与旋转角。图 8–5 所示的数据表明，随着前臂达到它相对于上臂的运动极限（弯曲/伸展），F_x 明显地阻止着运动角度加大。当肘部角度接近 180° 时，前臂伸开；在与上臂角度接近 10° 时，前臂弯曲。

表 8–11　ADAM 假人关节自由度和旋转范围

关节部位	运动描述	角运动/(°)	关节部位	运动描述	角运动/(°)
腕部	弯曲	85	膝部	站姿弯曲	125
	伸展	85		90°弯曲时胫骨弯曲	
	外展	45		内翻	35
	内收	25		外翻	45
肘部	弯曲	140		0°弯曲时胫骨弯曲	
前臂	旋后	95		内翻	0
	内转	75		外翻	0
肩部	弯曲	178	臀部	弯曲	115
	伸展	57		伸展	0
	横向外展	134		仰姿外展	60
	横向内收	48		仰姿内收	30
	冠状面外展	170		90°弯曲外展	50
胸锁关节	内转	10		90°弯曲内收	30
	回缩	10		臀旋转 90°弯曲	40
	抬高	10		充分旋转弯曲	40
	凹陷	10		90°俯卧膝旋转	40
上臂	转动	115			
		15			
踝部	弯曲	45			
	伸展	25			
	内翻	34			
	外翻	18			

① 1 kn=1.852 km/h。

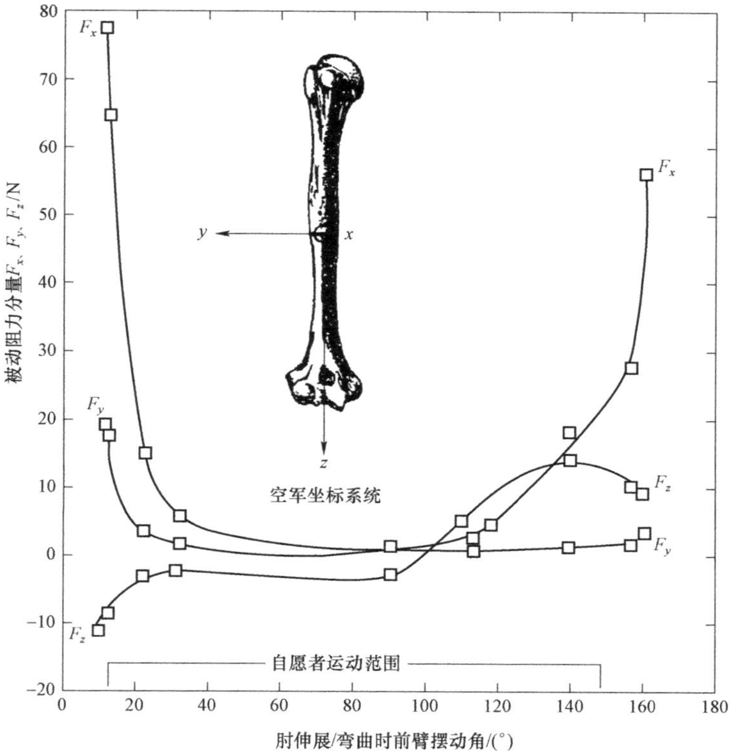
被动阻力分量F_x、F_y、F_z/N
肘伸展/弯曲时前臂摆动角/(°)
空军坐标系统
自愿者运动范围
F_x
F_y
F_z
y
x
z
80
70
60
50
40
30
20
10
0
−10
−20
0
20
40
60
80
100
120
140
160
180

图 8–5 肘抗力与旋转角

5. 假人体内的测量仪器

由美国海军赞助的主要研制计划包括一套适合并入 Hybrid Ⅲ假人的测试设备系统。该计划的目的是：① 使目前的假人更适合弹射系统试验；② 研制一套测试仪器包，该包能进行座椅内假人坐标系的 3 维跟踪；③ 将控制数据测量和存储系统的微型处理器合并到假人身上；④ 确定假人表现出的生物逼真度。该测试仪器包由微型线性加速度仪、角加速度仪及速率陀螺仪组成，该陀螺仪用于监测人体假人头部重心、颈部基底和腰脊基底的响应。数据测量、记录和储存系统由机载信号调节、A/D 转换和 RAM 存储组成，RAM 存储可以支持以 2 000 Hz 的频率，在 50 个数据通道于 6.6 s 内的采样。该配置体积可以与 Hybrid Ⅲ假人中的空间相配，能进行非微型化安装。

在弹射塔试验、水平冲击加速度试验和海军潜艇试验中，所使用的 Hybrid Ⅲ均带有数据测量和存储系统（DASS）。海军潜艇试验使模拟座舱段的假人受到水冲击，造成脉冲的作用，随后在水下潜艇端部与弹簧接触。试验证明了这种具有自主式轻便数据采集系统的优越性。数据采集和储存系统的小型化减小了其质量，减少了能量消耗，因而也减少了将来为调整质量和重心位置而进行的假人修改。

作者指出，测量系统是假人设计的重要部分，一旦设计确定下来，便不能按需求变化增加。假人测量系统测量的数据必须与人体响应数据一致，以使性能尽可能有效。为了在试验序列和试验设备间有可重复的数据，首要的是标准化，这在图 8–6 中进行了说明。该图指明座椅加速度曲线是按 500 Hz（顶部）和 15 Hz（底部）过滤的。高频过滤是显示加速度曲线。但高频过滤在量化峰值 *G* 时出现一个问题：看不出如何更好地用一个光滑函数来拟合数据。过分的过滤，比如像图 8–6 底部示出的那样，可以看清楚加速度的波形，但是它有可能低估峰值 *G*，也存在相位移，从而影响时间的计算。首要的问题是乘客能否像图 8–6 上部被证实的加速度曲线那样响应，或个体运动的持续时间是否这样短，因这些高频成分的能量会被可变形的机体组织、胸廓及椎间盘等吸收。如果情况是后者，那么取一些信号的平均值是正常的。

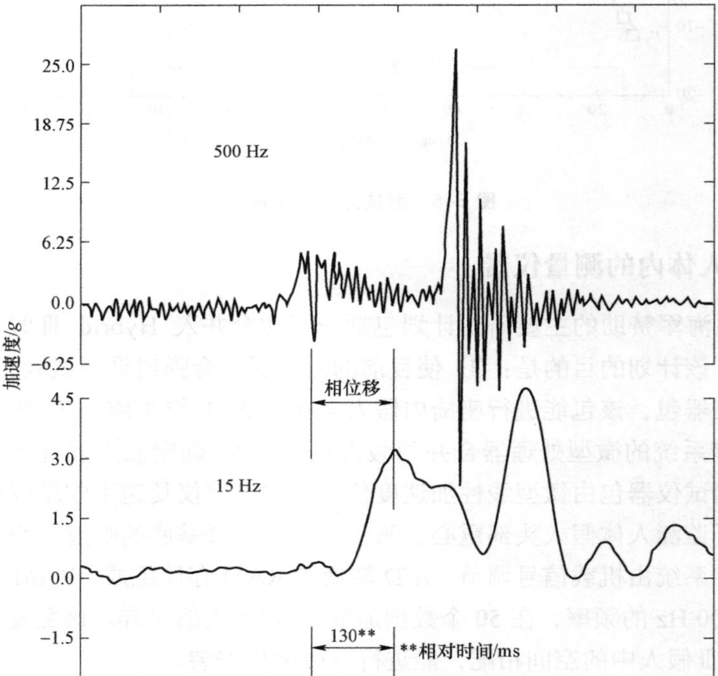
25.0
18.75
12.5
6.25
0.0
-6.25
4.5
3.0
1.5
0.0
-1.5
500 Hz
15 Hz
相位移
130**
**相对时间/ms
加速度/g
0
125
250
375
500
625
750
875
1 000
时间/ms

图 8–6　500 Hz 和 15 Hz 滤波的加速度值

Gragg 分析了两个滑橇试验计划的假人和弹射座椅数据，该计划是为了预测脊柱致残损伤可能性的假人数据。他比较了 G_x、G_y 和动态响应指数（DRI）数据。DRI 是根据 G_z 计算的。Gragg 推测，如果有座椅椅盆数据，就决不应该使用假人数据。在一些例子中，会有可能用假人 DRI 数据代替座椅 DRI 数据，但 G_x 和 G_y 的假人数据决不应该代替 G_x 和 G_y 的座椅数据。

Laananen 和 Coltman 测量了通过拟人化假人的腰椎传递的力，以确定座椅试验的重复性和生物逼真度。两个 Alderson 拟人化假人，一个 50 百分位、一个 95 百分位，二者都有 572 分册假人外形的骨盆结构和腰段。对这两个 Alderson 拟人化假人做了修改，以便在腰脊安装载荷传感器。假人随后坐在直升机的硬式和能量吸收座椅里经受了+G_z 加速度。该计划的结果表明，对 572 分册假人或类似设计的拟人化假人脊柱上的力和力矩做相当简单的修改就能测量。然而，对一个假人进行修改会出现躯干上部 x 方向的动态响应变化。这一响应变化仅在能量吸收座椅试验时观察到，那时胸部的峰值加速度达到 20g，并且由于载荷传感器和适配器的安装而造成躯干弯曲，导致自然频率改变的可能性较大。将来任何一个标准化传感器安装都必须考虑躯干的动态响应特征。试验数据表明，572 分册假人和椅盆之间的相互作用十分类似于人尸体测量的响应，但人体和人尸体加速度的一致性不好，因此，基于椅盆加速度的座椅性能标准可能不如基于人体体段加速度标准对乘客那么准确。但是，作者也指出，数据也许能预示体内损伤机制，比如脊柱变形，但是不能根据椅盆加速度做出可靠的预测，因为体内响应对不同乘客、相同座椅的输出可能变化很大。

6. 假人颈部的改进

研究人员正在努力提升拟人化假人颈部的生物逼真度。Wismans 对美国海军生物力学实验室（NBDL）进行的大量人体志愿者试验做了详细分析。这些人体被试者遭受了迎面、侧面和斜向的加速度，严重程度到 15g 和 17 m/s。分析结果是，每个方向的简单模拟系统都完全给定所观察的动态行为。非常重要的发现是，一个有两个枢轴的联动系统能够充分代表所观察的人体头/颈部响应。

Richards 和 Van Ingen 根据对人体颈部动态响应的研究和分析，为改进假人颈部的性能提供了指导。最优假人颈部系统的生物逼真度应该如此设计：施加在枕髁上的头部力矩和头/躯干角度的相对变化之间存在着直接关系。这个力矩–角度关系包含有因惯性力造成的头部向前旋转，以及枕髁上的反作用力矩，这个力矩出现在相反方向，并力图使头部向后旋转。另外，向前的力矩可能在当头/颈角度超过临界（头相对于颈部的向后旋转）时，通过颈部施加于头部。

颈部结构正常会显示出弹性性质，在颈底部产生的力矩与颈/躯干角度变化有直接关系（颈部向前旋转时力矩向后）。他们发现，Hybrid Ⅲ假人的颈部系统是如此设计的：对头部施加的力矩是头/颈角度的函数，而不是头/躯干角度的函数。因此，这样设计的人体头部运动不可能被准确地模拟，更加逼真的颈部设计工作正在进行中。

第五节　冲击生物力学建模与仿真分析

一、建模与分析方法

由于计算机技术和数字化方法的发展，计算机仿真已经成为一个重要的工具，并在损伤生物力学领域被广泛应用。人体模拟技术被成功地用于计算机仿真，以研究人体的生物力学响应和分析可能的损伤机理。

使用最广泛的仿真技术是基于刚体动力学的多体系统方法和基于连续介质力学的一种特殊形式有限元法。多刚体系统的性能通过在系统上作用的外力进行分析，它适用于整体运动响应的模拟。采用各种通过铰链连接的刚体来模拟人体，并赋予这些刚体惯性和质量特性，能够用于模拟冲击过程中人体总体运动响应。第一个人体模型在 20 世纪 70 年代就已经被提出，至今已经有许多经过验证的模型可供使用。例如，MADYMO 软件可能是在有关车辆碰撞过程中，乘员安全问题研究中使用最多的多刚体动力学程序。应用于冲击损伤领域的有限元模型，通常使用基于显式积分算法来求解。常用的软件有 LS-DYNA、ABAQUS、DYTRAN、PAM-CRASH、Radioss 等。有限元模型分析方法能够对人体在冲击过程中的动态响应进行详细分析。例如，有限元模型可以提供碰撞过程中脑部组织的应力分布情况，这些重要的结果有助于对弥散性脑损伤的理解。

显然，仿真模型的生物逼真性是至关重要的。人体是一个复杂的生物力学系统，任何在数学上可求解的计算模型都存在一定的简化和假设条件，这些对于模型的逼真性构成挑战。仿真模型的研发涉及的主要内容如下：

① 离散的几何结构。运用人体解剖学和人体测量学知识，确定具有合适的离散的人体结构几何参数。在有限元模型中，这种具有解剖学特征的具体几何参数，有助于提高其作为骨折和软组织损伤的预测工具的能力。

② 材料特性。利用力学和材料科学知识，识别人体组织材料的本构关系。

③ 数字算法建立。代表系统所有组成单元的性能和相互作用的数学方程，通过一系列离散时间步长，同时求解所有组成单元，来计算系统对载荷的响应规律。

④ 模型确认与验证。利用试验测量的损伤和生物力学响应数据，确认模型的正确性和检验模型预测的准确性。

多刚体动力学模型和有限元模型在计算机仿真方面各有优缺点。有限元法能够对复杂形体和有关接触作用问题做详细研究。在考虑碰撞仿真时，对局部变形和应力分布的研究是这种方法的最大优点。因此，可以使用该方法对人体特定部位建模，分析损伤机理。其缺点是对复杂形体详尽的描述需要大量的单元，因此需要大量的计算，高性能的计算机需要几天的时间才能完成计算。然而，多刚体动力学模型的计算时间通常很短，仅需对少数的常微分方程进行处理，所以多刚体动力学模型仿真适用于许多设计优化工作。为了便于理解人体冲击动力学建模与仿真分析，下面给出一个典型例子。

二、仿真分析实例

项目名称：性别差异对飞船乘员着陆冲击动态响应影响的仿真分析。

1. 人椅系统模型的建立

本研究使用 Pro/E 建立了座椅和坐垫的三维几何结构模型，然后使用 HyperWorks 软件中的 HyperMesh 模块进行了网格划分，其中座椅采用壳单元，坐垫的环氧树脂层采用壳单元，坐垫的泡沫层使用六面体的体单元。座椅的材料使用的是 Al 合金，弹性模量为 90 GPa，屈服强度为 0.65 GPa；坐垫泡沫材料的初始弹性模量为 0.042 5 MPa、初始密度为 0.077 82 g/cm^3，环氧树脂层材料的弹性模量为 8 GPa、密度为 1.275 g/cm^3。座椅和坐垫的环氧树脂层材料本构均采用的是 Johnson–Cook 材料本构模型，即弹塑性材料本构模型；坐垫聚氨酯泡沫层采用的材料本构是 RADIOSS 显式瞬态求解器里适用于体单元的泡沫材料模型的/MAT/LAW70。座椅有限元模型共有 71 137 个单元和 77 210 个节点，2D 单元的网格质量一般认为雅克比大于 0.6 为可接受的，3D 单元的网格质量一般认为雅克比大于 0.5 为可接受的，我们建立的座椅模型满足计算要求（图 8–7）。

使用 HyperWorks 软件中的 HyperCrash 前处理模块进行人椅系统的碰撞建模及束缚带创建。假人有限元模型使用 50 百分位 Hybird Ⅲ男性假人。通过软件中的姿态调节功能，进行了假人姿态的调整，使其呈卧姿置于座椅内。根据

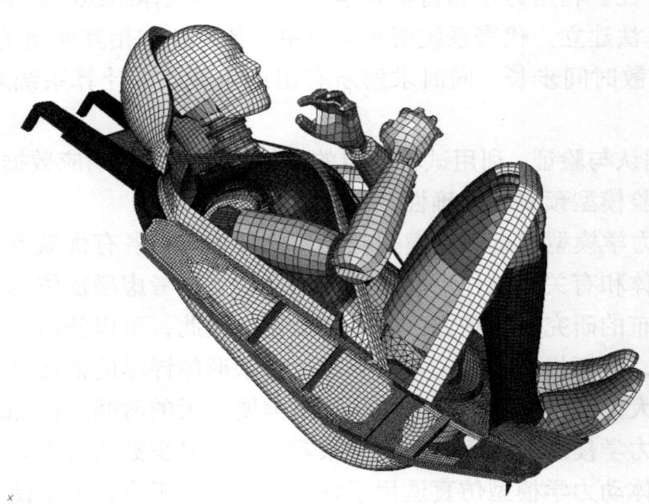
x

图 8–7　男性假人的座椅模型

实际物理状态，假人受到重力会压缩坐垫，所以先对假人和坐垫之间进行了预应力计算，重新调整了假人姿态及坐垫状态。

2. 人椅系统模型的标定

为了验证建立的人椅系统模型的正确性和可靠性，通过使用在冲击塔上做的假人模拟着陆冲击试验数据，以试验边界条件和载荷作为模型输入进行仿真计算，然后对比仿真计算结果和试验结果，对建立的人椅系统模型进行标定。

使用两组不同高度的冲击试验数据进行标定，第一组冲击载荷以冲击塔平台提升高度为 2 m 的工况作为仿真计算的输入，通过仿真计算得到假人胸部 x 向、头部 z 向和椅摆中心 3 个点的冲击加速度响应，与试验的对应部位进行对比来标定人椅系统模型（图 8–8）。

在标定过程中，根据计算结果和试验结果的对比，通过对工况的分析，精确了加速度作用时刻系统的初速度，根据实际约束对座椅约束进行了修正；通过对坐垫的聚氨酯泡沫材料和环氧树脂层材料的试验，对初始弹性模量和初始密度进行了调整，并重新修正了坐垫聚氨酯泡沫材料的加载曲线。

通过第二组 1.5 m 的工况试验数据对上述标定后的模型进行了二次标定和验证，仿真计算得到假人胸部 x 向（假人胸背向）、头部 z 向（假人头盆向）和椅摆中心 3 个点的冲击加速度响应，然后与试验数据进行对比。

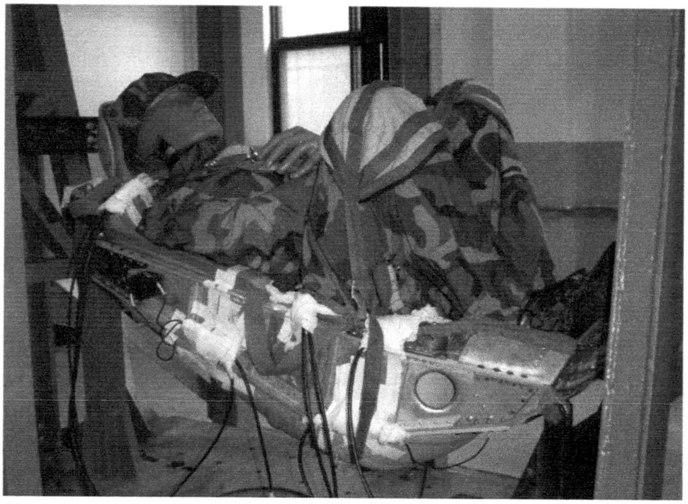

图 8-8　男性物理假人的座椅冲击试验

3. 标定结果

第一组试验以平台提升 2 m 后自由下落受到刹车阻力而停止，平台的冲击加速度峰值为 23g，作为仿真计算的输入进行标定，得到假人胸部 x 向、头部 z 向和椅摆中心 3 个点的冲击加速度响应，结果如图 8-9～图 8-11 所示。

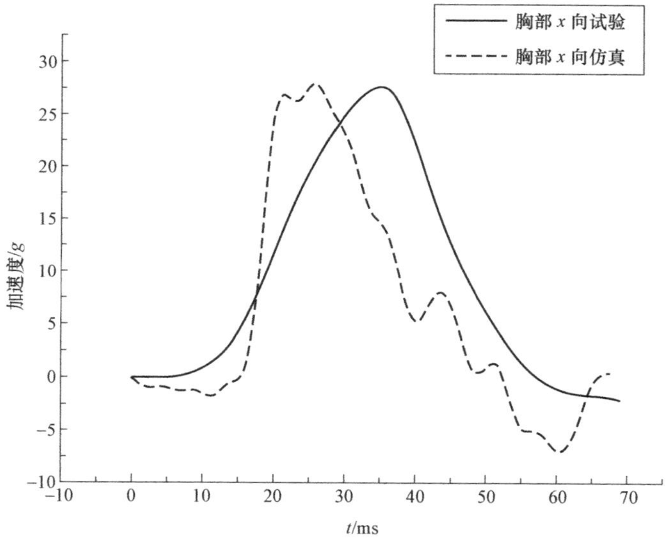
胸部 x 向试验
胸部 x 向仿真
30
25
20
15
10
5
0
−5
−10
加速度/g
−10
0
10
20
30
40
50
60
70
t/ms

图 8-9　男性假人胸部 x 向加速度响应

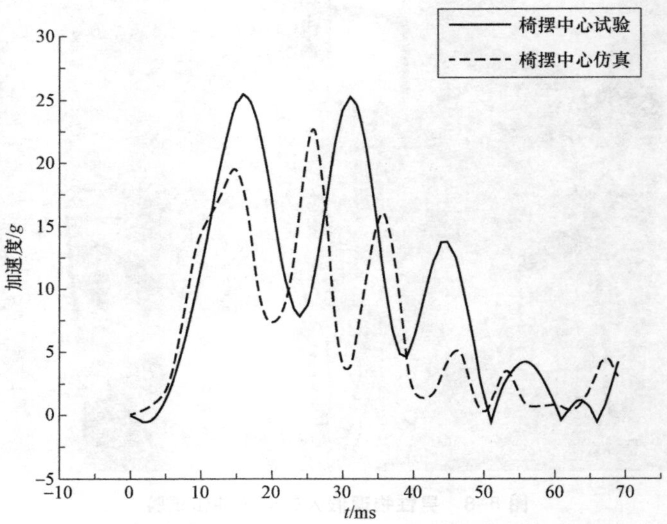
椅摆中心试验
椅摆中心仿真
30
25
20
15
10
5
0
−5
加速度/g
−10
0
10
20
30
40
50
60
70
t/ms

图 8-10　人椅模型椅摆中心加速度响应

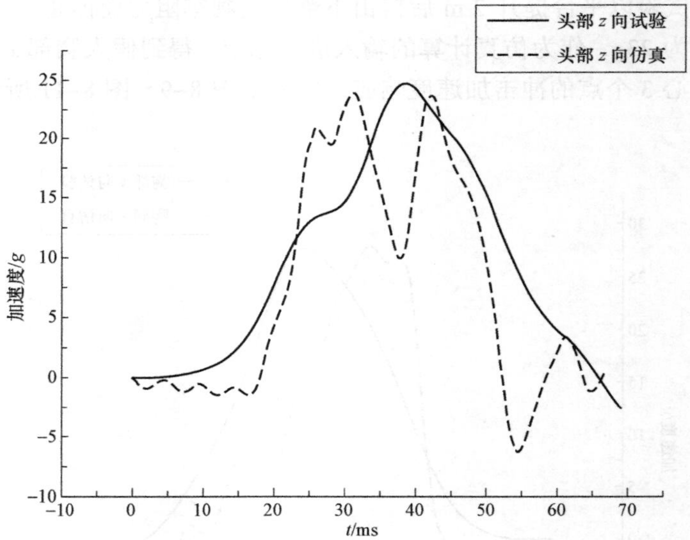
头部 z 向试验
头部 z 向仿真
25
20
15
10
5
0
−5
−10
加速度/g
−10
0
10
20
30
40
50
60
70
t/ms

图 8-11　男性假人头部 z 向加速度响应

第二组试验以平台提升 1.5 m 后自由下落受到刹车阻力而停止，平台的冲击加速度峰值为 20g，作为仿真计算的输入进行标定，得到假人胸部 x 向、头部 z 向和椅摆中心 3 个点的冲击加速度响应，结果如图 8-12～图 8-14 所示。

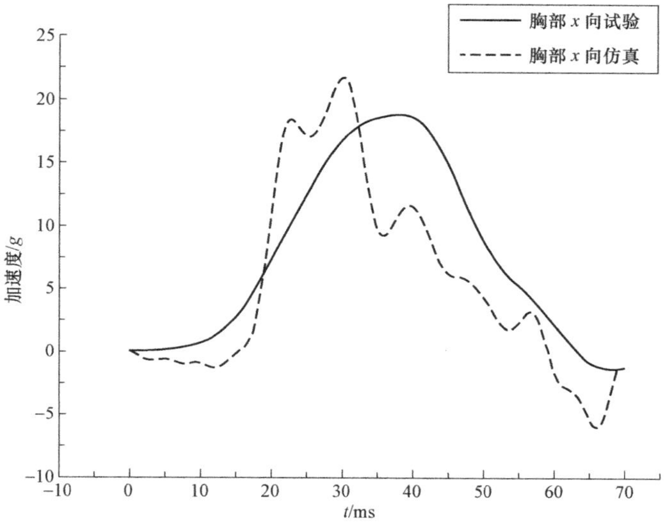
胸部 x 向试验
胸部 x 向仿真
加速度/g
t/ms
25
20
15
10
5
0
−5
−10
−10
0
10
20
30
40
50
60
70

图 8–12　男性假人胸部 x 向加速度响应

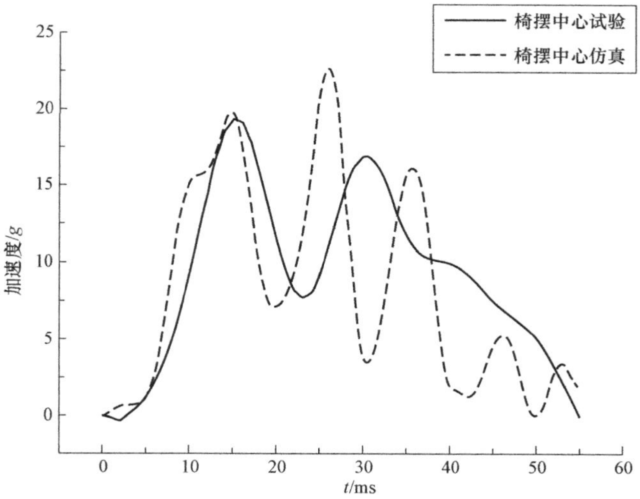
椅摆中心试验
椅摆中心仿真
加速度/g
t/ms
25
20
15
10
5
0
0
10
20
30
40
50
60

图 8–13　人椅模型椅摆中心加速度响应

对人椅系统模型的标定结果见表 8–12，可以看出，在假人头部 z 向、胸部 x 向和椅摆中心的仿真结果与试验结果的加速度峰值都能很好地吻合，可以认为所建立的男性假人椅系统模型是准确、可靠的，可以进行不同冲击等级的仿真计算。

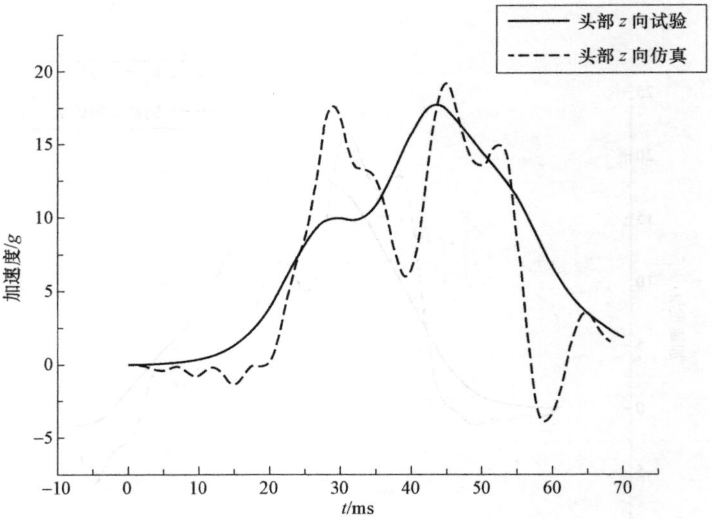
头部 z 向试验
头部 z 向仿真
20
15
10
5
0
−5
加速度/g
−10
0
10
20
30
40
50
60
70
t/ms

图 8–14　男性假人头部 z 向加速度响应

表 8–12　两组不同高度的冲击试验数据标定结果

位置	第一组				第二组			
	试验结果		仿真结果		试验结果		仿真结果	
	幅值/g	脉宽/ms	幅值/g	脉宽/ms	幅值/g	脉宽/ms	幅值/g	脉宽/ms
头部 z 向	24.8	51	23.9	34.15	17.66	57.0	19.15	36.7
胸部 x 向	27.85	44	28.0	37.05	18.5	49.0	21.7	41.5
椅摆中心	22.7	49.0	25.3	44.7	19.35	49.0	22.65	43.9

4. 性别差异对乘员动态响应影响的仿真结果

随着越来越多的女性航天员进入太空，研究性别差异如何影响航天员的生物力学动态响应显得非常必要。使用相同的方法，使用 HyperWorks 软件中的 HyperCrash 模块进行人椅系统的碰撞建模，假人–椅有限元系统模型中使用的是 5 百分位 Hybird Ⅲ女性假人。通过软件中的姿态调节功能，进行了女性假人姿态的调整，使其呈卧姿置于座椅内（图 8–15）。

对于男性、女性相同 G 值下动态响应的差异分析，以峰值为 26g、脉宽为 45 ms 的冲击加速度为输入，系统初始速度为 5.9 m/s，通过 HyperWorks 下的 Radioss 求解器进行了仿真计算。对男性和女性假人头部、肩部、胸部和骨盆部位的加速度响应进行对比，如图 8–16 和图 8–17 所示。

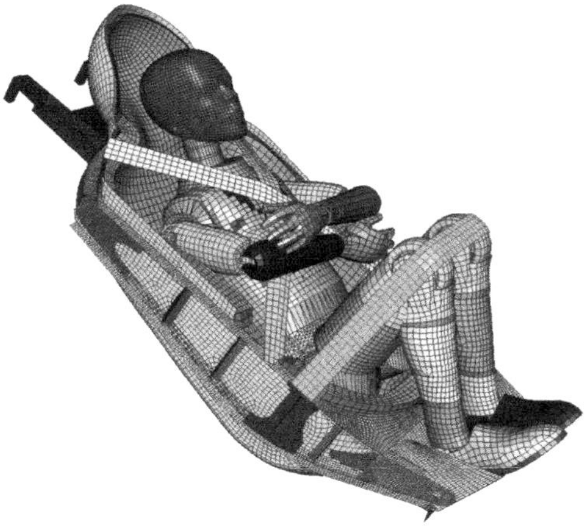

图 8–15　女性假人的座椅系统模型

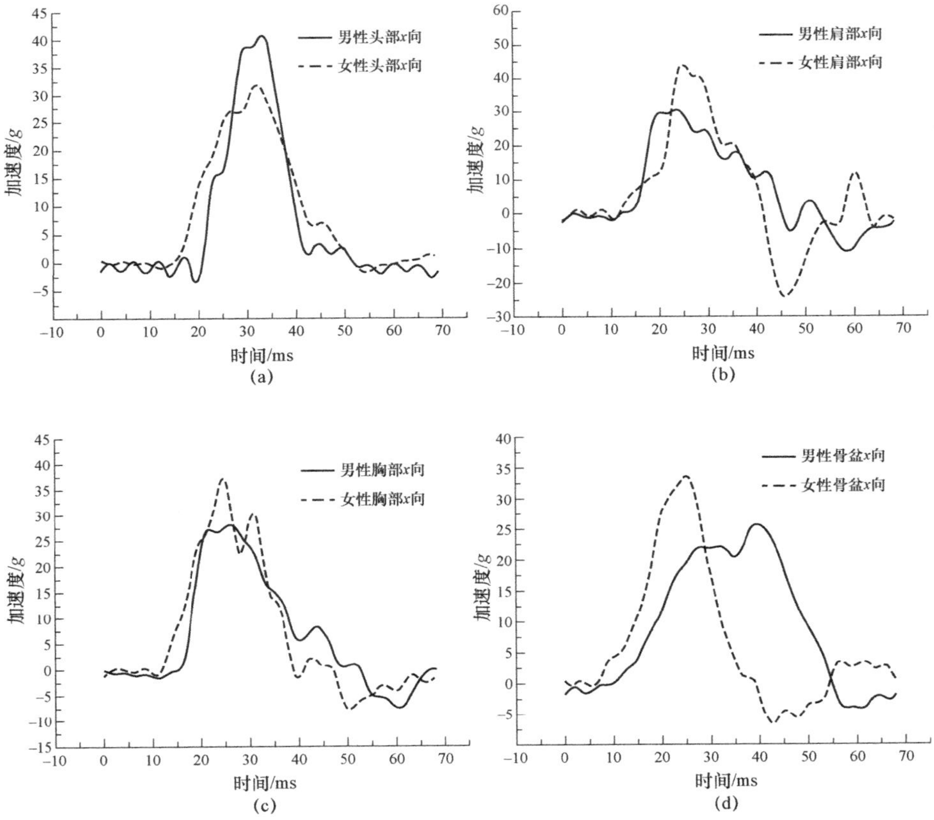
男性头部x向
女性头部x向
加速度/g
时间/ms
(a)
男性肩部x向
女性肩部x向
加速度/g
时间/ms
(b)
男性胸部x向
女性胸部x向
加速度/g
时间/ms
(c)
男性骨盆x向
女性骨盆x向
加速度/g
时间/ms
(d)

图 8–16　男性、女性假人重要部位胸背向加速度响应对比

（a）头部；（b）肩部；（c）胸部；（d）骨盆

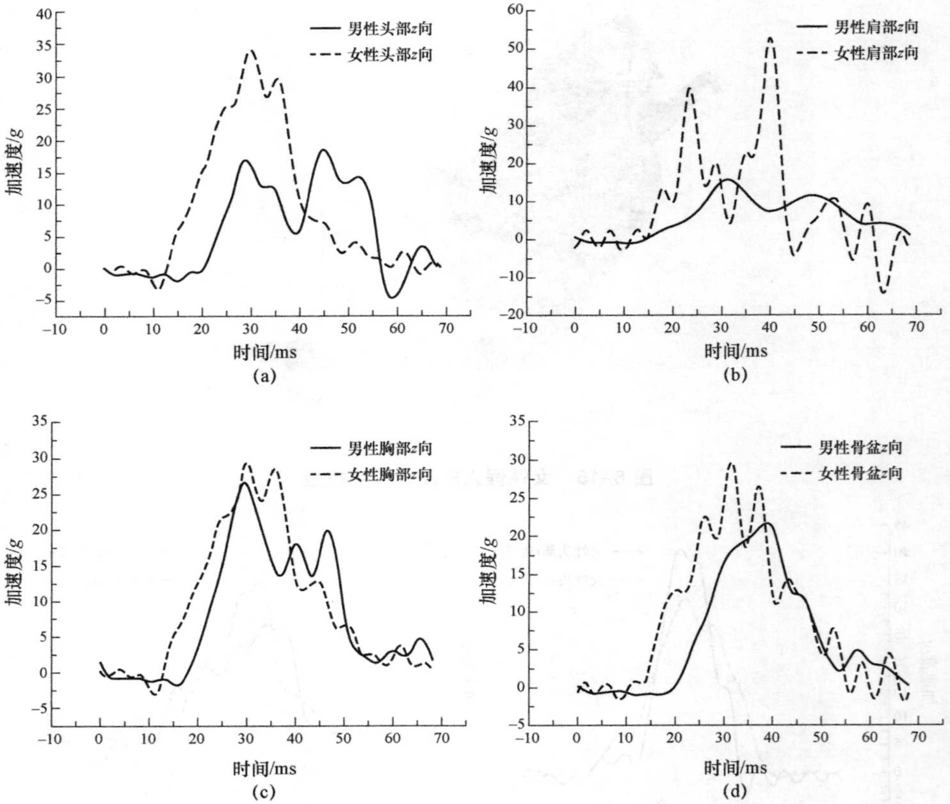
男性头部z向
女性头部z向
加速度/g
时间/ms
(a)
男性肩部z向
女性肩部z向
加速度/g
时间/ms
(b)
男性胸部z向
女性胸部z向
加速度/g
时间/ms
(c)
男性骨盆z向
女性骨盆z向
加速度/g
时间/ms
(d)

图 8–17 男性、女性假人重要部位头盆向加速度响应对比

（a）头部；（b）肩部；（c）胸部；（d）骨盆

5. 结论

在胸背向，女性假人的肩部、胸部和骨盆的加速度峰值比男性的高，而在头部，男性的比女性的高，如图 8–16 所示。在头盆向，女性的头部、肩部、胸部、骨盆的加速度峰值均比男性的高，如图 8–17 所示。男性、女性在相同冲击工况下的加速度响应对比见表 8–13。

表 8–13 男性、女性在相同冲击工况下的加速度响应对比

部位	加速度峰值/g			加速度脉宽/ms		
	男性假人	女性假人	Δ/%	男性假人	女性假人	Δ/%
头部 x 向	53.2	31.9	–40.0	22.8	34.4	50.8
头部 z 向	23.9	34.7	45.2	38.3	42.7	11.5

续表

部位	加速度峰值/g			加速度脉宽/ms		
	男性假人	女性假人	Δ/%	男性假人	女性假人	Δ/%
肩部 x 向	31.1	44.7	43.7	30.2	28.6	−5.3
肩部 z 向	24.5	53.9	120.0	52.1	28.3	−45.7
胸部 x 向	28.3	38.0	34.3	31.7	25.6	−19.2
胸部 z 向	26.8	29.2	9.0	49.3	49.8	1.0
骨盆 x 向	25.7	34.0	32.3	42.5	28.4	−33.2
骨盆 z 向	21.7	29.8	37.3	45.2	40.8	−9.7
Δ表示男性和女性之间的差值相对百分比，正值表示女性的大于男性的，负值表示女性的小于男性的。						

通过性别差异的研究发现，女性头部、肩部和骨盆部位在头盆向的加速度响应均明显大于男性，在相同冲击载荷条件下，女性在这些部位相对于男性更容易受到损伤。返回舱中对乘员在头盆向的防护本来就存在不足，而女性更加容易受到损伤，在女性航天员越来越多地参与到航天任务形势下，通过优化坐垫材料对乘员头盆向重要部位进行防护显得更加有意义。

附录 A

人的因素、可居住性和环境卫生（NASA-STD 3001 第二卷）加速度部分

超过加速度限值能够严重削弱人的工作效率并引起损伤，因此，会阻碍任务的成功和威胁乘员的生存。

1. 持续性直线加速度限值

系统应该限制乘员暴露的持续直线加速度（作用时间大于 0.5 s）的量值、方向和持续时间均在附图 A1 所示的$+G_x$限值曲线之下、在附图 A2 所示的$-G_x$限值曲线之下、在附图 A3 所示的$+G_z$限值曲线之下、在附图 A4 所示的$-G_z$限值曲线之下、在附图 A5 所示的$\pm G_y$限值曲线之下。

基本原理：这些图中的界限表征了在正常和非正常条件下持续性直线加速度的安全水平。在这些界限之上的加速度暴露会严重影响人的机动操作能力及其与飞船的相互配合。返回地球的限值低于发射限值，其原因是乘员的能力退化，这种能力退化源自乘员暴露于低重力诱发的机体失调。在发射异常中断或应急再入返回的极端条件下，限值较高，因为使乘员暴露于比正常经历更加严酷的加速度条件下可能是不可避免的。人类从不被暴露于量级超过这些高界限的直线加速度，因为这将极大地增加能力丧失的风险，会威胁乘员的生存。在使用附图 A1～附图 A5 时，加速度矢量是相对于上身体轴而言的，尤其关注从眼睛到心脏的连线。然而，这些加速度界限图表不能够考虑所有的体位或者暂

时偏离体轴的加速度。这就是这些限值制定保守的原因。因此，稍微偏离某一轴的限值时，应该慎重评估，也许发现是可以接受的。

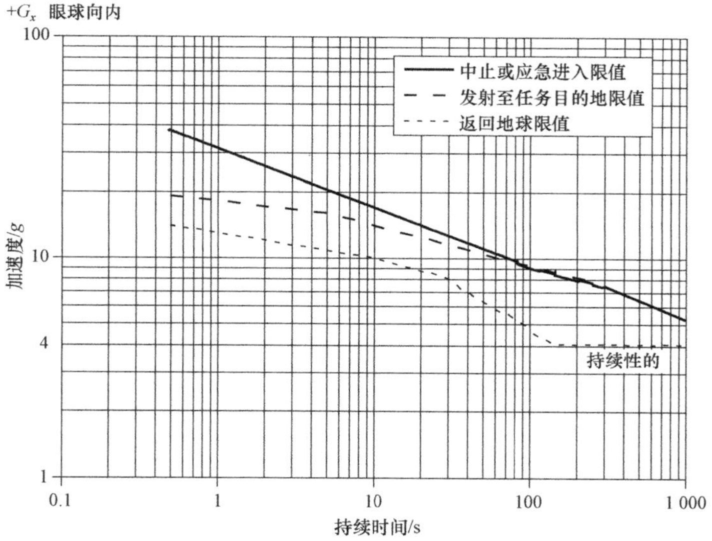
+G_x 眼球向内
100
10
4
1
0.1
1
10
100
1 000
加速度/g
持续时间/s
中止或应急进入限值
发射至任务目的地限值
返回地球限值
持续性的

曲线中的数据

返回	脉宽/s	0.5	10	30	50	90	120	150	10 000
	加速度/g	14	10	8	6.3	5	4.3	4	4
发射	脉宽/s	0.5	5	300					
	加速度/g	19	16	7.5					
应急	脉宽/s	0.5	120	300	1 200				
	加速度/g	38	8.8	7.5	5				

附图 A1 +G_x 持续性直线加速度限值

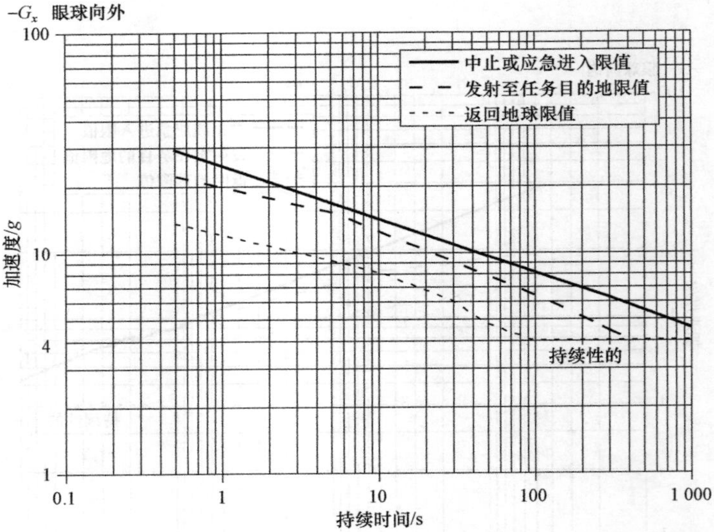

$-G_x$ 眼球向外
中止或应急进入限值
发射至任务目的地限值
返回地球限值
持续性的
加速度/g
持续时间/s

曲线中的数据

返回	脉宽/s	0.5	10	30	50	90	100	120	10 000
	加速度/g	13.5	8	6	4.7	4.05	4	4	4
发射	脉宽/s	0.5	5	120	400				
	加速度/g	22	15	6	4				
应急	脉宽/s	0.5	120	300	1 200				
	加速度/g	29	7.7	6.2	4.3				

附图 A2　$-G_x$ 持续性直线加速度限值

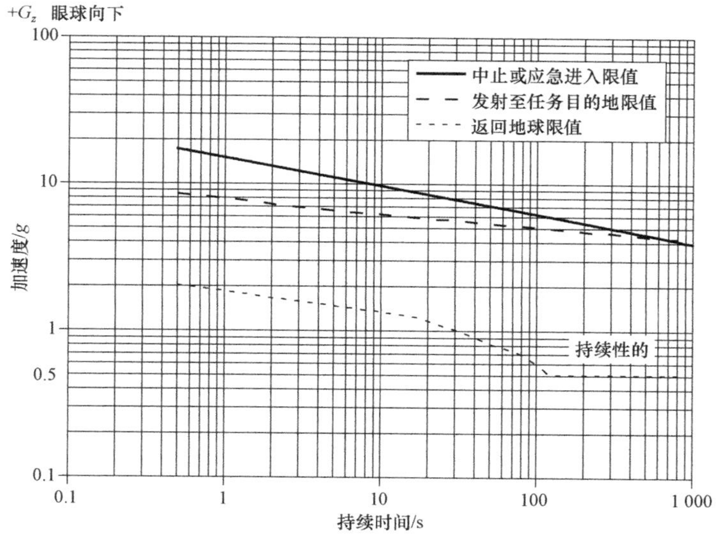

+G_z 眼球向下
100
10
1
0.5
0.1
加速度/g
中止或应急进入限值
发射至任务目的地限值
返回地球限值
持续性的
0.1
1
10
100
1 000
持续时间/s

曲线中的数据

返回	脉宽/s	0.5	15	30	50	80	100	120	10 000
	加速度/g	2	1.25	1	0.8	0.68	0.6	0.5	0.5
发射	脉宽/s	0.5	5	1 200					
	加速度/g	8.3	6.4	4					
应急	脉宽/s	0.5	120	1 200					
	加速度/g	17	6	3.8					

附图 A3　+G_z 持续性直线加速度限值

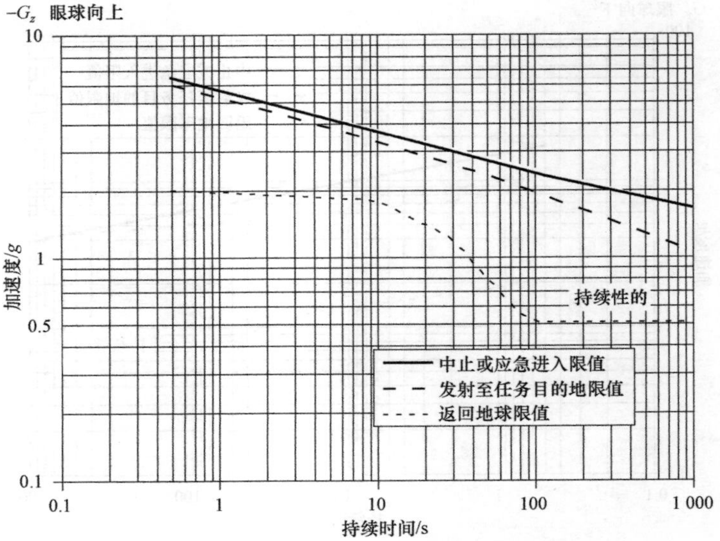
$-G_z$ 眼球向上
10
1
0.5
0.1
0.1
1
10
100
1 000
加速度/g
持续时间/s
持续性的
中止或应急进入限值
发射至任务目的地限值
返回地球限值

曲线中的数据

返回	脉宽/s	0.5	10	30	50	80	100	120	10 000
	加速度/g	2	1.8	1.2	0.8	0.55	0.5	0.5	0.5
发射	脉宽/s	0.5	5	60	1 200				
	加速度/g	6	3.8	2.2	1				
应急	脉宽/s	0.5	120	1 200					
	加速度/g	6.5	2.3	1.6					

附图 A4　$-G_z$ 持续性直线加速度限值

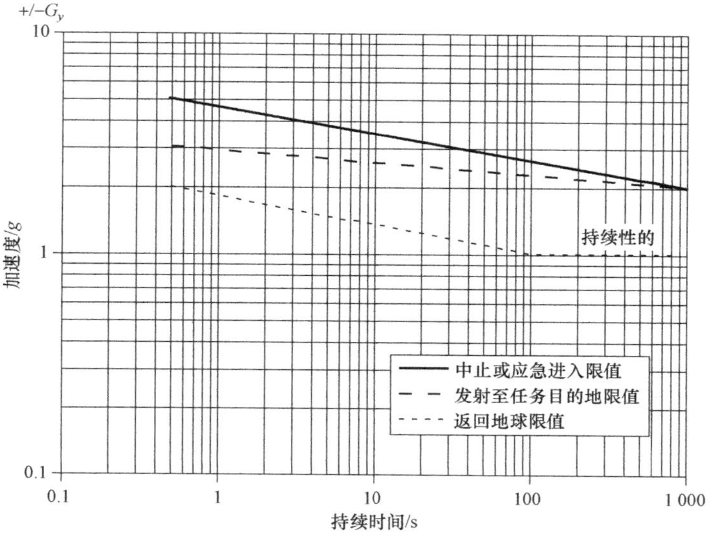
+/−G_y
10
1
0.1
0.1
1
10
100
1 000
加速度/g
持续时间/s
持续性的
中止或应急进入限值
发射至任务目的地限值
返回地球限值

曲线中的数据

返回	脉宽/s	0.5	100	10 000
	加速度/g	2	1	1
发射	脉宽/s	0.5	100	1 000
	加速度/g	3	2	2
应急	脉宽/s	0.5	100	1 000
	加速度/g	6.5	2	2

附图 A5　±G_y持续性直线加速度限值

2. 旋转限值

（1）旋转速度

系统应该限制乘员暴露于偏航、俯仰、滚转情况下的旋转速度处于附图 A6 所规定的界限以下。

基本原理：附图 A6 中的界限代表在正常和非正常条件下乘员的持续旋转加速度的安全水平。暴露在这些限值之上时，会严重影响人的机动操作能力及其与飞船的相互配合。返回地球的限值低于发射限值，其原因是乘员的能力退化，这种能力退化源自乘员暴露于低重力诱发的机体失调。对于发射异常中断或应急返回的极端条件下，限值较高，因为使乘员暴露于比正常经历更加严酷的旋转速度可能是不可避免的。人类从不被暴露于量级超过这些高界限的旋转速度，因为这将极大地增加能力丧失的风险，会威胁乘员的生存。

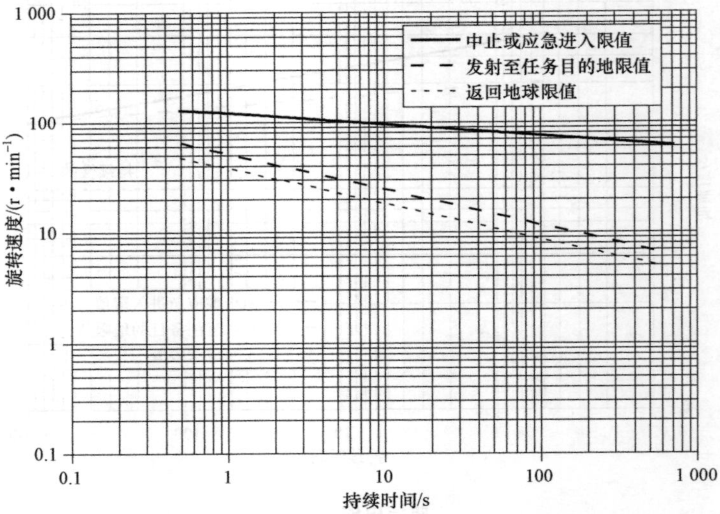
1 000
100
10
1
0.1
旋转速度/(r・min⁻¹)
0.1
1
10
100
1 000
持续时间/s
中止或应急进入限值
发射至任务目的地限值
返回地球限值

曲线中的数据

返回	脉宽/s	0.5	1	700
	转速/（r・min^{-1}）	47	37.5	4.5
发射	脉宽/s	0.5	1	700
	转速/（r・min^{-1}）	63	50	6
应急	脉宽/s	0.5	1	700
	转速/（r・min^{-1}）	129	120	60

附图 A6　旋转速度限值

（2）持续性旋转加速度

系统应该防止在偏航、俯仰或滚转情况下使乘员暴露于超过 115°/s^2 的持续性旋转加速度（作用时间大于 0.5 s）。

基本原理：不能期望乘员在没有严重不适和方向知觉丧失情况下忍受持续性旋转加速度超过 115°/s^2。有一些例子，但不限于这些例子，如未受控制的喷气点火、发射、再入。

（3）瞬时旋转加速度

系统应该限制在偏航、俯仰或滚转情况下使乘员暴露于超过 1 800 rad/s^2

的瞬时旋转加速度（作用时间小于 0.5 s）。

基本原理：不能期望乘员在没有严重损伤的情况下忍受瞬时旋转加速度超过 1 800 rad/s²（译者注：原文中的单位有误）。这种冲击性的短暂而高量级的旋转加速度作用于乘员，会使其出现严重损伤。

3. 瞬时性直线加速度变化率的限值

（1）加速度变化率

系统应该限制乘员在任何瞬时性直线加速度（作用时间小于 0.5 s）事件期间暴露于加速度变化率超过 500*g*/s。

基本原理：加速度变化率大于 500*g*/s，会极大地增加能力丧失的风险，因而威胁乘员生存。

（2）加速度损伤预防

系统应该防止动力飞行期间加速度对乘员的伤害。

基本原理：在动力飞行期间，如果不使用适当的束缚和支撑系统，则存在潜在的冲击伤和甩打损伤，包括乘员的肢体撞击舱体表面或舱内物体、造成身体的过度伸展、过度弯曲、过度旋转、骨折或错位。安全带、赋形座椅、限位器能够帮助维持乘员身体和肢体处于正确的位置，从而减少乘员的运动，或减少身体与舱内物体表面的接触碰撞，以避免产生身体的碰撞损伤。此外，航天服的设计可能有助于减少乘员的损伤。在动力飞行期间，防止手、足与舱体结构或内部物体无意识的接触，能够有效减少肢体骨折或软组织损伤的可能性。手、足防护装置，限位束缚，固定带和扶手被用来减少在飞船、飞机和机动车辆中的损伤。

（3）损伤风险标准

系统应该限制按照 Brinkely 动态响应模型 AGARD–CP–472《先进逃逸系统加速度暴露限值的研制》计算的损伤风险标准（β）不超过 1.0。

基本原理：Brinkley 动态响应模型将提供一种适合动力飞行期间加速度作用时间小于 0.5 s 的损伤风险评估。这个模型的应用假定：所有事件期间，乘员均具有相似的约束限制。适用于航天器研制的人体耐受损伤风险度是在志愿者冲击试验数据和应急逃逸系统的操作经验的基础上，例如 Brinkley 标准，利用与长期暴露在空间微重力而引起的身体和生理失调相关的现有知识进行调整，使其适合再入后的着陆冲击。大量的飞机弹射座椅人体试验和丰富的应急逃逸操作经验使得利用 Brinkley 模型对 G_z 损伤预测达到很高的逼真度。虽然 Brinkley 的 β 在任何给定风险水平下的最大允许值是 1.0，但是航天器乘员防护系统的设计要努力使得 β 在许多着陆条件和场景下尽可能适度降低。对于不同损伤概率下的包括动态响应限值的标准已经被建立。该模型主要适用于着陆场景，但也适用于加速度作用时间小于 0.5 s 的所有动力飞行阶段。Brinkley 动态响应模型的应用在 NASA/TM-2008-215198《利用乘员舱加速度暴露限值模型及有限元碰撞试验假人模型评价“猎户座”乘员舱着陆期间的损伤风险》中被描述。结构破坏可能给乘员的保护带来危害，因为它以侵犯乘员空间的方式造成乘员损伤。

附录 B

人性化集成设计手册（HIDH，NASA/SP-2010-3047）加速度部分

一、简介

本部分关注在直线和旋转加速度期间确保乘组健康的设计考虑。航天飞行期间所经历的加速度环境有可能引起疾病和损伤，以及影响乘组执行任务。加速度对乘员的影响取决于加速度的类型（直线的或旋转的）、持续时间（持续性的或瞬时性的）、相对于乘员的方向（即通过头、胸或肩）。

① 直线的或旋转的持续性加速度是指一些持续时间大于 0.5 s 的事件。

② 直线的或旋转的瞬时性加速度是指一些持续时间小于或等于 0.5 s 的事件。

全身加速度惯性合矢量的幅值用重力加速度（g=9.806 65 m/s^2）的倍数来表示。大写字母 G 用来表示全身加速度惯性力矢量的方向，见附表 B1。

附表 B1　身体加速度惯性力

直线运动	生理性描述	生理学标准	俗语
向前的	横 G，胸到背	$+G_x$	眼球向内
向后的	横 G，背到胸	$-G_x$	眼球向外
向上的	正 G	$+G_z$	眼球向下
向下的	负 G	$-G_z$	眼球向上

续表

直线运动	生理性描述	生理学标准	俗语
向右的	侧 G	$+G_y$	眼球向左
向左的	侧 G	$-G_y$	眼球向右

从历史观点上来说，NASA 太空舱着陆载荷主要是$+G_x$（眼球向内）和$+G_z$（眼球向下）。$+G_x$ 分量主要是由太空舱的垂直速度引起的，并且取决于降落伞的性能。在两伞着陆情况下，垂直速度会较高，导致较高的$+G_x$载荷。$+G_z$分量由两个因素引起：首先，水平风速影响舱的水平速度。在高风速时，$+G_z$ 载荷非常高。其次，每个太空舱均设计有固定的悬挂角度，这是为了使水上着陆时舱的底部先接触水面，从而倾斜整个舱体。即使在没有水平风的情况下，这种悬挂角度也会在垂直速度的基础上给予一个$+G_z$ 轴向载荷（附图 B1 和附图 B2）。此外，水上着陆期间波浪斜面及地面着陆期间地形的变化，都会对有效冲击角度做出贡献。

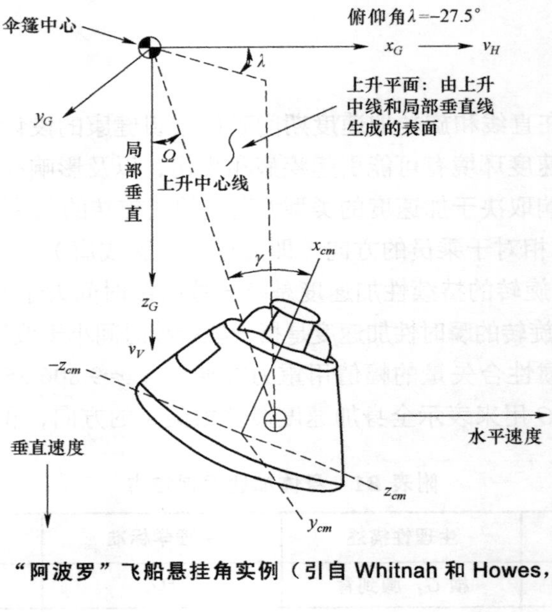
伞篷中心
俯仰角λ=−27.5°
x_G
v_H
λ
上升平面：由上升
中线和局部垂直线
生成的表面
y_G
局
部
垂
直
Ω
上升中心线
x_cm
γ
z_G
v_V
−z_cm
垂直速度
水平速度
z_cm
y_cm

附图 B1 “阿波罗”飞船悬挂角实例（引自 Whitnah 和 Howes，1971）

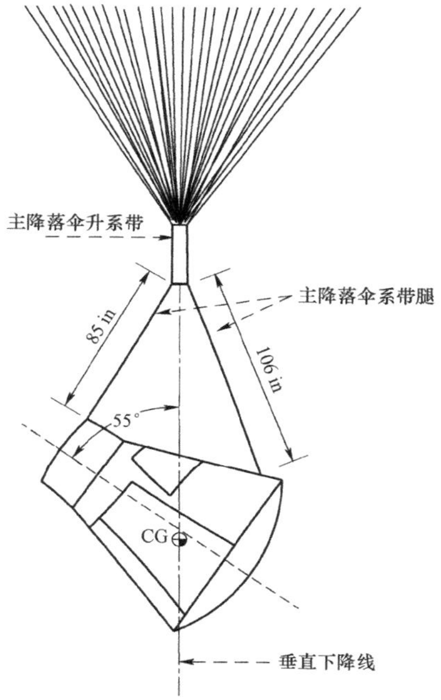
主降落伞升系带
主降落伞系带腿
85 in
106 in
55°
CG
垂直下降线

附图 B2 “双子星座”飞船悬挂角度实例（引自 Vincze，1966）

虽然这些矢量主要是着陆载荷，但是载荷的方向是由舱接触水的特殊方位决定的，要维持这个方位，必须在舱上具有滚动控制系统。如果没有滚动控制系统，在冲击的基础上，舱体还会旋转（由于悬挂角度的作用），这将在其他方向上产生载荷。着陆载荷是相当复杂的，迫使从整个舱的动力学来考虑。

二、旋转速度和加速度

1. 旋转速度和加速度体系

低量级的旋转运动可能在轨道机动期间遇到，但是涉及乘员健康和工作能力的高量级旋转只在典型的偏离名义的事件中出现，比如飞船失去控制或者中止飞行。旋转运动环境必须根据角加速度（α）和角速度（ω）评估。在空间操作中的旋转运动中，遇到的方向是任意轴向的，其幅值见附表 B2。

附表 B2　航天飞行期间的角运动

飞船运动	角速度和角加速度
轨道机动	α，上限约 1.5°/s^2（0.026 rad/s^2）
	ω，上限约 34.4°/s（0.6 rad/s）

续表

飞船运动	角速度和角加速度
上升、再入、应急、中止机动	α，超过 10°/s²（0.18 rad/s²）
	ω，超过 360°/s（6.28 rad/s）
逃逸机动	α，超过 5 730°/s²（100 rad/s²）
	ω，上限 720°/s（12.6 rad/s）

2. 旋转运动对人的影响

旋转运动的耐力既要考虑旋转加速度，又要考虑旋转速度。对于飞船乘员来说，飞船中每个乘员位置的平移和角运动都必须进行评估。乘员运动的角分量的效应将随着复合的直线加速度而变化。

对于没有平动的旋转加速度，人的最重要的急性效应可以通过考虑头部经历的加速度来评估，同时，要认识到可能存在明显的加速度梯度。

旋转加速度的耐力取决于至少 3 个因素的相互作用：① 相对于身体的旋转中心；② 旋转轴（俯仰、偏航、滚转）；③ 旋转速率。

依赖于轴、方向、旋转速率，旋转效应的变化范围很大。在“双子星座”飞船Ⅷ任务期间，一个停滞的助推器引起左滚和偏航达几分钟，太空舱达到 300°/s（50 r/min），持续 46 s（Mohler 等，1990）。乘员头晕眼花，他们的视力模糊且接近黑视点，这使得他们很难看到头顶上面板的刻度。他们仍能够操控飞船从旋转状态恢复到正常状态，但是恢复过程中使用了大量的燃料，导致飞行任务提前终止。

不同暴露水平下不同类型的旋转运动对人的影响见附表 B3。

附表 B3　不同暴露水平下不同类型的旋转运动对人的影响

旋转轴	暴露水平/（r·min^{-1}）	对多数人的影响
任意轴	6	大多数人能忍受这种任意轴或复合轴旋转
	＞6	大多数人很快恶心和失去方向感，逐渐适应旋转刺激的人除外
	12～30	大多数人一开始就不能忍受
	任意翻跟头	严重的方向知觉感丧失，伸手操控能力降级，最终干扰做出正确决定的能力

续表

旋转轴	暴露水平/（r·min^{-1}）	对多数人的影响
俯仰 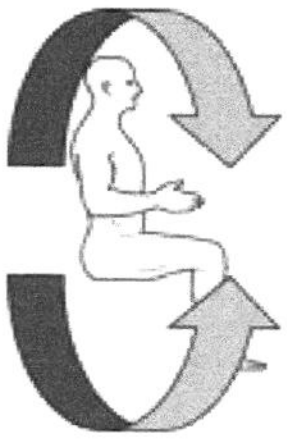	6	某些人能够耐受 60 min
	80	一般不能耐受；旋转中心在心脏水平时，表现为后向加速度（$-G_x$）症状，只能忍受几秒钟
	90	某些前向加速度效应（$+G_x$），即腿部麻木和受压迫，还观察到缓慢进行性疼痛。没有发现意识混乱和意识丧失，但在暴露几分钟后，某些人在几分钟内出现方向知觉感丧失、头疼、恶心或精神抑郁
	160	以心脏为旋转中心，3～10 s 后由于循环效应而出现意识丧失
	180	以髂骨棘（髋骨）为旋转中心，3～10 s 后由于循环效应而出现意识丧失
偏航 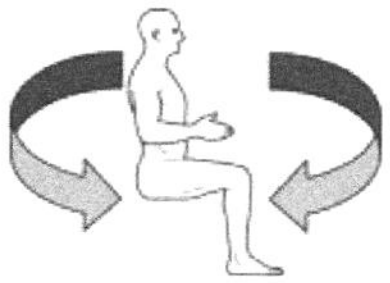	60～90	当头和躯干向前倾斜偏离 z 轴时，4 min 的旋转接近极限。某些有动机的人在相同模式下能忍受 90 r/min。除了极度脆弱的人以外，耐力随着暴露而趋向改善
	90～100	不可耐受
滚转 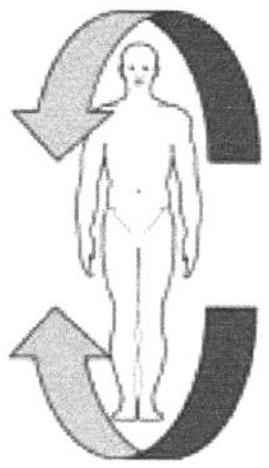	TBD	

3. 旋转速度和加速度暴露限值

为了避免严重不舒适和方向知觉感丧失，在偏航、俯仰或滚转下的持续性旋转加速度决不能超过 115°/s^2。比较高的旋转加速度水平短暂暴露可以被忍受。大多数关于高旋转加速度的效应集中在旋转后的头部撞击上。一项研究建议，在矢状面内朝前方向脉冲时间小于 10 ms，并且脉冲下降时间较长的旋转加速度耐力水平约 10 000 rad/s^2（Depreitere 等，2006）。在这项研究中，损伤的原因在于头部碰撞后脑的桥静脉撕裂。

偏航、俯仰、滚转下的旋转速度绝对不能超过附图 B3 规定的限值。这些旋转限值适用于旋转中心在心脏或心脏外。但是，对于心脏外的旋转，直线加速度对心脏的作用（通过旋转加速度和速度）必须要在直线加速度中考虑到。

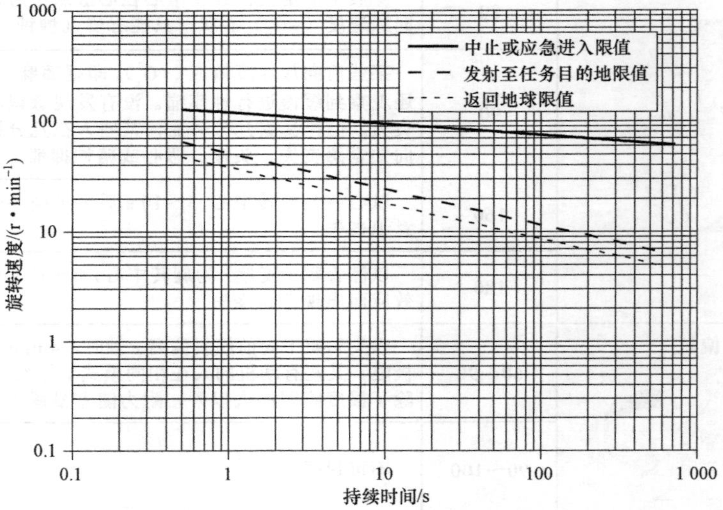

1 000
100
10
1
0.1
旋转速度/(r · min⁻¹)
0.1
1
10
100
1 000
持续时间/s
中止或应急进入限值
发射至任务目的地限值
返回地球限值

附图 B3　角速度限值

附图 B3 中的数据适用于乘员被适当地训练、束缚和使用加速度防护的情况下。该图提供了 3 种限值条件：

① 实线代表在发射中止或应急再入期间，乘员允许的最大持续性加速度水平。乘员决不能暴露于超过图中实线的加速度，超过这些上限会大大增加乘组能力丧失的风险，从而威胁乘组生存。每个轴向均应单独分析，并且每个轴向限值的保守性包含了多轴加速度的累积效应。

② 虚线代表身体健壮的乘员在名义条件下最大持续性加速度水平。暴露于超过这些限值，会严重影响人的操控性能及和飞船的相互配合。每个轴向均应单独分析，并且每个轴向限值的保守性包含了多轴加速度的累积效应。处于这些限值内，可以保证乘员能够阅读显示器、通信及利用上肢完成基本的操作技巧（例如拨开关）。

③ 点线代表在连续暴露于部分重力或 0*g* 环境之后、在受伤之后或生病期间，乘员的最大持续性加速度暴露限值。在任务结束之后，由于暴露于部分重力而引起的病理生理学失调，使得乘员能力退化，所以决不能使乘员暴露于超过图中点线所描述的加速度。较大的过载暴露会严重影响人的工作能力和安全。

较低的点线限值也和生病的或受伤的乘员返回相适应。每个轴向均应单独分析，并且每个轴向限值的保守性包含了多轴加速度的累积效应。

4. 旋转速度和加速度的对抗措施

依赖于旋转运动的幅值和持续时间，对抗措施可能包括使用抗-G 服以防过多的外周血流、使用束缚系统以防止甩打，以及让头部运动最小以减少前庭系统的科里奥里刺激，这种刺激能够引起严重的方向知觉感丧失。

三、持续性直线加速度

1. 持续性直线加速度体系

对航天系统来说，持续性直线加速度所包含的内容见附表 B4。

附表 B4　持续性直线加速度体系

重力/加速度	场所	观察值
$0g$	● 轨道 ● 星际飞行	$(10^{-6}\sim10^{-1})\ g$，任意方向
部分重力（减重）	行星表面	$<1g$： ● 月球表面，$0.17g$ ● 火星表面，$0.38g$
地球重力	地球表面	$1g$
超重	● 发射 ● 再入	$>1g$： ● 航天飞机发射，最大 $3g$ ● 航天飞机再入，$1.5g$（最长持续时间 17 min） ●“水星号”飞船发射，$6.4g$（持续 54 s） ●“水星号”飞船再入，$(7.6\sim11.1)g$ ●“双子星座”飞船发射，$6g$（持续 35 s） ●“双子星座”飞船再入，$(4.3\sim7.7)g$ ●“阿波罗”飞船发射，最大 $4g$ ●“阿波罗”飞船再入，$8g$

2. 持续性直线加速度对人的影响

航天飞行能够引起心血管系统的重大变化。这些变化从发射时开始，一直延续到轨道阶段，但最关心的是再入和着陆阶段的变化，此时航天员被再次引入重力和加速度。

零重力环境（$0g$）由于心脏和血管系统负荷降低而引起心血管失调，原因是心脏不需要克服重力泵血，并且身体工作负荷明显降低。此外，在 $0g$ 下，体液头向转移，身体感知到流体压力增加，并且通过排除血管中的液体来减压。这导致在 0*g* 下血浆量总体上降低。虽然人体能够适应 0*g* 环境，但是再次暴露于重力和加速度会产生不适应。带有乘员竖直座椅的航天飞机再入期间，体液被拉向腿部，但由于血量减少和心血管功能低下，会发生血压过低现象，这是重力导致意识丧失（G–LOC）的主要原因。G–LOC 的发生以视觉症状的发展为先兆，从视力变窄到黑视前的灰视，并且伴随着运动和认知功能的缺陷。如果没有减轻，这些问题会在飞行期间产生危险情形，降低乘组完成驾驶任务的能力。虽然对目前的航天飞行来说它不是问题，但是 G–LOC 的潜在性仍需要被考虑，尤其是当航天员从星际任务返回时，受到的减速度比航天飞机轨道飞行期间遭受的再入减速度要高。航天飞机再入力不超过 1.5*g*，但时间持续到 17 min，跟正常情况下相比更具挑战性，因为适应 0*g* 引起的心血管失调。

持续性直线加速度也能够引起损伤，取决于幅值、持续时间、相对方向。在 1975 年“联盟–18A”发射期间，第三级助推火箭分离失败，暴露于乘组 20.6*g* 再入加速度，结果造成内伤。1983 年“联盟 T–10A”发射前出现火灾，发射逃逸系统工作，所以乘组经历了（14～17）*g* 的加速度，持续时间 5 s，但他们未受伤。

航天飞行返回段同样备受关注的是立位耐力不良，其特点是站立时出现多种症状，包括头晕眼花、心率增加、血压改变、晕厥。如果没有适当的对抗措施，这种情况下使得乘员从飞船中快速出来变得困难。

持续性直线加速度也和前庭系统的效应相联合。当在飞行中头部倾斜时，对内耳中的耳石刺激能够产生失去方向的感觉。当一个人在超重下移动头部时，产生比实际姿态变化大的耳石信号。恶心、头晕、翻跟头及类似的姿态变化，也是由加速度期间头部运动引起的。这些效应在航天飞行的返回段更为明显，这是由于 0*g* 适应引起前庭的耳石敏感性增加。

下面给出人对具体的持续性直线加速度矢量综合响应的概要描述，这里的对象是指放松的、无防护的、对地球重力适应的个体。对于 0*g* 适应的航天员从空间返回来说，持续性加速度的生理效应将被扩大，并且阈值下降（下面没有考虑），注意到这些很重要。对分数重力的适应，如月球和火星，是如何影响加速度耐力的还不清楚。加速度可能伴有复杂的摆动和振动。注意到下面所描述的生理效应取决于增长率（渐进增长率小于 1*g*/s；快速增长率为 1～2*g*/s；高速增长率大于 6*g*/s）是重要的。附表 B5 中的信息主要来自渐进增长率暴露相关的研究（Kumar 和 Norfleet，1992）。

附表 B5 持续性直线加速度的生理效应

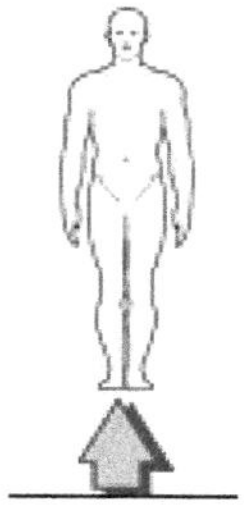	持续性+G_z加速度效应（眼球向下）
$+1g_z$	相当于直立或坐位陆地姿势
$(+2\sim+2.5)g_z$	质量增加；臀部压力增加；面部和身体组织下垂；血压过低；$+2.5G_z$时，自行站立困难
$(+3\sim+4)g_z$	不可能自行站立；抬起上下肢困难；直角运动极其困难；3～4 s 后视觉进行性变暗（灰视）；进行性管状视力
$(+4\sim+6)g_z$	大约 5 s 后视力全部丧失（黑视）；如果继续暴露，则听力、意识丧失；无意识后，大约 50%的被试者出现中度到重度抽搐；频繁做梦；偶尔感觉异常（异常神经感觉，如麻刺感或灼热感）；混淆状态；疼痛不普遍，但下肢紧张和充血，带有抽筋和麻刺感；吸气困难；加速后，15 s 内时间和空间感丧失。无意识后，平均需要花费 24 s 恢复到有目的的行动
$>+6g_z$	为保持健康，需要保护
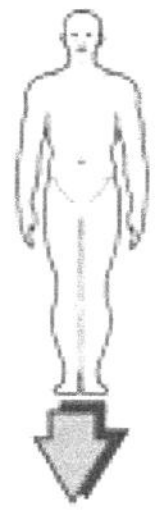	持续性$-G_z$加速度效应（眼球向上）
$-1g_z$	可忍受；头部有压力感和充满感；眼睛充血
$(-2\sim-3)g_z$	严重的面部充血；心搏徐缓；节律失常；头跳痛；5 s 后视力模糊，灰视，或偶尔红视；充血消失缓慢；可能留下瘀斑，眼睑肿胀
$>-3g_z$	5 s 的耐受限值极少达到；引起精神错乱和意识丧失
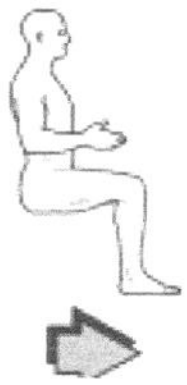	持续性$+G_x$加速度效应（眼球向内）
$1g_x$	腹压轻度增加；呼吸频率增加

续表

$(+2\sim+3)g_x$	空间定向困难；+2g 可忍受至少 24 h
$(+3\sim+6)g_x$	进行性胸腹紧密感；心脏节律紊乱；周边视力丧失；呼吸和说话困难；视觉模糊；努力要求维持聚焦力；4g 忍受至少到 60 min
$(+6\sim+9)g_x$	胸部疼痛、压迫感；浅呼吸；加速期间氧耗量减少；胸部背侧肺血管压力增加，并且腹侧肺泡压下降；动脉血氧饱和度下降低于 85%，这导致认知损害；视敏度和深度知觉进一步降低，视力模糊，偶尔管状视力，维持集中力需要很大专心；偶尔流泪；身体、腿、臂不能在+8g 时上举；+9g 不能抬头；精确的手动控制打折扣
$(+9\sim+12)g_x$	症状的严重性增加；严重呼吸困难，胸痛增加；显著疲劳；周边视力丧失；中心视敏度降低；流泪
$>+12g_x$	呼吸和说话极其困难；严重胸痛；触感丧失；可能视觉全部丧失
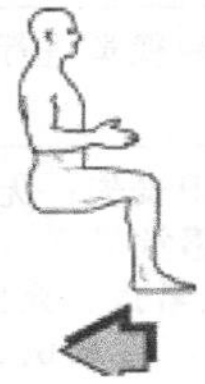	持续性$-G_x$加速度效应（眼球向外）
所有水平	类似于向前加速度效应，由于力矢量作用方向相反而需要修改。肺血管压与$+G_x$下的相反；整个身体束缚系统是至关重要的，并且直接关系到对后向加速度的耐受能力
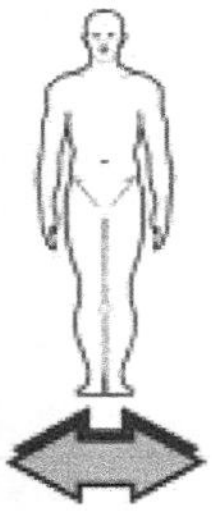	持续性$\pm G_y$加速度效应（眼球向左/右）
$(\pm1\text{–}2)g_y$	无束缚下维持头部和肩部直立困难；精确手动控制困难
$\pm3g_y$	10 s 后不舒适；压力作用到束缚系统上；感觉整个重量由锁骨支撑；臀部和腿部惯性运动；头部向着肩部偏航和旋转；出现淤血点和挫伤；肘部充血疼痛；整个身体的束缚系统至关重要
$\pm5g_y$	曾报道眼结膜出血；暴露后严重头痛

3. 持续性直线加速度暴露限值

附图 B4～附图 B8 所示的持续性直线加速度限值必须要得到满足（Eiband，1959）。

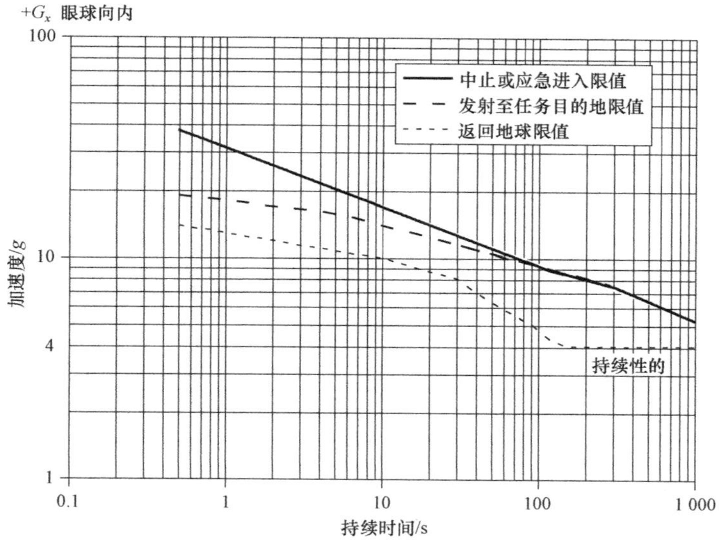
$+G_x$ 眼球向内
100
10
4
1
加速度/g
中止或应急进入限值
发射至任务目的地限值
返回地球限值
持续性的
0.1
1
10
100
1 000
持续时间/s

附图 B4　$+G_x$ 持续直线加速度限值

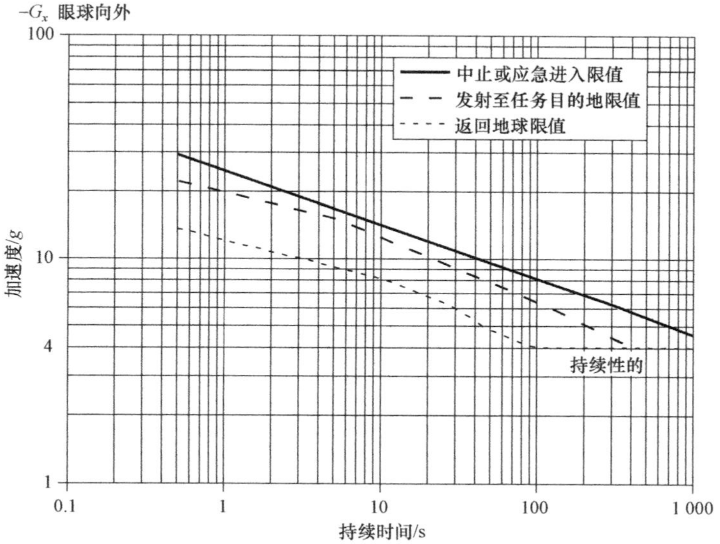
$-G_x$ 眼球向外
100
10
4
1
加速度/g
中止或应急进入限值
发射至任务目的地限值
返回地球限值
持续性的
0.1
1
10
100
1 000
持续时间/s

附图 B5　$-G_x$ 持续直线加速度限值

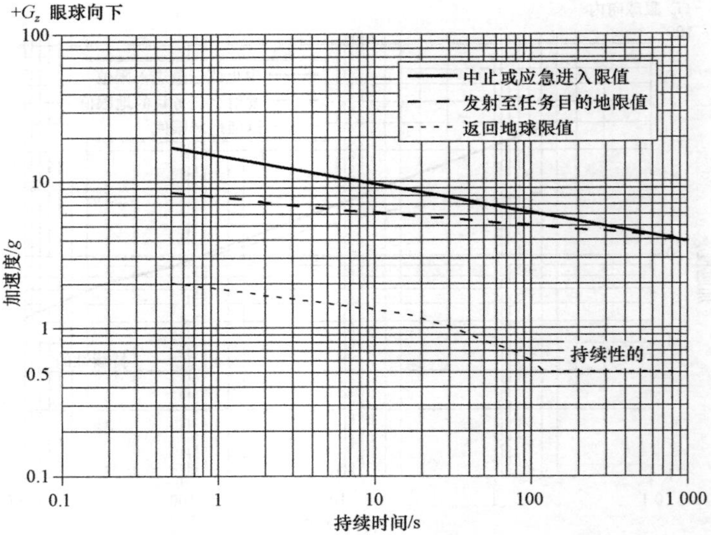

+G_z 眼球向下
中止或应急进入限值
发射至任务目的地限值
返回地球限值
持续性的
加速度/g
持续时间/s
100
10
1
0.5
0.1
0.1
1
10
100
1 000

附图 B6　+G_z 持续直线加速度限值

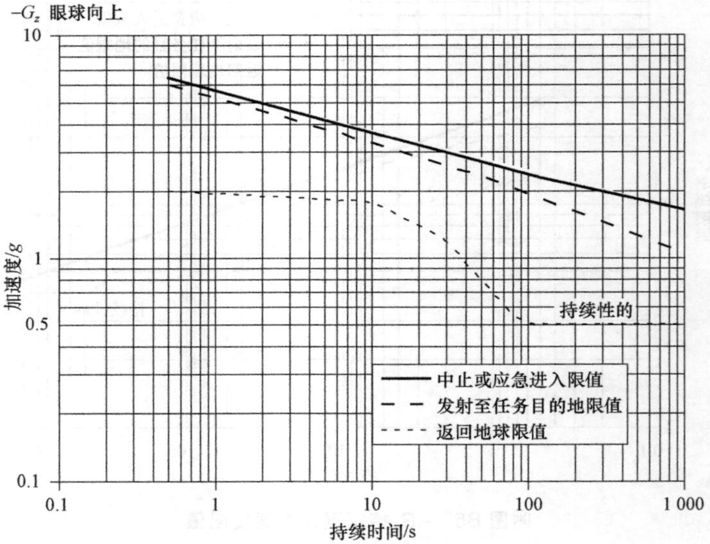

−G_z 眼球向上
持续性的
中止或应急进入限值
发射至任务目的地限值
返回地球限值
加速度/g
持续时间/s
10
1
0.5
0.1
0.1
1
10
100
1 000

附图 B7　−G_z 持续直线加速度限值

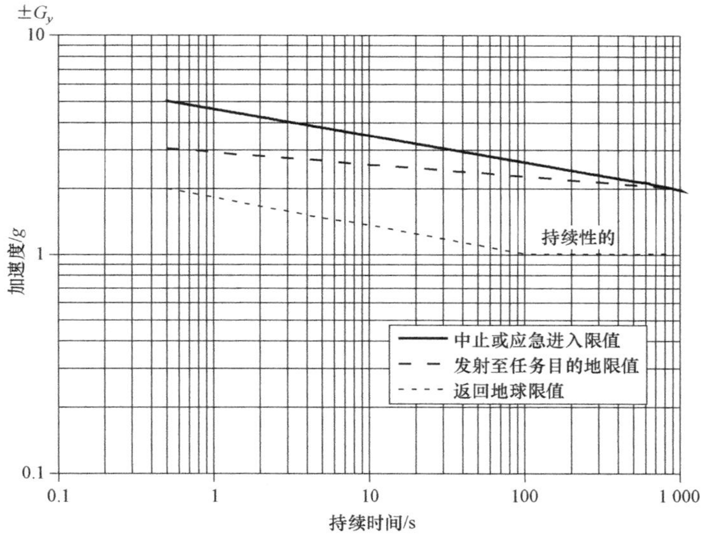
$\pm G_y$
10
1
0.1
加速度/g
0.1
1
10
100
1 000
持续时间/s
持续性的
中止或应急进入限值
发射至任务目的地限值
返回地球限值

附图 B8　$\pm G_y$ 持续直线加速度限值

在使用附图 B4～附图 B8 时，由旋转加速度或心脏外的速度引起的直线加速度应当给予考虑（见附图 B3 中的线的描述）。当乘员经过适当的训练和束缚，以及在使用加速度防护的情况下，这些图中的数据才能应用。

正如上面的加速度限值所表明的那样，人能够经受住较长持续时间的较高 $+G_x$ 加速度。因此，设置乘员的体位使得较高的加速度穿过胸部是满足这些限值的关键考虑之一。依赖于飞船设计及所遇到的高加速度飞行状态，这可能导致斜躺体位，乘员背部相对于速度矢量倾斜，这就是国际空间站上长期飞行乘组乘航天飞机返回时采用这种体位的原因。

为了减少能力丧失的风险，在任何持续性加速度事件期间，必须防止乘组暴露的加速度变化率超过 500*g*/s。

4. 持续性直线加速度的对抗措施

为确保乘组安全，除了满足前述的加速度限值指导线外，还应考虑下列对抗措施。如果预期的加速度在这些限值附近，采取下列对抗措施就显得更为重要。

（1）抗-*G* 服（AGS）

AGS 是航天飞机航天员穿着的 NASA–ACES 的一部分，被用来防止 G–LOC 及其相关的顾虑。AGS 对下躯干提供正压力，防止血液汇聚在腿部，并帮助增加静脉回流。静脉闭塞和不舒适可能是难以解决的，并且研究表明，虽然 AGS

对短持续时间的 G 暴露有好处，但它实际上降低了对于超过几秒持续时间的耐力（TRIPP，2007，重力惯性力载荷环境工作评价）。美国空军已经研制出改进的 AGS，它能对更多的身体区域提供增强的保护，并且具有根据加速度力的变化而较快地调整的能力。

① 组合先进技术增强抗 G 整体效果（COMBAT EDGE，或 CE）–正压呼吸一体化来降低与抗 G 动作相关的疲劳，以及增加一个胸部气囊/背心来增大胸内压，以防肺过度胀大。然而，CE 背心增加的身体表面覆盖曾戏剧性地被报道大幅度地增加了体温及体液丧失，尽管研究表明没有这样增加的热应力发生（Balldin 等，2002）。作为对穿 CE 背心时热应力抱怨的回应，Balldin 等（2005）表明对于增加 G 耐力而言背心没有必要。

② 先进战术的抗–G 服是一件完整的可充气的覆盖整个腿的裤子。它和 CE 一起被空军 F–22 飞行员使用。

③ Libelle G–Multiplus 是一套充满液体的全身服，它利用液体对身体的反压力来维持加速度期间血液流向头部。Libelle 服的独特优点是它对 G 负荷变化的即刻反应，消除了对 AGSM 的需要，有助于连续的不费力的肢体运动，以及减少加速度引起的上肢疼痛。液体服技术也可以改善乘员的加热和冷却特性。但是，仍有一些关于 Libelle 服的抱怨，包括来自那些过去有使用充气服经验的乘员消极训练的挑战，以及与先进的充气服相比，它的抗–G 能力减弱（Eiken 等，2002）。

（2）肌肉收缩

变形和紧张的肌肉提升 G–LOC 的门限值，它通过压缩身体的血管而在竖直体位时阻滞血液离开头部。在某些早期的飞机试验中，发现所有骨骼肌持久性收缩增加 G 耐力大约 $2g$，这种情况短时间暴露是可以接受的（Von Diringshofen，1942）。

（3）下体负压（LBNP）

LBNP 是一种有潜力的对抗措施，它在轨道上通过在上、下身体之间制造一种可控制的压力梯度，给心血管系统施加应力。这种方法模仿 $1g$ 的情况，因为心脏的响应是通过增加血压来维持适当的血液流向头部和上肢的。周期性暴露于 LBNP 可能减少心血管失调的数量，从而增加在返回期间的立位耐力。

（4）L–1 AGSM（抗荷动作）

这是一套程序，包括肌肉收缩、重复性的 Valsava 动作、每 3～4 s 一次短的深呼吸。它能够通过提升头部水平的血压给出实质性的保护，但是，它趋向于极度疲劳，以及使飞行员从其他任务中分心。

（5）正压呼吸

这也是曾被发现的能够改善抵抗高量级持续性加速度能力的一种对抗措施。虽然它易疲劳，但是它和完成 L–1 动作或使用 AGS 相比产生的疲劳轻得多。可是，当试图通信时，这种方法会引起困难。

（6）联合 AGS、L–1 AGSM 及正压呼吸

L–1 AGSM 联合 AGS 和正压呼吸一起使用，似乎可提供最好的机械的或身体的作用来对抗加速度增长引起的认知功能退化（Alberry 和 Chellete，1998）。这种方法最引人注目的负面特征是它分散注意力，以及对其他乘员的干扰。

（7）再入补液

为防止再入期间的 G–LOC，以及出舱时的立位耐力不良，航天飞机航天员在再入前喝 1～2 L 高钠液体，补充飞行期间损失的循环血量。在 26 个航天员样本中，17 人进行了补液，他们心率较低，血压维持较好，没有虚弱的报道。相比之下，在 9 个没有使用对抗措施的航天员中，有 33%的虚弱发生率（Bungo 等，1985）。但是，似乎补液的有效性随着任务持续时间的增加而减弱（Charles 和 Lathers，1991）。

（8）药物治疗

某些药物可以通过增加外周血管收缩、血浆容量或心肌收缩力来改善立位耐力不良。

此外，持续的发动机燃烧，比如轨道补给或月球轨道传输，可能加速度的幅值低但其增长率快，因此需要把乘员以某种方式束缚固定。还需要评估加速度相对于乘员的方向，如果乘员面部背离行进的方向，这种现象会在月球变轨中发生，则可能提供较低耐受的“眼球向外”加速度。

在长期 0*g* 任务期间，应该考虑把人工重力的使用作为一项预防性的对抗措施，目的是确保乘员对返回重力环境的再适应，比如 1*g* 的地球重力和 3/8*g* 的火星重力。人工重力可通过飞船旋转或安装在飞船上的离心机来实现（Tsiokovsky，1954；Lackner 和 Dizio，2000）。通过产生 1*g* 或分数 *g*，长期航天飞行的环境会减轻大部分失重导致的心血管、肌肉骨骼及前庭系统的负面效应。因此，这种方法消除了已提出的多种设计措施，并解除了由此导致的对人的约束。但是，这种技术仍面临着无数的挑战，并且在它成为切实可行的措施之前需要更多的研究。如果使用旋转来产生人工重力，则应考虑如下的基本原理，目的在于把旋转加速度对人的影响降到最低：

① 径向通行应保持最少。

② 乘员不应该横贯旋转轴，除非毂不旋转。

③ 生活区和工作区应尽可能地远离旋转轴。

④ 小隔间应该设定方向，使其主要通行路线与飞船旋转轴平行。

⑤ 工作站的位置应该设定方向，使得在正常活动期间，通过乘员耳朵的侧轴与旋转轴平行。与此相协同，控制器和显示器应该设计成使得头部左右旋转及上肢的上下运动幅度最小。

在星座计划中，"猎户座"飞船要求在 $3g$ 以上的加速度期间所使用的控制装置是可操作的，但不具有到达区域的能力，在（2～3）g 之间时，操作者可以利用手/腕运动产生控制输入，并到达前向 ±30° 圆锥范围。"猎户座"飞船还要求在暴露于 $2g$ 以上的预期加速度期间的所有控制任务为操作者肢体提供稳定支撑。这些要求的集合产生了混淆，即需要支撑与 $2g$ 情况下前向到达能力相互矛盾。有一种解释澄清了上述问题，在（2～3）g 之间乘员的动作既可以不连续地到达 30° 圆锥范围，也可以使用侧边/手腕控制器通过手动控制来完成。要求的措词允许任一种途径均可，虽然快速到达是不鼓励的（即危急时刻动作应该是利用侧控制器）。提供肢体支撑不阻滞这种到达，其目的是提供适当的臂/手腕支撑，以确保任何侧控制器不被 $2g$ 以上的 G 载荷所妨碍，因为连续控制动作容易受到无意输入的影响。因此，在（2～3）g 之间时，如果侧控制器在 $2g$ 以上的载荷下被使用时，必须利用适当的支撑。

四、瞬时直线加速度

1. 瞬时直线加速度体系

瞬时直线加速度包括冲击加速度，是指突然发生的、短持续时间、高幅值的事件。一般考虑这种类型的运动主要涉及乘员的瞬时响应，典型的持续时间小于 1 s。航天乘员可能暴露的某些瞬时直线加速度的情形为飞船发射段、推进器点火、弹射座椅/弹射舱点火、逃逸装置展开、飞行不稳定、空气湍流、降落伞展开及着陆。飞机的加速度水平在附表 B6 中列出。

附表 B6　飞机瞬时加速度水平

事件	加速度水平
飞机弹射座椅点火	上限至 $17g_z$*
碰撞着陆	$10g$ 至大于 $100g$（任意方向）
猛烈的机动飞行	（2～6）g（任意方向）
降落伞打开冲击	大约 $10g_z$

* 美国海军规范 MIL-S-18471Rev.G.（工程规范和标准化局，1983）。

“阿波罗”太空舱以 9 m/s 碰撞海水，而“联盟号”飞船大约以 7 m/s 碰撞地面。在“阿波罗”航天飞行的经历中，最严重的冲击发生在“阿波罗 12 号”。据估计，指挥舱以 20°～22° 入水，而不是名义上的 27.5°，这导致 15g 的冲击。这种偏离名义的冲击当表面风引起飞船摆动并遇到波浪较竖直的斜坡时才出现。虽然“阿波罗 12 号”15g 的冲击被乘组描述为“很硬”，但是他们的身体没有大碍（Johnston，1975）。还有，“阿波罗 15 号”着陆过程中，3 个降落伞中的 1 个未能打开，导致降落速度为 32 ft/s（9.8 m/s），而不是名义上的 28 ft/s（8.5 m/s），但乘组未受伤害。“联盟号”着陆期间的冲击大约为 4g。在飞船发射级转换期间，也可能包含突然的 G 载荷。

2. 瞬时直线加速度对人的影响

在动力飞行事件期间，有很多因素影响损伤的可能性，包括外在因素，比如 G 载荷，速度变化，加速度增长率，加速度上升时间，骨和软组织压缩、过伸，剪切力幅值和方向，体成分的偏差，以及内在因素比如年龄、性别、身体状况及肌肉紧张程度。

对冲击的耐受性通常建立在骨骼骨折水平的基础上，对脊椎骨的损害是最常见的损伤。两个因素结合加速度的幅值一起决定了耐受性：① 暴露于加速度的持续时间；② 身体相对于加速度方向的取向。人体对穿过胸部（$+G_x$）的冲击载荷耐受能力最大。在没有严重损伤的情况下，人对冲击的耐力汇总在附表 B7 中。

附表 B7 人对冲击的耐力

方向	幅值/g	增长率/($g \cdot s^{-1}$)
$\pm G_x$（胸部）	20	1 000*
$\pm G_y$（侧向）	20	1 000
$\pm G_z$（脊柱）	15	500
45°偏轴向（任意轴）	20	1 000

* 原英文版中有错误，增长率不应该为 10 000g/s（译者注）。

然而，在 0g 及部分重力适应后，对冲击的这些耐力将会降低。负责维持姿态和平衡的下背部、腹部和腿部的肌肉及骨骼由于暴露于失重状态下而在强度上大大降低。6 个月航天飞行后，在某些航天员中发现骨丢失高达 20%，这可能导致返回到 1g 中骨折风险大幅度增加。

由于人对冲击的耐力取决于方向，所以应考虑乘员的体位。为降低损伤的可能性，使得冲击穿过胸部，从而提供最大的保护。例如，对于带降落伞的太空舱，其开伞冲击和着陆冲击都很严酷，所以使乘员背部着陆可能是最佳的，就像“水星号”飞船、“双子星座”飞船及“阿波罗”飞船，以及仍在使用的“联盟号”飞船那样。

3. 瞬时直线加速度的暴露限值

本节包括两种被提议的适合维持乘员健康和安全的保护方法：Brinkley 动态响应方法和 NASA 当前考察的新方法。

（1）Brinkley 动态响应方法

Brinkely 动态响应模型能够提供瞬时直线加速度损伤风险的评估。它有试验基础，包括志愿者试验、人尸体试验、事故损伤、飞机应急逃逸期间发生的损伤。因此，它能够在加速度时间–历程的基础上提供损伤概率的估计。

飞机弹射座椅和飞船座椅的人体试验，以及应急逃逸系统的实际运行经验，使得利用 Brinkley 模型在$+G_z$轴向损伤预测具有最高的逼真度。损伤概率的评估是基于重复试验的组平均值及实际弹射结果。概率是通过按正态分布均值的最佳拟合及随后计算的每组条件下的 95%置信区间决定的。$+z$ 轴 50%损伤概率（P）根据 n 大于 100。95%置信区间（P=0.5，n=100）计算，是 0.402≤P≤0.598。这里 P=0.11，并且 n=89，95%置信区间是 0.045≤P≤0.175。$+z$ 轴平均置信区间在低风险值下较小（5%及以下，见附表 B8），但是，对于其他轴，具有统计不确定性。

附表 B8　Brinkley 模型近似风险值

类别	近似风险概率/%
低	0.5
中	5.0
高	50

这些乘员损伤风险值来自试验数据，在这些试验中，乘员通过安全腰带、肩带、$-G$ 带或控制骨盆运动（即骨盆的下潜）的带子束缚固定在座椅和椅背上，或来自实际的逃逸统计数据，其中的乘员使用相似的束缚系统（Brinkley 等，1990）。在试验期间，这种束缚系统被充分地预先张紧，以消除松弛。以火工品为动力的惯性筒被用来固定逃逸系统乘员位置，并消除束缚系统中的松弛。

使用 Brinkley 动态响应模型的假设和标准列出如下。Brinkley 动态响应模型是备有文档的，关于进一步的细节，详见宇航研究与开发咨询组的文件（AGARD）CP–472“先进逃逸系统加速度暴露限值研制”。

① 加速度持续时间小于或等于 0.5 s 的加速度（比如，离地升空、发射中止、着陆冲击、降落伞展开）。

② 束缚系统至少应包括骨盆束缚、躯干束缚及抗下潜约束等，提供乘员的束缚不低于传统 5 点约束。

③ 使用合适的预先拉紧约束以消除松弛。

④ 座椅和人体之间没有间隙（或者束缚系统和人体之间，包括服装充气的情况）。

⑤ 座椅填充物或坐垫应避免将传递给乘员的瞬时直线加速度放大。

⑥ 服装不能改变人体的自然频率和阻尼。

⑦ 座椅乘员的头部通过飞行头盔来保护。头盔质量必须小于 2.3 kg，必须包含衬垫并通过 ANSI Z–90 或相当的标准（美国国家标准学会，1992）。

⑧ 要求应用 Brinkley 模型的所有事件期间全部乘员都类似地被约束。

如果满足这些标准，Brinkley 动态响应模型就可以有效使用；损伤风险标准 β 必须限定为不大于 1.0，并且按照方程（a）计算：

$$\beta = \sqrt{\left(\frac{\mathrm{DR}_x(t)}{\mathrm{DR}_x^{\lim}}\right)^2 + \left(\frac{\mathrm{DR}_y(t)}{\mathrm{DR}_y^{\lim}}\right)^2 + \left(\frac{\mathrm{DR}_z(t)}{\mathrm{DR}_z^{\lim}}\right)^2} \qquad \text{(a)}$$

这里，$\mathrm{DR}_x(t)$、$\mathrm{DR}_y(t)$、$\mathrm{DR}_z(t)$使用 Brinkley 动态响应模型计算。三个轴中每个轴的量纲为 1 的动态响应由方程（b）给出：

$$\mathrm{DR} = \omega_n^2 (x/g) \qquad \text{(b)}$$

式中，g 是重力加速度；x 是动态系统（由座椅和人体组成）沿每个轴的弹性变形，并且通过解方程（c）得出：

$$\ddot{x} + 2\xi\omega_n\dot{x} + \omega_n^2 x = A \qquad \text{(c)}$$

式中，A 是测量的加速度，每个轴向的座椅的临界点如附图 B9 所示，因为座椅的轴不是惯性坐标系，所以必须根据角运动的直线成分考虑旋转加速度；$\ddot{x}$ 是在惯性坐标系中乘员的加速度；$\dot{x}$ 是乘员在附图 B9 所示的座椅坐标系中相对于临界点的相对速度；x 是乘员身体相对于附图 B9 所示的座椅坐标系中相对于临界点的位移（正值代表身体压缩）；ξ 是附表 B9 中定义的阻尼系数比；ω_n 是附表 B9 中定义的动态系统的无阻尼自然频率。

附表 B9　Brinkley 模型系数

系数	x		y		z	
	眼球向外	眼球向内	眼球向左	眼球向右	眼球向上	眼球向下
	$x<0$	$x>0$	$y<0$	$y>0$	$z<0$	$z>0$
ω_n	60.8	62.8	58.0	58.0	47.1	52.9
ξ	0.04	0.2	0.09	0.09	0.24	0.224

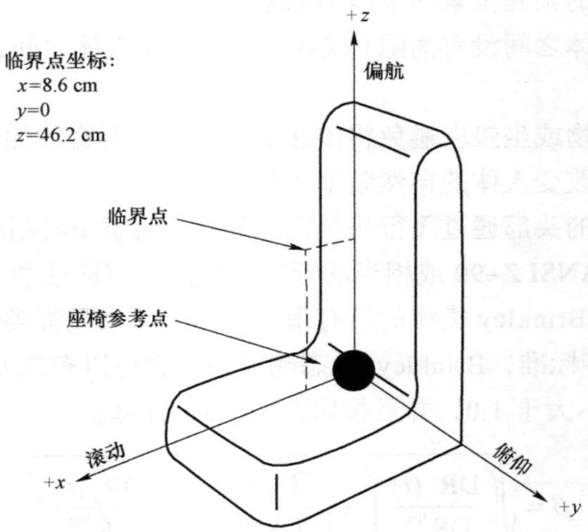
+z
偏航
临界点坐标:
x=8.6 cm
y=0
z=46.2 cm
临界点
座椅参考点
滚动
+x
俯仰
+y

附图 B9　坐姿乘员的临界点定义

为了确定损伤风险标准 β，按如下程序进行计算：

① 寻找临界点沿每个轴 t 时刻的加速度。

② 求解二次微分方程（c），得到乘员的位移（x）。

③ 利用方程（b）得到每个轴的 t 时刻动态响应（DR(t)）。

④ 使用附表 B10 中的低 DR 限值（失调或者非失调）。

⑤ 使用方程（a）低 DR 限值及每时刻的动态响应计算 β。

⑥ 按时间增量重复计算直到得出 β 最大值为止。

⑦ 如果 β 小于或等于 1.0，那么加速度满足 Brinkley 低风险标准。如果 β 最大值大于 1.0，则选择应用附表 B10 中的中风险 DR 限值，并重复步骤⑤和⑥。

⑧ 如果 β 小于或等于 1.0，那么加速度满足 Brinkley 中风险标准。如果 β 最大值大于 1.0，则选择应用附表 B10 中的高风险 DR 限值，并重复步骤⑤和⑥。

⑨ 如果 β 小于或等于 1.0，那么加速度满足 Brinkley 高度风险标准。如果 β 最大值大于 1.0，则加速度超过 Brinkley 高风险标准。

附表 B10 动态响应限值

DR 水平	*x*		*y*		*z*	
	眼球向外	眼球向内	眼球向左	眼球向右	眼球向上	眼球向下
	$DR_x<0$	$DR_x>0$	$DR_y<0$	$DR_y>0$	$DR_z<0$	$DR_z>0$
低（失调）	–28	35	–14 [–15]	14 [15]	–11.5	13
低（非失调）*	–28	35	–14 [–15]	14 [15]	–13.4	15.2
中（失调）	–35	40	–17 [–20]	17 [20]	–14.1	15.4
中（非失调）*	–35	40	–17 [–20]	17 [20]	–16.5	18.0
高（失调）	–46	46	–22 [–30]	22 [30]	–17.5	19.5
高（非失调）*	–46	46	–22 [–30]	22 [30]	–20.4	22.8

表中方括号内的数值假定使用了侧向支撑（限制侧向身体运动）。

* 适用于健康的、非失调的乘员（比如，发射段中止情况）。

表中的值根据下列评论给出：AGARD CP–472、NASA–TM–2008–215198、NASA–TN–D–7440 及 NASA–TN–D–6539（Brinkley 等，1990；Lawrence 等，2008；Drexel 和 Hunter，1973；Thomas，1979）。

在这个模型中，假定作用在椎骨上引起变形的整个身体的质量可以用单个质量表述。

时间小于或等于 0.5 s 的加速度（比如，正常的上升段、发射中止、着陆冲击及降落伞展开）使用动态响应模型限值填补了针对健康的失调乘员安全评价的空白。动态响应模型将提供一种针对正常的或偏离正常的故障或多种故障事件中的损伤风险评价。在所有情况下，期望动态响应限值处于低风险水平（损伤概率约为 0.5%）。如果乘员保护原则没有被适当地应用，并且/或多重偏离正常的故障发生，那么载荷可能产生中度风险（大约 5%）和高风险（大约 50%），造成持续的严重损伤或丧失能力的损伤。

（2）NASA 乘员保护的新方法

NASA 现在正在研究更新乘员保护评价方法。下面给出的方法是正在进行中的，没有被完全确认和核准，但是代表了 NASA 在乘员保护设计和验证方面新的研究方向。这里所描述的乘员保护，包括适用于保护乘员免受瞬时载荷（不管是直线的还是旋转的）伤害的方法和最佳手段。

需要可靠的损伤预测工具和损伤标准来确保载人飞船的设计具有适当水平

的乘员保护。保护乘员不受伤害是很重要的，把太空舱设计成没有多余防护也同等重要，因为多余的防护导致其重量和复杂性的不必要增加。像商业航空和汽车工业所使用的那些保证安全的途径为新的载人航天器航天飞行奠定了基础，但是它们的应用需要修改和研究。

Brinkley 动态响应模型着眼于加速度，并且由于外力，如着陆载荷，作用在代表人体的集中质量上，因此，需要更详细的计算分析，联合 Brinkley 动态响应模型一起了解这些力和加速度变化如何影响人体的具体部位。例如，躯干可以被装具束缚到座椅上，但是肢体可能是未固定的。这种情况下，肢体和太空舱之间的接触力需要被减少，以确保对乘员的损伤最小。

身体各部分适当的支撑和约束能够降低损伤风险，需要关注太空舱内乘员的保护措施和飞行服系统。在动力飞行事件期间，许多参数影响损伤的可能性，包括 G 载荷，速度变化，加速度增长率，加速度上升时间，骨和软组织压缩、拉伸、伸展、弯曲、剪切力幅值和方向，身体组成部分的变形等外部因素，以及诸如年龄、性别、身体条件、航天引起的失调、肌肉张紧的程度等乘员的内部因素。可靠的损伤预测工具和损伤标准是需要的，目的在于保证载人飞船被设计成具有适宜水平的乘员保护。

设计飞船载着人类飞往低地球轨道（LEO）或更远，并且使他们安全地返回地球面临着独一无二的挑战，因为飞船必须经受住上升、下降和着陆阶段的变化环境的考验。不像其他工业那样有检验乘员安全性的高度标准化的方法，比如商业航空和汽车工业，飞船的安全绝对是由飞船设计和预期环境的函数来确定的。在飞行的所有阶段期间，乘员将被暴露于强度、时间和方向不断变化的加速度中。因此，简单采用其他工业（如商业飞行器）损伤评价的标准化方法对任何飞船都是不可能的。

1）Brinkley 局限性。

NASA 不仅使用 Brinkley 动态响应模型，也使用其他的乘员保护评价方法。其理由如下：Brinkley 动态响应（BDR）模型是一个简单的、集中参数、单自由度模型，它能够估计全身对施加加速度的响应。虽然该模型给出了损伤风险范围，但是只有 DR+z（原先称为动态响应指数，简称 DRI）与损伤风险相关，并且只适用于弹射期间的胸腰椎损伤。对于其他轴，损伤风险是近似的，并且 β 值不应该与特定损伤风险相关。此外，该模型是建立在几个假设基础上的，模型的正确使用必须满足假设条件。

研制模型中使用的座椅是一种简单的、普通的，带侧支撑的，并且受试者和座椅之间没有间隙。使用的约束相当于现代赛车 5 点束缚系统。Brinkley（1985）期望对于不同的座椅和束缚构型的评价必须使用不同的动力学模型。因为该模型把整个人体视为一个集中质量，所以不同测试数据的座椅的几何学和使用的束缚不可能得到相同的结果。这些局限性具有双重含义：要么不准确的损伤风险预测，可能导致不必要的太空舱质量；要么更严重的乘员损伤。虽然该模型不能解决束缚系统的改进问题，但过去 25 年一直认为该模型有意义，或者能够改进座椅设计。但基于人体动态响应（BDR）的设计可能过于保守，也可能不能尽量保护。如果该模型不能适当地反映真实的损伤风险，那么损伤可能发生，即使设计者认为设计是安全的。英国空军真实弹射损伤率不能由 DRI（Anton，1986；Lewis，2006）预测可以说明这一事实。还有，如果脊柱方向和载荷矢量夹角大于 5°，损伤风险急剧增加。F-4 弹射座椅实际操作中，脊柱方向偏离大约 12°，导致损伤率为 34%。BDR 模型预测的损伤风险只有 5%（Brinkley 和 Schaffer，1971；Mohr 等，1969）。最后，由于该模型被研发适用于坐姿的人员，在身体和约束之间具有最小间隙或无间隙，所以该模型带有假设：在飞船座椅和束缚系统设计中要防止间隙。允许的超过以前数据中的间隙能够增加接触力及损伤风险。

另外一个与航天相关的是压力服。由于 BDR 模型是在没有压力服的情况下研发的，所以必须考虑压力服，以保证 BDR 基本假设是支持的。首先，原先的 BDR 模型被研发时具有最小的头支撑质量（头盔质量小于 5 lb）。增加头部支撑质量会造成颈部真实风险，这是由于+*z* 加速度期间压缩载荷的作用。这些问题在 BDR 模型中没有考虑（Radford 等，2011）。其次，附加的头盔和分布的服装质量（NASA 现在的设计可能会给出）可能引起人的自然频率和阻尼的变化，这些使得该模型失效。最后，最近 NASA 在俄亥俄州立大学（OSU）进行的人尸体（PMHS）研究考察了刚性服装单元在着陆冲击期间的效应（Dub 和 McFarland，2010）。虽然 PMHS 试验数量少，但结果清楚地表明不正确的设置服装单元急剧地增加了损伤风险。并且表明 DBR 模型不能像预期的那样，在试验期间预测损伤。

BDR 模型是基于军人志愿者试验，这些志愿者主要是青年、健康男性（(25±5)岁，身高（178±6）cm，体重（75±10）kg，Stapp 和 Taylor，1964）。由于性别和年龄影响冲击耐力，所以该模型不适合用于上述范围外的人的损伤风险评估。正如 2011 年 9 月报告，航天员人口构成是年龄（46±4）岁，身高（175±6）cm，体重（75±10）kg，女性占 24%，男性占 76%。最近研究表明，女性损伤风险更大，并且当使用 DBR 模型计算时，第 5 百分位的女性可能处于最高风险，但该模型不适合预测这种增加的风险（Buhrman 等，2000）。最后，BDR 模型是基于简单的加速度波形研发的，它不能代表现在太空舱和其他未来飞船预期的复杂载荷。

2）损伤评价参考值。

除了 Brinkley 动态响应模型外，汽车工业的新进展已经提供了用于冲击和动态载荷期间评价损伤风险的额外工具。对其他工业及它们各自的风险情况进行评述是有益的，可以洞察 NASA 损伤风险的情况。

就汽车工业来说，具体的客车大多数损伤限值是基于简化损伤等级（AIS3+）5%～50%风险，这是严重损伤（汽车医学进步协会，2005）。虽然这似乎是有异议的风险，但是这种情况可以接受存在两个主要原因：一是，这些限度是建立在标准试验基础上的，它代表了最坏的情况，而不是典型的碰撞。二是，对于客车来说，一名乘客进入车辆内任何时间受伤的可能性是很低的（1/120 000）（国家统计分析中心，2009；运输统计局，2007）。因此，总的损伤风险非常低。

军用飞机的情况类似，虽然涉及的风险较高。军用飞机的设计允许比 NASA 期望的风险态势高。再者，这些较高水平的风险被认为是适宜的，因为每次突围的损伤风险是 1/670 或更好些，即使这与客车相比非常高（Mapes，2006；Somers 等，2010）。

对 NASA 来说，情形很不同。对于客车，每年驾驶数百英里具有相对低的碰撞或损伤风险。大部分来说，在整个旅行或“出游”期间，损伤风险是个常数。相似地，军用飞机几千个飞行时算在一起处于低损伤风险。像军用车辆一样，在整个任务期间（敌方开火、机械故障、飞行员失误等）具有重大风险，在起飞和着陆期间伴随较高风险。对 NASA 来说，由于瞬时加速度导致的乘员损伤风险集中在发射和着陆期间。这些飞行阶段在航天器上产生最高的载荷。不像客车和军用飞机，一旦航天器进入稳定的轨道，损伤风险就非常低，因为只有非常小的载荷施加给航天器。NASA 的发射、中止飞行、着陆环境和名义上经历的推进或飞行阶段相比是极端情况。正因为如此，把这些极端环境比作汽车碰撞、军用飞机偏离名义的动作（弹射、应急着陆等）是适宜的。因为 NASA 的航天器每次飞行都要遭遇这些环境，所以风险形势必须是保守的，达到低的总风险。附表 B11 给出了这些情况下 NASA 可以采用的风险级别。

附表 B11　可接受的风险定义

损伤描述	损伤级别	大约损伤概率/%
轻度	Ⅰ	5
中度	Ⅱ	1
严重	Ⅲ	0.03［0.3］*
威胁生命	Ⅳ	0.03

* 中括号中的数值假定搜寻和营救力量在不幸发生的 30 min 内能够接近乘员。

为了评估损伤风险，可以使用几种方法。因为损伤风险不能被直接测量，其他的方法必须被用来估计风险。附图 B10 和附表 B12 表示出许多有用的方法。

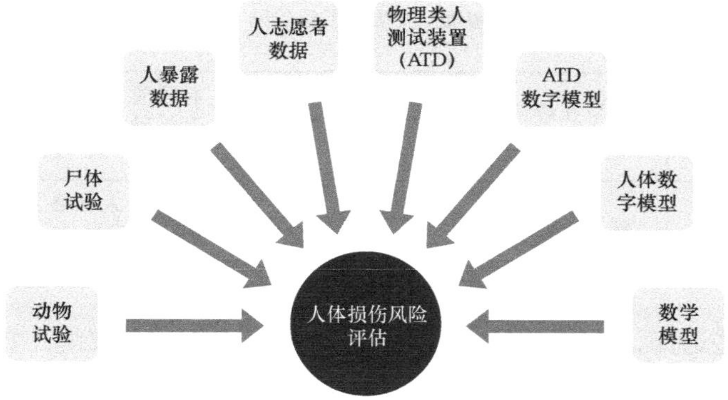
人志愿者
数据
物理类人
测试装置
(ATD)
人暴露
数据
ATD
数字模型
尸体
试验
人体数
字模型
动物
试验
人体损伤风险
评估
数学
模型

附图 B10 估计和评价人体损伤风险的方法

附表 B12 人损伤风险评估方法的比较

方法	正面	反面
动物试验	能够测试损伤性的加速度； 能够在试验后处死动物来确定损伤病理学	不能直接度量人的响应； 动物对冲击的响应各不相同
尸体试验	能够测试损伤加速度； 能够在试验后进行尸检来确定损伤病理学； 能够测试男性和女性被试者，以及人体测量学范围	不能代表活人（肌肉张力等）； 被试者间可变性大； 在年龄、骨骼强度等方面不能代表乘员人群
人暴露数据	包含人的非损伤和损伤数据； 在轨事件数据记录器中可能包括高质量的加速度测量数据	不能代表飞船环境； 不能很好地控制冲击（不知道对象的位置、束缚使用或张力）； 对象间的可变性大
人志愿者数据	能够测试精密的飞船系统； 能够得到不舒服的定性数据； 通过充分的序列试验直接验证设计； 能够选择测试对象的范围广，包括性别、年龄、人体形体参数等	不能进行超过人耐限的试验； 需要大样本验证低损伤风险水平； 高的可变性； 不能测试加速度波形（只有在近似实验室环境下才可以测试）
物理类人测试装置（ATD）	可重复性（无试验之间的可变性）； 在某些情况下具有生物逼真性； 允许损伤性的测试； 响应能够和损伤风险关联	不是人，因此不能严格地像人一样响应； 不能测试或报告特殊仪器之外的损伤风险； 有限的人体测量学选择

续表

方法	正面	反面
ATD 数字模型	与物理 ATD 具有相同的优点； 也能够使用在复杂加速度环境的仿真； 允许测量辅助参数，以帮助了解着陆行为	与物理 ATD 具有相同的缺点； 不能够像物理 ATD 一样响应； 对初始条件敏感
人体数字模型	模型在解剖学上精细，并包括软组织、骨骼和器官	有限的人体测量学尺寸； 有限确认性（在 $+G_x$ 和 $+G_z$ 中无确认性）
数学模型	简便执行	未考虑人体各部分之间的相互作用或与座椅的复杂相互作用； 未考虑座椅设计的变化

基于这些选择，NASA 正在研究一种适用于人类乘员束缚（THOR）改进工具包 ATD 的创伤设备来预测损伤风险。THOR ATD 是由国家公路交通安全管理局（NHTSA）研制的最新一代碰撞试验假人，并且将允许用来进行乘员损伤风险评价，确定它是否满足附表 B11 中关于损伤的严重水平。这些值将使用 THOR 改进工具包 ATD 依据 SAE J211/1 和 J1733 标准（汽车工程师协会 2007a，2007b）进行评估。

为了使用 ATD 评估损伤风险，在人体模型上测得的度量参数被用来评估损伤风险。下列损伤参数被识别来保护乘员。

头部损伤标准（HIC），15 ms；

旋转脑损伤标准（BRIC）；

上颈部轴向张力峰值；

上颈部轴向压力峰值；

最大胸部压缩位移；

踝关节背屈力矩峰值；

踝关节内/外翻力矩；

接触力。

此外，乘员暴露在低重力下的失调因素是需要考虑的。名义上的着陆限设定为载荷、变形等，为了保持低损伤风险，使用附加的耐受性来降低由于长期航天飞行导致的乘员失调。因此，对于非发射段中止着陆情况下，需要一个比例因子，以失调系数的形式来调整适合乘员对飞行或着陆载荷减小的耐受能力。假定在发射段中止着陆情况下没有发生失调。

使用失调因子乘以正常情况下的载荷限值，得出机体在太空发生椎骨强度丢失后的载荷限值。为了分析方便，假定失调因子是一个比例系数，即 BMD

丢失失调后允许的飞行后骨骼载荷和允许的飞行前骨骼载荷的比。失调因子是从典型的长期任务（约 6 个月）发生的 BMD 变化中计算出来的。但是，由于任务持续时间有限，这个失调因子比较适用于不大于 6 个月的任务。下列失调因子被推算出来：

φ——失调乘员股骨和胫骨的系数，为 0.75；

ξ——失调乘员脊柱和头的系数，为 0.86。

为设定每个损伤参数的损伤限值，进行人类志愿者试验，以确保通过 ATD 获得的任何限值都是安全的。

① 头部损伤标准。

为计算头损伤标准 HIC_{15}，使用下面的方程（国家公路交通安全管理局，1995）：

$$HIC_{15} = \max_{0 \leqslant t_2 - t_2 \leqslant 0.015} \left\{ (t_2 - t_1) \left[\int_{t_1}^{t_2} a(t)\,dt \frac{1}{t_2 - t_1} \right]^{2.5} \right\}$$

这里 $a(t)$是在 THOR 头质心（CG）处测量的头部合加速度。注意，HIC 是用 0～15 ms 窗口对每个时间点计算得出的。

② 旋转脑损伤标准。

为了计算 BRIC，使用如下方程（Takhounts 等，2011）：

$$BRIC = \frac{\omega_{max}}{63.5} + \frac{\alpha_{max}}{19\,500}$$

式中，α_{max}——最大合成头部旋转加速度（rad/s²）；

ω_{max}——最大合成头部旋转速度（rad/s）。

这两个参数都是在 THOR 头内质心（CG）处测量的。

③ 颈轴向张力。

颈轴向张力测量自上颈部载荷单元（z 轴力）。测量、极性、滤波按照 SAE J211/1 执行。

④ 颈轴向压力。

颈轴向压力测量自上颈部载荷单元（z 轴力）。测量、极性、滤波按照 SAE J211/1 执行。

⑤ 最大胸部压缩。

对于胸部压缩，使用四个胸部变形传感器测量最大值。测量、极性、滤波按照 SAE J211/1 执行。

⑥ 脚踝力矩。

对于脚踝的旋转，测量每个踝关节的最大力矩。测量、极性和滤波方法按照 SAE J211/1 执行。

⑦ 接触力。

接触力限值是指作用在四肢（肩、手、腿和脚）和头部的力。如果四肢和头部在冲击前没有接触面，或者冲击前有接触面但冲击中离开接触面，这之后又发生接触的，适用此限值。例如，头部开始接触头盔的背衬，冲击时反弹离开，再次发生接触产生的力可对比是否超过该限值。但如果始终没有离开接触面，要检查确认接触力限值是否适用。

3）损伤评估参考值。

根据损伤概率（附表 B11），使用损伤风险函数分析计算出损伤评估参考值（IARVs）。损伤风险函数给出的危险级别和标准值均基于 ATD 假人试验和真人志愿者试验的数据。IARVs 目前还在研发中，在附表 B13 中列出了样本值。一旦正式确定 IARVs 后，飞行中各运动阶段都不能超过 IARVs 规定的限值。

附表 B13　基于 THOR 假人的损伤评估参考值（IARVs）

项目	无失调	失调
HIC_{15}	100	100
BRIC	0.48	0.48
颈部轴向拉力/N	870	750
颈部轴向压力/N	830	710
胸部最大变形/mm	30	30
脚踝背屈力矩/Nm	18	14
脚踝内翻力矩/Nm	17	13
脚踝外翻力矩/Nm	17	13
接触力/N	170	130

4）确定评估样本。

由于制造新型飞行器的复杂性和巨大花费，评估飞行器着陆时整体结构和乘员冲击安全的大部分工作都是通过分析法。由于环境因素固有的不确定性影响冲击条件，着陆冲击评估经常使用统计方法，并且会考虑最差情况。为详细评估乘员损伤，根据环境因素和随后选择所产生的样本集，建立着陆条件。本节将简要概述这一过程。

为保证着陆统计的准确性，进行着陆统计分析时，应包括影响着陆方向和速度的因素。分析中要考虑许多参数，包括返回姿态、降落伞性能、悬挂角度、风速和海面情况（例如海浪高度、频率、角度、形状、方向等）或地面情况（例如斜度、土壤条件等）。因为有些参数是相关联的（如水平风速和海面情况），采用统计方法有利于减少选择的着陆情况的数量。分析的结果将描述出飞行器的飞行方向和水面或陆地着陆时运动的情况。这些参数包括正常速度，冲击、翻滚、俯仰和偏航的相关角度，以及水平和垂直速度。对全部正常和所选的非正常着陆情况进行分析。非正常着陆情况包括降落伞故障、偏离着陆区域、发射–上升段中止着陆等。

当分配好着陆参数后，需要利用系统方法选择关键的着陆样本进行更深层的分析。方法有多种，本部分选择两种来讨论。对于任何一种方法而言，成功标准则取决于每个条件下发生的概率和承担的风险。

① 边界选择法。

边界选择法定义一个可接受和不可接受着陆样本的边界。假设边界一边所有样本是可接受的，满足所有乘员损伤要求，另一边则是不满足要求的。为证明边界满足此假设，需要进行补充分析。当定义的边界是适合的时，则要选择边界两边的样本进行下一步分析。选择样本的方法应合理，样本的数量应具有统计意义。

② 响应面模型。

响应面模型是另外一种选择样本进行分析的方法。可单独使用或用于定义边界选择法中的边界。该方法是从总分布中统一选出具有统计意义数量的样本。这些样本模型在下一节介绍。分析结果被用于评估响应面选出的所有着陆样本的损伤响应。评估方法（Horta 等，2009）参照 NASA/TM–2009–215704。进行分析时，可能会在临近不满足要求的限值区域上选出附加的关键着陆样本。

a. 外部动态模型。确定了关键着陆样本，就需要建立整个飞船的着陆仿真。它能提供驱动乘员接触面子系统模型所必需的负荷和动力信息。该模型能在设计阶段提高逼真度，并考虑后续设计阶段更详细的结果。

b. 乘员模型。当估算出飞行器着陆动力学时间历程后，下一步要建立乘员–接触面模型（即乘员姿态）。模型演化过程仍旧是在早期设计过程使用低保真度的模型，在设计成熟后，由高保真度模型代替。利用这些模型，通过关键着陆样本获得的载荷和动力学信息将仿真乘员响应。

最初的低保真模型允许使用最低的 Brinkley 标准评估。要达到此要求，必须正确预测每个位置乘员的加速度，模型必须解决能量衰减。

对中保真度模型，需要乘员接触面的建模，包括座椅和其他缓冲系统。这类模型也需要约束在座椅上的真人替代模型。如果合适，可考虑加上假人服装。ATD 相对最后的高保真模型，逼真度较低。

类似中保真度模型，高保真模型应该包括乘员接触面的所有方面和飞行器结构的所有细节。ATD 也成为一个能提供准确的乘员损伤参数的高质量模型。

c. 物理测试。因为以上分析都高度依赖有限元（FE）模型的响应，需要物理测试来验证分析的正确性。仿真必须进行物理测试数据在模型的响应与系统真实结果对照验证。

（3）乘员防护因素

1）失调。

飞行过程中，乘员为适应微重力，会发生生理变化。针对冲击耐力，发生生理变化的主要是骨组织和周围的肌肉组织。失重造成的骨密度和肌肉质量减少，特别是脊柱区域，和冲击耐力的具体关系并不清楚，还需要深入研究。

2）性别和人体测量学。

和以往太空舱设计不同，未来 NASA 飞行器必须适合大范围人体测量值的男性和女性乘员。现在 NASA 规定飞行器必须适应第 1 百分位女性和第 99 百分位男性。这么宽范围适应要求是个挑战，因为绝大多数乘员防护数据不是基于年轻的男性军人，就是老年的男性尸体。

3）压力服。

NASA 太空飞行环境中采用的一种独特防护措施是压力服或航天服。这套服装能在身体周围产生压力环境，提供呼吸空气、热保护和微小陨石防护（在飞行器外），来保护太空真空环境中的乘员。服装的设计也考虑了乘员在中止任务和着陆时的安全。乘员穿着压力服对乘员损伤危险有潜在的不利影响。主要是由于以下几方面：头盔的设计、压力服适应条件（包括充气膨胀状态）和服装的刚性元件。

① 头盔：当乘员受到+z 方向（眼球向下）的加速度，头支撑质量会成为关注点，因为它会增加颈椎的轴向载荷和弯曲力矩。

另外，设计不当的头盔可能在头部和头盔之间发生二次冲击时造成乘员损伤。“哥伦比亚号”幸存者调查报告中指出，服装上头盔不仅仅作为压力服的一部分，还应考虑保护头部的功能。服装应将头盔和颈部限制装置合并，类似职业赛车手使用的头盔/头部限制装置（NASN，2008）。

冲击防护应该等同或超过联邦机动车辆安全标准 218：摩托车头盔（国家公路交通安全管理，2012）。

② 压力服：服装可能在乘员、限制装置和（或）座椅间产生间隙。限制装置能有效限制服装，但乘员在服装内仍会移动，当乘员撞击服装内部时，可能会引起损伤。即使在意外压力（船舱减压情况）时服装可能没有膨胀，设计者也必须考虑环境控制和生命保障系统的剩余压力，因为它能产生足够的压力（甚至低于 1 psi）来防止乘员无法充分紧固限制装置。

③ 刚性元件：对刚性元件的测试表明，即使在加速度值（Brinkley 低风险

β 值小于 1.0）不应造成损伤的情况下，刚性元件也可能会引起严重损伤（Dub 和 McFarland，2010）。对刚性元件实际需要考虑的是，防止刚性元件在身体上产生集中载荷，特别是在限制装置、座椅系统和乘员身体之间。例如，在冲击过程中，腰环接触座椅引起负荷集中在脊柱局部区域。另一个例子是肩部限制器下面的肩部轴承无法约束上半身躯干，并且因为躯干和轴承咬合，在加速度期间引起集中载荷。在运动过程中，要防止大质量物体冲击身体。服装上刚性或大质量的元件可能会引起损伤。例如服装上的脐带连接安装在胸部，采用的易弯曲材料，动态载荷会使它撞到身体，造成损伤。

（4）瞬时直线加速度的对抗措施

因为所有美国现用的飞船在再入和着陆期间都是无动力飞行的，所以减少水平的和垂直的速度，以降低着陆冲击，一直是重要的设计考虑。航天飞机作为滑翔机在跑道上着陆，冲击载荷是最小的。然而，对于像太空舱或宇航高空两用机之类的设计，这种着陆方式是不可能的，因为它们的升力系数较低。这些类型的飞船使用其他的方法进行慢慢减速，从而把冲击力降到最小。除了 1967 年“联盟 1 号”降落伞失败之外，到目前为止，航天飞行返回中的冲击力通常处在人的耐受限值之内（附表 B7）。当想减小瞬时载荷对乘员的影响时，应该考虑对 0 重力或部分重力的适应性问题，因为适应性将减小耐力。着陆在地面上或水上也将影响冲击力。为使瞬时直线加速度造成的损伤最小化，设计考虑概括如下。

① 束缚系统：抵抗减速的能力也与乘员束缚系统的设计有关。缺乏合适的束缚，脊柱的挥鞭伤和下潜伤可能发生。Stapp（1951）成功地示范：使用一套特别的束缚系统，他能够忍受 $+x$（胸向）加速度水平高达 45.4g，上升时间 0.11 s，并且速度变化大约 56 m/s。但是，这套束缚系统会影响操作，因为它穿戴复杂并且限制乘员的活动性。此外，现代赛车表明，带有头颈支撑（HANS）装置的 5–、6–和 7–点赛车束缚装具能大幅降低损伤，甚至当驾驶员被暴露于极高载荷时也是如此（Somers 等，2011）。

② 躺椅：当人体和束缚系统的接触面积较大时，人对冲击的耐力会得到改善（NASA，2007）。提供身体支撑和保护的概念是采用刚性的、个体赋形的躺椅，就像早期的美国航天计划及现今俄罗斯“联盟号”太空舱中的那样。这种方法保证每个外部身体节段在着陆过程中同时减速，并且保证施加给身体表面的支撑压力梯度达到最低限度。某些先前的设计不舒适，是因为只有一种体位和座椅的轮廓相匹配，这也使得不同类型的运动困难。当设计这种躺椅时，应该考虑适当的飞船控制。

③ 可压碎结构：利用结构设计和材料在压碎过程中吸收能量，飞船本身能

够减小冲击力，这种考虑很重要。

④ 缓冲座椅：为了衰减水上着陆和中止飞行期间可能的硬着陆，“阿波罗”指挥舱含有缓冲座椅/框架，该座椅用缓冲杆支撑，并且设置有 y–y 方向的缓冲杆。但是，这种设计增加了复杂性，并且产生不可预知的二次动力学问题。

⑤ 制动火箭系统：俄罗斯的“联盟号”飞船在再入后使用制动火箭附加到赋形座椅，防热大底被抛掉，暴露 6 台发动机，大约离地面 1 m（约 3 ft）高度时，其中的 4 台发动机自动点火，另外 2 台发动机可能被激活，以防偏离正常的再入。这种制动火箭系统帮助阻滞着陆载荷作用于乘员。

⑥ 气囊：在海中溅落之前，“水星号”太空舱防热底落下，拉出着陆气囊或冲击裙，以阻滞着陆载荷作用于乘员（附图 B11）。

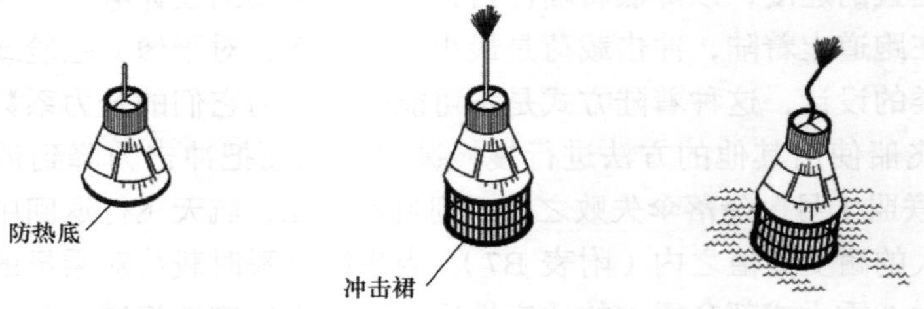
防热底
冲击裙

附图 B11 “水星号”太空舱着陆囊（冲击裙）

4. 研究需求

① 了解部分重力（又称低重力，比如月球、火星上的重力环境）适应对人体加速度（持续的、瞬时的、旋转的加速度）耐力的影响。

② 了解 0 重力和加速度、振动的相互作用。

③ 研发先进的束缚系统和冲击衰减技术。

④ 了解航天引起的机体失调对冲击耐力的影响。

⑤ 了解压力服对冲击损伤风险的影响。

⑥ 了解低严重性冲击期间的冲击损伤风险。

索 引

0～9、±

A～Z（英文）

D

E～F

G

H

K

O～Q

R

T

W

X

Y

Z

彩　　插

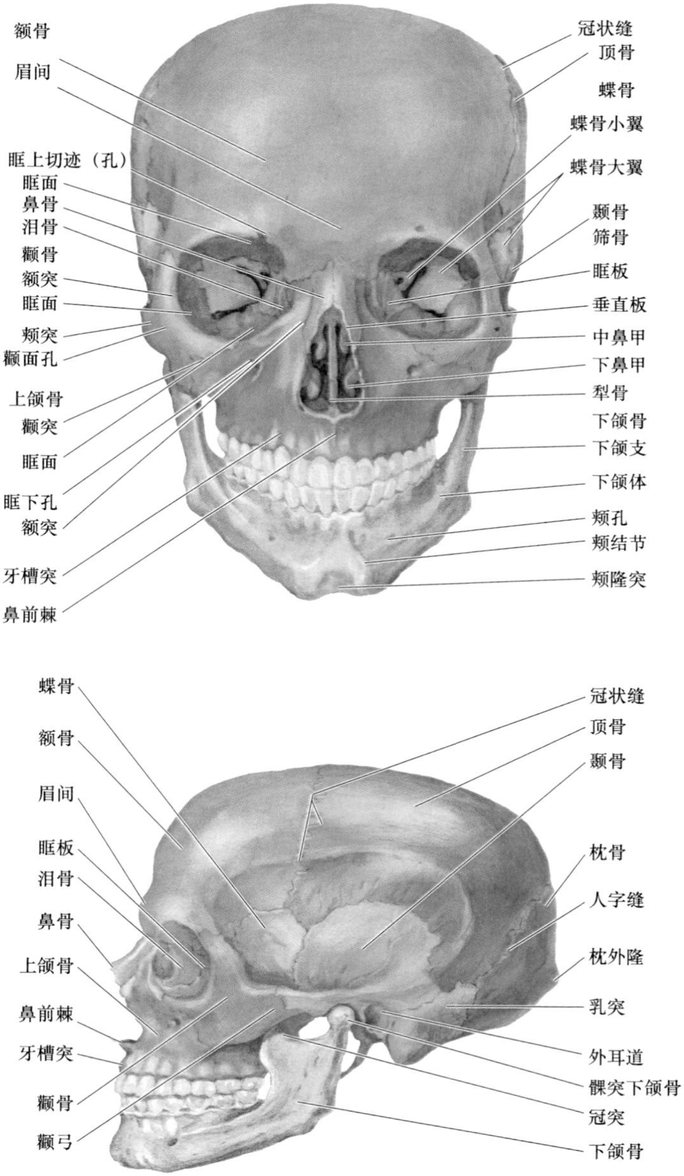
额骨
眉间
眶上切迹（孔）
眶面
鼻骨
泪骨
颧骨
额突
眶面
颊突
颧面孔
上颌骨
颧突
眶面
眶下孔
额突
牙槽突
鼻前棘
冠状缝
顶骨
蝶骨
蝶骨小翼
蝶骨大翼
颞骨
筛骨
眶板
垂直板
中鼻甲
下鼻甲
犁骨
下颌骨
下颌支
下颌体
颏孔
颏结节
颏隆突
蝶骨
额骨
眉间
眶板
泪骨
鼻骨
上颌骨
鼻前棘
牙槽突
颧骨
颧弓
冠状缝
顶骨
颞骨
枕骨
人字缝
枕外隆
乳突
外耳道
髁突下颌骨
冠突
下颌骨

图 2-1　头部解剖图

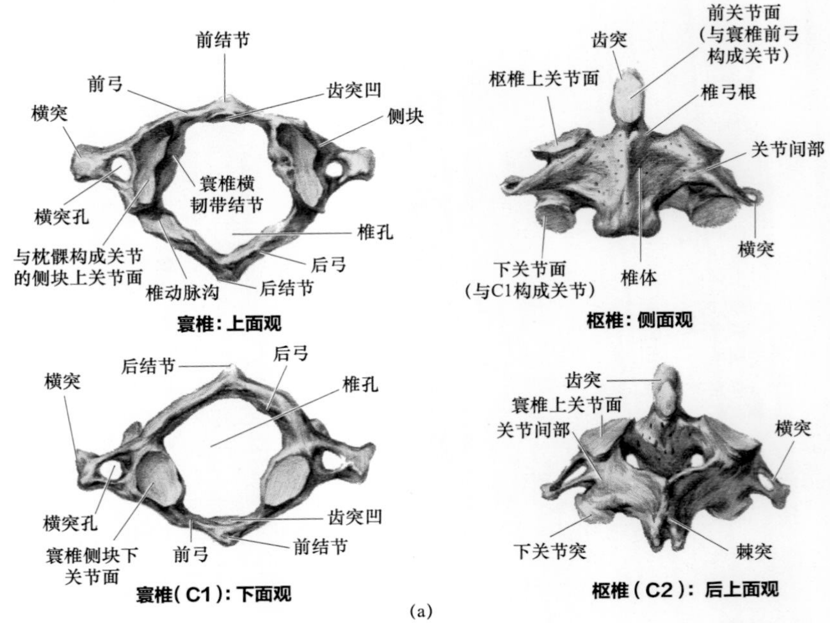
前结节
前弓
齿突凹
横突
侧块
寰椎横
韧带结节
横突孔
椎孔
与枕髁构成关节
的侧块上关节面
后弓
椎动脉沟
后结节
寰椎：上面观
齿突
前关节面
(与寰椎前弓
构成关节)
枢椎上关节面
椎弓根
关节间部
横突
下关节面
(与C1构成关节)
椎体
枢椎：侧面观
后结节
后弓
横突
椎孔
横突孔
齿突凹
寰椎侧块下
关节面
前弓
前结节
寰椎（C1）：下面观
齿突
寰椎上关节面
关节间部
横突
下关节突
棘突
枢椎（C2）：后上面观

(a)

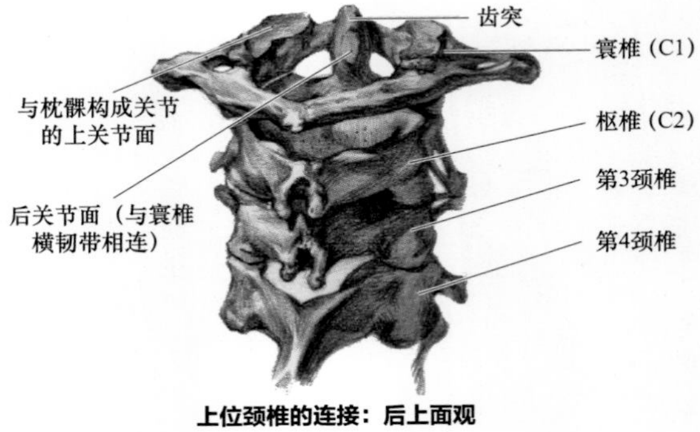
齿突
寰椎 (C1)
与枕髁构成关节
的上关节面
枢椎 (C2)
第3颈椎
后关节面（与寰椎
横韧带相连）
第4颈椎
上位颈椎的连接：后上面观

(b)

图 2–2 颈部解剖图

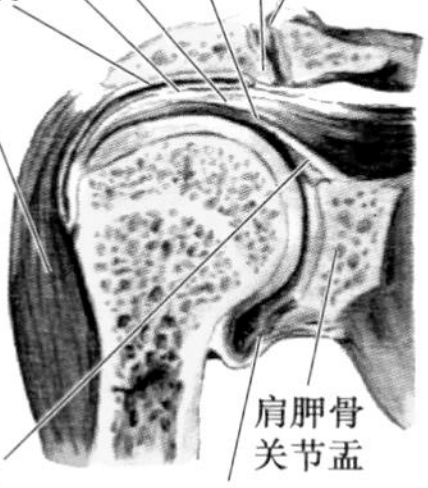
关节囊韧带
滑膜
肩峰
肩锁关节
冈上肌腱
三角肌下囊
三角肌
肩胛骨
关节盂
盂唇
腑隐窝

肩关节冠状切面

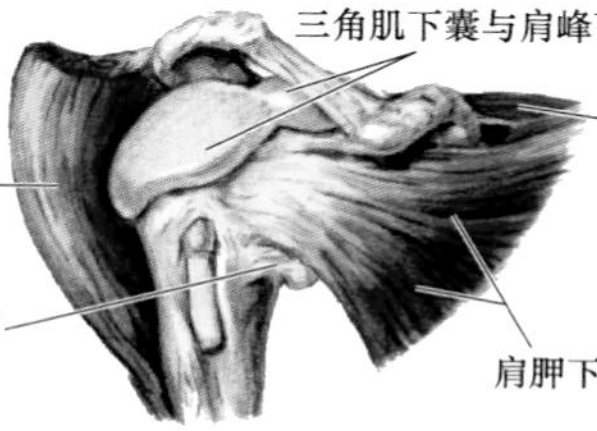
三角肌下囊与肩峰下囊融合
冈上肌
三角肌（翻开）
关节囊韧带
肩胛下肌

前面观

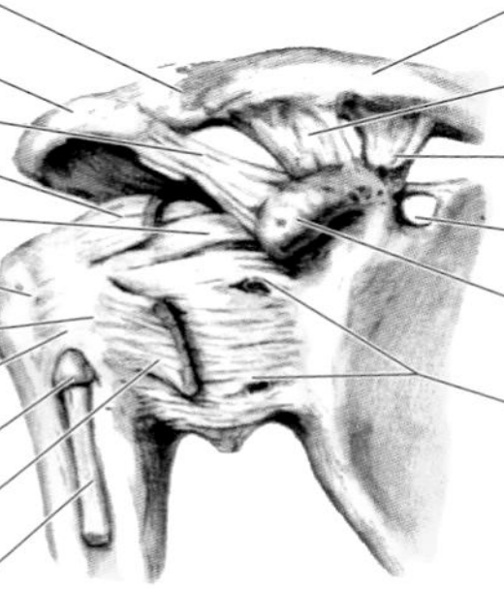
肩锁关节囊（并肩锁韧带）
锁骨
肩峰
斜方韧带
喙锁韧带
喙肩韧带
冈上肌腱（切断）
锥状韧带
喙肱韧带
肩胛上横韧带和肩胛上切迹
肱骨大结节
喙突
肱骨小结节
肱骨横韧带
肩胛下肌腱下囊交通
结节间肌腱鞘（与滑膜关节腔相通）
肩胛下肌腱（切断）
肱二头肌（长头）

关节囊韧带

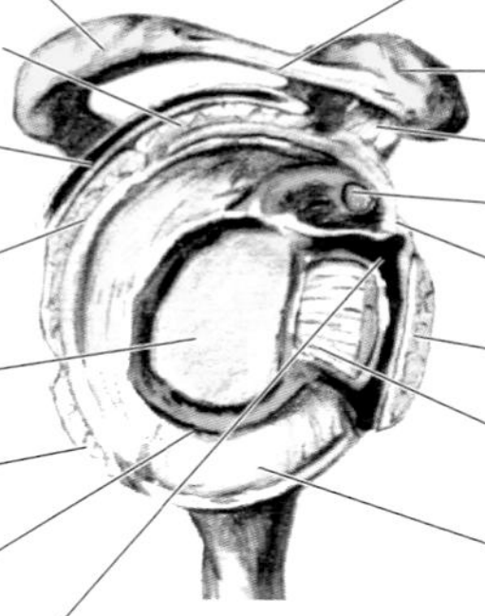
肩峰
喙肩韧带
冈上肌腱（与关节囊融合）
喙突
三角肌下囊
喙肱韧带
肱二头肌腱（长头）
冈下肌腱（与关节囊融合）
盂肱上韧带
关节盂（软骨）
肩胛下肌腱（与关节囊融合）
小圆肌腱（与关节囊融合）
盂肱中韧带
滑膜（切缘）
盂肱下韧带
肩胛下肌腱下囊开口

关节腔切开：外侧面观

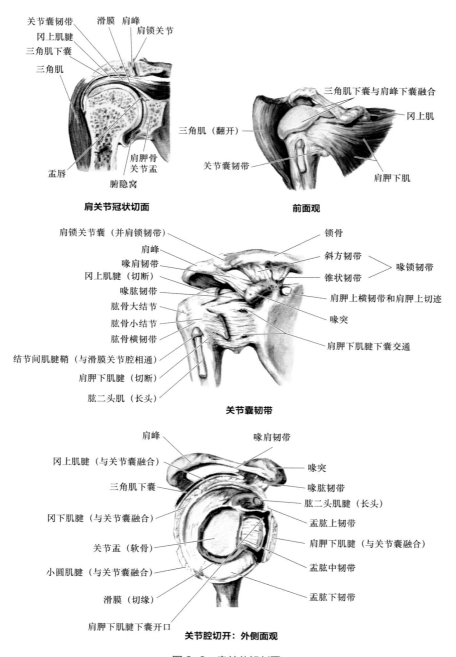

图 2-3　肩关节解剖图

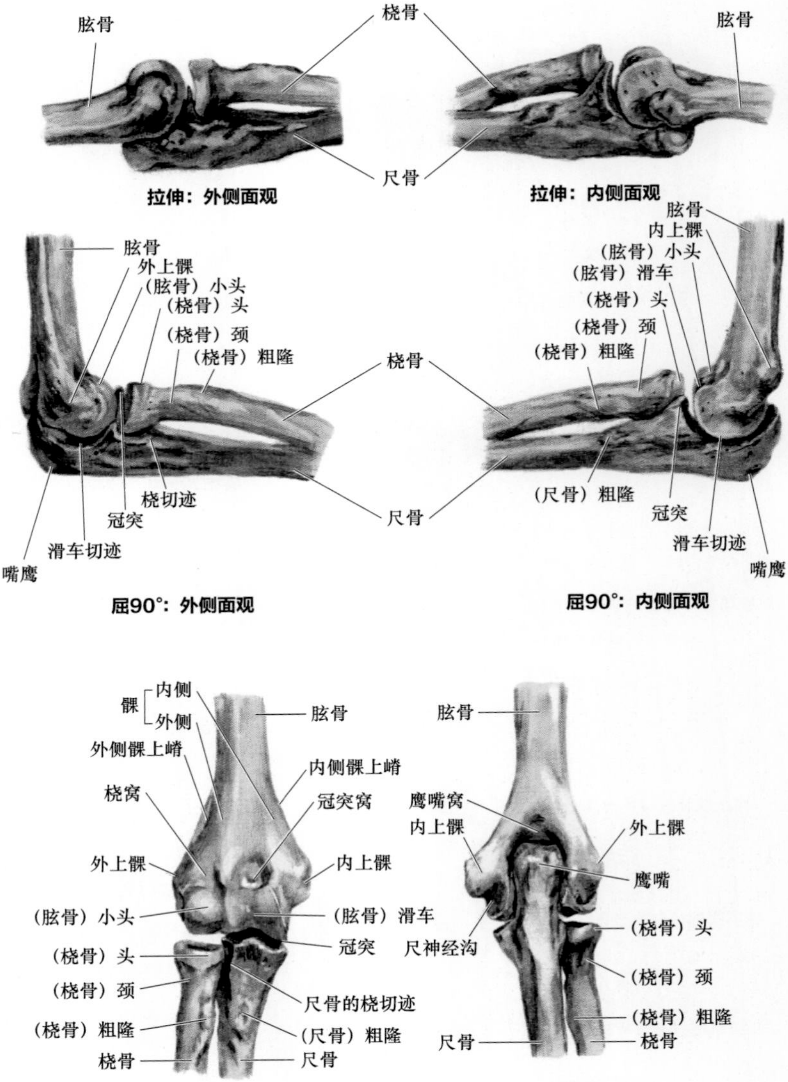
肱骨
桡骨
肱骨
尺骨
拉伸：外侧面观
拉伸：内侧面观
肱骨
外上髁
（肱骨）小头
（桡骨）头
（桡骨）颈
（桡骨）粗隆
桡骨
尺骨
桡切迹
冠突
滑车切迹
嘴鹰
肱骨
内上髁
（肱骨）小头
（肱骨）滑车
（桡骨）头
（桡骨）颈
（桡骨）粗隆
（尺骨）粗隆
冠突
滑车切迹
嘴鹰
屈90°：外侧面观
屈90°：内侧面观
髁
内侧
外侧
外侧髁上嵴
桡窝
外上髁
（肱骨）小头
（桡骨）头
（桡骨）颈
（桡骨）粗隆
桡骨
肱骨
内侧髁上嵴
冠突窝
内上髁
（肱骨）滑车
冠突
尺骨的桡切迹
（尺骨）粗隆
尺骨
肱骨
鹰嘴窝
内上髁
尺神经沟
尺骨
外上髁
鹰嘴
（桡骨）头
（桡骨）颈
（桡骨）粗隆
桡骨
拉伸：前面观
拉伸：后面观

图 2-4 肘关节解剖图

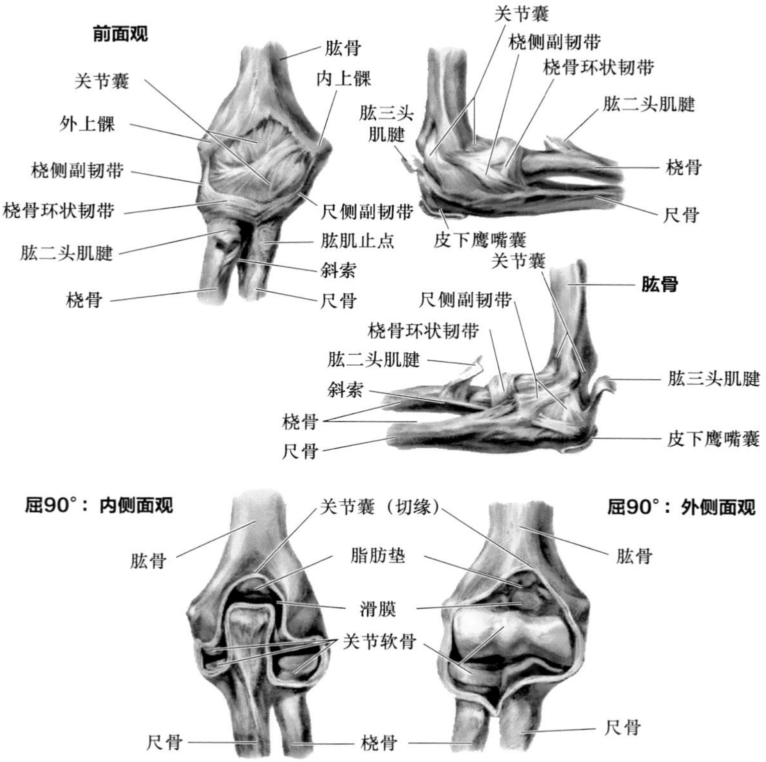
前面观
肱骨
内上髁
关节囊
外上髁
桡侧副韧带
桡骨环状韧带
尺侧副韧带
肱二头肌腱
肱肌止点
斜索
桡骨
尺骨
关节囊
桡侧副韧带
桡骨环状韧带
肱二头肌腱
肱三头
肌腱
桡骨
尺骨
皮下鹰嘴囊
关节囊
肱骨
尺侧副韧带
桡骨环状韧带
肱二头肌腱
肱三头肌腱
斜索
桡骨
尺骨
皮下鹰嘴囊
屈90°：内侧面观
屈90°：外侧面观
关节囊（切缘）
肱骨
脂肪垫
肱骨
滑膜
关节软骨
尺骨
桡骨
尺骨

图 2-4　肘关节解剖图（续）

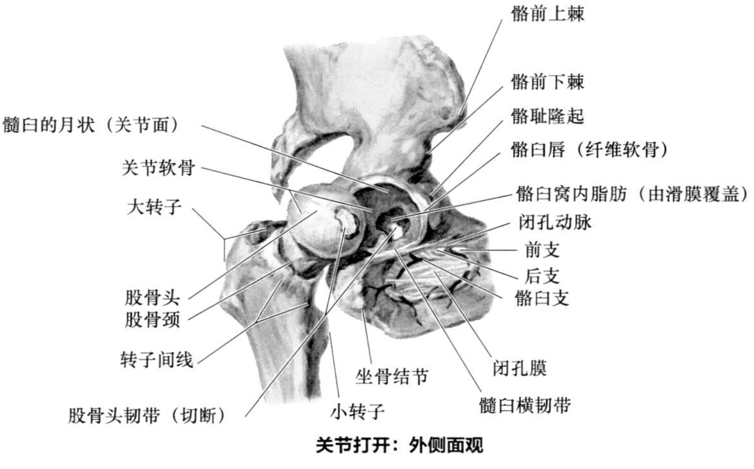
髂前上棘
髂前下棘
髋臼的月状（关节面）
髂耻隆起
髂臼唇（纤维软骨）
关节软骨
髂臼窝内脂肪（由滑膜覆盖）
大转子
闭孔动脉
前支
后支
股骨头
髂臼支
股骨颈
转子间线
闭孔膜
坐骨结节
髓臼横韧带
股骨头韧带（切断）
小转子
关节打开：外侧面观

图 2-5　髋关节解剖图

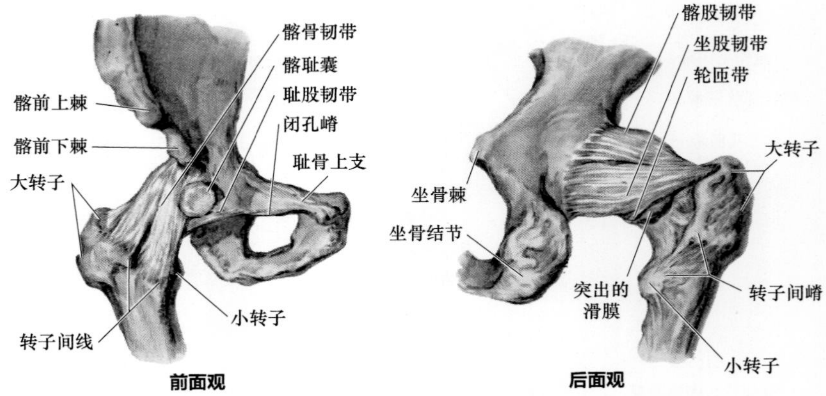
髂骨韧带
髂耻囊
耻股韧带
闭孔嵴
耻骨上支
髂前上棘
髂前下棘
大转子
小转子
转子间线
前面观
髂股韧带
坐股韧带
轮匝带
大转子
坐骨棘
坐骨结节
突出的
滑膜
转子间嵴
小转子
后面观

图 2-5　髋关节解剖图（续）

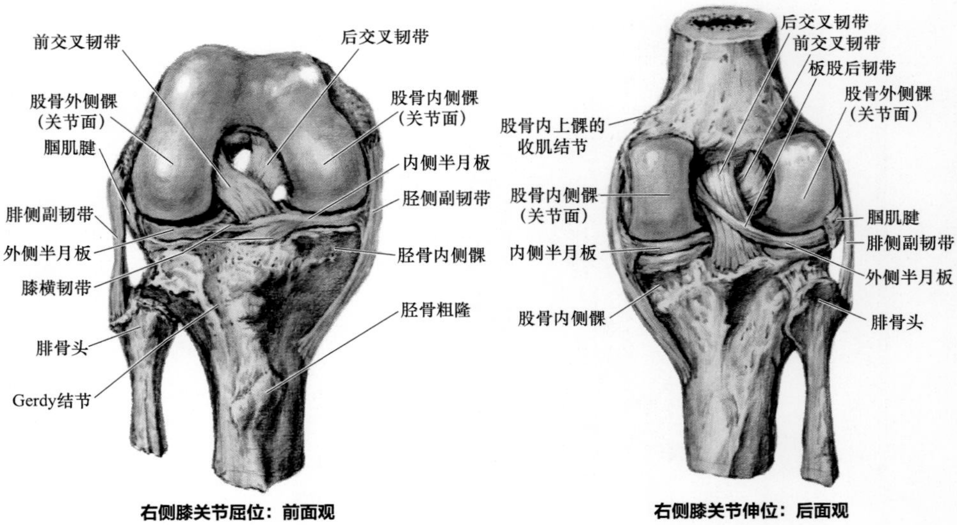
前交叉韧带
后交叉韧带
股骨外侧髁
（关节面）
股骨内侧髁
（关节面）
腘肌腱
内侧半月板
腓侧副韧带
胫侧副韧带
外侧半月板
胫骨内侧髁
膝横韧带
胫骨粗隆
腓骨头
Gerdy结节
右侧膝关节屈位：前面观
后交叉韧带
前交叉韧带
板股后韧带
股骨外侧髁
（关节面）
股骨内上髁的
收肌结节
股骨内侧髁
（关节面）
腘肌腱
腓侧副韧带
内侧半月板
外侧半月板
股骨内侧髁
腓骨头
右侧膝关节伸位：后面观

图 2-6　膝关节解剖图

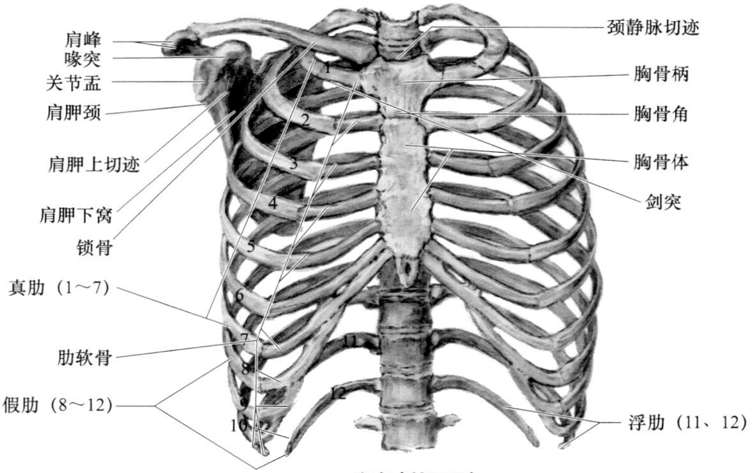
肩峰
喙突
关节盂
肩胛颈
肩胛上切迹
肩胛下窝
锁骨
真肋（1～7）
肋软骨
假肋（8～12）
颈静脉切迹
胸骨柄
胸骨角
胸骨体
剑突
浮肋（11、12）
1
2
3
4
5
6
7
8
9
10
11
12

胸廓（前面观）

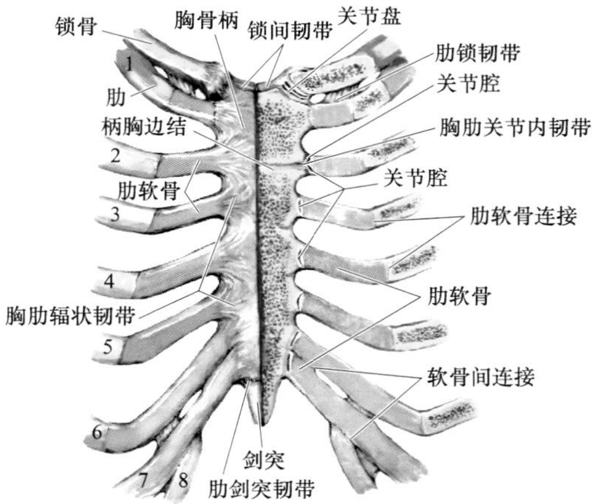
锁骨
胸骨柄
锁间韧带
关节盘
肋锁韧带
关节腔
1
肋
柄胸边结
胸肋关节内韧带
2
关节腔
肋软骨
3
肋软骨连接
4
肋软骨
胸肋辐状韧带
5
软骨间连接
6
7
8
剑突
肋剑突韧带

胸肋关节：前面观

图 2-7　胸廓解剖图

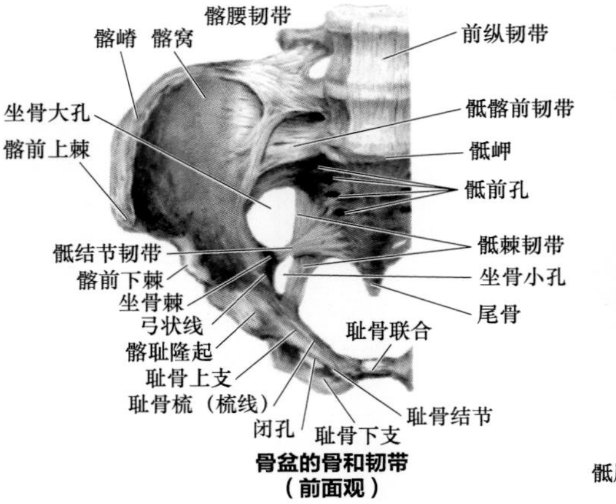
髂腰韧带
髂嵴
髂窝
前纵韧带
坐骨大孔
骶髂前韧带
髂前上棘
骶岬
骶前孔
骶棘韧带
骶结节韧带
髂前下棘
坐骨小孔
坐骨棘
尾骨
弓状线
耻骨联合
髂耻隆起
耻骨上支
耻骨梳（梳线）
耻骨结节
闭孔
耻骨下支
骨盆的骨和韧带
（前面观）

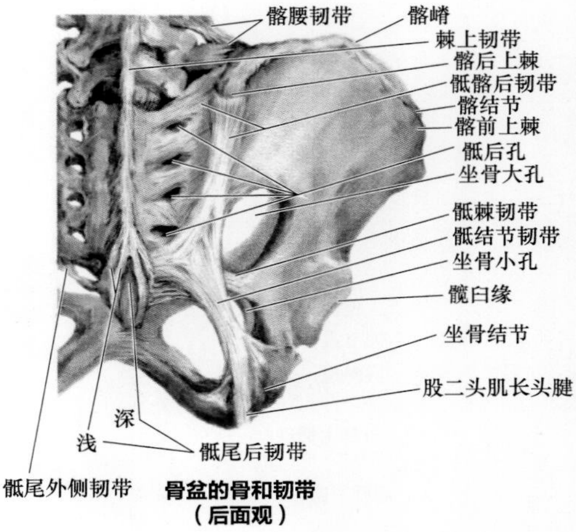
髂腰韧带
髂嵴
棘上韧带
髂后上棘
骶髂后韧带
髂结节
髂前上棘
骶后孔
坐骨大孔
骶棘韧带
骶结节韧带
坐骨小孔
髋臼缘
坐骨结节
股二头肌长头腱
深
浅
骶尾后韧带
骶尾外侧韧带
骨盆的骨和韧带
（后面观）

图 2-8　骨盆解剖图

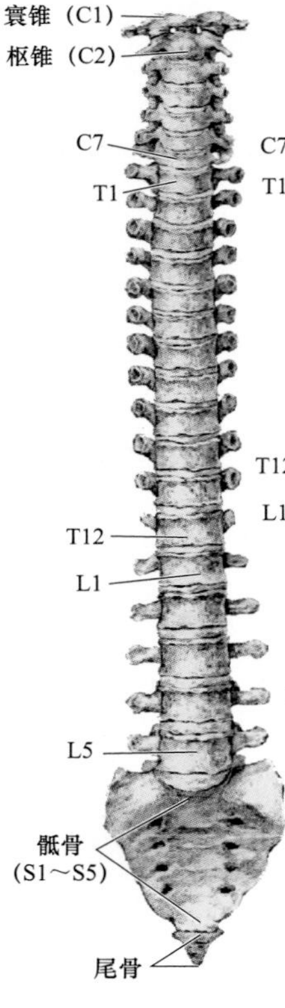
寰锥（C1）
枢锥（C2）
C7
T1
T12
L1
L5
骶骨
（S1～S5）
尾骨
前面观

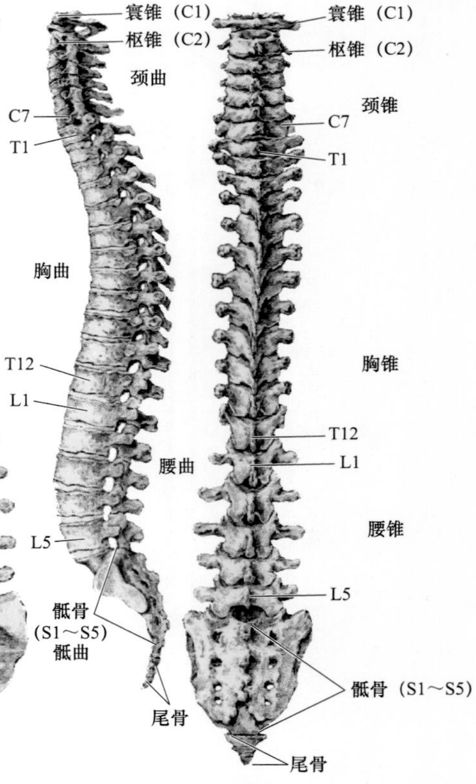
寰锥（C1）
枢锥（C2）
颈曲
C7
T1
胸曲
T12
L1
腰曲
L5
骶骨
（S1～S5）
骶曲
尾骨
左侧面观
寰锥（C1）
枢锥（C2）
颈锥
C7
T1
胸锥
T12
L1
腰锥
L5
骶骨（S1～S5）
尾骨
后面观

图 2-9　脊柱

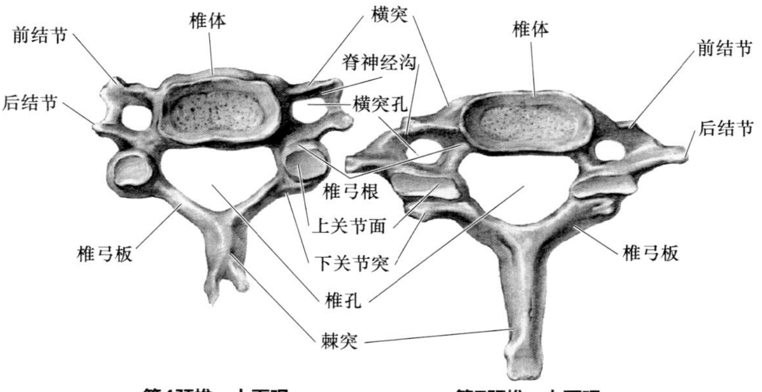
前结节
椎体
横突
脊神经沟
后结节
横突孔
椎弓根
上关节面
椎弓板
下关节突
椎孔
棘突
椎体
前结节
后结节
椎弓板
第4颈椎：上面观
第7颈椎：上面观

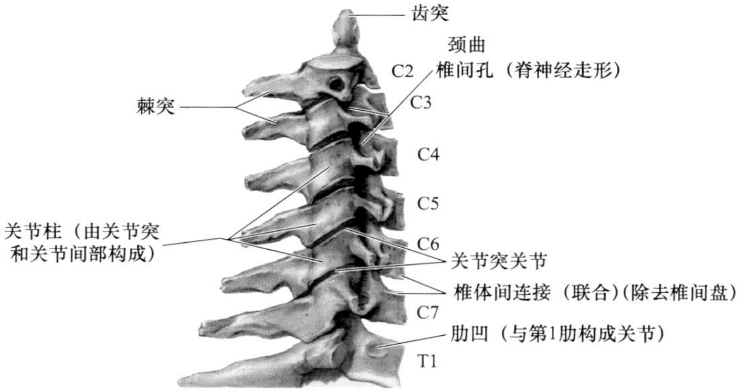
齿突
颈曲
C2
椎间孔（脊神经走形）
棘突
C3
C4
C5
关节柱（由关节突
和关节间部构成）
C6
关节突关节
椎体间连接（联合）(除去椎间盘）
C7
肋凹（与第1肋构成关节）
T1
第2颈椎至第1胸椎：右外侧面观

图 2-10　下颈椎上面及侧面观

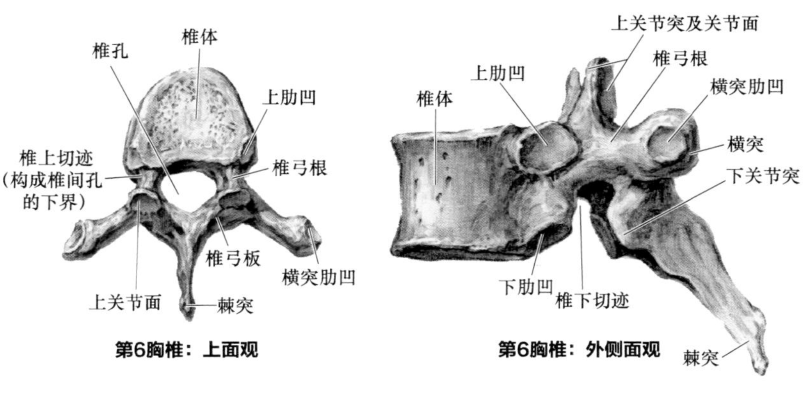
椎孔
椎体
上肋凹
椎上切迹
(构成椎间孔
的下界)
椎弓根
椎弓板
横突肋凹
上关节面
棘突
第6胸椎：上面观
上关节突及关节面
椎弓根
上肋凹
横突肋凹
椎体
横突
下关节突
下肋凹
椎下切迹
第6胸椎：外侧面观
棘突

图 2-11　胸椎

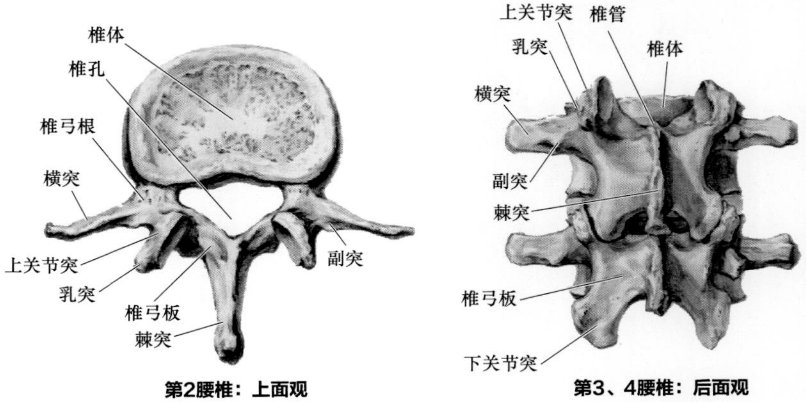
椎体
椎孔
椎弓根
横突
上关节突
乳突
椎弓板
棘突
副突
第2腰椎：上面观
上关节突
椎管
乳突
椎体
横突
副突
棘突
椎弓板
下关节突
第3、4腰椎：后面观

图 2-12　腰椎

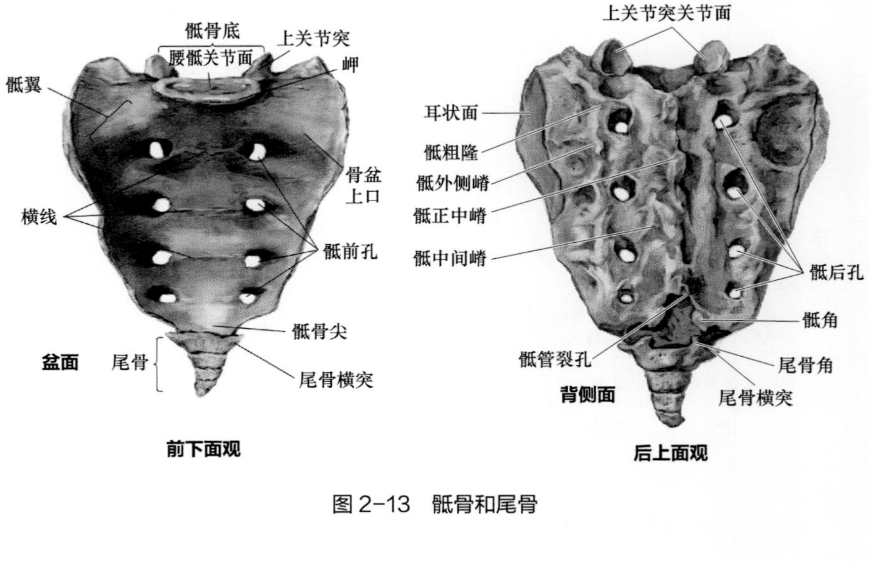
骶骨底
上关节突
腰骶关节面
岬
骶翼
骨盆
上口
横线
骶前孔
骶骨尖
盆面
尾骨
尾骨横突
前下面观
上关节突关节面
耳状面
骶粗隆
骶外侧嵴
骶正中嵴
骶中间嵴
骶后孔
骶角
骶管裂孔
尾骨角
背侧面
尾骨横突
后上面观

图 2-13　骶骨和尾骨

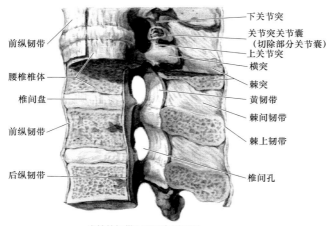

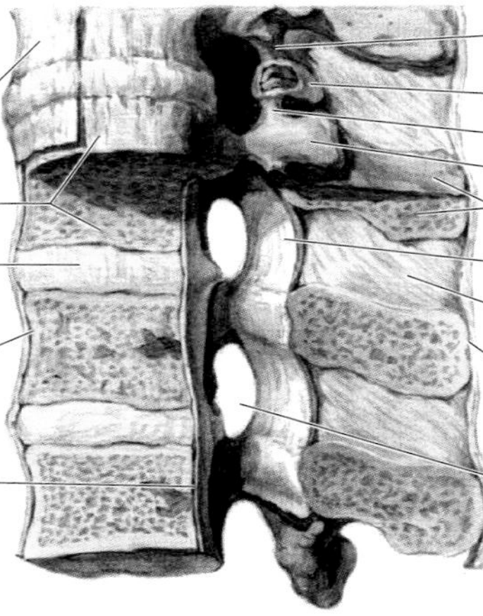
下关节突
关节突关节囊
（切除部分关节囊）
上关节突
横突
棘突
黄韧带
棘间韧带
棘上韧带
椎间孔
前纵韧带
腰椎椎体
椎间盘
前纵韧带
后纵韧带
脊柱的韧带：腰区左侧面观
（下半部为正中矢状切面）

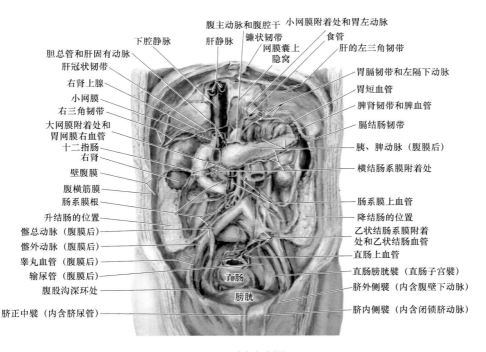

图 2-14　椎骨间连接

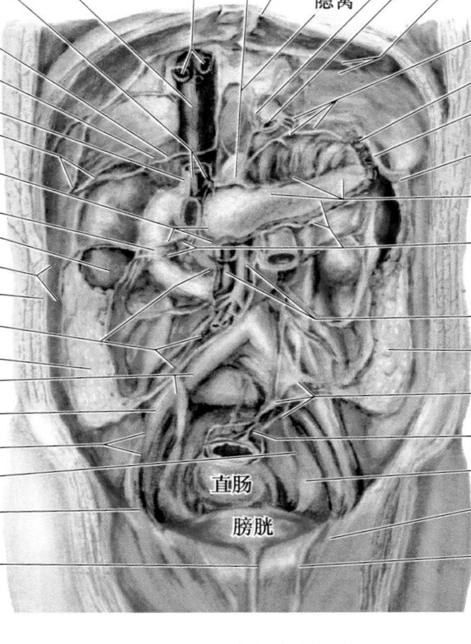
腹主动脉和腹腔干
小网膜附着处和胃左动脉
下腔静脉
肝静脉
镰状韧带
食管
网膜囊上
隐窝
肝的左三角韧带
胆总管和肝固有动脉
肝冠状韧带
胃膈韧带和左隔下动脉
右肾上腺
胃短血管
小网膜
脾肾韧带和脾血管
右三角韧带
膈结肠韧带
大网膜附着处和
胃网膜右血管
十二指肠
胰、脾动脉（腹膜后）
右肾
壁腹膜
横结肠系膜附着处
腹横筋膜
肠系膜根
肠系膜上血管
升结肠的位置
降结肠的位置
髂总动脉（腹膜后）
乙状结肠系膜附着
处和乙状结肠血管
髂外动脉（腹膜后）
直肠上血管
睾丸血管（腹膜后）
直肠膀胱襞（直肠子宫襞）
输尿管（腹膜后）
直肠
腹股沟深环处
脐外侧襞（内含腹壁下动脉）
膀胱
脐正中襞（内含脐尿管）
脐内侧襞（内含闭锁脐动脉）

图 2-15　腹部解剖图

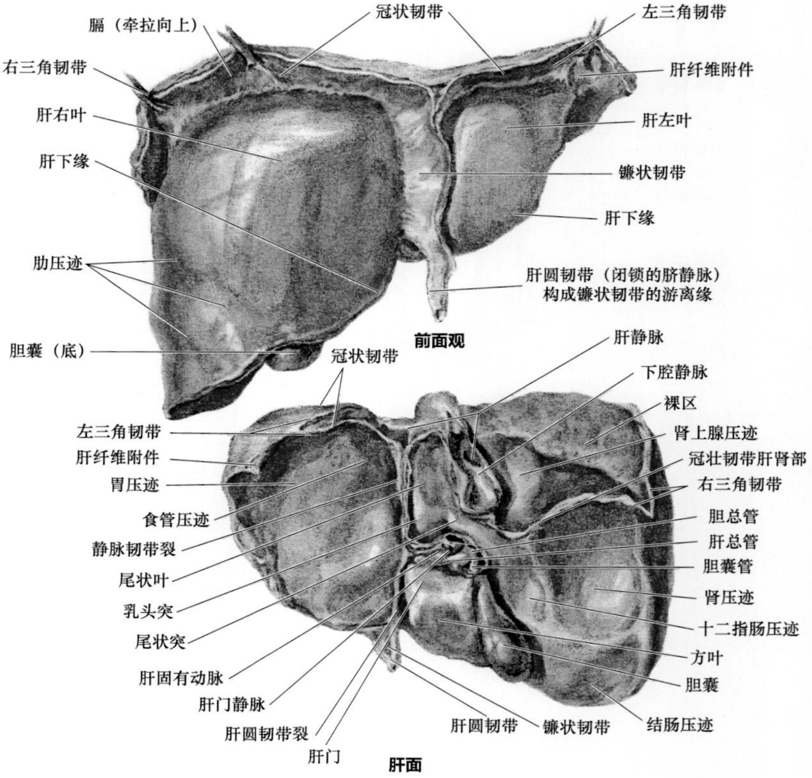

膈（牵拉向上）
冠状韧带
左三角韧带
右三角韧带
肝纤维附件
肝右叶
肝左叶
肝下缘
镰状韧带
肝下缘
肋压迹
肝圆韧带（闭锁的脐静脉）
构成镰状韧带的游离缘
胆囊（底）
前面观
冠状韧带
肝静脉
下腔静脉
裸区
左三角韧带
肾上腺压迹
肝纤维附件
冠壮韧带肝肾部
胃压迹
右三角韧带
食管压迹
胆总管
静脉韧带裂
肝总管
尾状叶
胆囊管
乳头突
肾压迹
尾状突
十二指肠压迹
方叶
肝固有动脉
胆囊
肝门静脉
肝圆韧带
镰状韧带
结肠压迹
肝圆韧带裂
肝门
肝面

图 4-3　肝和胆囊解剖示意图

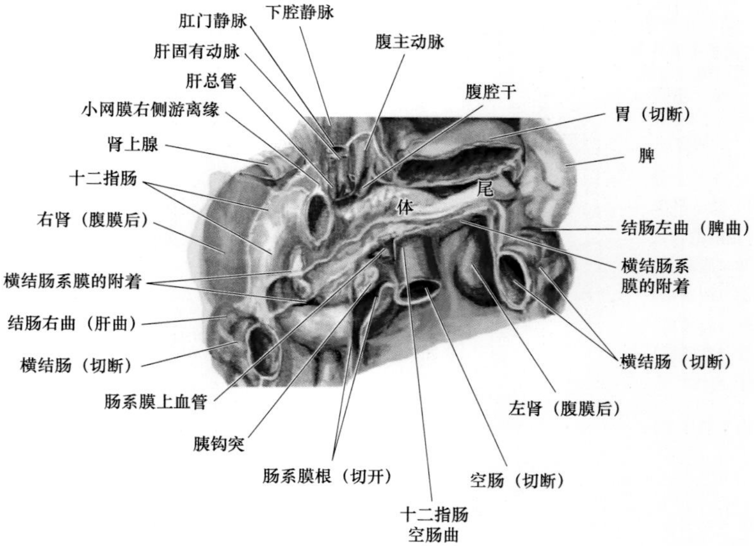

肛门静脉
下腔静脉
肝固有动脉
腹主动脉
肝总管
腹腔干
小网膜右侧游离缘
胃（切断）
肾上腺
脾
十二指肠
尾
体
右肾（腹膜后）
结肠左曲（脾曲）
横结肠系膜的附着
横结肠系
膜的附着
结肠右曲（肝曲）
横结肠（切断）
横结肠（切断）
肠系膜上血管
左肾（腹膜后）
胰钩突
肠系膜根（切开）
空肠（切断）
十二指肠
空肠曲

图 4-4　胰腺及周围结构

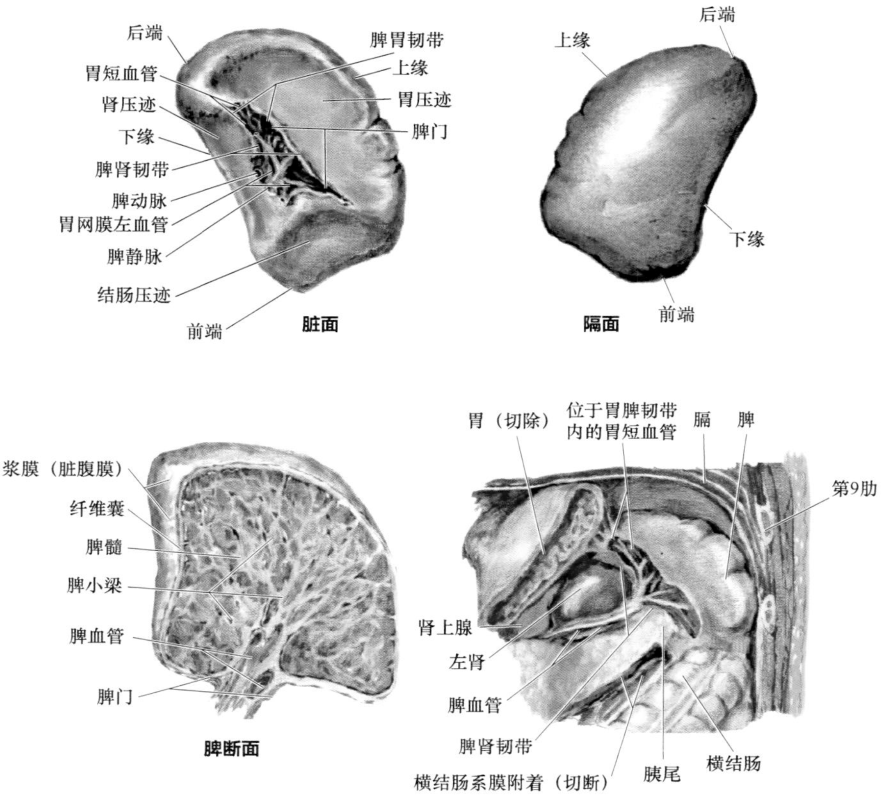
后端
胃短血管
肾压迹
下缘
脾肾韧带
脾动脉
胃网膜左血管
脾静脉
结肠压迹
前端
脾胃韧带
上缘
胃压迹
脾门
脏面
上缘
后端
下缘
前端
隔面
浆膜（脏腹膜）
纤维囊
脾髓
脾小梁
脾血管
脾门
脾断面
胃（切除）
位于胃脾韧带
内的胃短血管
膈
脾
第9肋
肾上腺
左肾
脾血管
脾肾韧带
横结肠系膜附着（切断）
胰尾
横结肠

图 4-5　脾脏解剖

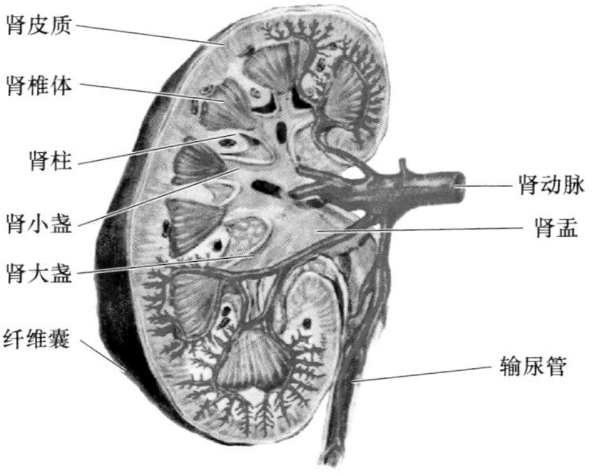
肾皮质
肾椎体
肾柱
肾小盏
肾大盏
纤维囊
肾动脉
肾盂
输尿管

图 4-6　肾脏结构示意图

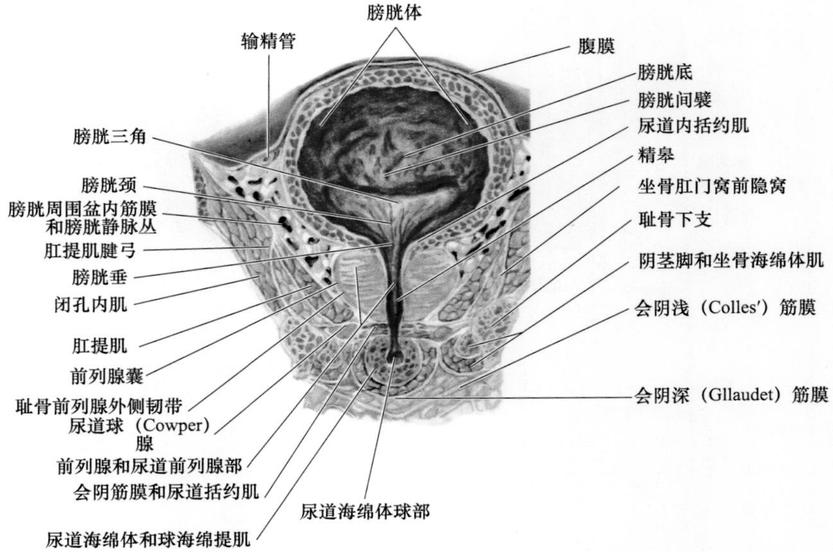
膀胱体
输精管
腹膜
膀胱底
膀胱间襞
尿道内括约肌
精阜
坐骨肛门窝前隐窝
耻骨下支
阴茎脚和坐骨海绵体肌
会阴浅（Colles'）筋膜
会阴深（Gllaudet）筋膜
膀胱三角
膀胱颈
膀胱周围盆内筋膜
和膀胱静脉丛
肛提肌腱弓
膀胱垂
闭孔内肌
肛提肌
前列腺囊
耻骨前列腺外侧韧带
尿道球（Cowper）
腺
前列腺和尿道前列腺部
会阴筋膜和尿道括约肌
尿道海绵体球部
尿道海绵体和球海绵提肌

图 4-7　膀胱男性额状切面

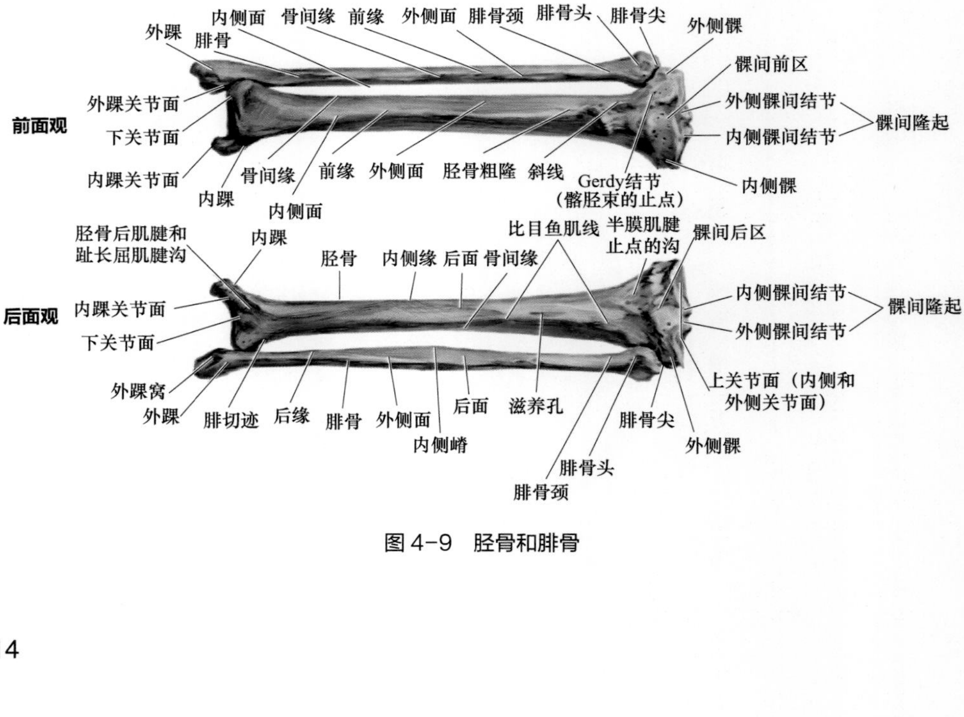
前面观
外踝
腓骨
内侧面
骨间缘
前缘
外侧面
腓骨颈
腓骨头
腓骨尖
外侧髁
髁间前区
外侧髁间结节
内侧髁间结节
髁间隆起
外踝关节面
下关节面
内踝关节面
内踝
骨间缘
内侧面
前缘
外侧面
胫骨粗隆
斜线
Gerdy结节
（髂胫束的止点）
内侧髁
后面观
胫骨后肌腱和
趾长屈肌腱沟
内踝
胫骨
内侧缘
后面
骨间缘
比目鱼肌线
半膜肌腱
止点的沟
髁间后区
内侧髁间结节
外侧髁间结节
髁间隆起
内踝关节面
下关节面
外踝窝
外踝
腓切迹
后缘
腓骨
外侧面
内侧嵴
后面
滋养孔
腓骨尖
外侧髁
上关节面（内侧和
外侧关节面）
腓骨头
腓骨颈

图 4-9　胫骨和腓骨

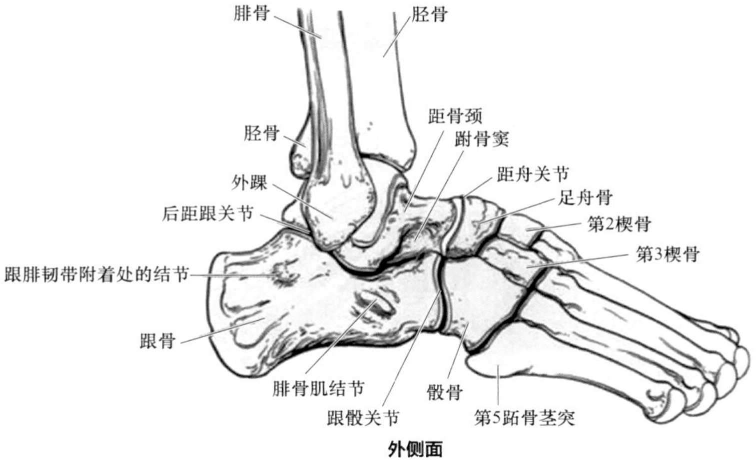
腓骨
胫骨
距骨颈
跗骨窦
胫骨
外踝
距舟关节
足舟骨
后距跟关节
第2楔骨
第3楔骨
跟腓韧带附着处的结节
跟骨
腓骨肌结节
骰骨
跟骰关节
第5跖骨茎突
外侧面

图 4-10　足和踝关节骨性结构

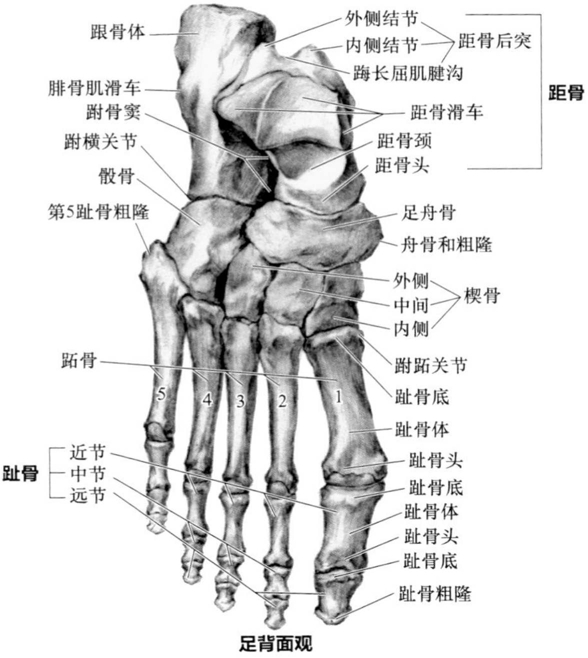
跟骨体
外侧结节
内侧结节
距骨后突
踇长屈肌腱沟
距骨
腓骨肌滑车
跗骨窦
距骨滑车
跗横关节
距骨颈
距骨头
骰骨
第5趾骨粗隆
足舟骨
舟骨和粗隆
外侧
中间
内侧
楔骨
跗跖关节
跖骨
5
4
3
2
1
趾骨底
趾骨体
趾骨头
趾骨
近节
中节
远节
趾骨底
趾骨体
趾骨头
趾骨底
趾骨粗隆
足背面观

图 4-11　足骨示意图

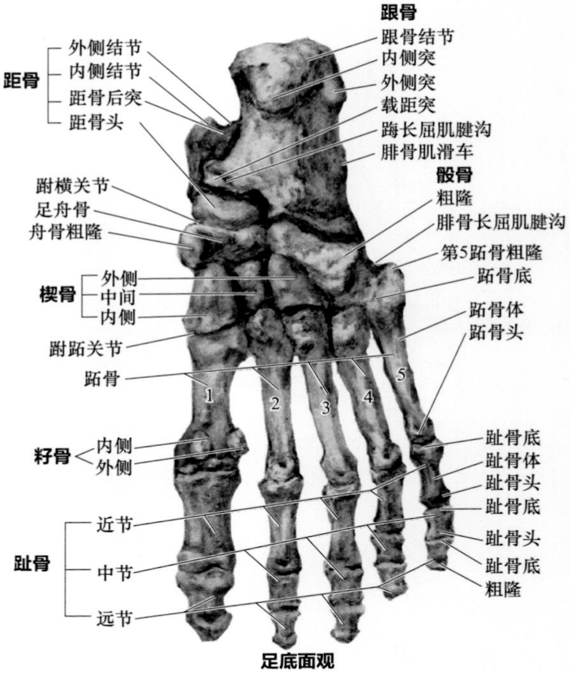
跟骨
跟骨结节
内侧突
外侧突
载距突
踇长屈肌腱沟
腓骨肌滑车
距骨
外侧结节
内侧结节
距骨后突
距骨头
跗横关节
足舟骨
舟骨粗隆
骰骨
粗隆
腓骨长屈肌腱沟
第5跖骨粗隆
跖骨底
楔骨
外侧
中间
内侧
跖骨体
跖骨头
跗跖关节
跖骨
1
2
3
4
5
籽骨
内侧
外侧
趾骨底
趾骨体
趾骨头
趾骨底
趾骨
近节
中节
远节
趾骨头
趾骨底
粗隆
足底面观

图 4-11　足骨示意图（续）

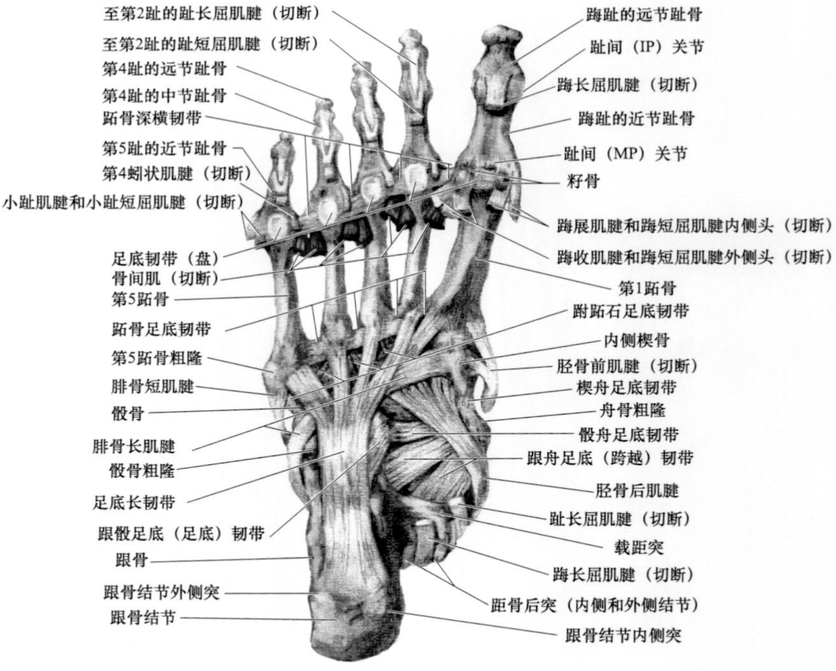
至第2趾的趾长屈肌腱（切断）
至第2趾的趾短屈肌腱（切断）
第4趾的远节趾骨
第4趾的中节趾骨
跖骨深横韧带
第5趾的近节趾骨
第4蚓状肌腱（切断）
小趾肌腱和小趾短屈肌腱（切断）
足底韧带（盘）
骨间肌（切断）
第5跖骨
跖骨足底韧带
第5跖骨粗隆
腓骨短肌腱
骰骨
腓骨长肌腱
骰骨粗隆
足底长韧带
跟骰足底（足底）韧带
跟骨
跟骨结节外侧突
跟骨结节
踇趾的远节趾骨
趾间（IP）关节
踇长屈肌腱（切断）
踇趾的近节趾骨
趾间（MP）关节
籽骨
踇展肌腱和踇短屈肌腱内侧头（切断）
踇收肌腱和踇短屈肌腱外侧头（切断）
第1跖骨
跗跖石足底韧带
内侧楔骨
胫骨前肌腱（切断）
楔舟足底韧带
舟骨粗隆
骰舟足底韧带
跟舟足底（跨越）韧带
胫骨后肌腱
趾长屈肌腱（切断）
载距突
踇长屈肌腱（切断）
距骨后突（内侧和外侧结节）
跟骨结节内侧突

图 4-13　足的韧带和肌腱

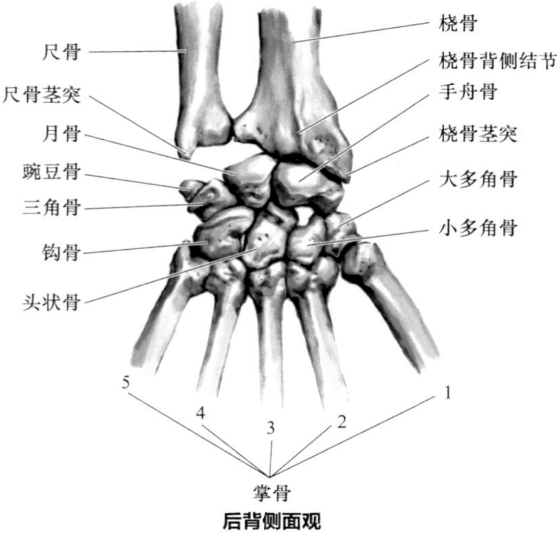

尺骨
尺骨茎突
月骨
豌豆骨
三角骨
钩骨
头状骨
桡骨
桡骨背侧结节
手舟骨
桡骨茎突
大多角骨
小多角骨
5
4
3
2
1
掌骨
后背侧面观

图 4-14　腕骨和手骨示意图

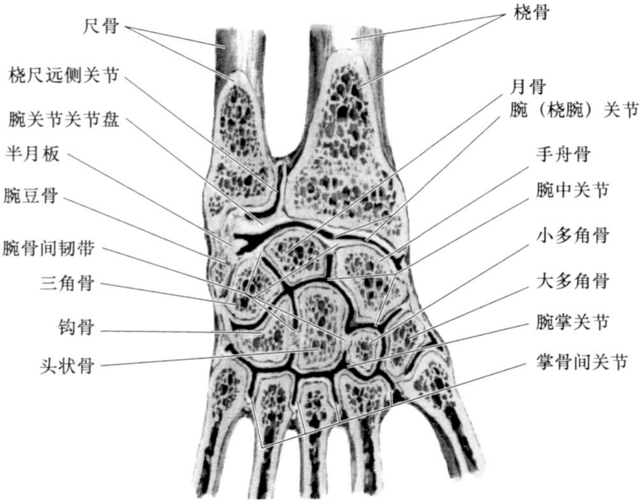

尺骨
桡尺远侧关节
腕关节关节盘
半月板
腕豆骨
腕骨间韧带
三角骨
钩骨
头状骨
桡骨
月骨
腕（桡腕）关节
手舟骨
腕中关节
小多角骨
大多角骨
腕掌关节
掌骨间关节
冠状切面背侧面观

图 4-15　掌骨示意图

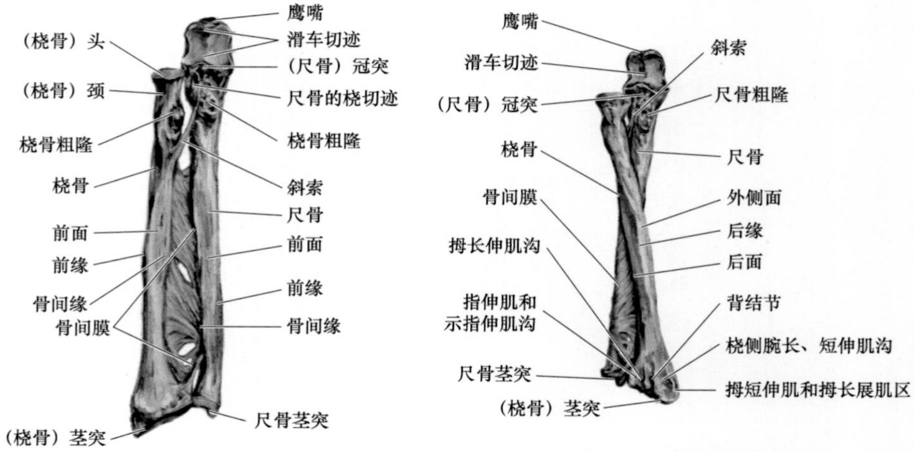
鹰嘴
（桡骨）头
滑车切迹
（尺骨）冠突
（桡骨）颈
尺骨的桡切迹
桡骨粗隆
桡骨粗隆
斜索
桡骨
尺骨
前面
前面
前缘
前缘
骨间缘
骨间膜
骨间缘
尺骨茎突
（桡骨）茎突
鹰嘴
斜索
滑车切迹
尺骨粗隆
（尺骨）冠突
桡骨
尺骨
骨间膜
外侧面
后缘
拇长伸肌沟
后面
指伸肌和
示指伸肌沟
背结节
桡侧腕长、短伸肌沟
尺骨茎突
拇短伸肌和拇长展肌区
（桡骨）茎突

右侧桡骨和尺骨处于旋后位：前面观　　**右侧桡骨和尺骨处于旋前位：前面观**

图 4-16　桡骨和尺骨

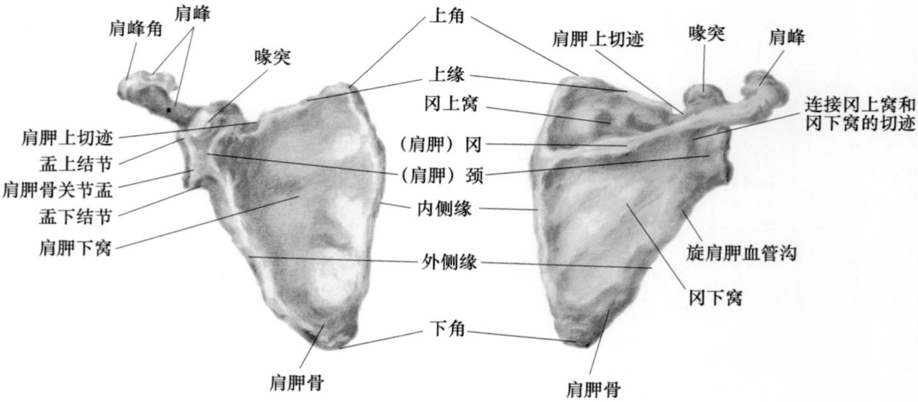
肩峰角
肩峰
喙突
上角
肩胛上切迹
喙突
肩峰
上缘
冈上窝
连接冈上窝和
冈下窝的切迹
肩胛上切迹
盂上结节
（肩胛）冈
（肩胛）颈
肩胛骨关节盂
盂下结节
内侧缘
肩胛下窝
旋肩胛血管沟
外侧缘
冈下窝
下角
肩胛骨
肩胛骨

图 4-17　肩胛骨

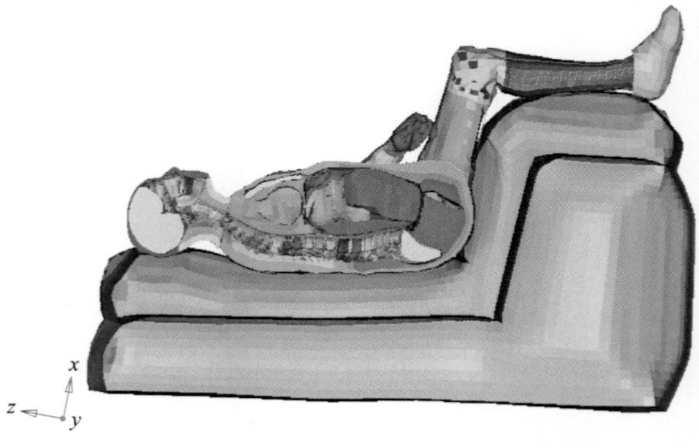
x
z
y

图 6-17　载人火星着陆缓冲气囊概念座椅